2021

퍼시픽 물리치료학 개념서

물리치료 중재

04
V·O·L·U·M·E

P H Y S I C A L T H E R A P Y

PHYSICAL THERAPY INTERVENTION

ANATOMY & PHYSIOLOGY / KINESIOLOGY
PHYSICAL AGENTS
DIAGNOSIS & EVALUATION FOR PHYSICAL THERAPY
PHYSICAL THERAPY INTERVENTION

Pacific Books

INTRODUCTION

신규 물리치료사들의 등용문을 책임진다는 신념으로 첫 출간을 한지 벌써 15년이 지났습니다. 그동안 수험생들의 꾸준한 성원으로 가장 많이 찾는 수험 서적이 되었지만 이에 안주하지 않고 변화하는 국가고시 경향에 맞추어 학생들이 대비할 수 있도록 꾸준히 개정 작업을 해왔습니다.

특히 2014년 42회부터는 해부생리학, 물리적인자치료, 공중보건학이 기초과목으로 편성되면서 과목 수 감소로 과락은 줄었으나 전체 과목의 이해도를 반영하는 평락이 다수 발생하였습니다. 그중에서도 작년 48회 시험은 2008년 36회 시험 이후 가장 낮은 80.2%의 합격률을 보여 1,100여명이라는 전례 없는 탈락율이 나타나 이에 대비할 수 있는 전략적 개정의 필요성이 대두되었습니다. 즉 과락발생률이 낮아짐으로써 국가고시 합격률은 상승하였으나 이에 따른 심층적인 학습의 부족으로 문제가 조금만 어려워져도 난이도가 급격히 떨어지게 된 것입니다. 따라서 본 교재는 이에 대한 대비책으로 보다 심화적인 자기주도 학습이 가능할 수 있도록 개정의 방향의 정하고 아래와 같이 구성하였습니다.

- **필수적인 내용을 정리한 핵심요약 매뉴얼** : 영역별 필수적인 내용을 놓치지 않고 학습 할 수 있도록 매뉴얼을 과목별로 정리하였으며, 핵심 부분과 기출빈도가 높은 부분은 별도로 표시하였습니다.

- **기출문제 해설 및 핵심 문제 선별** : 국가고시 기출 문제를 유형별로 철저하게 분석하여 관련된 지식을 통합적으로 기억할 수 있도록 정리하였습니다. 더불어 출제가능성이 높고 새로운 방향성을 제시하는 문제들을 검토하여 새로운 국시 유형에 대비할 수 있도록 구성하였습니다.

- **신규 기출문제 추가 및 해설** : 2020년도 국가고시 문제를 중심으로 해부생리학, 의료법규, 공중보건학, 전기광선치료학, 보조기 및 의수족학, 물리치료진단학, 물리치료중재학 등 출제빈도가 높은 영역의 문제와 해설, 요약 등을 개정하고 추가하였습니다.

- **물리치료 진단평가학 매뉴얼 재구성** : 물리치료 진단평가학을 과목별로 나누어 학생들이 효율적으로 학습할 수 있도록 재구성 하였으며, 출제경향의 변화에 따라 다양한 교재의 내용을 참고하여 새로운 내용을 추가하였습니다.

- **실전모의고사 10회** : 핵심요약 매뉴얼과 문제집을 공부한 이후에 국가고시의 철저한 실전대비를 위해 모의고사를 10회 구성하였습니다. 퍼시픽 국가고시 문제집의 안내에 따라 학습하면 기초부터 실전대비까지 완벽한 준비가 될 것입니다.

머·리·말

본 매뉴얼과 문제집은 효과적인 국가고시 대비를 위하여 다음과 같은 장점들을 가지고 있습니다.

- 중요한 내용들을 위주로 구성한 매뉴얼은 국가고시 과목의 구성과 동일하여 각 과목별로 체계적인 대비가 가능합니다. 또한 여러 학교에서 채택하였고 국가고시에 출제빈도가 높았던 교과서들을 중심으로 내용을 구성하였습니다. 따라서 단지 국가고시뿐 아니라 평상시의 학과 공부를 할 때에도 많은 도움이 되도록 하였습니다. 실제로 처음 출간된 이후 매년 많은 학생들이 본 매뉴얼로 학과의 과제물이나 시험 준비에 유용하게 사용하였습니다.
- 일반적인 교과서의 설명형 문장이나 가독성이 낮은 번역체가 아닌 간결한 요약과 표, 그림 등을 채택하여 수험생들이 체계적이고 쉽게 이해할 수 있도록 하였습니다.
- 국가고시에 출제가 예상되는 중요한 부분들은 노란 마커로 표시하여 정리하였습니다.
- 국가고시에 출제된 부분은 기출 표시를 하여 중요한 부분을 찾지 않아도 확인될 수 있도록 하였습니다.

물리치료를 전공한 전문 집필진들, 임상 현상의 지식을 모아주신 임상 물리치료사님들께 지면을 빌어 감사의 말씀을 전합니다. 물리치료사국가고시를 준비하는 많은 수험생들이 가까이 하는 책을 만든다는 책임감으로 오랜 시간 동안 지혜를 모아주시고 물리치료계의 발전에 작은 밑거름이 되길 바라는 마음으로 애써주셨습니다. 쉽지 않은 작업에 15년 동안 꾸준히 수고해주신 집필진 분들과 편집위원 분들께 다시 한 번 고개 숙여 감사드립니다. 또한 수험생들을 지도하시는 전국의 물리치료학과 교수님들께도 고마움을 표합니다.

그리고 무엇보다 이 책을 사랑해주신 많은 수험생 분들께 감사드립니다. 매해 새로운 예비 물리치료사분들에게 꿈과 희망을 안겨드릴 수 있도록 앞으로도 부지런히, 그리고 성실히 노력하겠습니다. 부디 퍼시픽과 함께 합격의 영광을 손에 쥐시길 바랍니다. 감사합니다.

퍼시픽북스 학술편찬국

물리치료사 국가시험 응시자격

1. 응시자격	다음 각 호의 자격이 있는 자가 응시할 수 있습니다. 1) 취득하고자 하는 면허에 상응하는 보건의료에 관한 학문을 전공하는 대학·산업대학 또는 전문대학을 졸업한 자. 단, 졸업예정자의 경우 이듬해 2월 이전 졸업이 확인된 자이어야 하며 만일 동 기간 내에 졸업하지 못한 경우 합격이 취소됩니다. 2) 보건복지부장관이 인정하는 외국에서 취득하고자 하는 면허에 상응하는 보건의료에 관한 학문을 전공하는 대학과 동등이상의 교육과정을 이수하고 외국의 해당 의료기사등의 면허를 받은 자 다만, '95. 10. 6 당시 보건사회부 장관이 인정하는 외국의 해당 전문대학 이상의 학교에 재학 중인 자는 그 해당학교 졸업자
2. 결격사유	다음 각 호에 해당하는 자는 응시할 수 없습니다. 1) 정신보건법 제3조제1호에 따른 정신질환자. 다만, 전문의가 의료기사등으로서 적합하다고 인정하는 사람은 그러하지 아니하다. 2) 마약·대마 또는 향정신성의약품 중독자 3) 금치산자·한정치산자 4) 의료기사 등에 관한 법률 또는 형법중 제234조·제269조·제270조제2항 내지 제4항·제317조제1항, 보건범죄단속에 관한 특별조치법, 지역보건법, 국민건강 증진법, 후천성면역결핍증 예방법, 의료법, 응급의료에 관한 법률, 시체 해부 및 보존에 관한 법률, 혈액관리법, 마약류관리에 관한 법률, 모자보건법 또는 국민건강보험법에 위반하여 금고 이상의 실형의 선고를 받고 그 집행이 종료되지 아니하거나 면제되지 아니한 자

물리치료사 국가시험 안내

1. 인터넷 원서접수	**1. 인터넷 접수 대상자** • 졸업예정자 명단에 등록 후, 응시자격이 확인된 인원은 인터넷 접수 가능 ※ 단, 졸업예정자 명단에 등록되지 않은 자는 방문 접수만 가능 • 과거 응시자격을 인정받아 시험에 응시한 경험이 있는 자 • 사전심의를 통해 응시자격을 인정받은 자(해당직종에 한함) • 외국대학 인정심사를 통해 응시자격을 인정받은 자

2. 인터넷 접수 준비사항

- 회원가입 등
  - 회원가입 : 약관 동의(이용약관, 개인정보 처리지침, 개인정보 제공 및 활용)
  - 아이디/비밀번호 : 응시원서 수정 및 응시표 출력에 사용
  - 연락처 : 연락처1(휴대전화번호), 연락처2(자택번호), 전자 우편 입력

  ※ 휴대전화번호는 비밀번호 재발급 시 인증용으로 사용됨
- 응시원서 : 국시원 홈페이지 [원서접수]−[원서접수(하위메뉴)]에서 직접 입력
  - 실명인증 : 성명과 주민등록번호를 입력하여 실명인증을 시행, 외국국적자는 외국인등록증이나 국내거소신고증 상의 등록번호 사용. 금융거래 실적이 없을 경우 실명인증이 불가능함. NICE신용평가정보(1588−2486, http://www.idcheck.co.kr)에 문의
  - 공지사항 확인

  ※ 원서 접수 내용은 접수 기간 내 홈페이지에서 수정 가능(주민등록번호, 성명 제외)
- 사진파일 : jpg 파일(컬러), 236×315픽셀 이상 크기, 해상도는 200dpi 이상

3. 응시수수료 결제

- 결제 방법 : [응시원서 작성 완료] → [결제하기] → [응시수수료 결제] → [시험선택] → [온라인계좌이체 / 가상계좌이체 / 신용카드] 중 선택
- 마감 안내 : 인터넷 응시원서 등록 후, 접수 마감일 21:00시까지 결제하지 않았을 경우 미접수로 처리

4. 접수결과 확인

- 방법 : 국시원 홈페이지 [원서접수]−[접수결과 확인] 메뉴
- 영수증 발급 : http://ecredit.uplus.co.kr [거래내역 조회]에서 열람·출력

5. 응시원서 기재사항 수정

- 방법 : 국시원 홈페이지 [마이페이지]−[응시원서 수정] 메뉴
- 기간 : 시험 시작일 하루 전까지만 가능
- 수정 가능 범위
  - 응시원서 접수기간 : 아이디, 성명, 주민등록번호를 제외한 나머지 항목
  - 마감~시행 하루 전 : 비밀번호, 주소, 전화번호, 전자 우편, 학과명 등
  - 단, 성명이나 주민등록번호는 개인정보(열람, 정정, 삭제, 처리정지) 요구서와 주민등록초본이나 기본증명서를 제출하여야만 수정이 가능

(국시원 홈페이지 [정보공개]−[서식모음]에서 「개인정보(열람, 정정, 삭제, 처리정지) 요구서」 참고)

6. 응시표 출력

- 방법 : 국시원 홈페이지 [원서접수]−[응시표 출력]
- 기간 : 시험장 공고일부터 시험 시행일 아침까지 가능
- 기타 : 흑백으로 출력하여도 관계없음

2. 방문 원서접수

1. 방문 접수 대상자

외국대학 졸업자 중 국가시험에 처음 응시하는 경우는 응시자격 확인을 위해 방문접수만 가능합니다.

※ 단, 기 응시경력자 및 인터넷 응시원서 접수를 위한 응시자격 사전심의를 신청하여 응시자격이 확인된 자는 인터넷 접수 가능합니다.

2. 방문 접수 시 준비 서류

- 국내대학 졸업자 제출 서류
  - 응시원서 1매
  - 동일 사진 2매(3×4cm 크기의 인화지로 출력한 컬러사진)
  - 개인정보 수집·이용·제3자 제공 동의서 1매
  - 졸업예정증명서 1매(졸업예정자에 한함)
  - 응시수수료(현금 또는 카드결제)

  ※ 대리접수 시 제출서류와 함께 응시자 도장을 지참하시거나, 응시원서에 응시자 도장이 날인되어 있어야 합니다.

3. 응시수수료 결제

- 결제 방법 : 현금, 신용카드, 체크카드 가능
- 마감 안내 : 방문접수 기간 18:00까지(마지막 날도 동일)

4. 공통 유의사항

1) 등록기준지 작성
   - 내국인의 등록기준지 작성
     - 확인 방법
       - ○ 가까운 주민자치센터에서 '기본증명서'를 발급
       - ○ 전자가족관계등록시스템(http://efamily.scourt.go.kr)에서 공인인증서로 본인 확인을 거쳐 '가족관계등록부'를 조회하면 등록기준지 확인 가능
     - 입력 방법 : 기본증명서 상에 기재된 등록기준지를 정확하게 입력
     - 작성 사유 : 보건의료관계 법령에 의거 응시자격 및 면허자격 확인을 위한 결격사유조회를 위해 활용

     ※ 응시원서 작성 시 기재한 등록기준지가 기본증명서 상에 기재된 실제 등록기준지와 다를 경우, 결격사유조회가 불가능하여 응시 및 면허발급이 제한·지연될 수 있음

2) 원서 사진 등록
   - 모자를 쓰지 않고, 정면을 바라보며, 상반신만을 6개월 이내에 촬영한 컬러사진
   - 응시자의 식별이 불가능할 경우, 응시가 불가능할 수 있음
   - 셀프 촬영, 휴대전화기로 촬영한 사진은 불인정
   - 기타 : 응시원서 작성 시 제출한 사진은 면허(자격)증에도 동일하게 사용

   ※ 면허 사진 변경 : 면허교부 신청 시 변경사진, 개인정보(열람, 정정, 삭제, 처리정지) 요구서, 신분증 사본을 제출하면 변경 가능

3. 시 험

1. 시험과목 및 시험방법

시험종별	시험 과목 수	문제수	배점	총점	문제 형식
필기	4	190	1점/1문제	190	객관식 5지선다형
실기	1	70	1점/1문제	70	객관식 5지선다형

2. 시험시간표

교시	과목(문항수/과락수)	세부과목	시험형식	시험시간
1교시 (105)	물리치료기초 (60/24)	해부생리학 운동학 물리적인자치료 공중보건	객관식 5지선다형	09:00~10:30 (90분) 30분 전 입장
	물리치료진단평가 (45/18)	진단평가 원리 검사와 평가 임상의사결정 물리치료 문제해결(진단평가)		
2교시 (85)	물리치료중재 (65/26)	근골격계 중재 신경계 중재 심폐혈관계 중재 피부계 중재 물리치료 문제해결(중재)		11:00~12:15 (75분) 10분 전 입장
	의료관계법규 (20/8)	의료법 의료기사 등에 관한 법률 장애인복지법 노인복지법 국민건강보험법		
3교시 (70)	실기시험 (70/42)	근골격 물리치료 신경 물리치료 심폐혈관 물리치료 피부 물리치료 지역사회 물리치료 소아청소년 물리치료 스포츠 물리치료 노인 물리치료 여성건강 물리치료	객관식 5지선다형 사례형 40%	12:45~14:10 (85분) 10분 전 입장

※ 현행 대비 총 시험시간 10분 증가(전년 대비 1교시 5분 감소, 3교시 15분 증가)

4. 합격 기준	1) 필기시험에 있어서는 매 과목 만점의 40퍼센트 이상, 전과목 총점의 60퍼센트 이상 득점한 자를 합격자로 하고, 실기 시험에 있어서는 만점의 60퍼센트 이상 득점한자를 합격자로 합니다. 2) 응시자격이 없는 것으로 확인된 경우에는 합격자 발표 이후에도 합격을 취소합니다.

	시험과목	과목별 최저합격점수	최저합격점수
1교시	물리치료기초	24점 이상(60점 만점)	156점 이상 (260점 만점)
	물리치료진단평가	18점 이상(45점 만점)	
2교시	물리치료중재	26점 이상(65점 만점)	
	의료관계법규	8점 이상(20점 만점)	
3교시	실기시험	42점 이상(70점 만점)	

5. 합격 예정자 발표	1) 합격자 명단은 다음과 같이 확인할 수 있습니다. • 국시원 홈페이지 [합격자조회]메뉴 • 국시원 모바일 홈페이지 • ARS 전화번호 : 060－700－2353 • ARS 이용기간 : 합격자 발표일부터 7일간 • 기타 자세한 사용방법은 ARS의 안내에 따르시기 바랍니다. 2) 휴대전화번호가 기입된 경우에 한하여 SMS로 합격여부를 알려드립니다. (휴대전화번호가 010으로 변경되어, 기존 01* 번호를 연결해 놓은 경우 반드시 변경된 010 번호로 입력(기재)하여야 합니다.)

CONTENTS

근골격계 중재 _13

CONTENTS

CONTENTS

피부계 중재 _447

운동치료 중재 _503

PHYSICAL THERAPY

근골격계 중재

퍼시픽 물리치료학 개념서

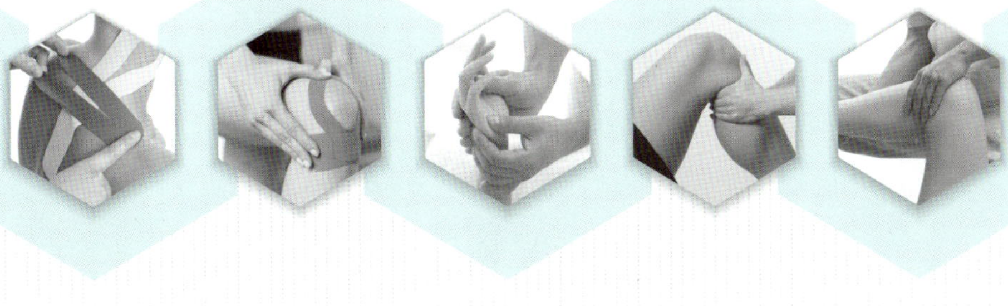

PHYSICAL THERAPY

PHYSICAL THERAPY

PHYSICAL THERAPY

골 절

EXPLANATION

골절의 개요

- 뼈의 발육 : 뼈 형성은 일생동안 계속되는 현상이지만, 출생 후 25년 동안에 거의 모든 뼈가 완성되고, 그 후에는 극히 일부에서만 매우 느린 속도로 진행됨
- 골절의 정의 : 뼈의 연속성이 완전 혹은 불완전하게 소실되거나 선상의 변형을 일으킨 상태

1. 골절의 분류

■ 위치에 따른 분류

1) 폐쇄성 골절(close fracture) : 골절부가 체표면으로 노출되지 않은 상태
2) 개방성 골절(open fracture) : 골절부가 체표면 밖으로 노출된 상태

■ 정도에 따른 분류

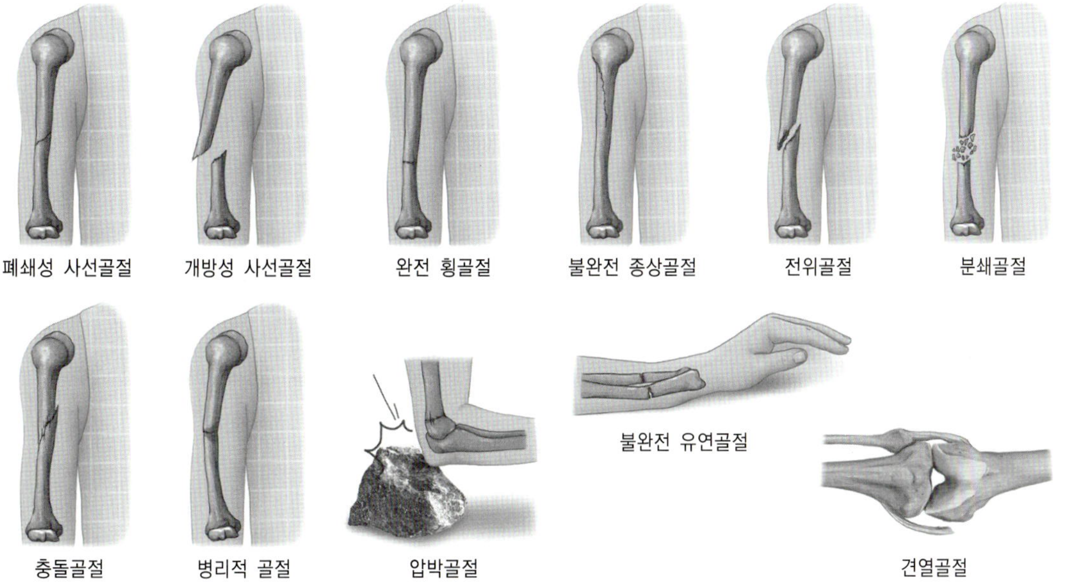

골절의 형태

완전 골절(complete fracture)		불완전 골절(incomplete fracture)	
양쪽 겉질의 연속성이 모두 손실된 경우		한쪽 겉질의 연속성만 소실된 경우	
단순(폐쇄) 골절 (simple · close fracture)	• 단순히 뼈만 골절 • 연부조직, 피부손상 × • 뼛조각의 전위는 적거나 일어나지 않음 • 골절편 수 3개 미만	그린스틱(생나무) 골절 (greenstick fracture)	• 뼈겉질의 일부가 떨어져 나간 상태 • 소아에서 호발 • 노뼈, 자뼈 호발
매몰 골절 (impacted fracture)	• 골절된 뼈의 한 끝이 다른 뼈의 속에 그대로 남아있는 골절 • 넙다리뼈목 골절	균열 골절 (fissured fracture)	• 뼈의 전위 없이 금만 간 상태
분쇄 골절 (comminuted fracture)	• 골절편의 수가 3개 이상 • 분절골절(segmented fracture) : 넙다리뼈나 정강뼈 골절시 완전한 골절이 2개가 동시에 존재	관통 골절 (perforating fracture)	• 뼈에 구멍이 나는 형태의 골절(총상) • 속도가 빠르면 : 분쇄골절 속도가 느리면 : 불완전 골절
개방 골절 (open · compound fracture)	• 골절된 뼈의 말단부가 피부 밖으로 돌출 • 감염 위험이 큼(뼈속질염)		
합병 골절 (complicated fracture)	• 골절 주위의 섬유나 조직 손상을 일으킨 골절	함몰 골절 (depressed fracture)	• 강한 힘에 의해 눌려서 발생 • 접시나 물받이 모양으로 뼈가 함몰된 것 • 주로 머리뼈(skull)에서 발생
압박 골절 (compression fracture)	• 뼈몸통의 골절 × • 단단한 뼈목이 해면성 조직으로 눌려 들어가서 Y형, T형 골절을 일으킨 것 • 머리뼈, 허리뼈에서 호발		

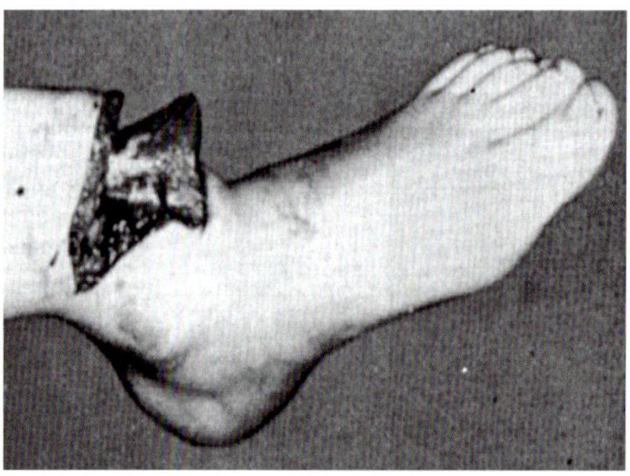

개방 골절

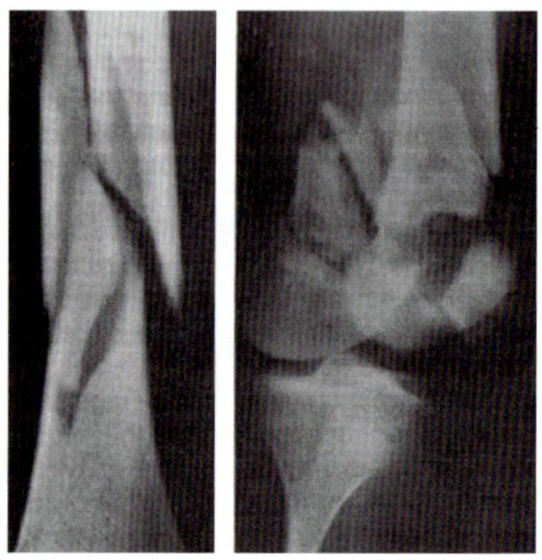

분쇄 골절

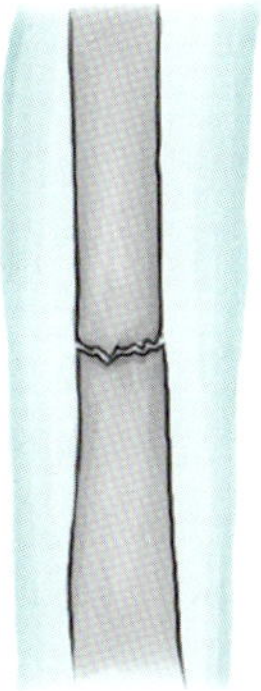

단순 골절

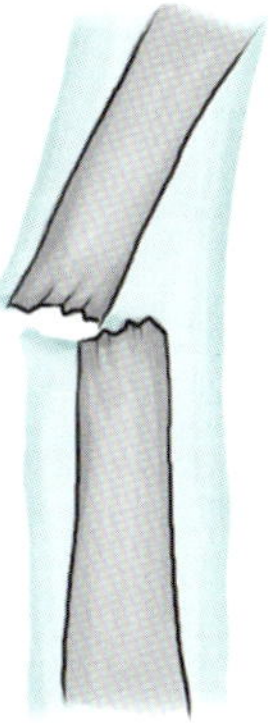

복합 골절

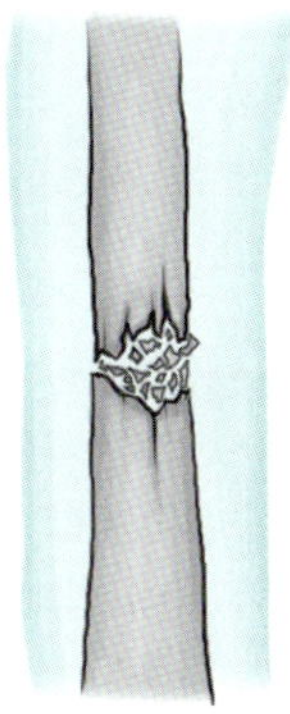

분쇄 골절

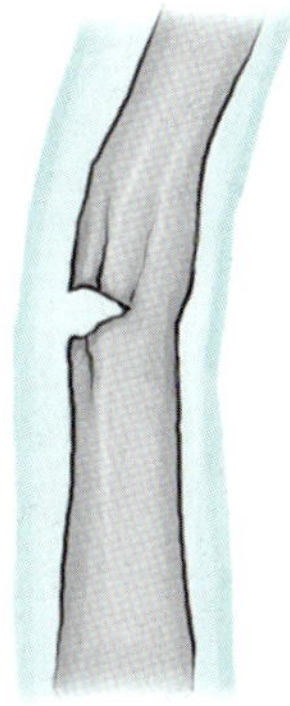

그린스틱 골절

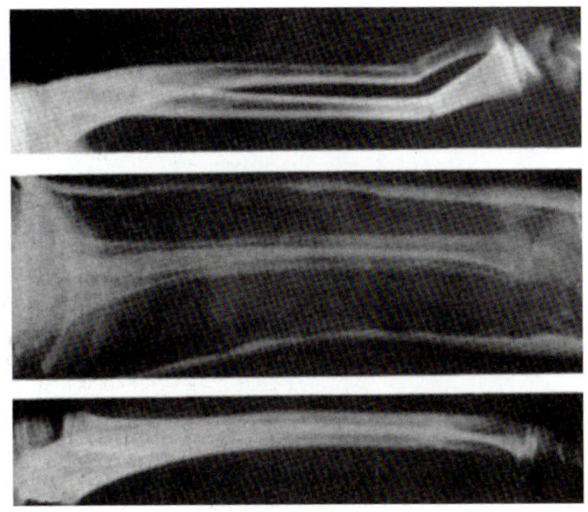

그린스틱 골절

전방각(anterior angulation)이 형성된 7세 어린이의 노뼈 먼쪽 1/3부위의 그린스틱 골절

■ 골절선 형태에 따른 분류

가로 골절 (transverse fracture)	사상 골절 (oblique fracture)	나선상 골절 (spiral fracture)	세로 골절 (longitudinal fracture)
골절면 : 뼈의 세로축에 대해 거의 수직을 이룸	골절선 : 짧고 둥금	골절선 : 김 뼈끝 : 예각 이루고 짧으나 횡선의 요소 약간 가짐 골절면 : 사상골절에 비해 넓음	골절선 : 뼈의 세로축을 따라 골절
	압박 골절	회선력	
순간적인 외력이 직선상 작용	간접적 외력		
광범위한 연부조직 손상 동반	적은 연부조직 손상 동반		
안정성 골절 : 정복 후 전위×	불안정성 골절 : 정복 후 쉽게 다시 전위○ ※ 치유 : 사상 골절 > 가로 골절		

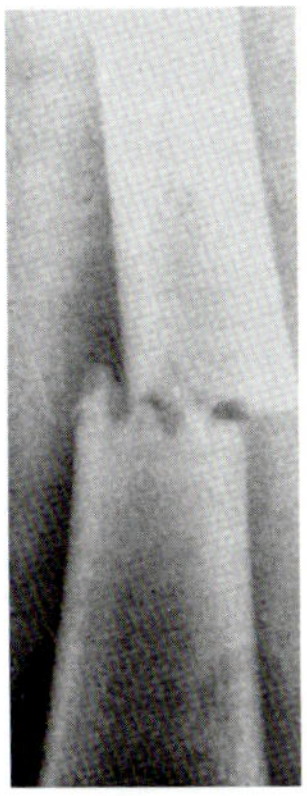

가로 골절

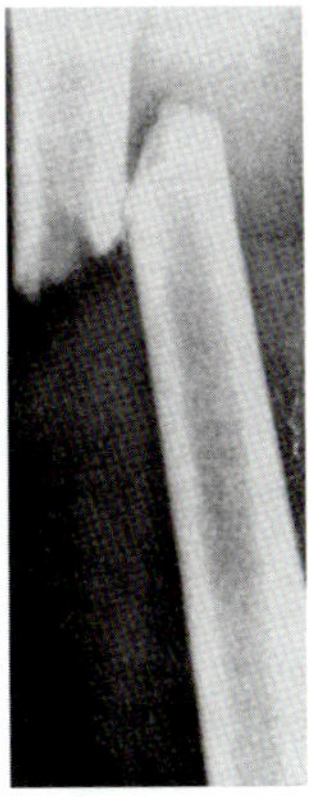

사상 골절

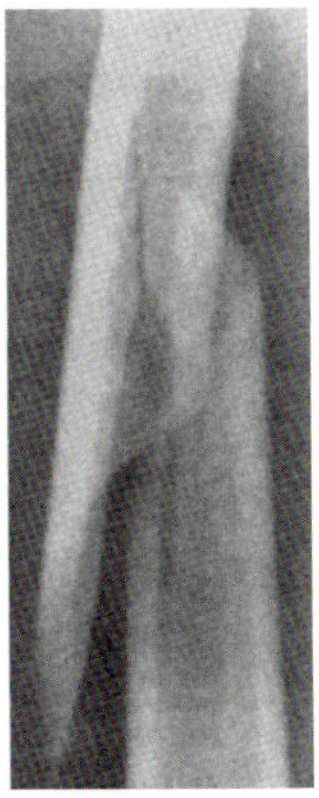

나선상 골절

■ 뼛조각의 전위 형태에 따른 분류

가쪽 전위 (lateral displacement)	수평 이동		• 위팔뼈몸통, 넙다리골절에서 잘 일어남
각 전위 (angulation displacement)	뼈의 세로축에 수직	가로 골절 시	• 비교적 긴뼈에서 일어남 • 골절시 한쪽 근육의 힘이 강해 각도가 있게 전위 • 완전한 유합이 되지 않는 상태에서 운동시 발생 (부정유합 발생) • 부정유합의 각도가 10° 이상 되면 다시 골절시켜 치료
중복 전위 (overlapping displacement)	골절부 말단이 서로 겹쳐진 상태	매몰 골절 시	• 뼈의 길이가 외형적으로 짧아짐 • 근수축력에 의해 발생 • 치료 : 견인
회선 전위 (rotation displacement)	골절된 뼈의 먼쪽부분 뼛조각이 세로축을 중심으로 회선	나선상 골절 시	• 염력(torque)이 작용하였을 때 발생

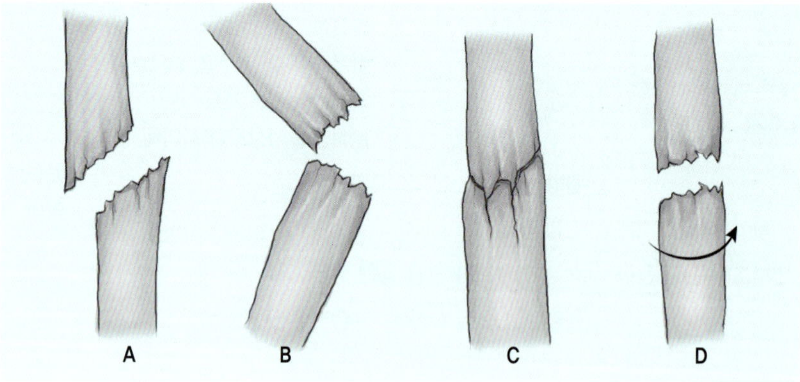

골절의 전위형태

A, 가쪽전위, B, 각전위, C, 중복전위, D. 회선전위

■ 특수한 원인에 의한 골절

병적 골절(pathologic fracture)	피로 골절(fatigue fracture)
• 뼈에 병이 있어 약한 외력에도 골절을 일으킨 경우 • 암이나 뼈 자체에서 발생한 암, 뼈 형성 부전증, Paget's disease, 뼈엉성증(골다공증), 종양, 뼈속질염 • 운동 치료시 사고 다발 : 석고붕대 후 운동시 특히 주의	• 적은 힘이 지속적으로 주어지는 경우 • 장시간 보행시, 운동선수에게 호발 • 발허리뼈, 발꿈치뼈, 정강뼈, 넙다리뼈 골절

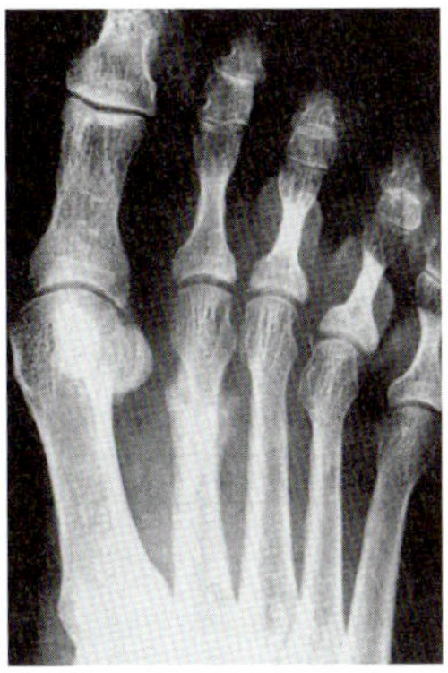

45세 여성의 두 번째 발허리뼈에 발생한 피로 골절

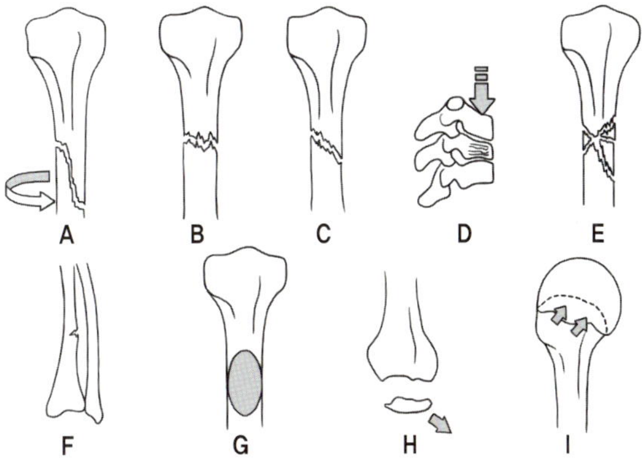

분류 : A, 나선형 골절, B, 가로 골절, C, 사선 골절, D, 압박 골절, E, 분쇄 골절, F, 생나무 골절, G, 병적 골절, H, 찢김 골절, I, 감입 골절

2. 골절의 증상

▪ 골절의 일반적인 증상

1) 염발음(crepitus) : 완전골절에서 발생
2) 동통(pain)
3) 변형(deformity)
4) 팽윤(swelling)
5) 기능의 상실(loss of function)
6) 피부색의 변화(discoloration of the skin)
7) 태도의 변화(change of attitude)
8) 기타(출혈, 쇼크, 호흡곤란, 신경, 혈관 손상)

3. 골절의 치유과정

▪ 치밀뼈의 치유과정

1) **혈종기(염증기)** : 골절 후로부터 괴사 조직의 청정화가 일어나는 시기까지
혈종형성 → 응혈괴로 변화 → 괴사조직 형성 → 큰포식세포 침투 → 괴사조직 청정화
2) **복원기** : 기질화 된 조직들이 골절단을 서로 연결함
육아조직이 응혈괴에 침입 → 응혈괴 기질화 일으킴
(1) 뼈융합 : 애벌뼈가 골절부의 운동성을 완전히 제거할 정도로 굳어진 상태
(2) 임상적 유합 : 정상적인 뼈의 강도로는 회복되지 않은 상태
방사선 촬영시 뼈성분○, 골절선○
3) **애벌뼈형성기** : 애벌뼈 형성 → 신생뼈 발생 → 임상적 유합 → 골절선만 남음
4) **재형성기**(뼈조직의 치밀화) : 신생뼈가 성숙한 층판성뼈로 전환 → 뼈파괴세포 출현 → 애벌뼈 흡수 → 방사선적 뼈융합(미성숙뼈와 연골이 성숙층판성 뼈로 바뀌고 뼈속질공간이 형성된 상태 → 고질화 : 물리치료를 할 수 있는 단계)

혈종 형성 → 과립 형성 → 애벌뼈 형성(방사선상 처음 나타남) → 뼈융합 → 뼈형성

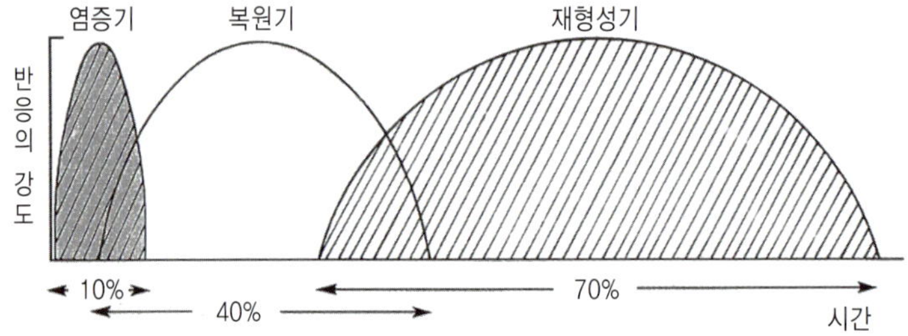

긴뼈 골절의 치유과정

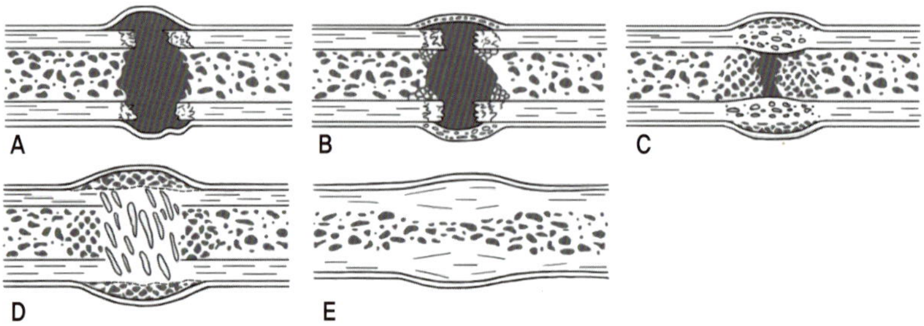

골절치유

A, 혈종, B, 뼈막 및 뼈속막 증식기, C, 애벌뼈형성, D, 경화, E, 재형성

■ 해면뼈의 치유과정

1) 해면뼈과 치밀뼈는 구조적 차이 때문에 다른 치유과정을 가짐
2) 치밀뼈처럼 혈종이 생기지만 뼈속질공간이 없기 때문에 2단계 이후부터는 다른 과정을 거침
3) 해면뼈 특징 : 뼈속질공간이 없고, 골절부의 접촉면이 치밀뼈보다 매우 넓음, 뼈형성 조직들이 쉽게 골절부로 침투가능
4) 일차성 애벌뼈(primary callus)가 형성되어 치유
5) 비전위 안정성 골절 시
   (1) 눈으로 보이는 애벌뼈 생기지 않음
   (2) 유합이 안 되는 경우 거의 없음
6) 과도한 운동이 골절부에서 일어나면 연골을 포함한 외부 애벌뼈가 형성

혈종 형성 → 과립 형성 → 애벌뼈 형성(방사선상 처음 나타남) → 뼈융합 → 뼈형성

■ 골절치유에 영향을 미치는 요인

전신성 인자	연령, 내분비, 전신성 감염, 혈액 질환, 만성 소모성 질환, 중추신경 마비
국소성 인자	외상의 정도, 뼈결손 정도, 고정 정도, 방사선 조사, 국소성 감염

1) **연령** : 간엽세포에서 뼈단위세포로 분화되는 속도가 연령에 따라 다름
2) **내분비선의 활동**
   (1) 부신겉질호르몬은 혈중 칼슘농도를 증가시켜 치유기전을 억제
   (2) calcitonin은 뼈모세포의 활동량을 늘려 치유를 촉진
3) **골절선의 형태** : 사상골절이 가로 골절에 비해 치유속도가 빠른 것으로 알려져 있음
4) **전위의 정도** : 전위가 클수록 골절치유 시간이 길어짐
5) **감염 여부**
6) **뼈결손의 정도**
7) **만성 소모성 질환의 유무** : 당뇨, 결핵 등은 치유 지연(혈액순환이 잘될수록 유합이 잘됨)
8) **고정의 정도**
9) **혈액 질환**
10) **신경마비**
11) 기타 : 일반적으로 해면뼈는 치밀뼈보다 치유가 빠르며, 팔뼈가 하지뼈보다 뼈융합이 빠름

■ 완전 치유

1) 체중 부하 시, 물건을 들어 올릴 때, 움직일 때 통증이 없는 경우
2) 골절부위에 압통이 없는 경우
3) X-ray 상에 골절선이 사라졌거나 희미할 경우
4) 기능적 능력이 완전하거나 거의 완전할 경우

4. 뼈융합과 합병증

■ 뼈융합

1) **뼈융합이 잘 되기 위한 조건**
   (1) 뼈성분, 뼈 혈액공급 상태 풍부
   (2) 어린이 > 어른
   (3) 사상골절 > 나선상골절 > 횡상골절(골절면이 넓을수록 좋음)
   (4) 팔 골절 > 다리 골절
   (5) 폐쇄성 골절 > 개방성 골절
   (6) 뼈몸통끝 골절 > 뼈몸통 골절
   (7) 성장판 > 해면뼈 > 겉질뼈

2) 유합의 종류

	부정유합(malunion)	지연유합(delayed union)	불유합(nounion)
정의	• 유합이 되기는 했으나 해부학적으로 비정상적인 위치에서 뼈융합이 일어난 상태	• 정상적으로 유합이 일어나는 시기 이상의 시간이 지나도 유합이 일어나지 않은 상태	• 골절부에 유합기전이 정지된 상태
원인	• CNS손상으로 강직성 마비 동반 • 부정확한 정복 • 불충분한 고정 • 심한 연부조직 손상 동반 • 치료사의 부주의	• 전신질환 : 심한빈혈, 매독 • 뼈의 국소 질환 : 뼈속질염 • 골절부위의 혈액순환 장애 • 불완전한 정복·고정 • 불충분한 고정기간 • 골절편 일부 상실 • 불유합의 원인이 미약할 때 • 환자의 심한 소모성 질환 • 환자의 영양상태 불량	• 개방성 골절 • 뼈 사이의 연부조직 삽입 • 골절부위의 혈액순환 장애 • 심한 연부조직 손상 동반 • 감염 • 불완전한 정복 • 병적 골절
호발 부위			• 정강뼈 아래 1/3 골절 • 노뼈 먼쪽부분 골절 • 넙다리뼈목 골절 • 위팔뼈몸통 골절 • 자뼈 몸쪽부분 골절 • 자뼈 몸쪽부분 골절 • 손배뼈 골절

■ 합병증

1) **일반적인 합병증**

(1) 쇼크(shock)

(2) 심폐정지(cardiopulmonary arrest)

(3) 출혈(bleeding)

(4) 지방 색전증(fat embolism)

(5) 폐 색전증(pulmonary embolism)

(6) 석고부목에 의한 2차적 합병증 : 뼈엉성증(골다공증), 근위축, 만성부종, 관절강직 등

2) **국소부 합병증**

(1) 연부조직 손상 : sudeck 위축초래(충분한 시일이 경과하였음에도 원인 불명의 통증이 계속되는 것, 팔에 많음)

(2) 국소부위 감염 : 부정유합, 불유합 야기

(3) 국소부 변형

(4) 팔다리의 단축 : 성장판 주변부 손상시

(5) 손상에 따른 관절염 발생

(6) 딴곳뼈되기(이소성 골화증) : 팔꿉관절 부위에서 발생

(7) 혈관 손상을 동반한 골절시 주변조직의 괴사

팔의 골절

1. 손의 골절(fracture of hand)

1) 특징

(1) 대표적인 골절 : 손가락 골절, 망치손가락 골절, Bennett 골절

(2) 근로자의 경우 압궤손상(crushing injury)이 가장 흔한 원인 중 하나임

(3) 부종이 있을 경우 압박붕대 등을 하여 손을 약간 높이 들어주는 이유

① 힘줄, 인대, 손의 내재근(intrinsic muscle) 등의 섬유화 방지

② 손가락 관절의 강직 예방

2) 종류

(1) **손가락 골절(phalangeal fracture)**

① 부위에 따른 분류

- 손가락끝마디뼈 골절 : 산업장에서의 손 손상 골절의 약 50% 이상 차지
- 손가락첫마디뼈 골절

② 발생빈도 : 1st－가운데손가락, 2nd－엄지

③ 치료 : 3~4주 고정(4주 이상 고정 시 관절강직 발생 및 손 기능 저하 야기)

(2) **망치손가락(mallet finger)**

① 온손가락폄근의 먼쪽부착점이 단열

② 끝마디뼈가 폄 되지 않아 굽힘 변형 초래(망치 모양=baseball finger)

③ 끝마디뼈 관절에 갑자기 굽힐 때 발생

④ 종류

- 힘줄성 망치손가락 : 일반적 망치손가락 힘줄의 신장, 파열, 미약한 견인골절 동반
- 뼈성 망치손가락 : 끝마디뼈 뒤 1/3 이상 침범

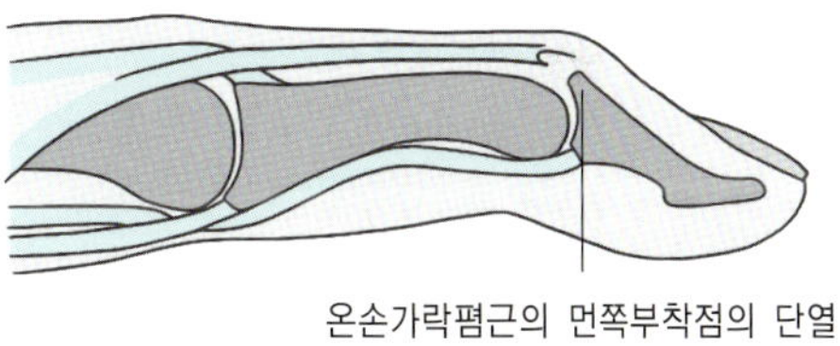

망치손가락(mallet finger)

(3) **복서골절(boxer fracture)**

① 새끼손가락뼈목 골절(=fighter fracture)

② 40° 정도의 각 형성이 있어도 기능에 지장 없음

③ 치료

- 해부학적 정복 안됨
- ulna gutter splint

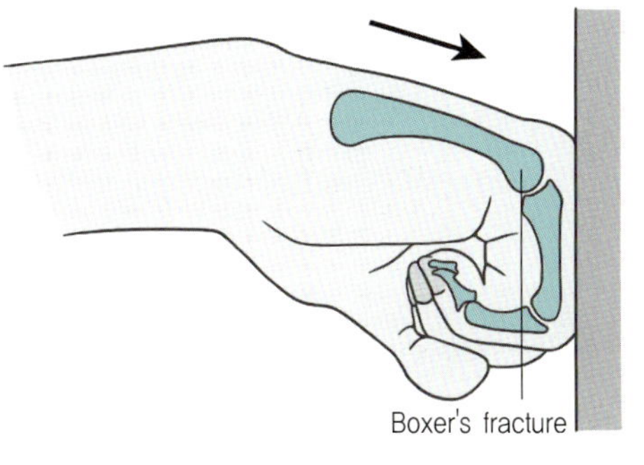

복서골절

(4) **베넷골절(Bennett fracture)**

엄지손허리뼈의 안쪽과 노등쪽(dorsoradial)으로 전위(그러나 잘 일어나지는 않음)

① 전위되게 하는 근육 : 긴엄지벌림근, 긴엄지모음근

② 전위가 잘 일어나지 않게 하는 인대 : 깊은손목뼈사이인대, 자쪽손목손허리인대

☞ 역 Bennett fracture

- 새끼손가락손허리뼈의 바닥쪽 골절로 새끼손가락손허리뼈가 안쪽과 손등쪽으로 전위가 일어나는 골절
- 자쪽손목폄근, 새끼두덩근

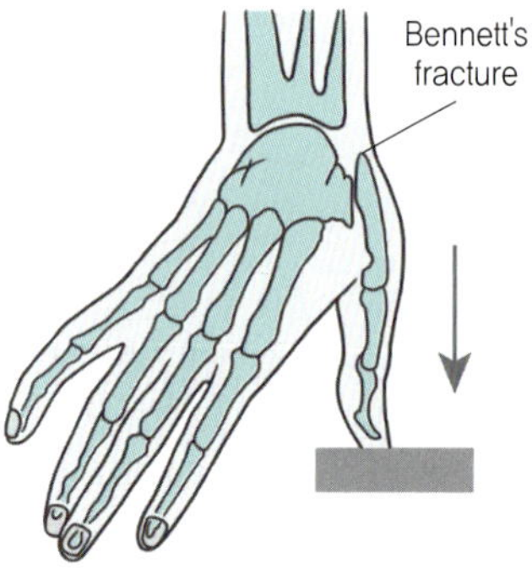

베넷골절

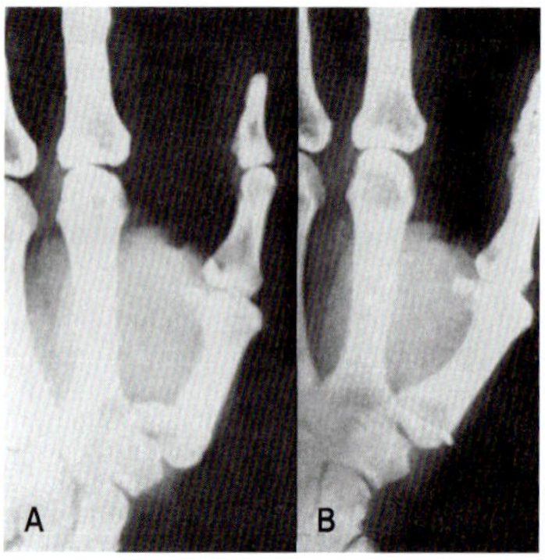

A, 초기 방사선 사진으로 전위가 보임
B, 개방정복과 내적 고정 후의 사진

3) 치료

- 관절강직, 변형, 무능(disability) 등의 발생 방지
- 퍼티(putty), 악력기, Gater 부목 사용

(1) 고정기간 초기

① 손가락첫마디뼈관절의 능동 운동은 관절강직 및 부종 방지

② 등척성 운동

(2) 고정기간 후

① 관절의 강직이나 구축이 일어난 근, 힘줄, 인대 등의 치료를 위한 신장 운동이나 약화가 온 근육의 근력 증강 운동 등의 실시

② 운동은 허용되는 범위 안에서 최대 전범위운동을 시킴

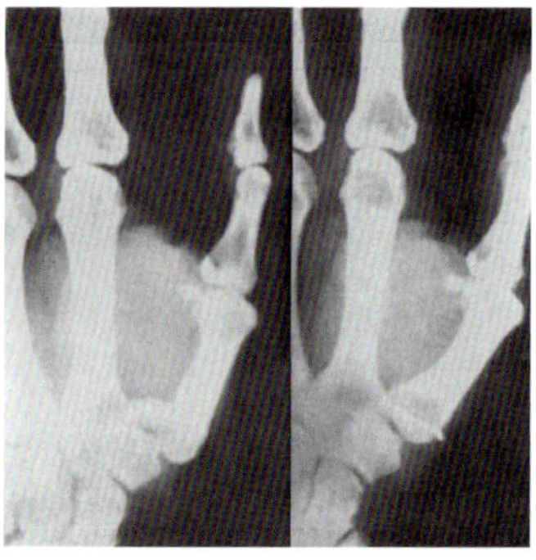

2. 손목의 골절(fracture of wrist)

1) 특징

(1) 대표적인 골절 : Colles 골절, Smith 골절, 손배뼈 골절

(2) 손목 뒤쪽굽힘 위치로 넘어지면서 손바닥에 외력이 가해져 발생

(3) 뒤쪽 굽힘 각도

① 60~90° : 노뼈 먼쪽부분 골절

② 90° 이상 : 손배뼈를 포함한 손목뼈 골절

2) 종류

(1) **Colles 골절** (기출)

① 정의 : 노뼈몸통끝(metaphysis) 골절, 노손목관절면으로부터 1.5인치 이내에서 발생된 가로 골절

② 원인 : 손바닥으로 짚고 넘어질 때 간접력에 의해 일어남(보호폄반사)

③ 발생빈도

- 중년기 이후 여성, 노인에서 호발(∵ 뼈엉성증(골다공증))
- 먼쪽 노뼈 골절의 90%

④ 전위방향 : 노뼈의 뒤쪽전위(손바닥 쪽)

⑤ 증상

- **포크형변형(Dinner fork deformity)** 형성(먼쪽분절 전위, 뒤쪽돌림, 노쪽으로 전위)
- 종창, 통증, 감각이상, 손가락의 약화, 팽윤

⑥ 합병증

- 어깨의 동반 손상
- 정중 신경염(손가락의 혼몽과 작열통)
- 긴엄지폄근의 힘줄파열(엄지끝마디뼈의 폄 제한)
- sudeck 위축(골절이나 탈구, 삠 등과 같은 외상 후 통증이 지속적으로 계속되는 것)
- 환부는 통증, 부종, 피부색 변화, 피부감각과민, 관절운동제한

⑦ 물리치료

- 고정 시 : 능동운동
- 고정 후 : 파라핀욕, 상지욕, 강직이 온 관절에 대해 가능한 범위 내에서 신장운동, 마사지

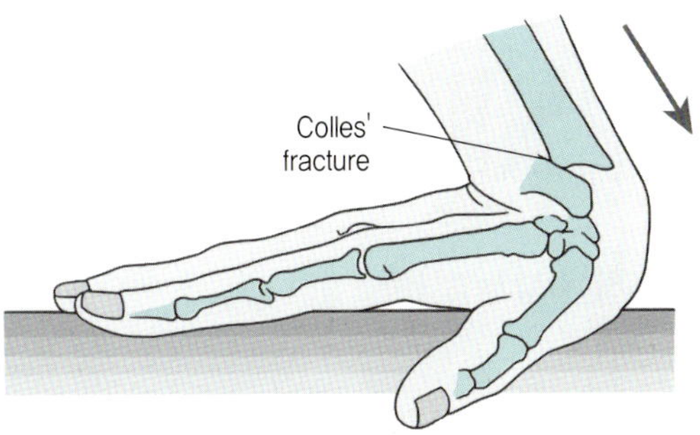

Colles 골절의 예

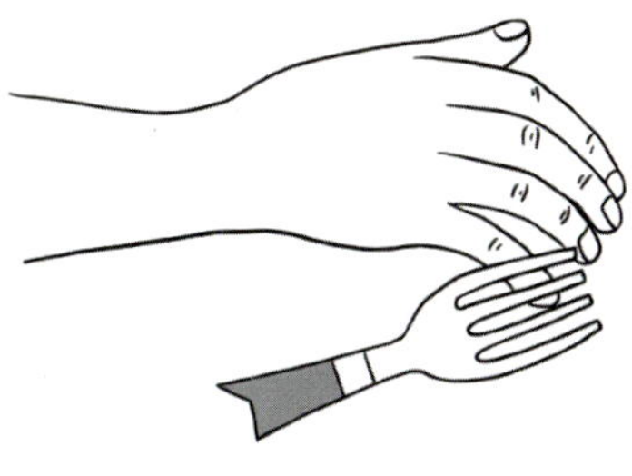

콜레스(디너-포크) 골절
(Colles'(dinner-fork) fracture)

(2) **Smith 골절 = 역 Colles 골절** (기출)

① 정의 : 먼쪽 골절편이 앞쪽으로 전위된 노뼈 먼쪽부분의 골절

② 원인 : 손등으로 짚고 넘어지거나 손목관절의 손등면에 직접 외력이 작용하여 발생

③ 발생빈도 : 주로 젊은 층에서 호발, 매우 드묾

④ 전위방향 : 먼쪽 골절편의 앞쪽

⑤ 증상 : 골절선은 가로로 형성, **정원삽변형**

⑥ 치료 : 도수정복－종적인 견인 가하고 먼쪽 뼛조각을 뒤쪽으로 밀면서 가쪽돌림

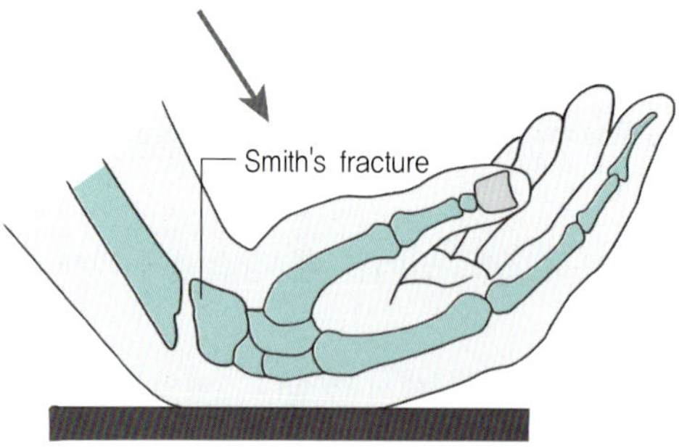

스미스 골절

(3) **손배뼈 골절**

① 정의 : 손목 몸쪽줄 안쪽 손목뼈 골절

② 원인 : 손목 폄 및 노쪽 굽힘 상태에서 손바닥을 짚고 넘어지면서 골절이 발생

③ 발생빈도 : 젊은 남자에게 호발

④ 증상

- 시각적 변화
  - 손가락과 손 주위에 팽윤(snuff box 부위)
  - 피부색 변화
  - 손의 근육 위축, 팔 위축
- 촉각적 변화
  - 수술 후 심한 반응이나 유착 촉지
  - 엄지두덩에 심한 압통 발생
  - 근장력 감소, tight 증가
  - 운동 시 pain
- 기능적 변화 : grip, pinching 등의 동작의 제한, 근약화

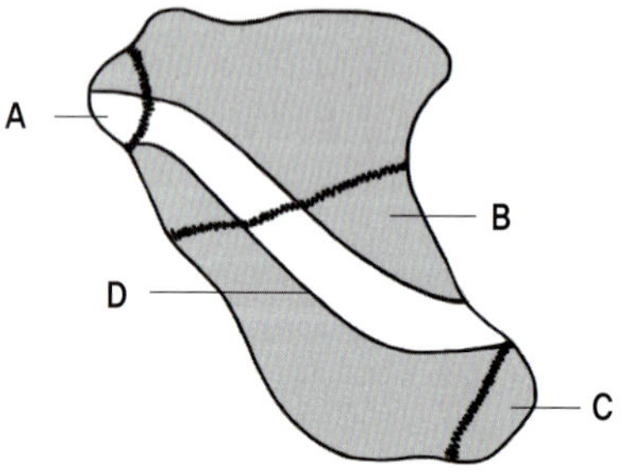

손배뼈 골절

A, 결절골절, B, 허리골절
C, 몸쪽부분 극골절, D, 혈관공의 선

⑤ 합병증

- 무혈성 괴사가 몸쪽 1/3 골절 시 흔히 발생
- 몸쪽부분끝 골절 시 퇴행성 변화 속발
- 손가락 기능의 장애

⑥ 치료

- 고정
  - 벌림과 맞섬(opposition) 상태에서 시행
  - 먼쪽부분 1/3 골절 시 : 6~8주
  - 중간부 1/3 골절 시 : 8~10주
  - 몸쪽부분 1/3 골절 시 : 12~23주
- 고정기간
  - 부종제거, 순환증진
  - 등척성 운동 : 근위축 방지
- 고정 후
  - 근력 및 근지구력 증가
  - 저항운동 전범위에 걸친 등장성 운동

3. 아래팔의 골절(fracture of forearm)

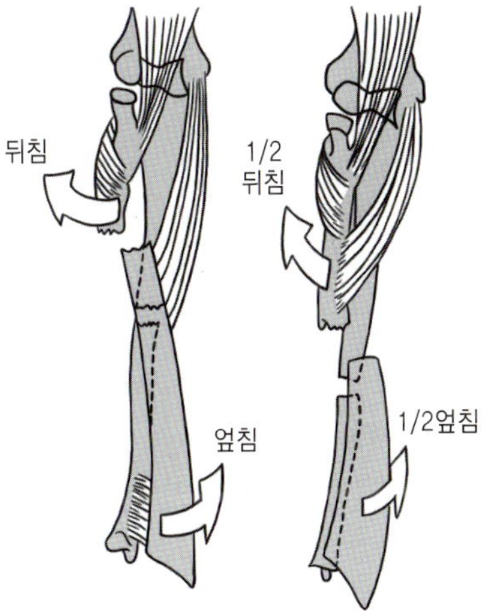

골절부와 근육의 상호작용

1) 특징

(1) 발생빈도 : 소아 > 성인

(2) 자뼈 : 아래 1/3 부위에서 빈발(자뼈는 위쪽이 두꺼움)

(3) 노뼈 : 위 1/3 부위에서 빈발(노뼈는 아래쪽이 두꺼움)

① 몸쪽부분 : 가쪽돌림(손뒤침근)

② 먼쪽부분 : 안쪽돌림(네모엎침근, 원엎침근)

(4) 원엎침근 부착부의 먼쪽부분 및 네모엎침근의 몸쪽부분 골절 시

① 몸쪽부분 : 중립위치(손뒤침근, 엎침근 상호작용)

② 먼쪽부분 : 안쪽돌림(네모엎침근)

(5) 아래팔 먼쪽 1/3 이하 골절－몸쪽부분 : 안쪽돌림

2) 종류

(1) 노뼈와 자뼈 동시 골절

① 정의 : 노뼈와 자뼈가 동시에 골절 되는 것

② 원인 : 교통사고나 직접적인 외력과 손을 짚고 넘어지는 경우와 같은 간접적 외력에 의해

③ 증상 및 분류

- 직접적인 외력 : 가로 골절(노뼈와 자뼈가 같은 높이에서)
- 간접적인 외력 : 사선형 또는 나선형 골절(노뼈와 자뼈가 다른 높이에서)

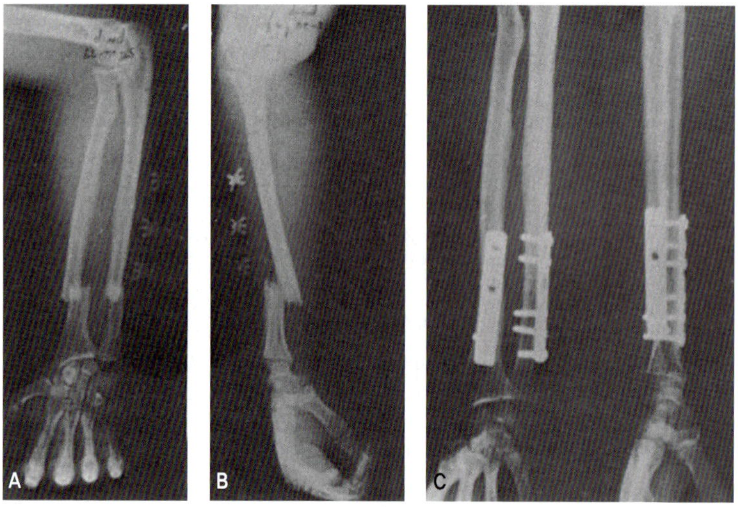

노뼈과 자뼈의 동시 골절

A, B, 먼쪽노뼈과 자뼈 동시 골절, **C,** 압박 금속판으로 고정한 후 3개월째의 방사선 사진

(2) **몬테지아(Monteggia) 골절** (기출)

① 정의 : **자뼈의 몸쪽부분 골절 + 노뼈머리의 탈구**

② 원인

- 간접력 : 과도한 안쪽돌림, 과다폄
- 직접력 : 타박

③ 증상 및 분류

종류	골절 형태	빈도
Type 1	노뼈머리 앞쪽 탈구(노자뼈 몸쪽부분 후각 형성)	60%
Type 2	노뼈머리 위가쪽 탈구(자뼈 몸쪽부분 후각 형성)	15%
Type 3	노뼈머리 앞가쪽 탈구 + 자뼈사이 골절	20%
Type 4	노뼈머리 앞쪽 탈구 + 노뼈, 자뼈 골절	5%

④ 치료

- 고정 : 아래팔 뒤침하여 노뼈머리를 정복하고, 자뼈의 열을 맞춘 후 팔꿉관절 90° 이상 굽힘상태에서 고정

- 고정 시 : 주위 관절 ROM(예, 손목 등척성 운동)
- 고정 후 : full ROM(예, 신장운동)

⑤ 합병증

- **노신경마비**
- 노뼈머리의 습관성 탈구
- 화골성 근염

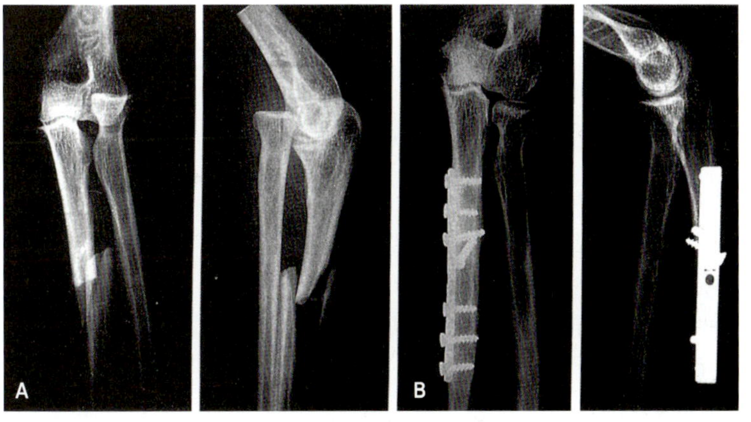

Monteggia 골절 제1형

A, 수술 전, B, 수술 후

(3) **Galeazzi 골절 = 역 Monteggia 골절**

① 정의 : **노뼈 먼쪽부분의 골절 + 먼쪽노자 관절 탈구**

② 원인 : 손목 뒤가쪽면에 직접적인 외력이 작용하였을 경우나 이 부분으로 손을 짚고 넘어졌을 경우

③ 증상 : 네모엎침근의 몸쪽부분 뼈연상부 침범

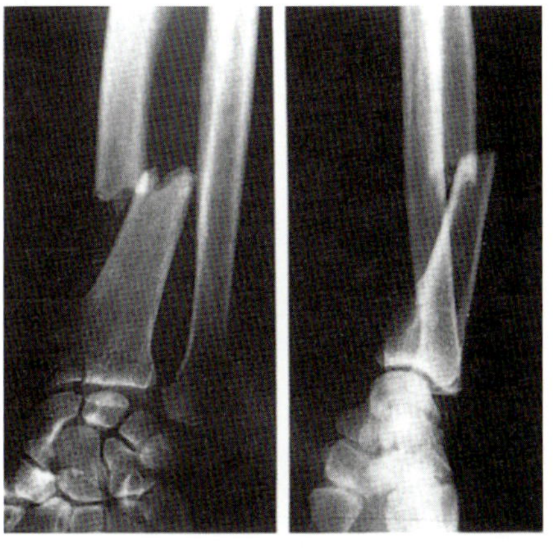

Galaazzi 골절

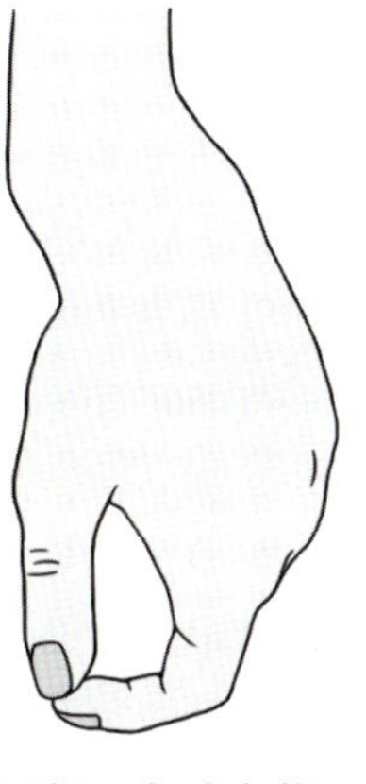

Galeazzi 골절 탈구 시 나타나는 전형적인 기형

3) 물리치료 : 회선성 스트레스가 가해지지 않도록 주의

4. 팔꿉관절 주위의 골절(fracture of elbow)

1) 특징

(1) 매우 신중하게 다루어야 함

팔꿉관절 부위에는 혈관이나 신경 등의 vital structures가 통과 → 잘못 치료하였을 경우 신경의 압박이나 혈관의 압박으로 인한 심한 합병증을 동반할 수 있기 때문

(2) 골절 후 1주일 동안은 최소한 매일 위험신호 발생 유무를 체크

위험 신호(화골성 근염, 볼크만 허혈성 구축의 지표) : 동통의 증가, 운동범위의 제한, 위팔두갈래근 경련 등

2) 팔꿉관절 주위 골절의 종류

(1) **관절융기위 골절(supracondylar fracture)**

	폄 유형	굽힘 유형
발생빈도	95%(소아호발)	5%
원인	팔꿉관절 젖힘 상태로 넘어졌을 경우 보호반사(protective reflex)에 의해 발생	팔꿉관절 굽힘 상태로 넘어졌을 경우
증상	먼쪽분절 뒤쪽전위 출혈, 부종 정중신경과 노신경을 침범한 신경성 혈관 손상	먼쪽분절 앞쪽전위
합병증	볼크만 허혈성 구축(통증, 피부색변화, 무맥, 마비, 감각이상)	폄 유형보다 적음
치료	단순 골절(전위유발×)로 정복이 용이	

(2) **안쪽 및 가쪽관절융기 골절(medial & lateral condylar fracture)**

① 발생빈도 : 안쪽관절융기 > 가쪽관절융기(안쪽이나 가쪽 단독으로 발생하는 경우는 드묾)

② 원인 : 간접손상에 의해 발생

③ 증상 : 안쪽곁인대 손상이 동반

(3) **안쪽위관절융기 및 가쪽위관절융기 골절(medial & lateral epicondylar fracture)**

① 발생빈도

- 안쪽위관절융기 > 가쪽위관절융기
- 소아나 청소년기에 호발(20세 이상의 성인에게는 드묾)

(4) **융기사이 골절(intercondylar fracture)**

① sides wipe fracture(차창 밖으로 손 내밀 때)

② 가장 일반적인 팔꿉관절 주위 골절

③ Type A : 관절 외 골절(관절을 침범하지 않은 형태)

Type B : 단일관절융기 골절(하나의 관절융기를 침범)

Type C : 양측관절융기 골절(양쪽의 관절융기를 침범)

→ 위팔뼈몸통, 팔꿈치머리, 자뼈의 fracture를 동반할 수 있음

(5) **팔꿈치머리 골절(olecranon fracture)**

① 팔꿈치 골절

② 원인 : 강력한 견인 시 발생

③ 치료 : 정복 시 해부학적 위치가 정확해야 함

3) 합병증

(1) **화골성 근염(myositis ossificans)**

① 정의 : 외상이나 기계적 상해가 반복적으로 계속 되었을 경우 근조직 속에 뼈성분이 침착되어 화골을 형성한 것

② 원인

- 골절부의 불충분한 고정이나 잘못된 고정
- 조기에 힘을 가하여 실시한 팔꿉관절, 노자관절의 잘못된 운동
- 화골 물질의 분산을 유도할 만큼 강력한 마사지

③ 발생빈도

- 골절 시 뼈막 가까이에서 호발
- 팔꿉관절 골절 시 위팔근, 무릎관절 골절 시 넙다리네갈래근에서 호발

④ 증상

- 초기 : 통증 증가, 운동성 감소, 국소 압통, 국소 부종
- 후기 : 근육에 뼈조직이 출현(방사선상에 나타남), 화골 물질이 흡수되기도 함

⑤ 치료

- Collar-and-Cuff sling 이용하여 유지(팔꿉관절 굽힘 & 가쪽돌림 상태)
- 2~3주 정도는 팔꿉관절·노자관절 움직이지 않도록
- 무거운 물건을 들거나 운반하지 않도록
- 심한 경우 근조직 속 화골 성분을 수술에 의해 제거
- 강한 신장 금지

(2) **볼크만 허혈성 구축(Volkmann's ischemic contracture)**

① 원인

- 신경의 손상이나 팔꿉관절 부위 골절 치료 시 cast 등에 의해 혈관이 과도하게 눌렸을 경우
- 동맥 혈관의 경련에 의해 조직에 동맥혈이 잘 공급되지 못할 경우

② 발생빈도

- 손과 아래팔에서 호발
- 위팔뼈 관절융기위 골절 시 호발

③ 병리적 변화

- 신경 : 산소 부족에 매우 민감, 가장 먼저 기능 상실 → 섬유증(fibrosis)
- 근육 : 변성되어 섬유조직으로 대치
- 피부 : 영양성 변화

④ 증상

- **통증(Pain), 피부창백(Palor), 마비(Paralysis), 무맥(Pulseless) : (4P)**
  → + 이상감각(Paresthesia) (5P)
- 근경련, 팔다리가 딱딱해진 느낌
- 정중신경 손상 > 노신경 손상
- 근육의 폄성, 운동·감각 상실
- 손과 손가락에 부종 또는 물집 발생
- **갈퀴손 변형(claw deformity)** : 팔꿉관절 굽힘, 아래팔 안쪽돌림, 손목관절 굽힘
- 근위축, 신경마비, 괴사

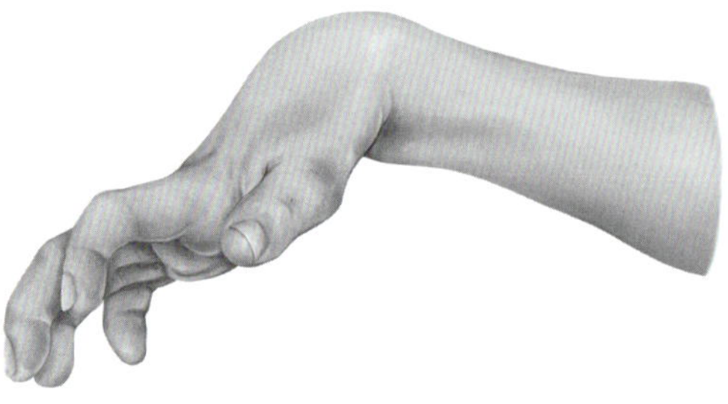

구획 증후군 볼크만씨 허혈성 구축

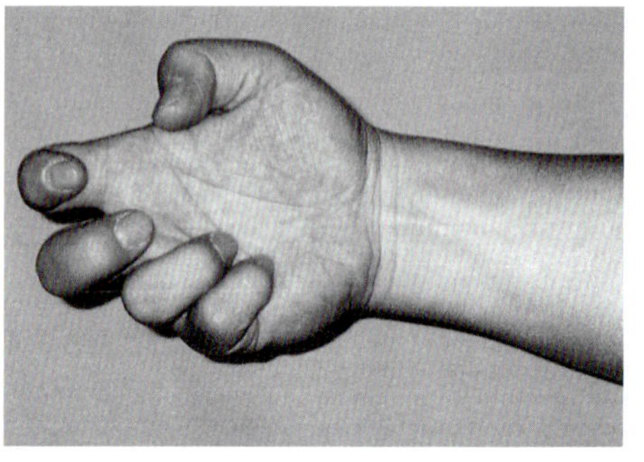

Volkmann 허혈성 구축에 의한 변형

(3) **총상변형(Gunstock deformity)**

① 원인 : 먼쪽 뼛조각의 안쪽전위가 교정되지 않고 돌림된 상태에서 뼈융합이 발생한 경우

② 발생빈도 : 팔꿉관절 골절로 가장 빈발하게 나타남

③ 증상 : 가쪽관절융기의 과성장에 의해 운반각 감소(**=cubitus varus**)

5. 위팔뼈의 골절(fracture of humerus)

1) 특징

여러 근육의 이는곳 및 닿는곳으로 제공하고 혈관이나 신경이 통과하고 있어 골절 시 많은 문제점을 남길 수 있으므로 신중한 치료가 필요함

2) 종류

(1) **위팔뼈목 골절(humerus neck fracture)**

① 발생빈도

- 외과목(surgical neck)에서 빈발(노인 연령층에서 팔을 뻗은 채로 넘어졌을 경우)
- 나이든 여성 호발
- 골절선은 보통 횡상·감입되는 경우가 많음

② 분류

- 모음 골절 : 위팔뼈목의 높이에서 약간 가쪽으로 뼛조각의 각형성이 일어나면서 안쪽의 감입이 발생한 골절

- 벌림 골절 : 약간 안쪽 방향으로 각 형성을 일으키면서 가쪽에 경미한 감압이 나타나는 골절
- 타박균열 골절 : 큰결절 타박 + 위팔뼈목을 가로로 가로질러 금이 간 골절, 전위가 없음

③ 합병증 : 생리적 차단, 축삭절단증

(2) **위팔뼈 큰결절 골절(greater tubercle fracture)**

① 원인 : 어깨로 넘어지거나 떨어졌을 경우

② 합병증 : 어깨 경직, 벌림 방해

(3) **위팔뼈몸통 골절(humerus shaft fracture)**

① 종류 : 위 1/3 부위 골절, 중간부위 골절, 아래 1/3 부위 골절

- 어깨세모근 정지 위부분 골절
  - 몸쪽부분 : 아래쪽 이동(모음근)
- 어깨세모근 정지 아래부분 골절
  - 벌림(어깨세모근)
  - 위쪽 이동(위팔세갈래근, 위팔두갈래근, 부리위팔근 등의 연합작용)

② 특징

- 발생빈도
  - 중간부위 골절이 가장 흔함
  - 성인 > 소아
  - 노인에서 악성종양에 의한 병적 골절도 있음
- 골절선
  - 직접력 작용 시 : 가로 골절
  - 간접력 작용 시 : 사선 골절, 나선상 골절
- 전위 : 뼛조각의 중복과 함께 가쪽 전위

③ 합병증

- 위팔두갈래근 힘줄에 문제가 많음
- 중간부 골절 : 노신경 마비
- 먼쪽부분 나선상 골절 : 정복 후 노신경 마비(wrist drop)=Holstein-lewis syndrome

④ 치료

- 감입 골절 시(overlapping fracture)
  - 해부학적 정복이나 고정× → arm sling 착용
  - 관절 내 유착 주의
- 보존적 방법(고정)
  - 현수석고(hanging cast)
  - U자형 석고부목(sugar tong splint)
  - 붕대
- 수술적 방법 : 수술적 정복과 내적 고정이 필요한 경우

6. 빗장뼈 골절(fracture of clavicle)

1) 원인
   (1) 신체 한쪽으로 넘어질 때 혹은 손을 뻗은 자세로 넘어질 때 발생
   (2) 목빗근(SCM)이 잡아당길 경우 빗장뼈 전위 발생
2) 발생빈도
   (1) 골절이 가장 빈번하게 일어나는 뼈
       (참고 : 가장 낮은 것은 Pelvic)
   (2) 중간 1/3 부위 : 80%, 가쪽 1/3 부위 : 15%, 안쪽 1/3 부위 : 5%
   (3) 유아·어린이에 호발
3) 치료
   (1) 보존적 요법
       ① 초기 : 어깨관절 ROM(예, 등척성·등장성 운동)
       ② plate 받치고 강선 또는 나사못으로 고정(수술)
       ③ **8자 붕대 고정**(비수술)
       ④ 필요한 경우 어깨관절에 대해 Kabat 방법 적용
   (2) 수술적 요법
       ① 신경, 혈관의 손상 동반
       ② 빗장뼈의 분절 골절
       ③ 빗장뼈 이외의 손상 때문에 비수술적 방법으로 고정이 안 될 때
       ④ 빗장뼈 가쪽 부위의 인대 손상
       ⑤ 개방성 골절
       ⑥ 골절 부위에 연부조직이 삽입
       ⑦ 뼛조각의 전위
       ⑧ 군인이나 노동자와 같이 항상 무거운 짐을 어깨에 져야 하는 환자

EXPLANATION

다리의 골절

1. 넙다리뼈 골절(fracture of femur)

넙다리뼈는 많은 근육, 인대들이 통과하고 체중을 지지하는 관절을 형성하기 때문에 골절 시 체중 지지 등을 할 수 없는 여러 가지 문제점을 일으킴

1) **넙다리뼈목 골절(femoral neck fracture)**
   (1) 원인
       ① 넘어질 때(넘어지는 순간 자세를 잡기 위해 한쪽 엉덩관절에 경미한 염력이 형성
       → 벌림근, 가쪽돌림근, 모음근 등이 동시 수축함으로써 골절 발생)

② 교통사고 등의 외상
③ 노인층에서는 직접적인 외상보다는 간접적인 외상에 의하여 발생

(2) 증상
① 골절된 다리는 벌림, 가쪽돌림
② 운동성의 소실 또는 제한
③ 확장성 팽윤(diffuse swelling)
④ 피부밑 얼룩 출혈(subcutaneous ecchymosis)
⑤ 동통 : 엉덩관절 쪽, 골반·넙다리부의 방사통

(3) 분류 : 일반적으로 벌림 가로골절(type 1), 모음 가로골절(type 3)로 분류
① 수평선과 골절선이 이루는 각도에 따른 분류(Pauwel's classification)

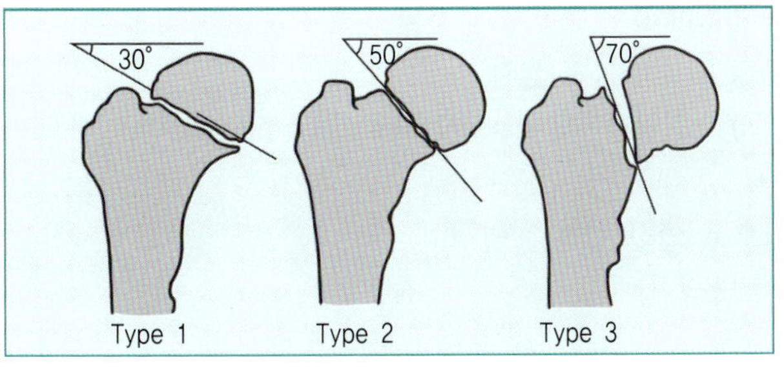

Pauwels의 넙다리뼈목 골절의 분류

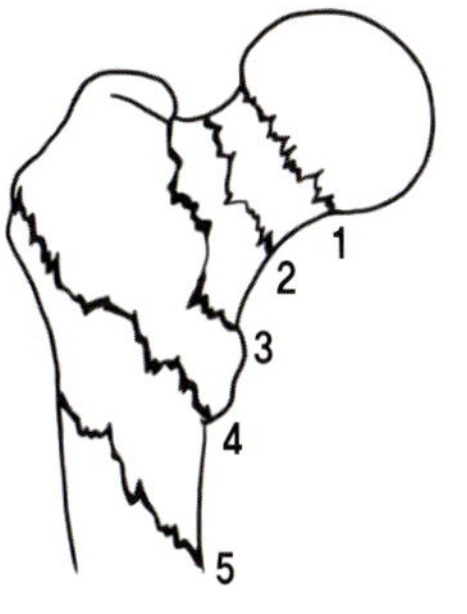

넙다리뼈목 골절의 분류
1, 뼈머리밑골절, **2,** 가로목골절, **3,** 목바닥골절, **4,** 돌기사이골절, **5,** 돌기밑골절

Pauwel's 분류

Type 1	벌림 가로 넙다리뼈목 골절	35° 이하	• 전위 별로 없음 • 유합 빠름(7~8주) • 초기 체중부하가능(뼈융합 촉진)
Type 2		35~60°	
Type 3	모음 가로 넙다리뼈목 골절	60° 이상	• Type 1보다 골절선이 수평면과 이루는 각도가 크므로 체중에 의해 전위 일으키기 쉬움 • 무능(disability)과 통증 심함 • 경화 소요시간은 약 6개월 • 완전 체중지지×(보행 캘리퍼 부목, 목발사용으로 보호) • 부분 체중지지는 2~3개월 후 • 위팔세갈래근 & 넓은등근 운동(목발 보행시 필요)

* Smith-Petersen nail : 넙다리뼈목 전위방지 목적의 고정

Garden의 분류(Garden's classification)

Stage A	불완전 골절	치유, 뼈융합 효과적
Stage B	전위 없는 완전 골절	치유, 뼈융합 효과적
Stage C	미세한 전위를 동반한 완전 골절	뼛조각 먼쪽부분 가쪽돌림, 무혈성 괴사(손배뼈 합병증)
Stage D	완전전위 완전 골절	휘돌이동맥손상, 무혈성 괴사, 예후 불량

② Neck의 위치에 따른 분류
- 뼈머리밑 골절(subcapital fracture)
- 가로목 골절(transcervical fracture)
- 목바닥 골절(basicervical fracture)
- 돌기사이 골절(intertrochanteric fracture)
- 돌기밑 골절(subtrochanteric fracture)

(4) 합병증 : 넙다리뼈목 골절 시 뼈막이 얇아서 신생뼈 형성이 느림
① 무혈성 괴사(avascular necrosis) : 위망상동맥(superior retinacular arteries)의 압박으로 호발 → stage C, D
② 약 1~14%의 환자에서 감염으로 인한 합병증 발생
③ 불유합 : 평균 30% 정도에서 발생
④ 뼈관절염

(5) 치료
① 등척성 운동 및 부드러운 수동운동(엉덩관절 벌림근과 넙다리네갈래근은 비교적 부드럽게 시행)
② 재골절의 방지 위해 능동뻗은발올림(ASLR)은 3개월 이내 금기
③ 근력강화운동
④ 초기부터 다리에 체중부하 주는 것은 뼈융합 촉진에 도움(부분 → 완전)

2) **넙다리돌기사이 골절(intertrochanter fracture)**
(1) 원인
① 넘어지면서 발생한 직접외력(가쪽·뒤쪽)
② 추락이나 낙상 시 다리로 전달되는 염력에 의해 작은돌기부에 부착된 엉덩허리근과 큰돌기부에 부착된 벌림근의 상반근 작용으로 간접손상
(2) 발생빈도
① 넙다리뼈목 골절보다 더 고령에서 호발
② 여성 노인에게서 호발(노인이 넘어져서 생기는 경우는 거의 이 경우)
(3) 특징 : 대부분 분쇄골절의 형태

(4) 분류 : Boyd-Griffin에 의한 분류

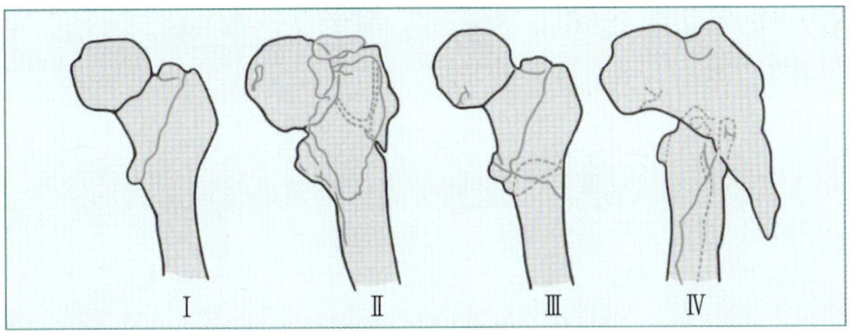

Boyd – Griffin의 분류

Type 1	돌기사이 골절	전위×, 정복용이, 예후 좋음
Type 2	관통 돌기사이 골절	분쇄골절, 전위빈도 높음, 정복 어려움
Type 3	돌기밑 골절	하나 이상의 골절이 작은돌기부분을 통과, 정복 어려움
Type 4	돌기와 뼈몸통 동시 골절	돌기사이 구성요소와 돌기밑 구성요소가 동시 골절

(5) 증상
① 염발음
② 이상운동
③ 골절된 다리 단축과 무릎관절 폄
④ 다리올림이 되지 않음
⑤ 골절부는 정강뼈 골절에서보다 심하게 회선

(6) 치료
① 등척성 운동
② 2~3일 안에 부분적 체중부하 운동 가능
③ 관절 강직 예방에 주의(신장 운동)

3) **넙다리뼈몸통 골절(femoral shaft fracture)**

(1) 원인 : 심한 외력에 의해 발생(3세 이하는 Gallow 견인법 사용)
(2) 발생빈도 : 활동기 남성에게 호발(교통사고 등)
(3) 특징
① 대부분 가로골절(transverse fracture) 형태
② 노인에서 발생 시 나선상(spiral) 혹은 사상(oblique) 골절 형태
(4) 분류

뼈몸통 위 1/3 부위 골절	• 위 뼛조각 : 굽힘(엉덩허리근), 벌림(중간볼기근) • 아래 뼛조각 : 모음, 위쪽이동(모음근) • 큰돌기에 부착하는 one joint muscle : 가쪽돌림
뼈몸통 중간 1/3 부위 골절	• 위 뼛조각 : 굽힘(엉덩허리근), 안쪽 이동(모음근) • 아래 뼛조각 : 뒤쪽으로 경사형성(큰모음근의 아래섬유), 위쪽이동(뒤넙다리근과 곧은근) • 뼛조각의 중복이 일어나 다리의 길이가 짧아짐
뼈몸통 아래 1/3 부위 골절	• 아래 뼛조각 : 뒤굽음 및 위쪽전위(장딴지근) – 오금동맥 손상원인

(5) 합병증

① 동맥이나 신경의 손상과 엉덩관절 탈구

② 지연유합, 부정유합, 불유합

③ 무릎의 경직

(6) 치료

① 견인

피부견인 (견인력 크지 않으나 감염 위험×)	Buck 폄 견인	• 장점 : 가벼운 견인력으로 일시적인 고정 • 단점 : 골절 조절이나 장기간, 견인력 10파운드 이상 적용 불가능
	Russell 견인 (Sling + Buck)	• Buck + 무릎관절 부위에 지지 sling 첨가 • 무릎관절 30° 굽힘 상태 유지 • 소아의 넙다리뼈몸통 골절과 성인의 정강뼈 고평부 골절에 사용
	Bryant 견인	• 엉덩관절 90° 굽힘 • 1~3세 아동에게만 적용(3세 이상 적용 시 : 반대편 다리, 골절된 종아리, 발 등에 볼츠만 허혈성 구축 유발) • 견인력 35~40파운드 넘지 않도록 적용
	이중 피부견인	• 넙다리 몸쪽부분 골절 시 • 넙다리에 대한 견인과 분리하여 종아리에서도 견인력 작용
뼈대견인 (견인력 크나 감염 위험이 있고 상처 남음)	현수 견인	• 넙다리 먼쪽 2/3 골절 시 • 견인 + 현수 • 장점 : 조기 무릎관절 운동 가능, 팔·반대쪽 다리 사용으로 몸 전체를 침상에서 들어올릴 수 있음
	분리 러셀 견인	• Russell 피부 견인 + 뼈 견인 • 정강뼈결절의 강선에서 수직 및 먼쪽방향으로 분리 견인 • 넙다리돌기밑 골절, 뼈몸통 몸쪽부분, 불기, 넙다리 뒤쪽에 개방창을 동반한 골절시
	90°−90°−90°견인	• 넙다리돌기밑 골절, 뼈몸통 몸쪽부분, 불기, 넙다리 뒤쪽에 개방창을 동반한 골절시 • 넙다리 먼쪽끝 강선에 수직견인을 작용시켜 넙다리부 전체를 수직 견인

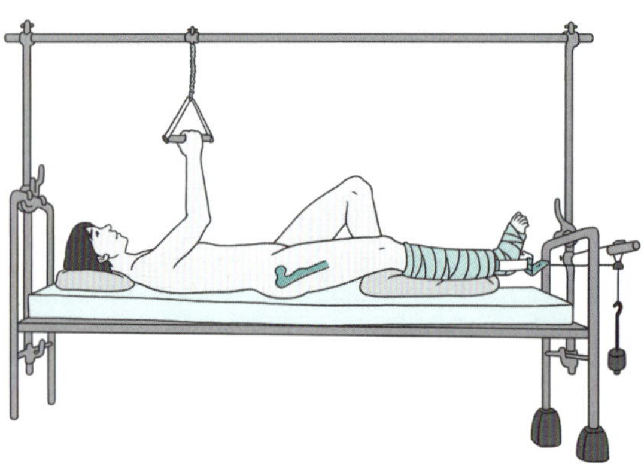

Buck의 폄견인법

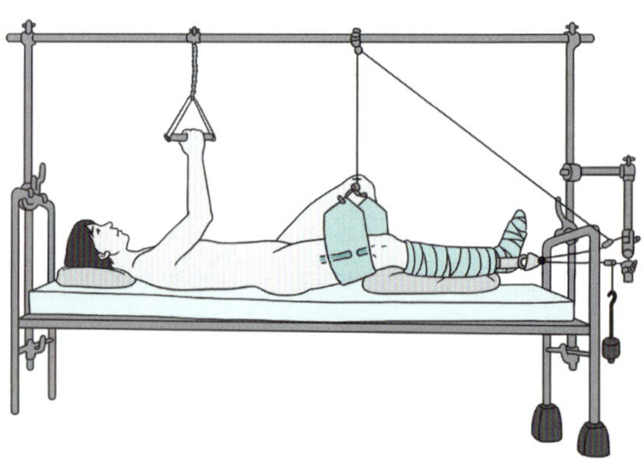

Russell의 견인법

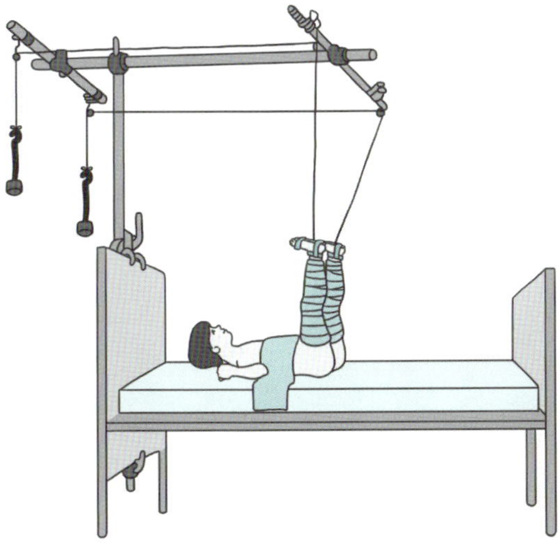

Bryant의 견인법

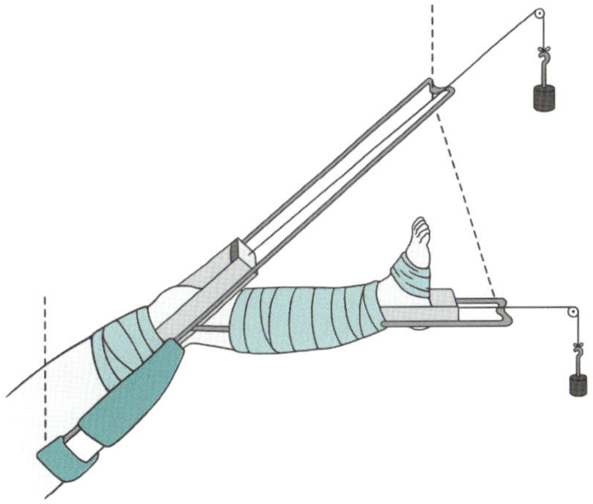

이중 피부견인법

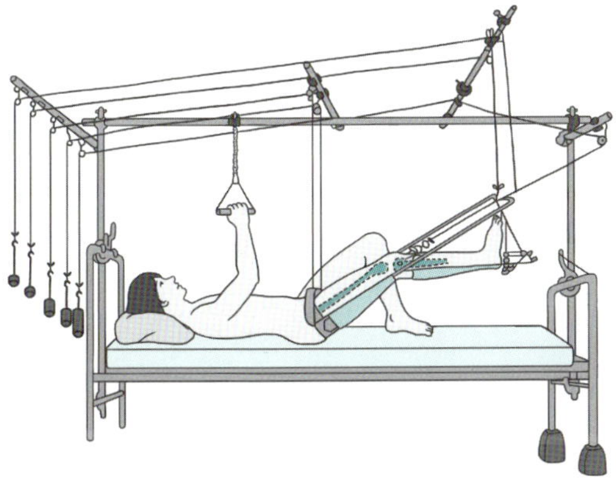

현수견인법을 이용한 몸쪽 정강뼈의 견인

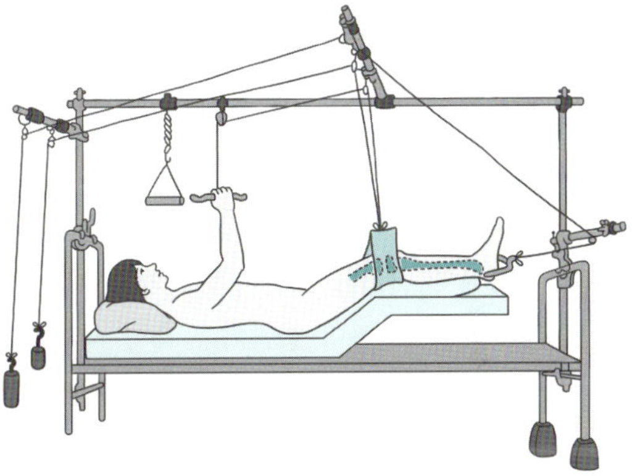

분리 러셀견인법

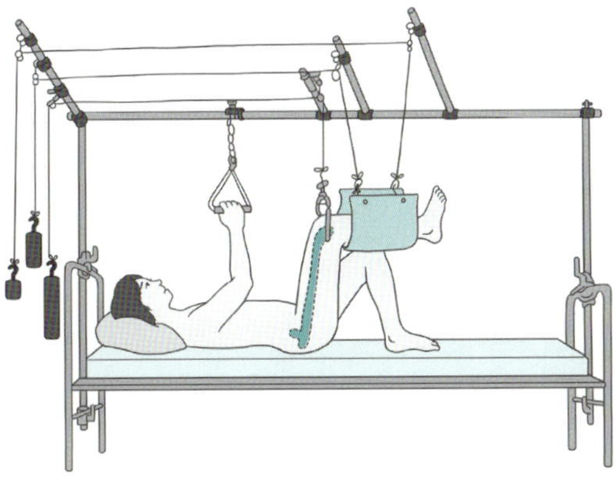

90° – 90° – 90° 견인법

② 물리치료
- 뼈융합 전 : 인접관절 ROM(예, 등척성 운동)
- 뼈융합 후 : 조기 부분 체중부하운동(PWB exercise), 등장성 운동
- 통증 조절 치료

③ 수술 후 관리

④ 엉덩관절 골절에 대한 개방적 정복과 내적고정술(open reduction and internal fixation)
- 수술 후 관리
- 엉덩관절 가동성 유지와 구축방지를 위한 능동보조운동과 능동운동, 수술 후 조기에 CPM 장치 이용
- 근위축을 최소화하기 위한 근고정 운동과 신경근 전기자극 치료
- 혈액순환의 유지와 정맥혈전증을 줄이기 위한 발목관절 능동운동
- 엉덩관절과 관련된 근육의 근력유지를 위한 무릎관절 굽힘, 폄, 도수저항운동
- 보행기나 목발을 사용한 조기보행
- 보행훈련과 ADL을 향상시키기 위해서 어깨밑근, 위팔세갈래근의 근력강화에 중점 둔 능동저항운동
- 환측 다리에 대한 체중부하 시 닫힌사슬 운동 사슬 체계의 운동치료를 통하여 근력, 지구력, 관절의 안정성과 균형성 향상

2. 무릎관절 주위의 골절(fracture of knee)

- 무릎에 직접적인 외력이 가해졌을 때 발생
- 넙다리네갈래근이 갑자기 수축할 때 : 가로골절
- 외력에 의한 경우 : 금이 가거나 복합 골절
- 물리치료 : 부종생긴 경우 넙다리네갈래근과 무릎관절 굽힘근의 등척성 운동
  다른 연부조직 손상 시 다리 올림

1) 넙다리뼈 관절융기위 골절(femoral supracondylar fracture)

(1) 원인 : 내전응력 + 외전응력 + 축부하 + 돌림력 동시에

(2) 분류

Muller's classification

Type A	몸쪽 뼈몸통 골절(분쇄상 골절)	관절 침범하지 않음
Type B	단일 관절융기 골절	관절 침범, 골절면에 따라 분류
Type C	T / Y형 관절융기 골절	관절 침범, 양측 관절융기 모두 골절

전위 여부에 따라

① 전위 골절 : 골절선이 횡상, 사선상일 때 많이 발생

② 비전위 골절

③ 감입 골절

(3) 증상
① 개방성 골절 시 주위 신경, 혈관 손상(흔치 않음)
② 오금부위 팽윤, 다리의 창백, 무맥(pulseless) 등

2) **T형 골절(Y형 골절, 넙다리 관절융기사이 골절)**
골절선이 무릎관절 내에까지 연결되어 T형 혹은 Y형을 나타낸 골절

3) **정강뼈관절융기 골절(tibial condyle fracture)**
(1) **Bumper fracture, Fender fracture**
(2) 정강뼈의 몸쪽 1/3 부위에 일어난 골절
(3) 외력이 작용하는 방향에 따라 T형 혹은 Y형 골절이 동시 발생 + 곁인대 손상 동반
(4) 종류
① 복합 압박 골절(comminuted compression fracture) : 정복×, 조기 운동 치료
② 고평부 함몰 골절(depressed plateau fracture) : 정복○, 지속적 수동운동 치료

4) **정강뼈가시 골절(tibial spine fracture)**
(1) 원인
① 발이 지면에 고정된 채 무릎관절을 중심으로 몸을 갑자기 돌림할 때(테니스, 농구선수)
② 무릎관절의 가·안쪽에서 외력을 받을 때
③ 십자인대 손상
(2) 분류

Type Ⅰ	정강뼈가시 앞쪽 일부만 골절
Type Ⅱ	앞쪽부위 골절로 벌어짐, 뒤쪽면은 접촉
Type Ⅲ	골절부위가 떨어져 접촉이 없음
Type Ⅳ	골절부위가 떨어져 돌림이 됨

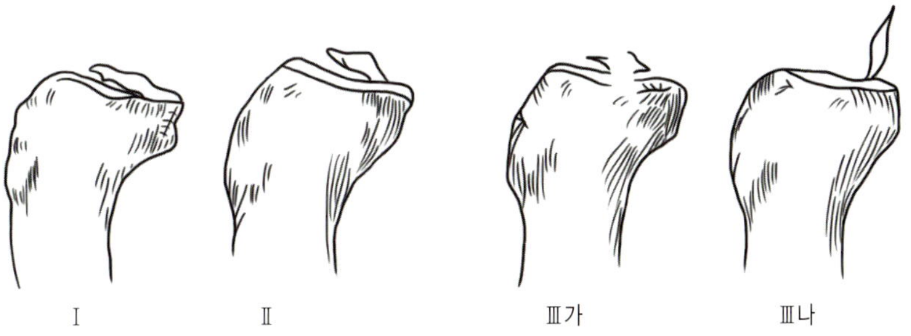

정강뼈가시 골절의 분류
Ⅰ형 : 정강뼈가시의 앞쪽 일부만 골절된 경우
Ⅱ형 : 앞쪽부위가 골절되어 벌어졌으나 뒤면은 접촉된 경우
Ⅲ가형 : 골절부위가 떨어져 접촉이 없는 경우
Ⅲ나형 : 골절부위가 떨어져 회전되어 있는 경우

5) 무릎뼈 골절(patellar fracture)

(1) 무릎뼈 특징

	개요	역할
무릎뼈	• 인체에서 가장 큰 종자뼈 • 꼭대기(apex)에서 무릎인대 이는곳, 위모서리에서 넙다리곧은근, 안쪽넓은근, 가쪽넓은근, 중간넓은근 등이 부착 • 넙다리네갈래근 힘줄 일부는 무릎뼈의 앞면을 통과하여 무릎인대에 부착	• 넙다리네갈래근의 기계적 작용을 증가(지렛대 역할, 힘팔 길이를 길게 함) • 넙다리 먼쪽부분의 관절연골에 영양 공급 • 외부 손상으로부터 넙다리뼈관절융기 보호

(2) 분류

	분쇄 골절	가로골절
뼛조각의 분리	×	○
원인	무릎에 직접적 외력	넙다리네갈래근의 갑작스런 수축
특징	• 균열골절 : 뼈에 단순한 금이 간 골절 • 성상골절 : 균열 골절이 무릎뼈의 중심으로부터 가쪽을 향해 방사상으로 형성된 골절	• 근육작용으로 무릎뼈 전위가 큼

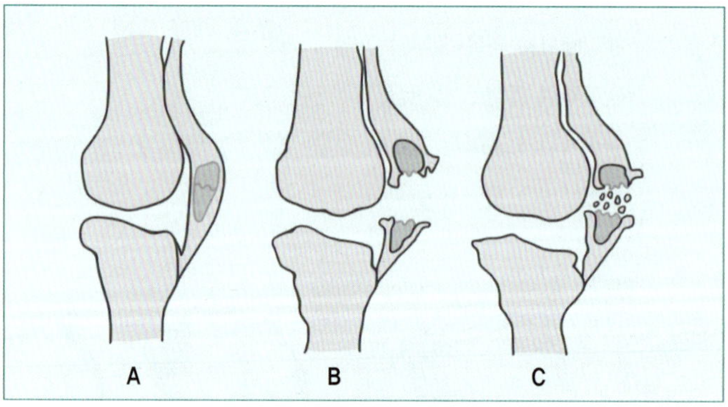

무릎뼈 골절의 분류

A, 무릎인대가 손상받지 않은 균열골절. B, 무릎인대가 파열과 함께 발생한 뼛조각의 전위. C, 뼛조각의 전위가 동반된 분쇄골절

(3) 물리치료

① 조직의 유착 예방

② 삼출액 관리

③ 평류의 양극을 팽윤이 심한 부위에 배치

④ 엉덩관절, 발목관절, 발목, 발가락에 대한 운동과 넙다리네갈래근의 등척성 수축을 통한 운동 : 약 10일 이후부터 경과 따라 실시

⑤ 부분체중지지 : 경과 좋을 경우 약 10주 정도 후에

6) 합병증

(1) 무릎관절 경직 발생

(2) 뼈관절염

(3) 밖굽이무릎(genu valgum)

① 안쪽곁인대 : 이완

② 가쪽곁인대 : 단축

3. 정강뼈 및 종아리뼈의 골절(fracture of tibia & fibula)

• 원인
- 직접적인 외력 – 교통사고
  – 전위 동반한 사상·횡상골절
- 간접적인 외력 – 사선상·나선상 골절

1) **정강뼈 골절(tibia fracture)**

(1) 스포츠와 관련된 반복적 미세 외상으로 피로 골절(stress fracture)을 입을 수 있음

(2) 개방성 골절이 잘 발생(앞쪽이 피하 근육층 보호 없이 노출되어 있기 때문) → 감염 위험이 높음

(3) 호발부위 : 뼈의 중간부위, 아래 1/3 부위

(4) 분류
- A : 정강뼈결절이 작은 부분이 견열되어 전위
- B : 정강뼈결절 먼쪽부분 꺾임, 전위 ×, 관절면 손상 ×
- C : 관절면까지 침범, 바닥쪽까지 전위, 분쇄상이 보임

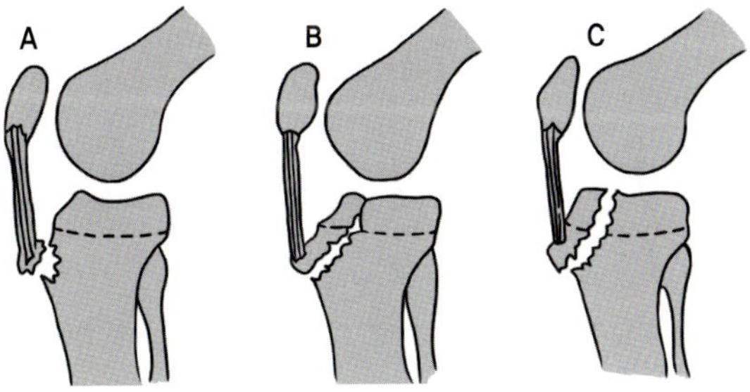

정강뼈결절골절의 분류

(5) 치료

① 보호 : 골절부가 완전히 경화될 때까지 필요

② 12주 정도는 보행 캘리퍼 부목, 보행 석고 등으로 지지

2) **종아리뼈 골절(fibula fracture)**

(1) 단독 골절은 드물며 발목관절, 무릎관절 주위 및 정강뼈 골절과 동반되어 발생

(2) 체중지지에 관여하지 않으나 발목관절 및 발 움직임에 중요(정상 길이와 정상 기능을 유지하고 있어야 함)

(3) 종아리부만의 짧은다리(단하지) 석고로 고정

(4) 치료

① 보호 : 골절부가 완전히 경화될 때까지 필요

② 12주 정도는 보행 캘리퍼 부목, 보행 석고 등으로 지지

3) **정강뼈와 종아리뼈 동시 골절**

(1) 성인에서 도로 사고에 빈발

(2) 가쪽전위 일으키면서 각 형성함

(3) 개방성 골절 유발

(4) 간접적인 외력 시

① 호발부위 : 정강뼈의 중간부위, 아래 1/3 부위, 종아리뼈의 위쪽

② 골절선 : 사선상, 나선상

③ 위아래 뼛조각의 중복, 아래 뼛조각의 회선 동반

4. 발목관절 및 발의 골절(fracture of ankle & foot)

- 발가락뼈와 발허리뼈는 무거운 물체가 발에 떨어졌을 때 빈발
- 발목의 가장 흔한 골절은 종아리뼈와 정강뼈 먼쪽끝의 골절

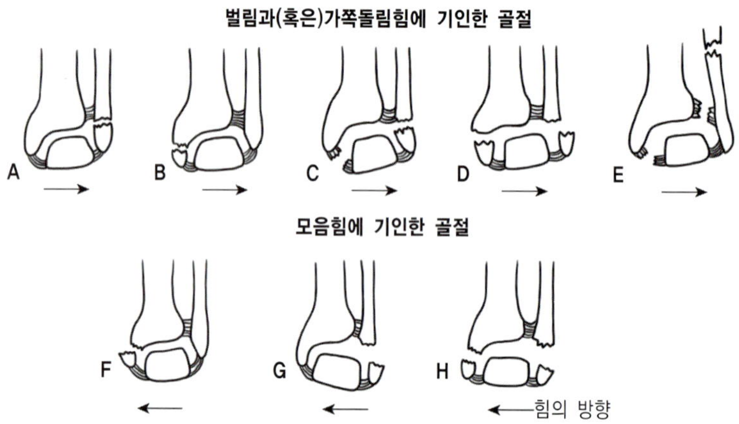

A~E, 벌림 / 가쪽돌림으로 인해 발생한 골절
A, 가쪽복사 골절, **B,** 안쪽복사의 찢김골절, **C,** 가쪽복사골절, 안쪽인대 파열 및 목말뼈의 가쪽전위, **D,** 안 / 가쪽관절융기의 골절 및 목말뼈 전위. **E,** 정강종아리뼈 이완－정강종아리뼈 및 안쪽인대의 파열, 정강뼈사이 골절, 목말뼈의 가쪽 전위

F~H, 모음힘에 의해서 발생한 골절
F, 안쪽복사 골절, **G,** 가쪽복사의 찢김골절, **H,** 안 / 가쪽복사 골절 및 목말뼈의 안쪽 전위

벌림·가쪽돌림힘에 의한 골절	모음힘에 의한 골절
① 가쪽복사골절 ② 안쪽복사의 찢김골절 ③ 가쪽복사골절, 안쪽인대 파열 및 목말뼈의 가쪽전위 ④ 안·가쪽관절융기의 골절 및 목말뼈 전위 ⑤ 정강종아리뼈 이완 : 정강종아리뼈 및 안쪽인대의 파열, 정강종아리사이 골절, 목말뼈의 가쪽전위	⑥ 안쪽복사골절 ⑦ 가쪽복사의 찢김골절 ⑧ 안·가쪽관절융기의 골절 및 목말뼈의 안쪽전위

1) **발목관절 주위 골절**

(1) **안쪽복사 골절(medial malleolus fracture)**

① 원인

- 가쪽굽음·안쪽굽음힘이 가해질 때
- 만약 바깥굽음힘이 작용하면 세모인대가 안쪽복사를 끌어당겨서 발생

② 치료 : 가벼운 보행석고(light walking plaster)로 3~4주 고정

(2) **Pott's 골절(Pott's fracture)**

① 원인 : 바깥굽음힘(valgus force)이 가해질 경우

② 증상

- 발목관절 위 5~8cm 높이에서 생기는 종아리뼈 골절
- 목말뼈의 가쪽 아탈구 + 세모인대의 파열(종아리뼈의 사상골절)
- 안쪽관절융기가 직접 골절되거나 동반 골절되기도 함

③ 분류 : 골절형태와 연부조직 동반 손상에 따른 벌림 골절

Pott's 골절의 분류

1도	2도	3도
• 전위 없음 • 세모인대 파열 없음	• 가쪽 전위 • 세모인대 파열 • 바깥굽음힘에 의해 안쪽관절융기 골절 • 전형적	• 발의 가/뒤쪽 전위 • 정강뼈뒤모서리 + 종아리뼈 안쪽관절융기 동시골절과 인대파열 • 발의 발등굽힘 제한 • 외상성 관절염 • 종창, 통증

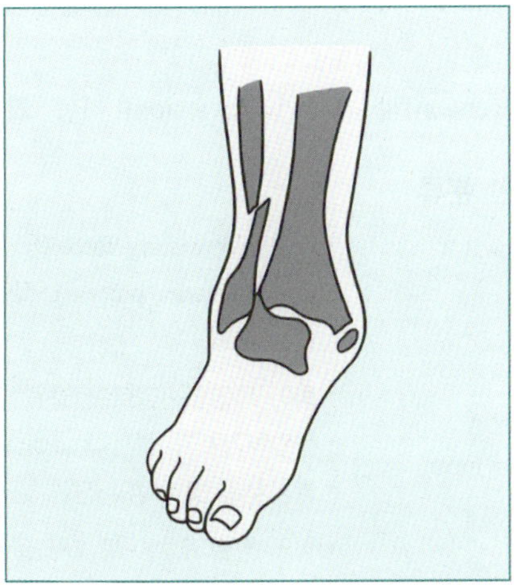

Pott의 골절, 2도 외전 골절

(3) Dupuytren 골절(Dupuytren fracture)

① 원인 : 높은 곳에서 발이 먼저 지면에 닿으면서 떨어진 경우

② 증상

- **먼쪽 정강종아리인대파열 + 종아리뼈 먼쪽끝 5cm 높이에서 일어난 골절**
- 정강뼈와 종아리뼈 연결하는 뼈사이인대 파열 + 목말뼈는 정강뼈와 종아리뼈 사이로 솟아오름
- 발활(foot arch) 무너짐

③ 합병증

- 관절주위와 관절 내 유착
- 발이나 발목관절의 운동 장애
- 관절면의 손상(뼈관절염 유발)

(4) 목말뼈 골절(talus fracture)

① 원인 : 높은 곳에서 발로 떨어질 경우(직접력에 의해)

② 발목뼈에서 두 번째로 흔한 골절(1st : 발꿈치뼈)

③ 목말뼈몸통, 목말뼈목(neck) 골절이 많음

④ 증상

- 목말뼈가 체중지지·분배 역할을 담당하기에 심한 양상 보임
- 혈액순환이 취약(골절 시 혈액순환을 반드시 관찰)

(5) 발꿈치뼈 골절(calcaneous fracture)

① 원인 : 높은 곳에서 도약할 때 심한 수직성 부하가 가해질 경우

② 발목뼈 중 가장 큰 뼈이고, 가장 흔한 골절

③ 증상

- 수직성 부하로 10~15%에서 척추 골절 동반
- 통증 심함
- 안쪽번짐(inversion)과 가쪽번짐(eversion) 기능 회복이 안되면 예후 불량

Essex-Lopresti에 의한 분류

분류		특징
관절외 골절		• 비틀림력(twisting force)이 작용했을 때 발생 • 앞돌기(anterior process), 목말받침돌기(sustentaculum tali), 안쪽돌기 등의 골절 유발
관절내 골절 (70~75%)	설상형 (tongue type)	• 힘이 목말밑관절로 전달됨 • 목말뼈가시가 십자각(curcial angle)을 받음 • 발꿈치뼈 뼛조각의 전위
	관절 함몰형 (joint depression type)	• 힘의 방향의 차이로 2차 골절선은 관절의 가·뒤쪽을 통과 • 중등도의 힘이면 관절 뼛조각은 발꿈치뼈 해면골절로 약간 전위 • 손상이 심하면 뼛조각의 뒤·아래쪽 전위 + 결절은 위로 나타남

④ 물리치료
- 부종(edema) 감소
- 가동성(mobilization) 회복
- 인접관절 운동 → 발목과 발가락 운동(가쪽번짐·안쪽번짐은 금기)

(6) 발허리뼈 골절(metatarsal fracture)

① 원인 : 무거운 물체가 발에 떨어지는 직접적인 외력에 의해 주로 골절

② 엄지발가락쪽에서 빈발

③ 행진골절(march fracture) : 2~5번째 발허리뼈의 균열골절(fissure fracture), 군인들에서 빈발

5. 골반 골절(fracture of pelvis)

- 골반안에는 비뇨생식기계, 장기, 큰 혈관·신경 등과 볼기뼈오목(절구, acetabulum)이 있어 골반골절은 심각한 후유증을 남김
- 사망률 10%(머리뼈 골절 다음으로 사망률, 합병증이 많음)

1) 원인

(1) 교통사고나 추락사고 등 강력한 외력

(2) 직접적인 충격, 낙상, 혹은 이어서 발생하는 분쇄손상

2) 분류

(1) **찢김골절(avulsion fracture)**

① 근 부착점인 뼈곁돌기(apophysis)에서 골절

② 원인 : 강한 근수축시 간접적인 외력에 의한 근부착점 골절

③ 발생빈도 : 뼈융합 완성시기인 사춘기, 특히 운동선수에서 호발

④ 치료
- 침상안정 및 일반적인 요법으로 약 6~8주간 치료
- 온열요법으로 치료
- 뼈융합이 어느 정도 진행되면 가벼운 운동을 실시

찢김골절의 종류

위앞엉덩뼈가시 골절(ASIS fracture)	넙다리빗근(sartorius)의 수축
아래앞엉덩뼈가시 골절(AIIS fracture)	넙다리곧은근(rectus femoris)의 수축
궁둥뼈결절 골절(ischial tuberosity)	뒤넙다리근(hamstring)의 수축

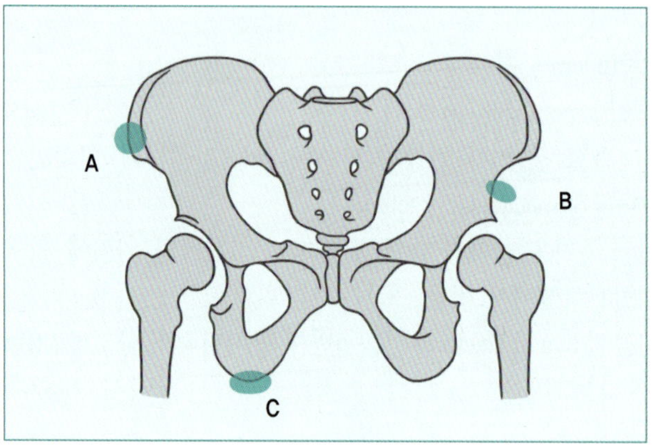

찢김골절
A, 위앞엉덩뼈가시, B, 아래앞엉덩뼈가시, C, 궁둥뼈결절

(2) **골반고리 골절(pelvic ring fracture)**

① 골반은 하나의 고리(ring)로 골절 시 전위가 문제

② 골절된 뼈들은 척추 쪽에서부터 골반 또는 넙다리뼈 쪽으로 당겨지는 힘을 받기 때문에 전위가 일어남

골반고리 골절의 종류와 치료

	안정성 골절(stable fracture)	불안정성 골절(unstable fracture)
종류	① 엉덩뼈날개 골절 : Duverney fracture, 직접외력에 의해 ② 아래엉치뼈 가로골절 : 아래엉치뼈 골절로 엉치뼈 뒤쪽 외력에 의해 ③ 두덩뼈가지 골절 : 가장 흔함, 직·간접력에 의해 ④ 두덩뼈 결합부 분리 : 앞뒤쪽이나 아래쪽에 외력에 의해	⑤ 두덩뼈 결합부 분리 : 엉치뼈·엉덩뼈·엉치엉덩관절의 골절·탈구 ⑥ 엉치엉덩관절 부분 붕괴 : 엉치뼈·엉덩뼈·엉치엉덩관절의 골절·탈구 ⑦ 앞고리(Ant.arch)골절 : straddle fracture, 두덩뼈의 양측 상하지 모두 골절, 두덩뼈 앞·아래쪽에 외력에 의해, 샅부위와 요도 손상 동반 ⑧ 수직 전단 골절 : 앞쪽–두덩뼈 상하지, 뒤쪽–같은쪽 엉치뼈·엉덩뼈·엉치엉덩관절을 통한 골절, 앞·뒤·뒤위쪽으로 전위, 아래쪽에서 편수직으로의 외력에 의해 ⑨ **Bucket–handle 골절** : 앞쪽–두덩뼈 상하지, 뒤쪽–반대쪽 엉치뼈·엉덩뼈·엉치엉덩관절의 골절·탈구, 뒤쪽골절 쪽의 안·위쪽으로 전위, 가쪽·아래쪽의 외력에 의해 ⑩ 가쪽압박골절 : 앞쪽–두덩뼈 상하지, 뒤쪽–같은쪽 엉치뼈·엉치엉덩관절 분리, 안쪽으로 전위
치료	침상안정 후 동통이 소실되면 체중부하 및 보행 훈련 시작	골절의 정도 및 전위상태에 따라서 치료방법 결정

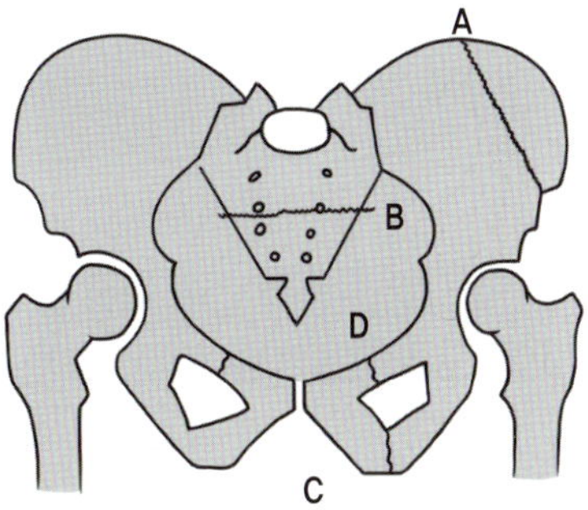

골반고리의 안정성 골절

A, 엉덩뼈날개 골절, B, 아래엉치뼈 가로골절
C, 두덩뼈가지 골절, D, 두덩결합부 분리

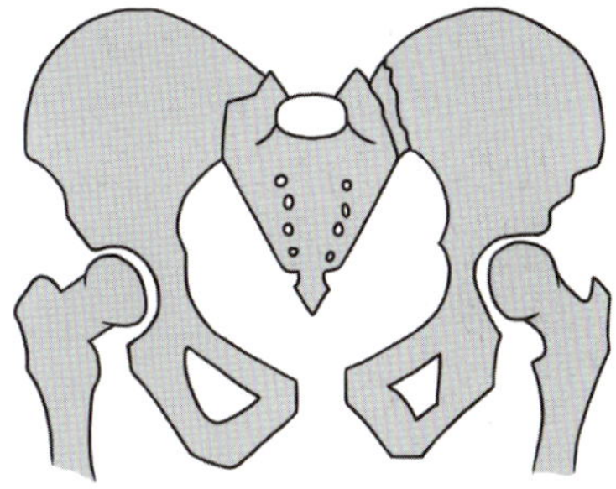

두덩결합부 분리 및 엉치엉덩관절 부분 붕괴

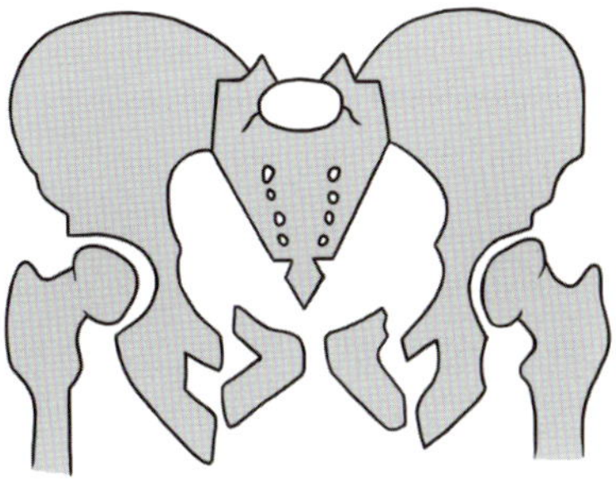

골반고리의 앞고리골절

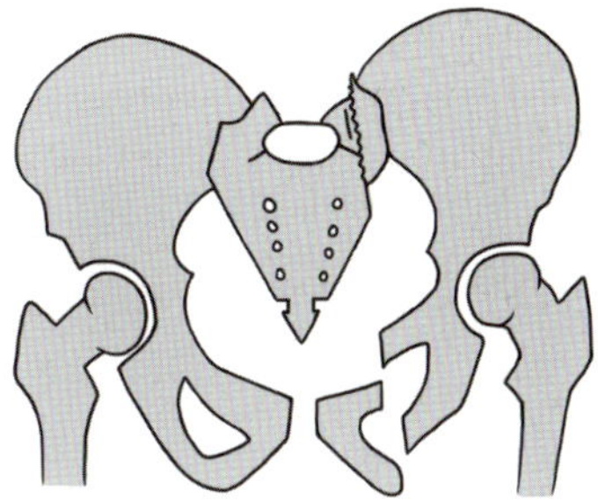

골반고리의 수직 전단형 골절

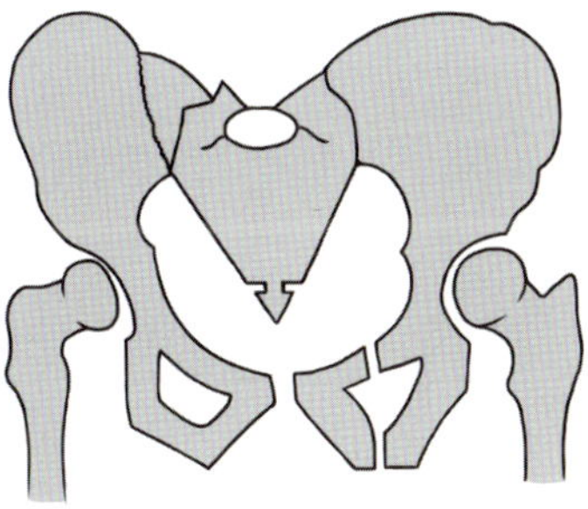

Bucket－handle형 골절

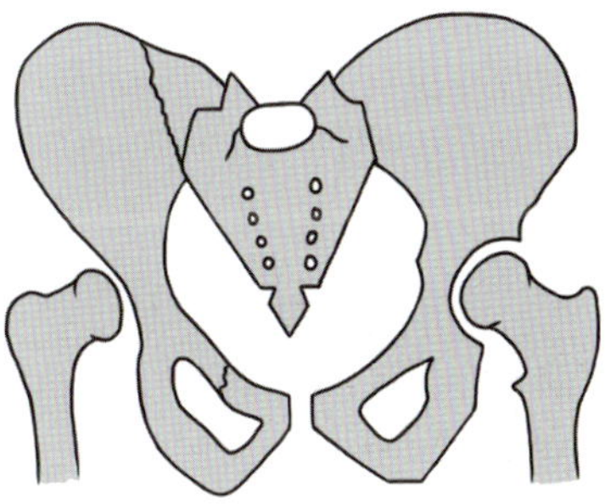

골반고리의 가쪽 압박골절

(3) **절구 골절(acetabular fracture)**

① 절구오목에서 발생하는 골절

② 작용하는 외력의 방향과 크기에 따라 골절의 형태 달라짐

3) 합병증

(1) 방광 기관 손상

(2) 골반안의 장기 손상

체중부하의 형태와 보조적 수단, 보행 양상

체중부하의 형태	보조적 수단	보행 양상
비체중부하	평행봉, 워커, 목발	
발가락 체중부하	평행봉, 워커, 목발	발가락이 촉지된 3점 보행(5~10kg)
부분 체중부하	목발	3점 보행
완전 체중부하	목발 2 지팡이 2	4점 보행 2점 보행
완전 체중부하	지팡이 1	2점 보행

EXPLANATION

골절의 중재

1. 골절의 일반적인 치료지침

1) 고정기간 동안 임상적 고려사항
   (1) 고정으로 느린 순환과 결합조직 약증, 관절연골 퇴행, 근위축, 구축형성이 일어남
   (2) 골절로 인해 출혈과 반흔조직으로 연부조직 손상이 일어남
   (3) 침상휴식이나 침상에서 고정이 요구된다면 뼈대견인으로 인해 2차적인 생리적 변화가 신체에 체계적으로 일어남
   (4) 다리 골절이라면 목발이나 보행기 사용으로 보행의 다른 방법을 침상 외에서 환자에게 교육함
2) 고정기간 동안의 치료적 고려사항
   (1) 손상과 문제점
      ① 초기의 염증과 팽윤
      ② 고정된 부분에서 점차적인 근위축, 구축형성, 연골퇴행, 순환 감소
      ③ 침대생활이 한정되어 있다면 전반적인 신체약증이 일어남
      ④ 골절상태와 고정에 사용된 도구에 의한 기능적 제한
   (2) 고정기간 동안의 일반적인 치료목표와 치료계획

치료목표	치료계획
• 급성기 동안 염증의 영향 감소	• 냉(ice), 거상
• 고정으로 인한 영향 감소	• 간헐적 근고정성 운동 – 고정된 관절 위쪽과 아래쪽 – 부분 관절의 능동관절 가동범위 운동
• 환자가 침대에 제한된다면 중요한 근군의 근력과 가동범위 유지	• 고정되지 않은 근군, 특히 앞으로 보행에 참여할 근육에 저항 가동범위 운동
• 기능적 적응 교육	• 보행이나 침대에서 가동성을 위한 보조적이고 지지적인 도구 사용

3) 고정기간 후의 임상적 고려사항
   (1) 고정으로 인해 가동범위 감소와 근위축이 있고 고정되었던 구조에서는 관절통증이 있음
   (2) 활동이 약화된 구조와 근, 연골, 결합조직에 외상을 주지 않도록 조심스럽게 시작되어야 함
   (3) 관절운동, 근력강화 운동으로 점차적인 통증의 감소와 가동범위의 향상을 이룸
   (4) 반흔조직의 통증이 없는 운동을 획득하기 위해 반흔조직을 가동시킴

2. 정형외과적 치료

인식 → 정복(reduction) → 고정(fixation) → 보호(protection)

1) **정복**
   (1) 골절 후 뼛조각의 전위가 있거나 뼛조각이 해부학적 위치 혹은 정열(alignement)에서 벗어나 있을 경우 바로잡는 것
   (2) 방법 : 도수정복과 외과적으로 수술을 하여 정복
2) **고정**
   (1) 외적고정 : 수술 ×, 부목이나 석고붕대, 견인
   (2) 내적고정 : 수술 ○, 강선고정, 핀고정, 나사고정, 금속판고정, 뼈속질공간금속정, 뼛조각제거, 대치술
   (3) 목적 : 정복유지, 골절에 대한 적절한 치유환경 제공, 동통감소

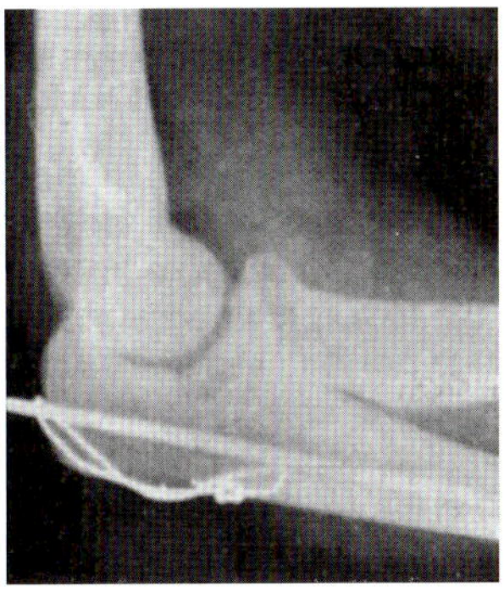

강선고정의 예

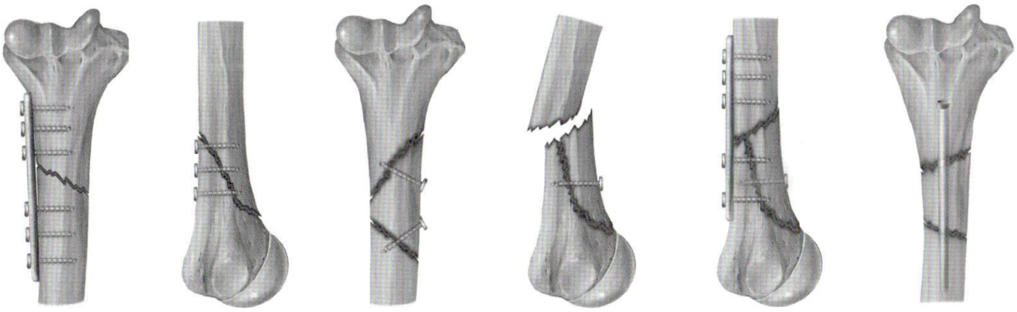

뼈의 고정

3) **보호**
   유합 후 충분한 고질화가 일어나기 전에는 골절부에 회선긴장이나 경첩긴장, 근육에 의한 견인이 일어나지 않도록 보호해야 함

3. 물리치료

혈액순환 증진, ROM과 근력 유지, 손상부위 조직 및 손상 골의 치유 촉진

1) **고정시의 물리치료** : 부종 완화, 혈액순환 유지, 기능 유지, ROM 유지

(1) 온열치료 : 통증, 근경축, 부종감소(순환계통으로 삼출물 재유입), 순환증진, 애벌뼈 생성 및 유합 촉진

온습포	Gibbons-Landis 방법 : 골절부에 직접 온열을 적용할 수 없을 때 신체의 다른 부위를 가열하여 반사적 혈관확장을 유도
적외선	온습포에서 발생 가능한 압박에 의한 허혈현상이 없는 것이 장점 → 치료하며 환부 변화 관찰 가능
단파	내적 고정한 골절 환자는 특히 주의 → 전기력선의 방향이 금속과 직각이 되도록 함
극초단파	피부 표면으로부터 0.5~2cm 정도 범위에 금속 삽입물이 있을 경우 열 집중 현상이 일어나 주위 조직을 파괴
초음파	급성단계 : 보통 48시간에는 금기, 금속에 의한 내적 고정에는 사용 가능

(2) 마사지 : 유착, 통증, 종창 및 경축 감소(급성단계에서는 금기)

(3) 운동치료

① 무용성 위축 감소, 근긴장 유지, 순환 증진, 강직 예방

② 운동은 가능한 능동적으로 실시 : 등척성 운동(부종 감소, 순환의 간접적 촉진, 섬유화·경직 예방)

(4) 저주파 치료 : 촉진을 위한 미세 전기자극(조직치유)

(5) 올림(elevation) : 먼쪽부분을 몸쪽부분보다 위로 하고 몸쪽부분은 심장보다 위로

2) **고정 후의 물리치료**

(1) 온열치료 : 와류욕 가능

(2) 마사지 : 고정기간 치료 시보다 강하게 적용

(3) 근력증강운동 : 능동 보조 → 능동 운동 → 저항 운동(등장성 운동에 기초)

(4) 신장운동 : 중정도의 신장력으로 천천히, 장시간 적용

(5) 관절가동운동 : 관절주머니 내 운동장애나 연부조직의 단축이 있을 때 사용

탈 구

EXPLANATION

탈 구

1. 정의

1) **탈구(dislocation)**
선천성 혹은 습관적 또는 외력 등에 의해 관절이 파괴되거나 붕괴되어 인접하는 관절 연골면의 접촉이 완전히 상실된 상태

2) **아탈구(subluxation)**
관절면(articular surface)이 부분적으로 분리되어 관절면의 일부분이 접촉되어 있는 상태

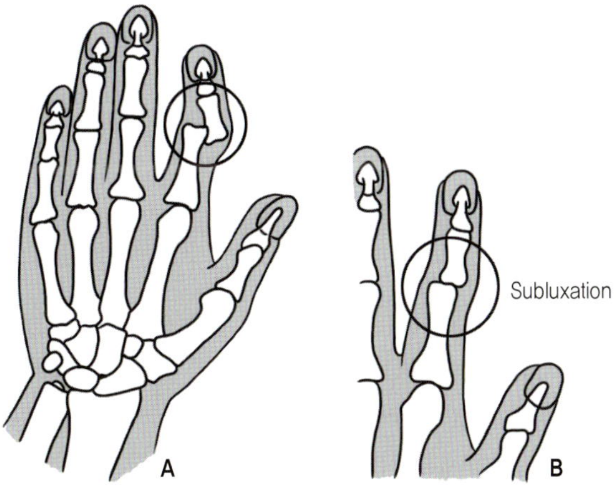

손가락뼈사이관절에 발생한 탈구(A)와 아탈구(B)

2. 탈구의 원인

1) 외상 : 탈구와 아탈구의 가장 주된 원인
2) 선천성 기형 : 선천성 엉덩관절 탈구(CDH)
3) 마비(paralysis) : 편마비(hemiplegia)
4) 류마티스성 관절염 : 아탈구의 원인, 관절면의 파괴와 연부조직 변화의 원인
5) 습관성 탈구 : 외상성 탈구를 일으킨 후 자주 탈구 되는 것(어깨관절, 턱관절)

3. 탈구의 종류

1) **선천성 탈구(congenital dislocation)**

출생 전 혹은 출생 시 관절면의 선천성 기형(congenital malformation)에 의해 관절 연골면의 접촉의 상실되어 발생

예) CDH(선천성 엉덩관절 탈구)

(1) 출생 후 검사를 통해 확인하고 즉시 정복

(2) 경우에 따라 보조기(orthosis)를 사용하여 교정

2) **외상성 탈구(traumatic dislocation)**

큰 외력이 관절면에 가해져 관절 연골면의 접촉이 상실된 것으로 연부조직 손상과 함께 골절이 동반하는 경우가 많음

3) **습관성 탈구(recurrent dislocation)**

탈구가 발생한 관절의 연부조직 손상 및 이완으로 인해 올바른 정복(reduction) 후에도 관절 주위조직을 잡아 주지 못해 반복적으로 관절면이 전위되는 현상

(1) 습관성 탈구의 호발 부위

① 어깨관절(shoulder joint)

② 무릎넙다리관절(patellofemoral joint)

③ 팔꿉관절(elbow joint)

④ 턱관절(temporomandibular joint)

⑤ 복장빗장 관절(sternoclavicular joint)

⑥ 봉우리빗장관절(acromioclavicular joint)

⑦ 먼쪽노자 관절(distal radioulnar joint)

4. 탈구의 임상적 증상(clinical sign of dislocation)

1) **손상 직후**

(1) 통증(pain) : 손상 즉시 나타남, 관절 정복 후 무딘통증(dull pain)으로 바뀜

(2) 팔다리의 변형(change of the limbs) : 팔다리의 변형과 함께 관절의 외형 변화가 동반

(3) 기능의 상실(loss of the functions) : 동통이나 연부조직의 손상으로 인하여 정도의 차이는 있지만 기능의 상실이 일어나게 됨

(4) 신경 및 혈관손상 : 골절보다 신경손상의 빈도가 높아짐

① 어깨관절 탈구 : 팔신경얼기 및 겨드랑신경

② 무릎관절 안쪽탈구 : 온종아리신경

③ 엉덩관절 뒤쪽탈구 : 궁둥신경

2) **손상 후기**

(1) 팔다리의 부종(swelling of the limb) : 탈구와 함께 주위 혈관의 손상이나 연부조직의 손상 등으로 인해 발생

(2) 반상출혈(ecchymosis) : 손상된 혈관으로부터 혈액이 피하에 유출됨으로써 발생

(3) 강직(stiffness) : 만일 유착이 발생하였다면 기능을 회복하는 과정에서 강직이 문제가 될 수 있음
(4) 근약화(muscle weakness) : 오랜 기간 동안 고정 등으로 인해 발생

EXPLANATION

관절의 탈구

1. 어깨관절 탈구

■ **오목위팔관절 탈구(Glenohumeral dislocation)**

1) 종류

(1) **앞쪽 탈구(anterior dislocation) : 가장 흔히 발생**

① 부리돌기밑 탈구(subcoracoid dislocation)
- 팔을 내뻗은 상태로 넘어질 경우 위팔뼈머리가 앞쪽으로 전위되어 부리돌기 바로 밑의 빗장아래오목에 위치함
- 봉우리돌기의 돌출로 각 모양의 윤곽 형성 : 팔꿉관절을 몸통 옆으로 가져올 수 없고, 팔의 수직 축이 옆으로 경사짐
- 어깨관절 탈구에서 가장 흔히 발생

② 관절오목밑 탈구(subglenoid dislocation)
- 비교적 드물며 노인층에 흔히 발생
- 어깨관절의 과도한 벌림 시 발생

③ 빗장밑 탈구(subclavicular dislocaion)
- 매우 드묾

(2) **뒤쪽 탈구(posterior dislocation)**

① 어깨관절 탈구의 2%에서 발생
② 해부학적 구조로 인해 탈구가 잘 발생하지 않음

(3) **아래쪽 탈구(inferior dislocation)**

① 노인층에서 호발
② 매우 드물게 발생

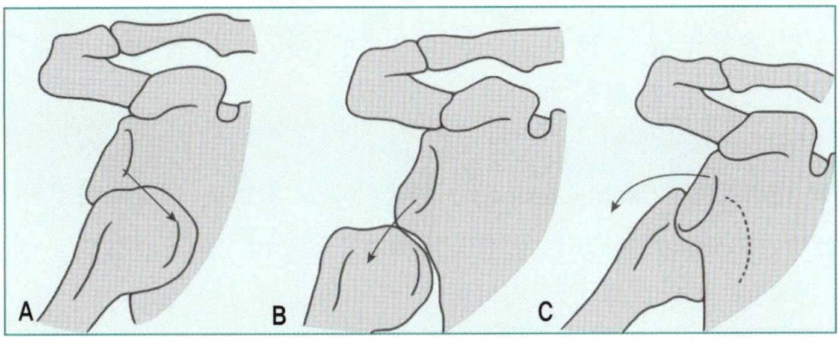

어깨관절 탈구의 종류
A, 앞쪽과 아래쪽으로 탈구, B, 관절과 아래쪽으로 탈구, C, 뒤쪽과 아래쪽으로 탈구

2) **정복(reduction)**

(1) **Hippocrates 방법**

환자를 침대 위에 바로 눕게 하여 환자의 겨드랑이에 치료사의 발을 넣어 환자의 손목관절과 손을 잡고 팔을 가쪽돌림 및 안쪽돌림 시키면서 견인

(2) **Stimson 방법**

① 가장 안전하고 널리 쓰임

② 침대 모서리에서 환자를 엎드리게 한 후 손목에 약 3kg의 추를 달아 20~25분간 견인

(3) **Milch 방법**

누운 자세로 팔꿉관절에서 아래쪽으로 팔을 벌림, 가쪽돌림 시키면서 견인

(4) **Kocher 방법**

① 팔꿉관절 90° 굽힌 상태에서 약 1분간 견인하면서 팔을 가쪽돌림시킴

- 가슴 앞면의 중심선까지 위팔뼈를 모음시킴
- 탈구된 쪽의 손을 반대편 어깨관절 부위로 옮기면서 위팔뼈를 안쪽돌림시킴

② 지렛대 작용 이용

③ 주위조직 손상 우려가 있어 사용되지 않음

3) 치료

(1) 팔꿉관절 운동 : 조기 능동운동

(2) 어깨관절 운동

① 3일 이내에는 실시하지 않고, 그 후 작은 범위 내에서 굽힘과 폄으로부터 시작

② 가쪽돌림·안쪽돌림 운동 : 처음에는 팔 모음상태에서 실시

③ 벌림운동

- 약 5일째부터 돌림운동과 함께 실시
- 운동 범위
  - 7~8일 지난 다음 90°
  - 올림은 벌림 운동을 통하여 진전시킴

④ 팔 벌림상태에서의 가쪽돌림·안쪽돌림 운동 : 10~20일 후 실시(무리한 힘은 가하지 말 것)

⑤ 부리밑 탈구일 경우

- 안쪽돌림 → 가쪽돌림 운동 시행 : 가시아래탈구일 때는 반대
- 앉은 자세일 때 위팔뼈머리가 관절오목에서 아래쪽으로 끌리지 않도록 주의

4) 합병증

(1) 겨드랑신경 손상 : 앞쪽 탈구 시 일어나며 어깨세모근의 마비와 팔의 가쪽면 감각 상실

(2) 습관성 탈구 : 재탈구 위험이 있음

(3) 위팔뼈 큰결절 골절 동반

(4) **힐-세치 병변(Hill-Saches lesion)** : 앞쪽탈구의 결과로 위팔뼈머리의 뒤안쪽 결손 발생

(5) **반가르트병변(Bankart lesion), 슬랩병변(SLAP lesion)** : 어깨관절의 관절오목 끝으로부터 관절주머니 앞쪽과 관절 테두리가 떨어지는 건열이나 단열

■ 봉우리빗장(acromioclavicular) 관절 탈구

1) 원인
   (1) 어깨부위로 넘어지는 경우
   (2) 럭비 같은 충돌이 심한 운동을 할 때
2) 분류
   (1) 1급 : 봉우리빗장인대 부분적 손상
   (2) 2급 : 봉우리빗장인대 완전파열과 부리빗장인대 부분적 손상
   (3) 3급 : 봉우리빗장인대와 부리빗장인대 완전파열 및 빗장뼈가 봉우리로부터 완전 분리
   (4) 4급~6급 : 드문 손상, 빗장뼈의 뼈막, 세모근과 등세모근도 완전 파열되어 전위 발생
3) 치료
   (1) 6~8주간 관절을 제자리에 유지하기 위해 내고정(internal fixation)시킴
   (2) 아탈구 시 2주간 sling으로 지지
   (3) 통증이 없는 범위 내에서 위팔오목관절 운동, 어깨뼈 뒤당김 및 내밈 돌림운동 실시

■ 복장빗장관절탈구(sternoclavicular dislocation)

1) 증상 : 복장빗장인대의 파열 및 갈비빗장인대 파열
2) 치료 : 손이나 타월클립(towel clip)을 사용해 전신마취 후 정복술 실시

2. 팔꿉관절 탈구

- 팔을 밖으로 뻗은 채 넘어졌을 때 발생
- 고리인대의 강도가 비교적 약한 소아에게서 주로 발생

1) 분류
   (1) 노뼈와 자뼈의 뒤쪽 또는 뒤아래쪽 전위 : 전체의 80~90%
   (2) 뒤쪽탈구 : 팔꿉관절 폄 상태로 넘어질 때 발생
   (3) 앞쪽탈구 : 팔꿉관절을 약간 굽힌 상태에서 팔꿈치머리 뒤면에 직접 외력이 작용하여 발생
2) 합병증
   (1) 혈관의 합병증 : 허혈성 구축(Volkmann's ischemic contracture)
   (2) 신경손상 : 자신경 > 정중신경 > 노신경
   (3) 관절의 고착
   (4) 손상 후 뼈형성 : 화골성 근염
   (5) 반복성 탈구
3) 물리치료
   (1) 정복
   (2) 3주간 90° 각도의 U형 석고붕대를 대줌
   (3) 운동은 보통 3주 정도 고정 후에 하게 됨

3. 손허리손가락관절과 손가락관절 탈구

1) 원인 : 류마티스성 관절염과 같은 병적변화에 의해 발생
2) 제1손허리손가락관절
   (1) 원인 : 과다폄에 의해 손상
   (2) 치료 : 탈구 정복 후 엄지를 부목으로 지지해 주고 일찍 운동시켜야 함
3) 손가락관절 탈구
   (1) 원인 : 과다폄
   (2) 치료 : 탈구 정복 후 지지

4. 손목뼈 탈구

1) **반달뼈 탈구**
   (1) 원인 : 손목관절 과다폄 상태로 넘어졌을 때(드물게 발생하지만 발생한 경우 증상 심각)
   (2) 반달뼈 탈구 시 위치 : 앞쪽 90° 돌림 상태로 capal tunnel 안에 놓임
   (3) 정복의 중요성
      ① 손으로 들어가는 혈관이나 신경의 통과 부위인 capal tunnel을 좁게 만듦
      ② **capal tunnel syndrome**과 같은 증상을 유발할 수 있음(정중신경 압박)
      ③ 탈구 시 capal tunnel 통과물을 손상시킬 수 있음
   (4) 합병증
      ① 혈관계 손상 : 위팔동맥, 노동맥 및 자동맥 손상
      ② 신경계 손상 : 정중·자·노신경 손상

5. 엉덩관절 탈구

1) 원인 : 직접적인 외상에 의해 발생
2) **증상**
   (1) unilateral : 절름발이(limping gait)
   (2) bilateral : 오리걸음(waddling gait)
   (3) 중간볼기근 이상 : Trendelenburg sign
   (4) 뒤쪽 탈구 시 엉덩관절 굽힘·모음·안쪽돌림
3) 발생빈도 : 뇌성마비와 선천성 엉덩관절 탈구에서 많이 옴, **뒤쪽탈구가 많음**
4) 합병증
   (1) 궁둥신경의 손상
   (2) 뼈관절염

6. 무릎뼈 탈구

1) 원인 : 무릎뼈 손상이나 선천성 이상으로 인해 발생
2) 발생빈도 : 선천성 이상, 사춘기 이후 재발 가능성 높음(여 > 남)

3) 합병증 : 무릎넙다리 관절염
4) 물리치료 : **넙다리네갈래근 강화(특히 안쪽넓은근)**

7. 노뼈머리 아탈구(pulled elbow · nursemaid elbow) (기출)

1) 정의 : 자뼈의 노패임 앞·뒤 양끝에 부착하는 노뼈머리띠인대의 파열

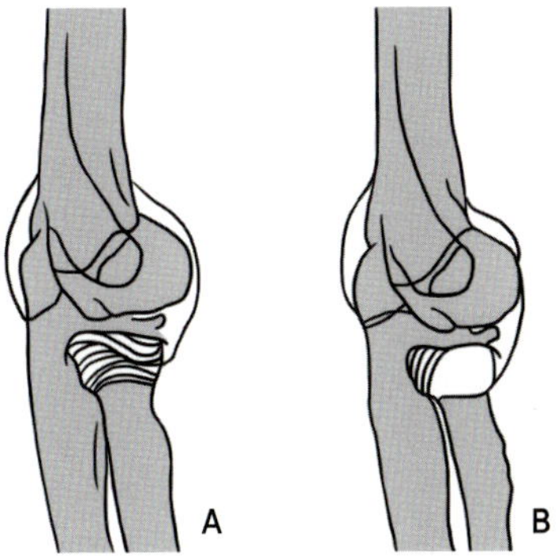

노뼈머리띠인대와 노뼈머리의 아탈구
A, 정상적인 고리인대. B, 고리인대의 파열로 노뼈머리가 빠진 상태

2) 발생빈도
   (1) 인대 강도가 약한 1~4세에서 호발
   (2) 팔꿉관절 손상 중 발생빈도 가장 높음
3) 원인 : 아이의 손을 갑자기 잡아 당겼을 때
4) 증상
   (1) 고리인대가 위팔노관절(humeroradial joint) 사이에 삽입되어 통증유발
   (2) 갑자기 팔사용 못함
   (3) 팔꿉관절 굽힘(elbow flexion) 상태에서 아래팔의 안쪽돌림 안됨
5) 치료 : 팔꿉관절 굽힘 상태에서 아래팔 가쪽돌림하면 쉽게 정복(정복 시 노뼈머리 부위에서 딸깍 소리)

8. 탈구의 중재

■ 정형외과적 치료 원칙

1) 정복(reduction) : 관절면이 서로 어긋난 상태에 있을 때 먼저 해부학적 위치로 정복하는 것이 필요
2) 고정(fixation) : 손상부 안정과 재전위 방지를 위한 고정
3) 보호(protection) : 관절의 전위나 더 심한 손상으로의 진행을 방지하기 위하여 필요함
4) 합병증(complication)의 예방 및 치료
5) 안정(rest) : 기능이 정상으로 돌아올 때까지는 안정이 필요함

연부조직 손상

연부조직의 병변

1. 연부조직 병변의 종류

1) **좌상(strain)**
   (1) 연부조직의 과신장(overstretching), 과노력(overwork), 과사용(overuse)
   (2) 삠보다는 덜 심각
   (3) 가벼운 외상 혹은 작은 강도의 어설프고 계속적인 외상으로 발생됨
   (4) 근-힘줄 단위의 파괴정도에 특별히 사용됨

2) **삠(sprain)**
   (1) 관절주머니, 인대, 힘줄, 근육과 같은 연부조직의 심한 스트레스, 신장, 찢어짐
   (2) 특별히 인대의 손상에 사용됨
   (3) 1도(경한), 2도(중한), 3도(심한) 삠으로 나뉨

3) **아탈구(subluxation)**
   (1) 관절이 불완전하거나 혹은 부분적 탈구를 말함
   (2) 가끔 연부조직에 2차적 외상을 동반하기도 함

4) **탈구(dislocation)**
   (1) 관절을 이루는 두 뼈 중 한 부분의 변위를 말함
   (2) 연부조직 손상, 염증, 통증, 근경련을 일으킴

5) **근과 힘줄의 파열 혹은 열상(rupture or tear)**
   (1) 부분적인 열상 시 근육의 신장이나 저항에 반대해서 수축할 때 찢어진 부분에 통증이 발생함
   (2) 완전한 열상 시 근육의 신장이나 수축하더라도 통증이 발생하지 않음

6) **힘줄의 병변(tendinous lesion)**
   (1) 힘줄윤활막염(tenosynovitis) : 힘줄을 덮는 윤활막의 일종
   (2) 힘줄염(tendinitis) : 힘줄의 염증
   (3) 힘줄윤활막염(tenovaginitis) : 힘줄집이 두꺼워지는 염증
   (4) 힘줄병리증(tendinosis) : 반복적인 미세손상에 의한 힘줄의 퇴행

7) **윤활막염(synovitis)**
   (1) 윤활막의 염증
   (2) 외상, 질병으로 인해 관절 혹은 힘줄집 내에서 정상 윤활액이 과다하게 증가함
8) **출혈성 관절증(hemarthrosis)**
   일반적으로 심한 외상으로 인한 관절내의 출혈임
9) 신경절(Ganglia)
   (1) 관절주머니 혹은 힘줄집의 부풀어 오름
   (2) 외상이나 류마티스성 관절염으로 인해 생김
10) **윤활주머니염(bursitis)**
   윤활주머니의 염증
11) **타박상(contusion)**
   직접적인 타격으로 인한 외상으로 모세혈관 파열, 출혈, 부종과 염증반응을 일으킴
12) **과사용 증후군(overuse syndrome)**
   축적된 외상, 반복적인 좌상, 반복적인 최대 부하 혹은 근육이나 힘줄의 마찰에 의해 염증과 통증을 일으킴

2. 외상·병리로 인한 임상적 상태

1) 기능장애(dysfunction)
   (1) 조직 혹은 그 영역에서의 정상적인 기능소실을 의미함
   (2) 연부조직의 적응성 단축, 유착, 근약화, 정상가동범위의 상실로 일어남
2) 관절 기능장애(joint dysfunction)
   (1) 윤활액관절에서 작용하는 정상 조인트 플레이의 역학적 상실
   (2) 기능적 상실과 통증을 일으킴
   (3) 외상, 염증, 무용(disuse), 노화, 심각한 병리적 상태는 관절 기능장애를 촉진시킴
3) 구축(contracture)
   피부, 근막, 근육, 관절주머니의 단축으로 구조의 정상가동성 혹은 유연성이 제한됨
4) 유착(adhesions)
   (1) 교원질이 비정상적으로 주위구조에 유착하는 것
   (2) 연부조직의 병변(soft-tissue lesion)상 구조물의 정상적인 탄력성이 제한받음
5) 반사적 근방호(reflex muscle guading)
   (1) 통증자극의 반응으로 근육이 계속적으로 수축하는 것
   (2) 통증자극이 사라지면 근방호는 끝남
6) 내인성 근경축(instrinsic muscle spasm)
   근육의 계속적인 수축으로 일어나는 국소순환과 대사변화에 반응한 근육의 지속된 수축을 말함
7) 근약증(muscle weakness)
   (1) 근수축력의 감소

(2) 중추신경계, 말초신경계, 근신경 연접의 체계적, 화학적, 국소병변으로 일어남
(3) 근육의 직접적인 손상이나 비활동에 의해서도 일어남

3. 조직손상의 등급

1) 등급 1(grade 1, first-degree)
손상 초기 24시간 내에 경한 통증, 경한 부종, 국소적 민감통이 조직긴장 시 발생됨
2) 등급 2(grade 2, second-degree)
(1) 활동의 중단이 요구되는 중등도의 통증
(2) 조직의 스트레스와 부위에 대한 촉지는 심한 통증을 증가시킴
3) 등급 3(grade 3, third-degree)
(1) 심한 통증을 가진 조직
(2) 인대 혹은 힘줄의 완전한 파열 또는 결출
(3) 조직에 스트레스를 가하면 일반적으로 통증이 없음
(4) 촉진으로 손상을 알 수 있음
(5) 찢어진 인대는 관절의 불안정성을 일으킴

4. 염증과 회복의 단계

1) 급성기 치료(염증－반응기)
(1) 특성
① 4～6일 지속됨
② 연부조직의 손상 후 첫 48시간 동안 혈관 변화가 우세함
③ 화학적 자극, 유해자극의 중화, 식균작용, 초기 섬유아세포의 활동, 새로운 모세혈관상의 형성이 시작됨
(2) 임상적 증상
동통, 발열, 발적, 팽윤, 기능부전 등의 염증 증상
(3) 치료목표
① 주로 염증의 악영향을 줄이고 손상을 방지함
② 고정의 유해한 영향을 방지함
③ 치료의 장기 목표는 근력을 강화하고 안전하고 통증없이 기능을 회복하는 것
(4) 치료방법
① 수동운동 : **지속적인 수동운동 기구(CPM)**를 적용함
② 염증 혹은 통증을 증가시켜서는 안 됨
③ 활동성 병리과정이 일어난 곳에서는 능동운동을 금함
④ 관절과 인대병리
- 통증이 없는 범위 내에서 부드럽게 수동관절 견인 혹은 활주를 적용할 수 있음
- 관절주머니와 인대를 신장해서는 안 됨

- **통증이 없는 자세에서 Ⅰ, Ⅱ도 신연, 활주, 진동운동**이 시도될 수 있음
- 부드러운 마사지는 부종과 통증을 감소하기 위한 순환에 유용함
- 간헐적인 등척성 운동은 근육과 순환에 유용함

⑤ 근육병리(muscle pathology)
- 통증이 없는 범위 내에서 부드럽게 수동 가동범위 운동을 함
- 이 기간 동안 신장은 금기
- 단축된 범위에 있는 근육에 전기자극은 등척성 운동과 같은 이득이 있음
- 가로마사지는 반흔 가동성 유지에 도움이 됨
- 부드러운 마사지는 부종과 통증을 감소하기 위한 순환과 림프순환에 유용함

⑥ 힘줄병변
- 횡마사지의 부드러운 강도는 건의 거친 표면을 부드럽게 함
- 통증이 없는 범위 내에서 수동 가동범위 운동을 함
- 조인트 플레이 Ⅰ, Ⅱ도

⑦ 다른 결합조직
- 통증이 없는 범위 내에서 수동 가동범위 운동을 함
- 순환과 근육기능 보조를 위해 등척성 운동을 함
- 조인트 플레이 Ⅰ, Ⅱ도
- 순환과 림프순환을 도와주기 위한 부드러운 마사지

(5) 보호단계 동안의 일반적인 치료목표 및 치료계획

치료목표	치료계획
• 통증, 부종, 경축의 조절	• 냉, 압박, 거상, 마사지, 부목, 테이프, 석고 고정
• 연부조직 및 관절의 가동성 유지	• 통증이 없는 범위 내에서 수동운동 • 적절한 강도의 간헐적 등척성 운동이나 전기자극
• 관절 삼출물을 감소시킴	• 부종형성이 빠를 때는 약물요법이 필요함 • 보호제공(석고 고정, 부목)
• 관련된 관절의 기능 유지	• 능동－보조운동, 자유운동, 저항운동, 수정된 유산소 운동

2) 아급성기 치료(회복－치유)

(1) 특성

① 10~17일간 지속됨

② 교원질의 합성과 침착으로 인한 특징으로 지워짐

③ 유해한 자극이 제거되고 모세혈관상의 발달이 일어남

④ 근육과 피부에서 상처치유는 5~8일 소요됨

⑤ 힘줄과 인대에서는 3~5주 소요됨

⑥ 미성숙 결합조직이 생성되는데 완전한 구조가 아님

(2) 임상적 증상

① 염증은 점차적으로 감소하고 결국 사라짐

② 유효한 관절 가동범위의 끝에서 조직저항이 일어나고 동시에 통증을 느낌

(3) 능동운동의 시작기준

① 부종의 감소

② 지속된 통증 완화

③ 가능한 범위에서 운동할 때 통증이 더 이상 증가하지 않을 경우

(4) 치료방법

① 초기 아급성기 동안 : **다각도의 최대하 등척성 운동**

② 통증없는 능동 가동범위 운동 : 운동의 조절을 발달시키기 위해 이용

③ 보호된 닫힌 사슬 운동

④ 원심성 운동 : 근손상 후 초기 아급성 단계에서는 이용되지 않음

⑤ 부드러운 신장운동

⑥ 관절과 인대

- 통증이 없는 범위 내에서 수동적인 조인트 플레이를 함
- 관절 삼출로 가동범위의 제한이 있다면 관절주머니의 신장은 금기 (등급 Ⅰ, Ⅱ의 지속적이거나 혹은 진동적인 기법을 사용)
- 관절 삼출물 없이 가동범위가 제한되고 조인트 플레이에 감소가 있다면 신장기법을 시작함(지속적인 등급 Ⅱ를 사용하여 치료)
- 교차섬유 마사지 : 인대와 주위의 연부조직을 유지하기 위해 사용

⑦ 근육

- 부드러운 수축·이완기술, 전기자극으로 근육의 길이를 늘림
- 환자가 참을 수 있는 범위까지 교차섬유마사지 강도를 증가시킴
- 조인트 플레이 : 지속적인 등급 Ⅱ의 활주를 이용함

⑧ 힘줄과 힘줄집

- 병변이 있는 지점에 교차·섬유마사지의 강도를 증가함
- 조인트 플레이를 유지함(등급 Ⅱ의 지속적인 견인 혹은 활주기법을 사용)

3) 만성기(성숙과 재형성)

(1) 특성

① 손상 후 14~21일간으로 아급성기와 겹쳐짐

② 교원질 섬유가 미세섬유와 반흔조직 성숙으로 형성됨으로서 결합조직의 성숙이 일어남

③ 반흔은 근섬유아세포의 활동으로 줄어들기 시작함

(2) 임상적 증상

① 염증증상은 없음

② 환자는 근력감소, 관절가동범위 감소, 기능소실을 보임

③ 기능회복은 이 시기에 시작됨

(3) 만성기 – 기능회복단계

① 환자의 통증은 유용가동범위를 넘어서 구축 혹은 유착이 있는 부위가 스트레스를 받을 때만 일어남

② 유용가동범위 내에서 **자유로운 조인트 플레이**는 필수적
③ 조인트 플레이가 제한되었다면 관절가동기법이 사용되어야 함
④ **신장기법**은 자극이 증가하지 않는 한 활발하게 시행함
⑤ 조인트 플레이가 소실되었을 때는 근력을 증가시키기 위해서 다각도 등척성 운동을 실시함
⑥ 조인트 플레이가 회복되면 저항 가능한 범위에서 저항을 가한 등장성 운동을 할 수 있음
⑦ 손상된 부분이 기능적 활동으로 진행되려면 관절운동학과 근력 및 유연성 양쪽 모두 균형을 이루어야 함
⑧ 연부조직의 유착은 운동을 방해하므로 연부조직 신장기법이 요구됨
⑨ 근력강화 운동은 편심성 수축과 동심성 수축 모두 이용하는 닫힌 사슬운동 혹은 열린 사슬운동을 함
⑩ 피로와 관련된 손상을 예방하는데 심혈관계 지구력 및 주동근과 고정근의 근지구력을 발달시켜야 함

4) 만성염증

(1) 특성
① 과도한 긴장 또는 자극이 반흔조직 발달과 재건에 적용되면 염증과정은 낮은 강도로 계속됨
② 근섬유아세포 활성은 계속되고 동작은 점차적인 제한을 일으킴

(2) 임상적 증상
① 활동 후 몇 시간 이상 지속되는 근방호와 통증, 부종의 증가가 있음
② 휴식 후 강직(stiffness)이 증가됨

(3) 영향을 미치는 인자들
① 관절주위 근육의 길이, 근력의 부조화
② 빠르거나 혹은 강한 반복적 원심성일 때
③ 근약증 혹은 불안정
④ 뼈의 비정상적 정렬
⑤ 일반적인 강도 혹은 일의 변화
⑥ 환경 요소
⑦ 노화

(4) 만성염증에 대한 임상적 고려사항
① 만성염증의 급성기
- 처음에는 스트레스가 없는 활동만을 허용함
- 손상 부분에 스트레스를 주지 않는 강도로 운동을 시작함
- 관련된 부분의 적절한 교정과 강도로 운동을 함

② 만성질환에 대한 아급성기와 만성기의 치료
- 근 재교육 프로그램에 있어서 **지구력**은 중요한 요소
- 만성기 치유단계는 환자가 기능적으로 독립할 수 있도록 진행되어야 함

5. 인대의 손상

1) 삠의 분류

1도 삠	2도 삠	3도 삠
• 극히 소수의 인대섬유 단절, 섬유주위의 단절, 섬유주위 조직의 경미한 손상 • 인대섬유 사이로 출혈이 스며든 정도의 손상 • 갑작스런 통증 → 압박, 냉찜질로 치료, 체중부하 가능	• 대부분의 인대 섬유가 단절(완전단절×, 부분적 연결 있는 상태) • 인대의 뼈부착, 부착부의 뼛조각이 부분 파열된 상태의 손상 → 3주간 석고나 보조기 등을 이용	• 인대 섬유 완전 단절(섬유부분, 뼈부착부, 부착부의 뼛조각이 완전 단절 혹은 박리되어 연결이 없는 상태) • 인대 파열 부위가 반흔 조직으로 변하여 만성적 인대 삠·아탈구 현상 초래 → 인대 재건술 시행

2) 인대 삠 파열의 임상적 양상

급성 삠	• 갑작스런 힘이 주어져 과신장 되었을 경우 • 통증 : 갑작스런 통증 • 부종 : 인대 주변 근막 공간으로 삼출액 유출 • 멍(brusing) • 운동소실 : 보호성 근경축과 통증으로 관절운동 제한 • 기능소실 : 일상생활동작에 방해
만성 삠	• 적은 힘이 지속적으로 주어졌을 경우 • 통증 : 지속적인 무딘 동통 • 부종 : 두꺼운 젤리 같은 느낌이고, 잘 이동되지 않음 • 운동소실 : 수동·능동 운동의 동일한 크기로 제한 • 불안정성 : 인대의 장시간 신장 시 인대약화로 관절 불안정성 • 기능소실 : 손상인대 보강하는 근육피로, 통증과 강직 느낌

3) 인대 손상의 분류

삠 (sprain)	• 좌상보다 큰 힘이 가해져 인대섬유 일부가 파열되고 길이가 늘어남 • 좌상보다 심한 팽윤과 동통, 운동제한
좌상 (strain)	• 일반적으로 근육과 힘줄의 손상을 의미할 때 많이 쓰이는 용어 • 인대의 부분적 파열 • 인대의 손상 중 경한 것으로 신장이나 탄성회복의 비정상적인 변화가 없는 범위 내에서 긴장이 주어진 것 • 국소 통증과 팽윤이 있으나 관절과 관련된 삼출액의 양은 적음
파열 (rupture)	• 인대의 모든 섬유가 끊어진 상태 • 매우 심한 통증 호소, 부종, 멍, 기능 소실

4) 치료

(1) 인대는 혈액 공급이 풍부하지 못함

① 치유촉진에 관여하는 세포가 없고, 섬유조직에 의해서만 치유 진행

② 치유 속도가 매우 느림

(2) 유착 방지 → 운동성 회복
고정 6주 후 운동 실시

(3) 급성 손상
① 더 많은 손상 위험, 팽윤 최소화
② 유착 형성 방지
③ 손상 인대와 관련 있는 근육들의 근력 유지
④ 고유감각 재교육
⑤ 인접 관절의 운동성 유지
⑥ 능동·교정·기계적 저항 운동, 전기치료

(4) 만성 손상
① 인대에 대한 치료, 재발 방지
② 관절의 ROM
③ 인대의 유연성 : 마찰 마사지, 수동적 신장, 초음파, 능동 운동
④ 손상 인대와 관련 근육 강화 : 저항 운동
⑤ 고유감각 재교육 : PNF 기술, 체중부하 운동, 협조 운동
⑥ 기능 재교육

6. 근육의 손상

1) 근육 손상의 분류

삠(sprain)	근육섬유의 부분 파열
파열(rupture)	근육섬유의 완전파열
타박상(contusion)	근육섬유의 연속성에 문제없이 근육에 외력이 가해져 멍이 든 상태

2) 근육 손상의 임상적 양상

삠과 파열	• 통증 : 순간적인 심한 통증, 근육 내 찢어진 틈 촉진 • 기능소실
타박상	• 통증 : 움직이지 않으면 둔통, 움직이면 날카로운 통증 • 팽윤 : 약간 탄력성이 있는 부종 • 멍(brusing) : 근육 내 국소화되어 잔류

3) 치료

(1) **삠**
① 목표
• ROM, 근력 유지 및 증강
• ADL로의 복귀
• 통증 회복
• 차후 손상 예방 위한 교육

② 치료

- 급성기 치료 : 냉찜질 20~30분 → 탄력붕대로 압박 → 손상부위 심장보다 높이 올려서 침상안정 → 가벼운 등척성 운동(유착, 반흔조직 형성 예방)
- 1~3주 후 : ROM 운동범위 진전, 체중부하운동, 저항운동
- 신장운동, ADL

(2) 완전파열 : 정복 후 3~4주 정도 고정

7. 힘줄의 손상

- 힘줄은 윤활주머니에 의해 인접조직과 분리
- 윤활집은 힘줄을 감싸서 주변 조직과의 마찰을 방지
- 힘줄윤활막염 발생시 윤활주머니염이나 윤활집염과 동반되는 경우가 많음

1) **힘줄 손상의 호발 부위**

(1) 아킬레스힘줄
(2) 무릎인대(patellar ligament) 힘줄
(3) 뒤넙다리근의 힘줄
(4) 돌림근띠(특히 가시위근)의 힘줄
(5) 위팔두갈래근(긴갈래)의 힘줄
(6) 공동 폄·굽힘근의 힘줄
(7) 긴·짧은엄지폄근의 힘줄
(8) 긴엄지벌림근의 힘줄
(9) 손가락 굽힘근·폄근의 힘줄

2) 힘줄 삠 및 파열의 임상적 양상

힘줄 삠	• 통증 : 손상 시 찢어지는 느낌과 날카롭고 찌르는 듯한 통증 • 기능소실 : 근육을 움직일 수 없음 • 출혈적음 • 염증 • 과립조직 형성
힘줄 완전파열	• 기능소실 : 즉각적인 기능상실 • 힘줄 끝부분의 퇴축 → 혈종생성 → 혈종 내 과립조직 형성

3) **치료**

(1) 고정기간의 물리치료

① 원활한 혈액이 공급되도록 하여 힘줄 부위 순환 증진을 촉진
② 유착 형성의 예방
③ 근력의 유지
④ 손상 팔다리의 기능적 활동 유지

(2) 고정 후의 물리치료
① 손상된 힘줄의 운동성 회복과 근력강화
② 관절의 운동범위 회복
③ 인접부위의 근력강화
④ 환자의 자신감 회복
⑤ ADL 완전 회복
⑥ 재발방지

EXPLANATION

팔의 연부조직 병변

1. 가시위근 병변(supraspinatus lesion)

위팔뼈의 큰결절과 어깨뼈봉우리 사이에 위치한 가시위근 부착부의 염증성 병변

1) **가시위근 힘줄염(supraspinatus tendinitis)**

(1) 급성염증
① 정의 : 어깨세모근밑윤활주머니염에 석회화물질이 유입되어 석회화 현상을 동반(습성 석회화 힘줄염)
② 원인 : 무리한 어깨관절 사용
③ 발생빈도 : 25~45세 젊은층 호발
④ 증상
- 무리한 어깨관절 사용 시 매우 심한 통증
- 돌림·벌림 제한(굽힘·폄 제한 ×)
- **벌림 60~120° 범위에서 통증호가 발생**
- 수동 벌림 시 어깨뼈봉우리 아래 염증 부위의 압력으로 통증 증가

(2) 만성염증
① 정의 : 만성적인 기계적 자극의 지속에 의한 가시위근 힘줄의 지속적인 염증상태
② 원인
- 돌림근띠의 앞위쪽 및 가쪽의 퇴행성 변화
- 가시위근힘줄과 위팔뼈 큰결절 사이의 반복적인 마찰
- 연령 증가에 따른 어깨세모근밑윤활주머니의 활동성 저하에 의한 기계적 자극의 증가
③ 발생빈도 : 50~60세에서 호발

(3) 분류 : **동통성 호 징후(painful arc syndrome)**에 의해
① 힘줄뼈막 부위(tenoperiosteal site)의 병변 : 수평 위 부근에서 통증
② 힘줄뼈막 접합부 깊은부위(tenoperiosteal junction, deep aspect)의 병변 : 완전 올림 시 통증
③ 수동 굽힘운동 → 돌림운동 → 벌림운동
④ 염증 소실 후 신장 운동 및 근력증강 운동 실시

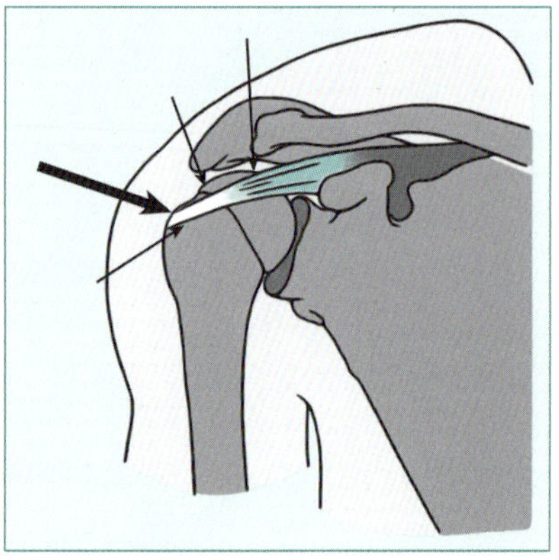

가시위근 힘줄염의 4병변 부위

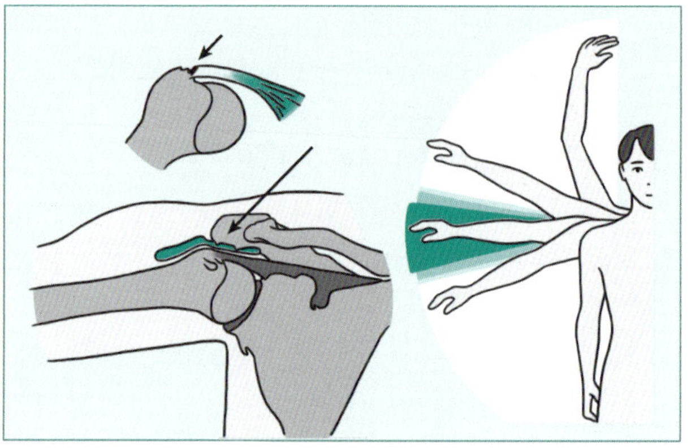

힘줄뼈막 부위 병변 시 동통 출현 형태

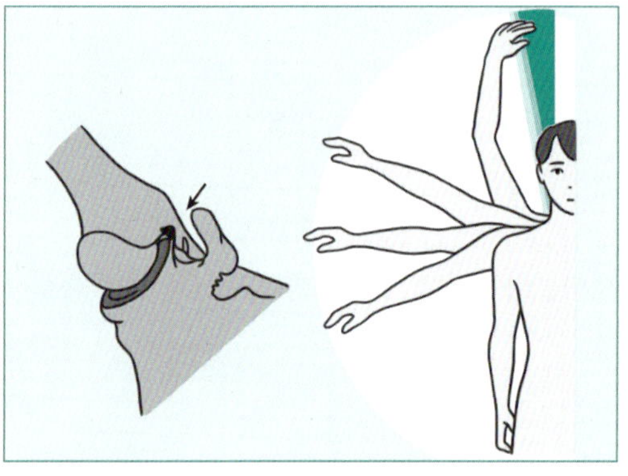

힘줄뼈막 접합부, 심부 병변 시 동통 출현 형태

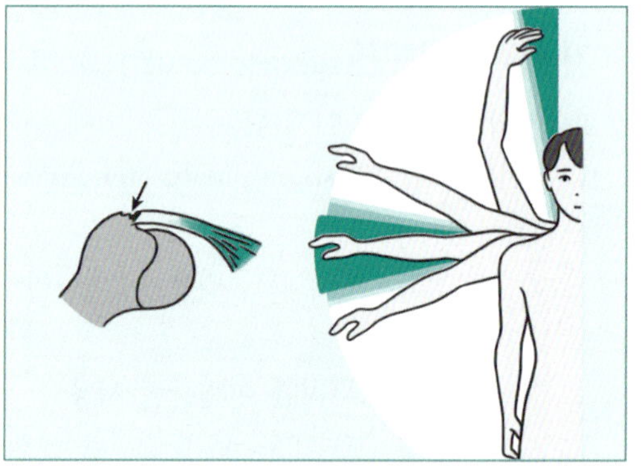

힘줄의 먼쪽부분 끝 병변 시 동통 출현 형태

(4) 치료

① 급성기 : 부목, 벨포 붕대법으로 단기간 고정

② 물리치료

- 한냉치료 후 부종 사라지면 온열치료(압박은 피해야 함)
- 어깨관절의 초기 운동이 매우 중요(주위 조직의 유착 예방)
- **수동 굽힘운동 → 돌림운동 → 벌림운동**
- 염증 소실 후 신장 운동 및 근력증강 운동 실시

2) **가시위근 파열(supraspinatus rupture)**

(1) 원인 : 어깨로 떨어지거나 넘어질 때, 손을 갑자기 잡아당기는 과신장 상태에서 발생

(2) 증상

① 날카로운 통증(sharp pain)

② 야간통(night pain)

(3) 치료

① 팔걸이 붕대로 지지·안정 → 온열요법 + 운동

② 만성적으로 통증이 계속될 경우 어깨뼈봉우리제거술 시행

부분 파열시	완전 파열시
• 날카로운 통증 • 방사통 : 팔꿉관절 아래쪽까지 • 압통 : 힘줄 촉진 시 • 동통성 호(painful arc) • 저항 벌림운동 시 통증	• 초기 벌림운동 × • 수동적 벌림운동 가능(But! 동통의 원인이 됨) • 수동적으로 20~30° 벌림 시 능동벌림 가능

3) **유착성 관절낭염(frozen shoulder)**

(1) 정의 : **동결견**, 가시위근의 이상이 지속되면서 관절 및 관절주변 근육(특히, rotator cuff) 전체에 심각한 변화가 나타나는 형태

(2) 원인 : 과사용이나 반복적인 작은 외력에 의해 관절주머니의 섬유화나 염증에 의한 병변

(3) 발생빈도

① 40~65세의 여성에게 호발

② 우울증 환자에서 호발

③ non-dominant arm에서 호발

(4) 증상

① 관절운동범위가 증가하면 통증발생

② 점진적인 운동소실

- **external rotation, abduction, flexion의 제한**
- **정상 어깨의 50% 이상 AROM, PROM 감소**

(☞ rotator cuff 파열 : AROM 감소, PROM 정상)

③ 손가락 강직 : praying position시 양손의 손가락 끝을 딱 붙이는 자세를 못함

(5) 치료 (기출)

① 목적 : 통증 없이 관절가동범위 증진

② 호전속도가 느림

③ 급성기 : 안정, 환측 팔 고정·보호, 냉찜질

④ 치료초기 : 가정 운동 프로그램 수행 중요

⑤ 관절 가동화(joint mobilization)

⑥ **진자운동(Codman's exercise, Pendulum exercise)**

⑦ 초음파 치료

2. 어깨관절과 팔이음뼈 중재

1) **오목위팔(GH) 관절**

(1) 관계되는 진단과 증상의 원인

① 류마티스성 관절염, 뼈관절염

② 외상성 관절염

③ 고정 후 골절염이나 강직된 어깨뼈

④ 자연발생적 유착성 관절낭염

(2) 증상

① 급성관절 증상

- 통증과 근방호로 인해 가쪽돌림과 벌림의 움직임이 방해
- 통증은 팔꿉관절 아래로 방사되고 수면을 방해

② 아급성관절 증상

급성상태가 가라앉기 시작할 때 어깨관절의 움직임과 활동을 점진적 증가시키면 합병증과 연부조직의 구축의 예방 가능

③ 만성관절 증상

- 관절주머니 신장 시 느껴지는 통증으로 관절주머니의 타이트함이 발생
- 통증으로 인해 팔의 정상적 사용 불가 → 점차 관절의 제한(벌림, 가쪽돌림 > 안쪽돌림)
- 어깨세모근 부위의 국소화된 통증 유발

(3) 일반적 손상문제

① 급성기 동안의 야간 통증과 수면장애

② 급성기 운동시 통증

③ 벌림과 가쪽돌림의 제한과 안쪽돌림과 굽힘, 올림이 일부 제한된 운동범위와 조인트 플레이 감소

④ 내밈되고 앞쪽으로 올림된 팔이음뼈, 둥근어깨

⑤ 보행시 불충분한 팔 흔드는 동작

⑥ 어깨뼈 근육의 과사용, 어깨위팔근육들의 지구력 약화 → 등세모근과 뒤목뼈 근육들의 통증 유발

⑦ 어깨뼈의 대상작용으로 어깨관절의 움직임 유발

(4) 급성관절 병변에 대한 관리

① 통증, 부종과 근방호를 통제하기 위해

- 관절부위 안정성 제공을 위해 팔걸이의 고정
- 작은 진폭의 부드러운 관절진동기법

② 연부조직과 관절의 완전성과 가동성을 유지하기 위해

- 통증이 없는 모든 범위에서 **수동가동범위 운동(PROM)** → 통증 감소 시 **능동가동범위 운동(AROM)**으로 진전
- 통증 없는 자세의 수동적 관절 견인과 활주적용(Ⅰ단계로 시작하여 상태 호전시 Ⅱ단계로 진행)
- 통증을 유발하지 않는 모든 근 군의 부드러운 근고정 수축(muscle setting)

③ 관련된 영역의 완전성과 기능을 유지하기 위해

- 어깨관절의 고정기간 동안 팔꿉관절, 아래팔, 손목과 손가락의 ROM 수행
- 어깨손 증후군의 예방을 위해 공이나 부드러운 물체를 반복적으로 쥐는 동작의 운동
- 손에 부종 발생시 손을 심장보다 높게 올림
- 손상부위의 먼쪽관절의 능동적 가동적 유지

(5) 아급성과 만성관절 제한에 관한 관리

① 통증, 부종과 관절 삼출액의 통제를 위해 증가하는 활동을 주의 깊게 감독(어깨관절 부목고정 시 매일 어깨관절의 움직이는 양을 점차적 증가)

② 구축형성의 효과를 감소시키고 연부조직과 관절의 가동성을 점차적으로 증가시키기 위해

- 수동적인 관절가동성 기법
  - 벌림증가 : 위팔뼈머리의 꼬리쪽활주
  - 굽힘과 안쪽돌림 증가 : 위팔뼈머리의 뒤쪽활주
  - 폄과 가쪽돌림 증가 : 위팔뼈머리의 앞쪽활주
- 조기의 관절가동성 운동, 진자운동(Codman's exercise) (기출)
  - 부드러운 견인과 진동운동(Ⅱ단계)을 통해 통증을 완화하는데 도움, 관절구조의 조기 움직임과 윤활액조절에 도움
  - 관절오목로부터 위팔뼈를 신연시키는 중력의 효과를 이용한 자가관절 가동성기법
  - 환자의 자세 : 엉덩관절 90° 굽히고 몸통을 굽혀 선 자세, 치료테이블의 끝에 손상된 어깨관절을 걸쳐놓고 엎드린 자세, 약 60~90° 사이로 팔을 굽힌 자세로 느슨하게 아래로 늘어뜨림
  - 기법 : 몸통을 가볍게 앞뒤로 움직이게 함으로써 팔의 진자동작이나 흔드는 동작 시작 굽힘, 폄, 수평모음 및 수평벌림, 돌림의 동작

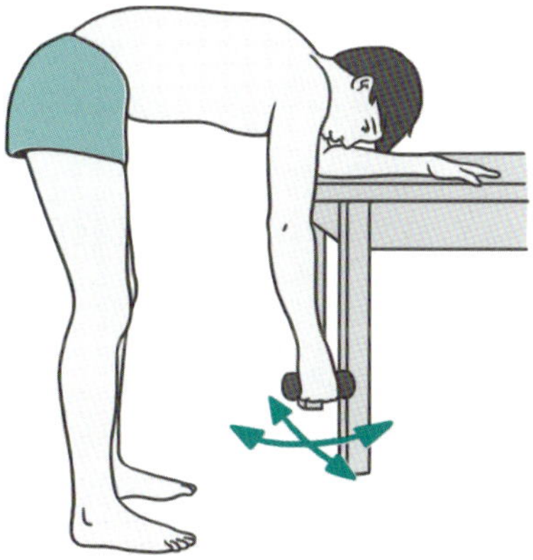

- 가동범위
  - 모든 어깨관절과 어깨뼈의 움직임을 포함한 통증지점까지 능동 관절가동범위로 시작
  - 어깨관절 휠(wheel), 머리 위 도르래, 봉운동과 같은 자가 보조 ROM기법 이용
  - 신장을 참을 수 있으면 제한범위까지 지절을 가져가 10~15초 유지하고 이완을 반복
- 근경련의 통제와 돌림근띠의 안정성
  - 근경련 감소를 위한 부드러운 진동(Ⅰ단계나 Ⅱ단계)
  - 관절오목 내의 위팔뼈머리의 재위치를 위한 지속적인 꼬리쪽활주
  - 손을 벽이나 책상에 기대는 것과 같은 보호적 체중에 의한 닫힌 사슬운동
  - 자발적인 위팔뼈 하강운동과 가쪽돌림근에 대한 훈련

- 자가 신장운동
  관절반응이 예상되고 환자가 신장을 인대할 수 있기 시작할 때 고정된 팔에 대해 몸을 움직이는 자가 신장운동 방법을 익힘
- 가정 프로그램을 위한 자가 가동성 기법

③ 팔이음뼈의 좋지 못한 역학이나 자세의 확인

④ 회복 후 모든 어깨관절의 움직임에 있어 매일 능동관절 운동과 기능적 활동을 회복

2) **봉우리빗장(AC) 관절과 복장빗장(SC) 관절**

(1) 관계되는 진단들과 증상들의 원인

① 과사용 증후군

② 아탈구나 탈구

③ 저운동성

(2) 일반적 손상문제

① 관련된 관절이나 인대의 부분적 통증

② 어깨관절 올림 시 통증호

③ 어깨관절 수평모음이나 벌림시 통증

④ 과운동성 : 외상이나 과사용 수반시

⑤ 저운동성 : 지속적인 자세나 고정의 수반

⑥ TOS로 인한 제한, 장애

(3) 과운동성에 대한 비수술적 관리

① 팔 무게 지지를 위해 팔걸이 사용

② 관절주머니나 인대에 교차 섬유 마사지

③ 어깨관절의 ROM과 위팔어깨관절에 Ⅱ단계의 견인과 활주 적용

(4) 저운동성에 대한 비수술적 관리

① 복장빗장관절

- 올림 증가 : 몸쪽빗장뼈의 꼬리쪽활주
- 내림 증가 : 몸쪽빗장뼈의 위쪽활주
- 들임 증가 : 몸쪽빗장뼈의 앞쪽활주
- 내밈 증가 : 몸쪽빗장뼈의 뒤쪽활주

② 봉우리빗장 관절

움직임 증가를 위해 먼쪽빗장뼈의 앞쪽활주

3) 위팔어깨관절의 수술과 수술 후의 관리

(1) 위팔어깨관절의 대치술 후의 관리

① 고정

어깨관절은 환자의 몸통에 팔을 모음, 안쪽돌림, 약간 앞쪽굽힘시켜 고정. 팔꿉관절 굽힘 팔걸이나 부드러운 벨포 드레싱(velpeau dressing)으로 지지

② 운동

- 최대보호단계
  - 어깨관절 고정 기간 동안 어깨관절, 목, 몸통 근육을 이완
  - 수술 후 손과 손목 아래팔의 능동운동 실시
  - 지속적 수동운동(CPM) 실시
  - 수동·능동운동
  - 무게를 가하지 않는 부드러운 진자운동과 기어이동 운동
- 중등도 보호단계
  - 팔이음뼈 근육의 조절 획득을 위해 능동보조운동에서 능동운동으로의 전이
  - 팔이음뼈의 근력증가를 위해 몸통 측면의 팔에 다각도 등척성 운동 실시(돌림근띠, 어깨세모근, 팔이음뼈 근육)
- 최소보호 단계
  - 운동범위 증가를 위해 가벼운 추나 정지이완 기법을 이용한 부드러운 신장운동 실시
  - 팔이음뼈 근력증가를 위해 테라밴드, 탄력튜브, 손잡이 추를 이용한 점진적 저항운동(PRE)시작
  - 팔이음뼈의 안정성 발달을 위해 선 자세에서 벽 짚고 양측으로 밀기와 율동적 안정성 등의 닫힌사슬의 팔운동 실시

4) 어깨관절 동통 증후군

반복적 외상(과사용) 증후군, 부딪힘증후군, 어깨관절 불안정성과 돌림근띠의 손상

(1) 관련되는 진단

① 가시위근 힘줄염

② 가시아래근 힘줄염

③ 위팔두갈래근 힘줄염

④ 다른 근힘줄의 문제

⑤ 윤활주머니염(아래어깨세모근, 아래어깨뼈봉우리)

⑥ 자세 불균형, 근길이·근력의 불균형

⑦ 어깨관절의 불안정·아탈구

⑧ 돌림근띠 손상

(2) 증상의 원인

① 근·힘줄 단위를 수축시키는 반복적인 원심성 좌상이 조직보다 크면 미세외상과 염증을 일으키고 반복적 스트레스가 조직의 회복을 초과한다면 진행성 손상이 계속됨
근약증과 근피로는 조직이 손상을 쉽게 받게 함

② 위팔뼈와 부리어깨봉우리 사이에서의 돌림근띠와 봉우리밑 윤활주머니의 충돌은 반복적인 압박부하에 의해 발생

(3) 비수술적 관리

① 급성·만성염증 단계의 치료

- 손상부위의 최대노출 자세에서의 치료기구 사용과 낮은 강도의 교차섬유 마사지

- 증상을 자극하는 환경과 습관의 수정
- 조직의 완전성과 가동성 유지를 위한 초기운동 시작
- 환자의 자세지각과 수정기술 교육

② 아급성·치유단계

- 등척성 수축 이후의 반흔이 있는 부위의 교차섬유 마사지
- 자세지각의 개선을 위해 적절한 자세 습관 강화
- 팔이음뼈 근육의 길이와 장력의 균형 회복을 위한 특수 프로그램 고안
- 어깨뼈와 어깨관절 근육의 동시수축과 안정성, 지구력 발달을 위해 닫힌사슬 팔운동과 열린사슬 율동적 안정성 운동 실시
- 어깨관절과 어깨뼈의 모든 근육들에 관한 근력균형증진

③ 만성단계

- 지구력 증가를 위해 3~5분간 정해진 패턴의 반복적인 부하증가
- 속도 증가를 위해 참을 수 있을 정도의 더 빠른 속도의 긴장부가
- 기능 발달을 위해 훈련의 국한성 향상
- 재발 예방과 프로그램 진행을 위한 환자 교육

5) 부딪힘증후군의 수술 후 관리

(1) 고정

어깨관절의 모음, 안쪽돌림된 자세, 팔꿉관절을 90° 굽힌 채로 아래팔을 팔걸이로 지지

(2) 운동

① 최대보호 단계

- 수술 다음날부터 운동 시 팔걸이 제거
- GH 관절의 가동성 증가
- 통증없는 범위 내의 다각도 등척성 운동
- 등세모근 위·중간·아래와 앞톱니근의 조절을 강화하는 율동적 안정성 운동 시작
- 가능한 빨리 앞쪽어깨와 둥근등 방지를 위한 자세훈련 시작

② 중등도-최소 보호 단계

- 능동적 운동 강조 → 저항 부가
- 도수저항, 탄력성 튜브, 무게추, 등장성 운동이 부가된 열린·닫힌 사슬 저항운동
- 도수와 자가신장 운동과 관절가동성 기법이 부가
- 신장·단축 기법에 의해 운동의 속도와 강도를 증가

6) 돌림근띠의 수술 후 관리

(1) 고정

어깨관절을 4~6주간 팔을 벌림판에 지지한 채로 벌림·안쪽돌림 자세로 고정

(2) 운동

① 최대보호 단계

- 어깨관절을 수술적으로 회복된 조직을 보호
- GH 관절의 수동 능동운동이 통증없는 범위(90~120°)에서 수행

- 지속적 수동운동(CPM), 진자운동, 기어운동, 도르래, 봉운동 등의 수동 능동·보조운동과 관절가동술 이용
- 통증이 없는 범위에서 어깨뼈 근육에 대한 율동적 안정성 운동

② 중등도－최소 보호 단계

- 어깨관절의 앞쪽굽힘과 벌림을 하기 전에 가쪽돌림근의 근력을 회복, 팔이음뼈에 가해지는 저항에 대해 다각도 등척성 운동 지속
- 어깨뼈의 안정성을 얻기 위해 앞톱니근과 등세모근 등의 어깨뼈 근육의 강화
- 환자의 능동적 팔 올림 가능 시 탄력적 저항과 추로 GH 관절의 근육의 등장성 강화 동작 실시
- 기능적 운동패턴에서 닫힌사슬 운동, 열린사슬 운동, 동심성·편심성 저항운동 실시
- 기능적 동작 준비

7) 특별한 근육에 대한 도수·자가 신장기술

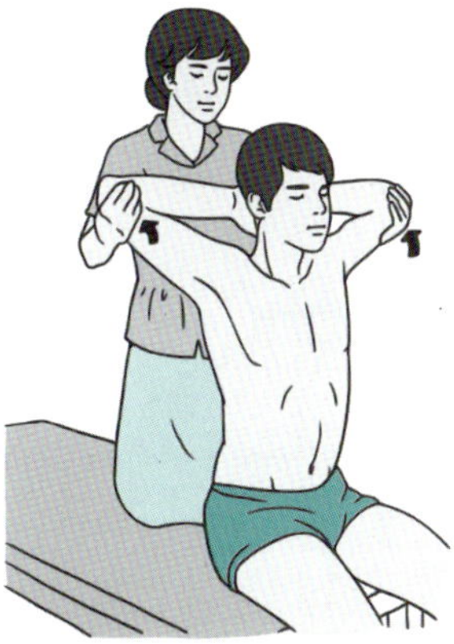

큰가슴근의 능동적 신장

치료사는 환자가 숨을 내쉴 때에 마지막 지점에서 팔꿈치를 잡아준다.

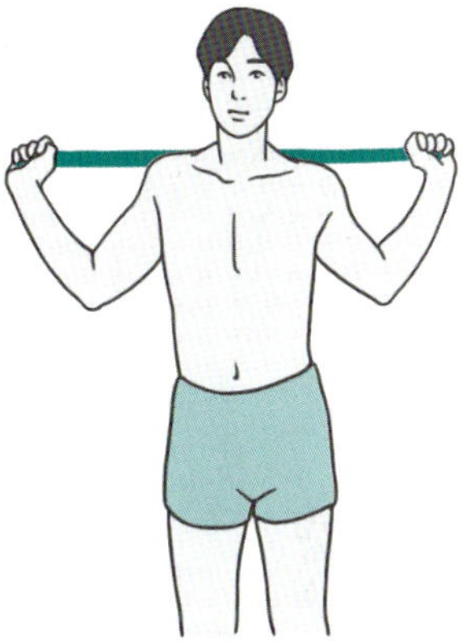

큰가슴근을 신장시키기 위한 봉운동

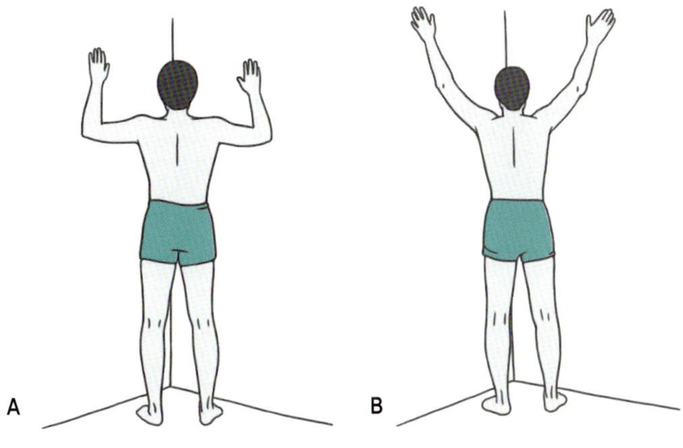

큰가슴근의 자가－신장

A, 빗장부분을 신장시키기 위한 역T자형. **B,** 복장뼈부위를 신장시키기 위한 V자형 자세

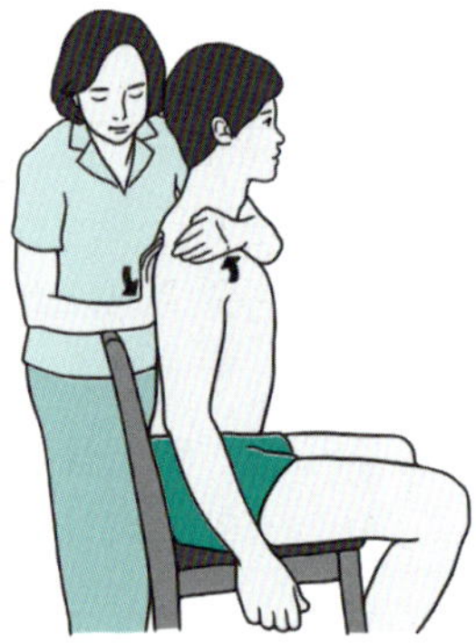

작은가슴근의 능동적 신장

치료사는 환자가 숨을 내쉴 때에 마지막 지점에서 어깨뼈와 부리돌기를 유지한다.

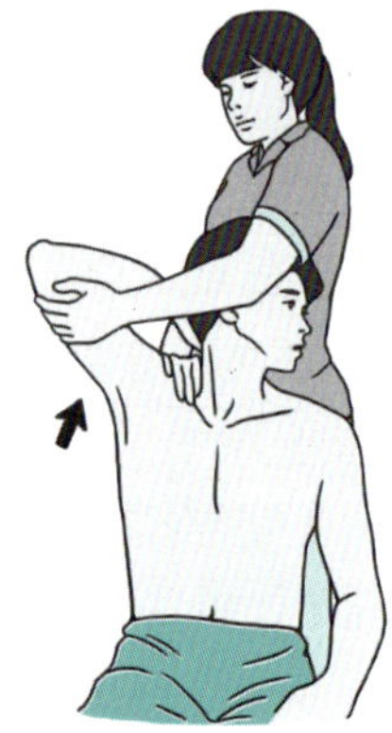

어깨올림근의 능동적 신장

치료사는 환자가 숨을 들이쉴 때에 머리와 어깨뼈를 안정시킨다. 환자가 이완되면 근육이 신장되어 가슴과 어깨뼈가 내림한다.

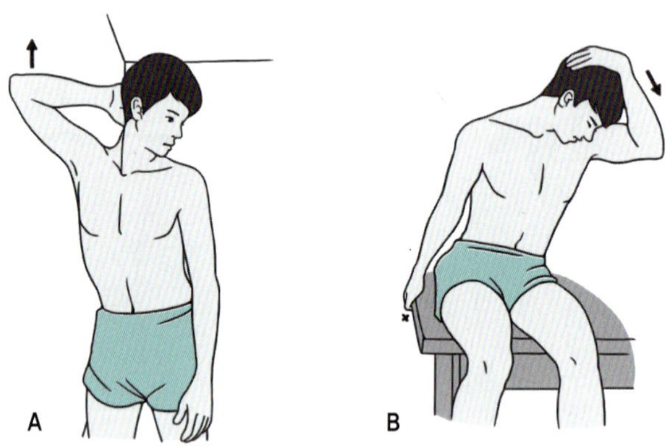

어깨올림근의 자가-신장

A, 어깨뼈의 위쪽 돌림을 이용. **B**, 어깨뼈의 내림을 이용

3. 팔꿉관절 병변(elbow lesion)

1) **가쪽위관절융기염(lateral epicondylitis · tennis elbow)** (기출)

(1) 정의

① 동통성 팔꿉관절 증후군

② **손목관절을 폄시키는 근육**들의 과도한 긴장에 의한 병변

③ 힘줄뼈막성(tenoperiosteal), 힘줄성(tendinous), 근힘줄성(musculotendinous) 병변

(2) 발생빈도 : 팔꿉관절 주위 근육(특히, 몸쪽노자관절 운동)의 무리한 사용, 테니스 선수에게 빈발

Romer	Cyriax
• 근염·섬유소염 : 위팔뼈 안·가쪽관절융기가 이는곳인 근육들의 지속적인 반사운동현상에 의해 • 뼈막염 : 손목폄근의 뼈막 부착부의 단열에 의해 • 윤활막염·관절염 : 고리인대 손상과 동반	• 위팔뼈의 가쪽위관절융기와 온폄근 힘줄의 힘줄뼈막 접합부 파열 • 노쪽 힘살과 온폄근힘줄 접합부 파열 • 긴노쪽손목폄근의 이는곳 파열 • 노쪽손목폄근의 힘살 파열

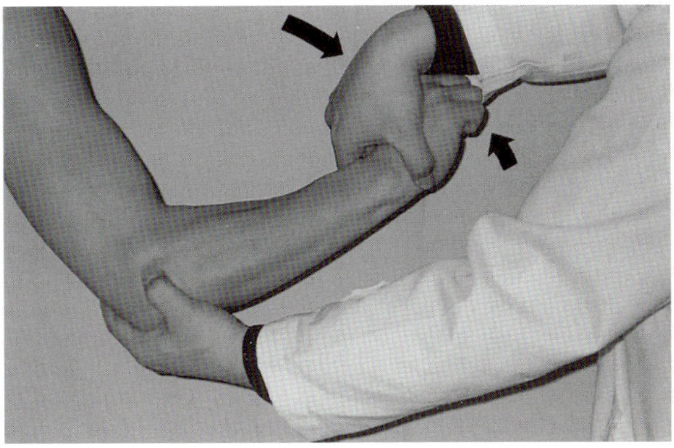

테니스팔꿈치 검사

(3) 원인

장기적 염증성 반응에 이어 반흔조직 형성을 반복적으로 파괴하는 능동운동에 의해 발생

(4) 증상

① 팔꿉관절 주위 동통, 방사통(팔~손목)

② 손의 쥐는 힘 약화

③ 손목관절 노쪽편위 및 신장 운동시 팔꿉관절 주위 통증

④ 압통점 자극 시 작열감

⑤ 아래팔 가쪽돌림과 안쪽돌림시 통증 + 노뼈머리위에 압통과 팽윤 → 윤활막염·관절염 지표

(5) 치료

① 치료 목표 : 동통 완화, 유착 예방

② 급성기 : 안정, 한냉치료, 2~3주 부목 고정

③ 만성기 : 온열, 마사지, Cyriax 마찰법

2) **안쪽위관절융기염(medial epicondylitis·golfer's elbow)**

(1) 정의

손과 손목을 굽힘시키는 근육들의 과도한 긴장에 의한 병변

(2) 발생빈도

야구투수, 골프·수영선수, 강한 grip을 필요로 하는 직업을 지닌 사람에게 호발

(3) 원인

팔꿉관절의 무리한 사용으로 elbow flexion + internal rotation시 발생

(4) 증상

① 안쪽관절융기가 이는곳인 **pronator teres, flexor carpi radialis tendon의 염증**

② 먼쪽부분 위관절융기에 있는 안쪽관절융기 촉진 시 압통

4. 팔꿉관절 중재

1) 비수술적 관리

(1) 관련된 증상의 원인과 진단

류마티스성 관절염(RA)과 퇴행성관절염(DJD)과 같은 병리적 상태는 이 관절 복합체에 손상을 주는 가쪽관절융기 탈구 또는 골절과 같은 급성관절 반응과 같은 현상으로 본다. 위팔뼈와 노뼈·자뼈의 골절과 탈구는 가장 일반적인 손상으로 언제나 석고붕대나 부목을 사용하게 되며, 이때 관절과 주변조직에 고정시킨 후 긴장이 형성된다.

(2) 일반적인 손상/문제점

① 급성증상 : 관절 삼출물, 근방호와 통증으로 인해 팔꿉관절 굽힘, 폄이 제한

② 아급성이나 만성기 : 팔꿉관절 굽힘은 폄보다 제한되는 끝느낌

③ 오래된 관절염과 노뼈머리 손상 : 엎침과 뒤침의 점점 제한되는 끝느낌

④ 먼쪽노자관절의 관절염 : 과도한 압박으로 인한 통증

(3) 일반적인 기능제한/장애

① 방문손잡이나 자동차 키를 돌릴 수 없음

② 방문을 열고 밀고 잡아당기기를 할 때 어려움이나 통증

③ 식사를 위해 손에서 입으로 가는 활동과 마시기, 머리 손질하기, 전화사용 등의 동작제한

④ 의자에서 일어날 때에 손으로 미는 동작이 어렵거나 통증

⑤ 팔을 뻗친 상태로 물건을 옮길 수 없음

(4) 급성관절 병변의 관리

① 삼출물과 근방호로부터 오는 통증 조절

- 손상부위의 안정을 위해 현수를 통한 고정
- 통증이 없는 범위의 조절된 운동
- 부드러운 Ⅰ·Ⅱ 정도의 신연과 진동기술을 이완자세에서 제공

② 연부조직의 운동성 유지

- 통증이 일어나는 부위까지 수동·능동 보조 운동, 굽힘·폄과 엎침·뒤침을 포함한 폄근의 근고정 운동
- 통증이 없는 자세에서 팔꿉관절 굽힘근, 폄근, 엎침근과 손뒤침근, 손목관절 굽힘근과 폄근의 근고정 운동

③ 팔꿉관절과 관련된 부위의 기능과 완전성 유지

- 각 환자의 지구력에 따라 어깨와 손목, 손의 운동과 활동성을 증진
- 만약 손에 부종 발생시 팔을 높이 거상하고 먼쪽부분에서 몸쪽부분으로 마사지 적용

(5) 아급성과 만성기의 관절운동 제한의 관리

① **위팔자관절의 조인트 플레이 증가**

- 굽힘증가
  - 자뼈의 지속적인 신연
  - 자뼈의 먼쪽부분 활주와 함께 지속적인 신연
  - 자뼈의 가쪽활주와 안쪽굽은각은 굽힘의 최종각도를 얻는데 이용

- 폄 증가
  - 자뼈의 지속적인 신연
  - 자뼈의 안쪽활주와 바깥굽은각은 폄의 최종각도를 얻는데 이용

② **위팔노관절의 조인트 플레이 증가**

- 굽힘 증가
  - 노뼈머리의 지속적인 신연
  - 노뼈머리의 지속적인 배쪽활주
- 폄 증가
  - 노뼈머리의 지속적인 신연
  - 노뼈머리의 지속적인 등쪽활주

③ **노뼈머리의 몸쪽부분 아탈구의 치료(Pushed elbow)**

- 임상적인 특징
  팔꿉관절 굽힘과 폄의 제한, 손목의 굽힘제한과 엎침의 제한－노뼈먼쪽부분 골절(colles' Fx.)이나 손배뼈의 골절 동반
- 치료적 관리
  - 급성시에는 노뼈의 먼쪽 견인
  - 만성시에는 등급 Ⅲ의 지속적인 견인으로 노뼈를 반복적으로 신장

④ **노뼈머리의 먼쪽부분 아탈구(pulled elbow)**

- 임상적인 특징
  아래팔을 강하게 견인했을 때 팔꿉관절 부위에 통증을 동반한 뒤침의 제한
- 치료적 관리
  - 노뼈를 뒤침시키는 동시에 빠른 압박도수 교정
  - 연부조직의 외상 동반 시 냉적용과 압박으로 치료

⑤ **몸쪽노자관절의 가동성 증가**

- 엎침 증가 : 노뼈머리의 등쪽활주
- 뒤침 증가 : 노뼈머리의 배쪽활주

⑥ **먼쪽노자관절의 가동성 증가**

- 엎침 증가 : 노뼈먼쪽부분의 지속적인 배쪽활주
- 뒤침 증가 : 노뼈먼쪽부분의 지속적인 등쪽활주
- 통증 치료 : 등급 Ⅰ이나 Ⅱ의 진동기법과 등쪽, 배쪽활주

2) 화골성 근염

(1) 증상의 원인

① 일반적으로 위관절융기골절과 뒤쪽탈구나 위팔근 힘줄의 열상에 의해 많이 발생

② 손상 후 팔꿉관절의 굽힘근의 과도한 신장과 고정기간 중에 형성

(2) 증상

① 팔꿉관절 굽힘 시 저항을 주면 통증 발생

② 염증있는 근육이 위팔뼈와 자뼈 사이에 낄 때 팔꿉관절 굽힘의 제한과 통증 발생

③ 중간범위의 굽힘 시 저항을 주면 위팔근의 통증 유발

④ 위팔근 먼쪽부분 촉지 시 매우 아픈 느낌을 느낌

(3) 치료적 관리

① 팔꿉관절의 휴식을 취함

② 마사지, 수동신장과 운동은 금기

3) 과사용 증후군

(1) 관련된 원인

① **가쪽위관절융기염 또는 테니스팔꿈치(tennis elbow)**

- 가쪽위관절융기와 위팔노관절을 따르는 온폄근힘줄에서 통증 발생
- **짧은노쪽손목폄근**의 근힘줄 접합부가 가장 빈번하게 손상을 받고 그밖에 고리인대가 스트레스를 받을 때도 증세 발생

② **안쪽위관절융기염 또는 골프팔꿈치(Golf elbow)**

안쪽위관절융기 근처의 힘줄뼈막 접합부의 **온굽힘힘줄과 엎침근**의 반복적인 동작과 관련 시 나타남

(2) 증세의 원인

① 아래팔이나 손목의 반복적 과도한 사용으로 인한 근건 접합부의 미세손상과 부분적 열상

② 뼈막의 염증은 육아조직과 유착을 동반하여 증가

③ 충분히 치유되기 전의 활동은 재발을 유발

④ 스포츠 활동 중의 과도한 굽힘, 폄 삠

(3) 일반적인 손상·문제점

① 손목과 손의 과도한 활동으로 팔꿉관절 영역에서 점차적으로 통증 증가

② 필요에 따른 근력과 지구력 감소

③ 통증으로 인해 손으로 쥐는 능력 감소

④ 염증 부위 촉지시 민감통

(4) 급성기 관리

① 통증(pain)·부종(edema)과 근경축(spasm) 조절

- 부목으로 근육을 받혀줌. 폄근 손상 시 cock-up splint로 고정
- 강한 파악활동이나 반복적 쥐기를 못하도록 교육
- 부종과 팽윤 조절을 위한 냉치료

② 연부조직과 관절의 가동성 유지

- 통증없는 범위의 다각도 근고정 수축
- 근육에 전기자극을 주어 가동성 유지
- 교차-섬유 마사지 적용

③ 팔 기능의 완전성 유지

- 능동운동 실시
- 몸쪽부분에서 팔꿉관절로 저항

(5) 아급성기와 만성기 관리

① 통증과 염증이 감소할 때는 가동성 반흔이 생기도록, 근육의 유연성을 증가시키기 위한 운동

- 짧은노쪽손목폄근을 위한 능동억제기법
- 폄근을 위한 자가 신장기법
- 굽힘근을 위한 자가 신장기법
- 반흔 형성 지점의 교차-섬유 마사지의 강도 증가

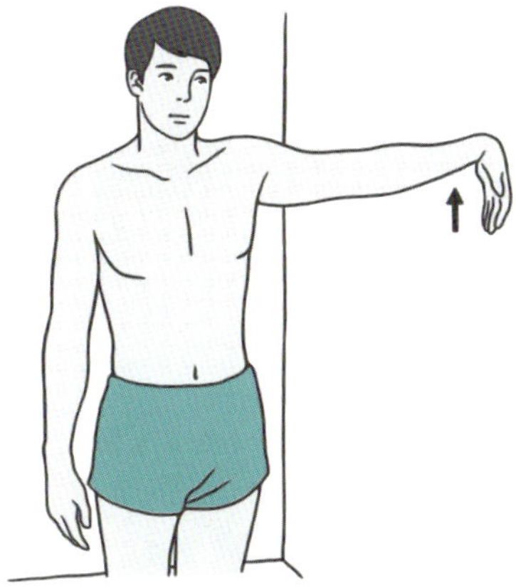

② 근육강화 운동

- 통증이 없는 다양한 위치에서의 등척성 운동
- 아령을 이용한 점진적 저항운동(PRE)의 이용
- 통증이 없는 범위 내의 원심성 부하 적용

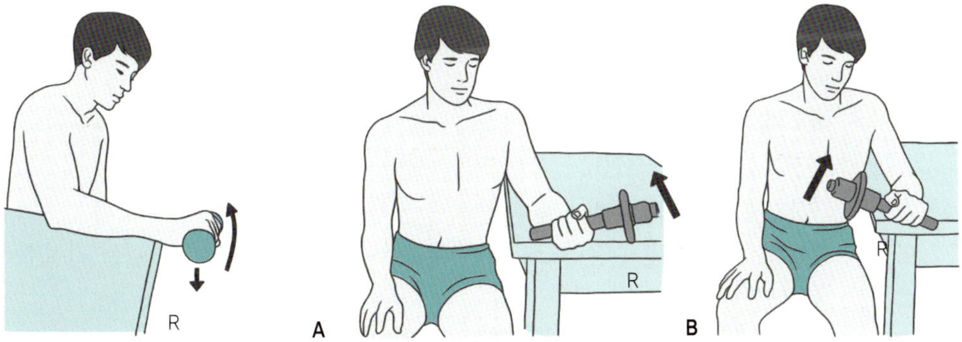

③ 근력과 지구력을 향상시키기 위한 연합된 운동패턴

- 테니스 스윙을 강화하기 위한 벽활차나 저항고무줄 이용한 저항운동

④ 팔꿉관절 과사용을 향상시키기 위한 연합된 운동패턴

- 전 팔과 몸통조정의 동작 평가

⑤ 기능적인 훈련과 조절훈련으로 진행

- 문제를 일으키는 과부하력을 감소시키는 것과 적절한 기법에 대한 재훈련

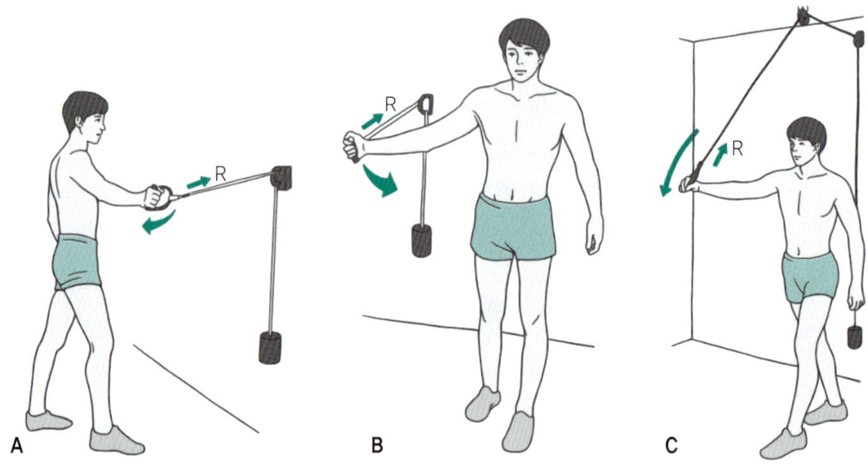

5. 손목관절과 손 중재

1) 비수술적 치료

(1) 일반적인 장애와 문제

① **류마티스 관절염(rheumatoid arthritis)** (기출)

- 침범된 관절의 양측성으로 부종과 관절 제한, 국소적 온열감을 동반한 윤활액의 염증과 조직의 증식이 발생함
- 손허리손가락관절과 손가락뼈사이관절, 손목관절에 호발함
- 동통과 진행성 근위축, 길항근과 근력, 근길이의 불균형이 수반된 외재근 힘줄집과 윤활막 비후가 초래됨
- 비후된 조직이 정중신경을 압박하여 윤활막 힘줄염 부위에서 손목굴증후군이 유발됨
- 전신이 쉽게 피로해짐
- 관절염이 악화되면 관절주머니의 약화, 관절연골의 파괴, 뼈 부식, 힘줄 파열 등으로 관절의 아탈구와 기형이 발생함

② 퇴행성관절염과 관절외상

- 급성기에는 관절의 제한과 동통을 동반한 부종이 발생함
- 만성기에는 침범된 관절의 굽힘과 폄의 모두에서 관절제한이 나타나는 관절주머니 패턴을 보이며 둔탁한 끝느낌을 가짐
- 전신 근력의 쇠약, 파악력의 약화, 근지구력의 저하

③ 고정 후 관절강직

- 관절가동성 저하와 부드럽지 않은 조인트 플레이, 힘줄들이 유착됨
- 근력의 쇠약, 파악력의 약화, 근지구력의 저하, 근유연성의 저하

(2) 급성관절 병변의 관리

① 동통의 완화

- 의사의 약물처방

- 물리치료 기구 사용
- 스트레스를 주지 않는 안정된 자세

② 관절의 보호

- 구축방지를 위한 적절한 위치를 부목이나 테이핑으로 실시
- 스트레스를 유발하지 않는 범위의 동작운동이 필요
- 필요하다면 일상생활동작용 보조장구 착용

③ 관절의 가동성·영양성 유지

- Ⅰ·Ⅱ 등급의 관절가동 기법을 실시
- 수동운동에서 능동 보조운동을 조기 시행하는 것이 중요

④ 근과 힘줄의 유연성 유지

- 다각도의 근등척성 운동 실시
- 수동운동, 능동보조운동, 능동운동을 실시
- 스트레스를 유발하지 않는 관절가동운동 실시
- 침범되지 않는 관절의 완전가동운동 실시
- 윤활집에 위치한 긴 힘줄들의 활주성을 유지시키며 유착 방지

(3) 아급성과 만성 손관절 장애의 운동치료

① 손목관절의 가동성 증진운동

② 손관절의 가동성 증진운동

③ 근과 힘줄의 유연성 증진운동

④ 근력과 기능의 증진운동

(4) 손 류마티스성 관절염의 비수술적 관리

① 급성기

- 안정시 적절한 자세 취하기
- 관절구축 방지를 위한 간헐적인 비스트레스성 관절가동운동 요구
- 염증의 감소 정도를 관찰

② 아급성기

- 동통과 부종이 감소되기 시작하면서 활동시 관절의 보호와 에너지 보존에 관심
- 강력한 파악을 피하고 손변형과 반대되는 손동작을 취하도록 함
- 내재성 근육의 구축징후를 조기에 파악

③ 만성기

- 약물치료로서 관절의 염증이 어느 정도 가라앉으면 구축된 관절들을 역학적으로 신장시키는 관절가동기법 적용
- 강한 신장운동은 삼가
- 근력강화를 위해 저항운동 시행
- 다각도 등척성 운동 시행
- 관절의 증상을 유발시키지 않는 신체 컨디셔닝 조절 훈련(수영이나 자전거 타기)

2) 반복외상 증후군·과사용 증후군(repetitive trauma syndromes·overuse syndromes)

(1) **손목굴증후군(carpal tunnel syndrome)** (기출)

① 원인

손목의 반복적인 사용으로 인하여 긴굽힘근의 자극, 염증, 부종이나 외상, 골절, 관절염, 힘줄윤활막염, 활막조직의 비후 등으로 인한 손 부종의 결과로 손목굴을 통과하는 **정중신경을 압박**하여 손목 이하에 신경학적 증상을 일으키는 상태

② 일반적인 문제

- 손목관절 굽힘 시 통증 호소
- 엄지두덩과 첫 번째, 두 번째 벌레근에서의 근력약화와 근위축으로 인한 **원숭이 손 기형**
- **엄지모음근, 엄지와 2, 3번째 손가락의 폄근 단축**
- 정중신경의 지배를 받고 있는 손바닥의 감각이 저하
- 손목관절과 엄지의 손허리손가락관절, 2, 3번째 손가락의 관절 운동성 저하

③ 비수술적 치료

- 통증을 일으키지 않는 손목 위치로 부목 착용
- 손목이나 팔의 불량한 자세를 생체역학적으로 분석
- 불량 자세를 일으키지 않는 작업환경으로 개선
- 근지구력과 근력 증진
- 손목굴의 공간을 확대시키는 손목뼈(특히 알머리뼈)의 관절가동기법 실시

④ 수술 후 치료

- 제한된 관절에 관절가동기법 실시
- 반흔조직에 대한 심부마찰 마사지
- 약화된 근육에 신장운동과 강화운동
- 팔꿉관절, 어깨관절 그리고 아래팔의 근력강화와 근지구력 훈련 실시

(2) **기용굴증후군(compression in tunnel of guyon)**

① 원인

갈고리뼈와 콩알뼈가 함몰된 부위에 부종이나 압박으로 인한 **자신경의 자극**으로 초래

② 일반적인 문제

- 자신경이 분포하는 손바닥의 자쪽을 따라 동통과 이상감각
- **새끼두덩근과 네 번째, 다섯번째 벌레근, 뼈사이근, 엄지모음근, 짧은엄지굽힘근에서 근력약화와 근위축으로 비숍손 기형**
- 손 외재근과 폄근의 단축 발생
- 콩알뼈의 가동성 제한

③ 비수술적 치료

- 통증을 일으키는 손동작의 수정
- 손바닥의 압박을 피함
- 공작머리 부목 착용

④ 수술 후 치료

수술 후 3~5일간 고정기간이 끝나면 가벼운 관절가동운동 시작

(3) **힘줄활막염, 힘줄염(tenosynovitis, tendinitis)**

① 원인

- 힘줄이나 힘줄집의 과도한 사용
- RA를 앓고 있는 근조직, 수축성 조직에 심한 스트레스

② 일반적인 문제

- 근조직이 수축하거나 건의 활주를 야기시키는 관절의 동작 시 동통이 발생
- 염증 부위 촉진 시 압통점과 온열감
- 류마티스성 관절염에서는 손목굴 내 굽힘근힘줄이나 손목 등쪽부위의 힘줄집조직에서 윤활막의 증식과 부종 발생
- 근력과 근길이의 불균형
- 고정근에서의 근 지구력의 저하 발생

③ 일반적인 기능 장애

동통의 악화는 손의 반복적인 동작과 파악 기능을 저해

④ 급성기의 치료

- 병변근육의 스트레스 제거와 치유촉진의 환경조성
- 병변힘줄의 안정을 위한 부목
- 힘줄과 힘줄집 사이의 가동성 증진을 위한 교차섬유 마사지
- 동통을 유발시키지 않는 위치에서의 다각도 등척성 운동 실시

⑤ 아급성기와 만성기의 치료

- 좀 더 적극적인 마사지와 운동치료와 신장운동으로 발전
- 근력과 지구력, 근균형을 얻기 위한 운동치료 프로그램 수립

EXPLANATION

다리의 연부조직 병변

1. 엉덩관절

■ 엉덩관절 병변

1) 엉덩관절 과사용 증후군·반복외상 증후군

(1) 진단과 증상의 원인

① 큰돌기 윤활주머니염(trochanteric bursitis)

② 허리근의 윤활주머니염(psoas bursitis)

③ 궁둥뼈기부위의 윤활주머니염

④ 힘줄염과 근육의 당김

(2) 일반적인 문제점
① 손상된 근육이 신장된 위치나 반복되는 동작시 근수축을 할 때마다 통증
② 통증을 느끼는 다리의 보폭이 약간 짧아지거나 걸을 때 움츠리게 되는 보행
③ 근육의 유연성과 근력의 불균형 초래
④ 근지구력의 저하

(3) 일반적인 기능장애
① 통증을 유발시키는 활동의 장애
② 보행능력의 저하

■ 엉덩관절 중재

1) 과사용 증후군의 염증관리
(1) 동통의 감소
(2) 역학적 자극의 제거

2) 아급성기의 관리
(1) 반흔조직의 가동성과 유연성의 증진
심부교차섬유 마사지나 근에너지 테크닉으로 힘줄이나 반흔조직을 재배치
(2) 엉덩관절 근육의 근길이와 근력의 회복
① 손상된 근육이나 염증성 윤활주머니에 저강도의 등장성 저항으로 근력강화운동
② 가벼운 신장운동으로부터 점차 억제 기법으로 발전
③ 근력불균형시 신장운동과 강화운동의 간접적인 방법으로 접근
(3) 닫힌사슬의 기능과 안정성 개선
① 체중부하운동 실시
② 기립자세와 보행 후 닫힌사슬 운동 적용
③ 평행대 내에서 부분 체중부하운동이나 고정용 자전거타기 등과 같은 전체 사슬운동 시행
(4) 근지구력의 증진
다음 단계의 운동에 넘어가기 전에, 각 운동을 1~3분 동안 안전하게 반복 수행

3) 만성기의 치료
(1) 근력과 기능력의 향상
① 각 운동동작에 따른 근지구력과 균형성 증진을 포함한 기능훈련과 닫힌사슬 운동으로 진행
② 일상 업무의 복귀나 스포츠 활동에 요구되는 운동의 속도감이나 원심성 저항력의 증진
③ 바람직한 기능적 동작패턴의 운동으로 발전
(2) 기능의 복귀

2. 무릎관절

■ 십자인대의 손상

1) 손상기전과 진단

	앞십자인대	뒤십자인대
기능	• 과도한 무릎관절 굽힘과 과다폄시 긴장상태 • 넙다리뼈 위에서 정강뼈의 전위와 돌림을 막음	• 굽힘 및 폄 시 모두 긴장 상태 • 정강뼈의 뒤쪽전위를 막음
손상기전	• 단독손상은 드물고, 다른 연부조직 손상 동반함 • 인대의 손상은 스포츠 손상의 결과로 20~40세 사이에서 흔히 발생	
	• 가장 흔히 손상 • 무릎관절의 과다폄과 정강뼈 안쪽돌림시 손상다발	• 정강뼈의 뒤쪽전위나 무릎관절 굽힘상태에서 정강뼈 위부분이 지면에 충돌할 때 손상
	★ 불행 삼주징=앞십자인대 + 안쪽곁인대 + 안쪽반달연골 파열	
검사	• **전방끌림 징후** : 넙다리로부터 정강뼈가 5mm 이상 끌리면 양성	• **후방끌림 징후** : 정강뼈가 넙다리 뒤쪽으로 이동하면 양성

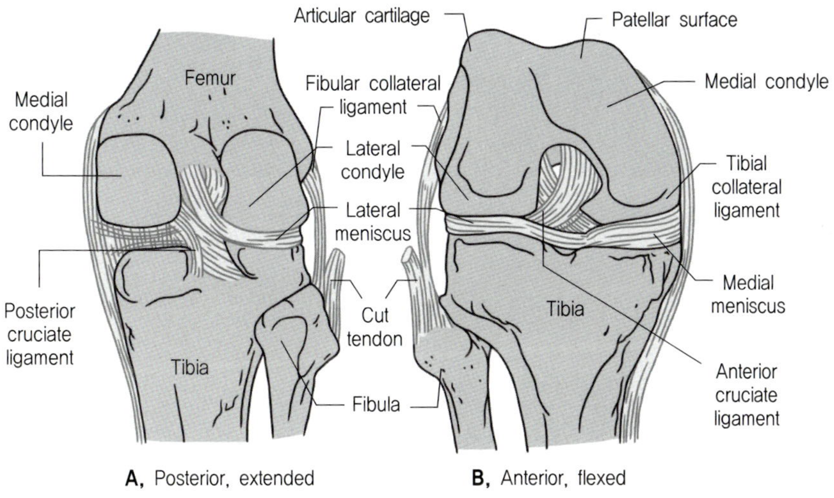

무릎관절의 십자무릎인대와 반달연골

> ☞ **불행 삼주징(unhappy triad of O'Donoghue)** (기출)
>
> 앞십자인대 + 안쪽곁인대 + 안쪽반달연골 파열(수술 필요로 함)

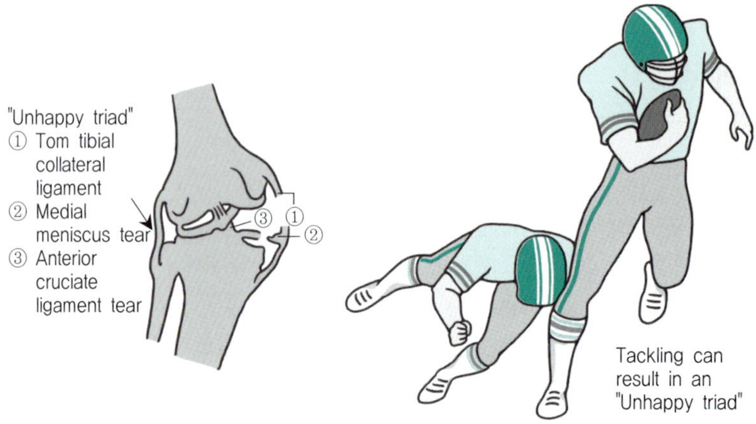

불행 삼주징

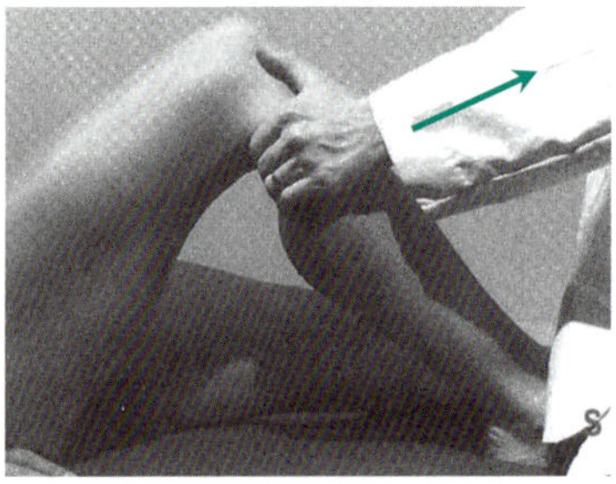

전방 끌림징후검사

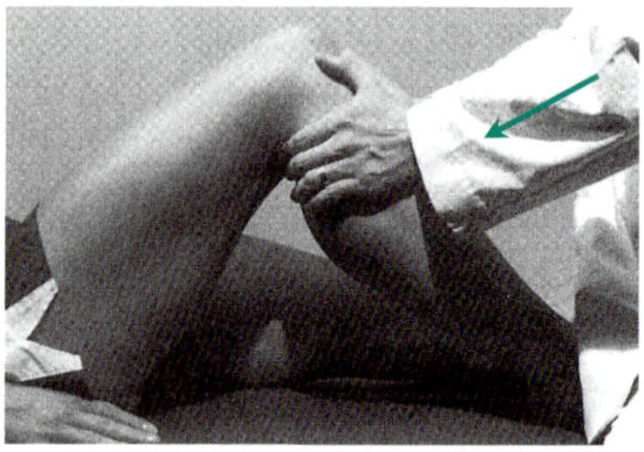

후방 끌림징후검사

2) 증상

(1) 외상 후 보통 몇 시간 동안 부종은 없음

(2) 부종 시 운동의 제한

(3) 스트레스를 잘 받지 않는 자세 → 보통 25° 정도 굽힌 자세

(4) 급성기일 때 보조 없이 체중부하나 보행은 할 수 없음

(5) 완전 열상 시 무릎관절은 스트레스를 받는 습관을 가짐

3) **치료**

(1) 정형외과적 치료

① 인대의 파열이 경미하거나 부분적일 경우 무릎관절 굽힘 상태로 석고 고정 실시(2개월)

② 보조기 착용상태로 보행훈련

(2) **물리치료** (기출)

① 초기 한냉치료, 후기 온열치료

② 등척성 운동·능동운동 : 부종방지, 순환증진

③ 안쪽넓은근 근력 유지에 주의(cast 시 가장 먼저 atrophy가 발생하는 근육 : vastus medialis)

④ Q-setting ex. : vastus medialis 강화, cast 착용 시에도 가능

⑤ 체중부하 훈련(약 8주 후)

⑥ 조기 보행 훈련

- 유출물이 고정되기 전에 넙다리네갈래근의 근고정 운동, 냉치료, 압박법으로 치료
- 환자가 가장 편안한 범위에서 운동 시작
- 부종감소에 따라 열린사슬과 닫힌 사슬 양쪽 모두에서 무릎관절이 굽힘근과 폄근에 능동 관절 가동운동과 근력강화 운동을 시작
- 곁인대와 앞십자인대의 손상 시 교차섬유 마사지는 섬유치유에 도움과 인대의 가동성 유지에 도움
- 보호장치는 체중부하 활동 시 치유되고 있는 인대의 충격을 감소
- 닫힌 사슬 저항운동, 보행, 민첩성 운동과 플라이오메트릭으로 기능적 훈련 진전

■ 곁인대 손상

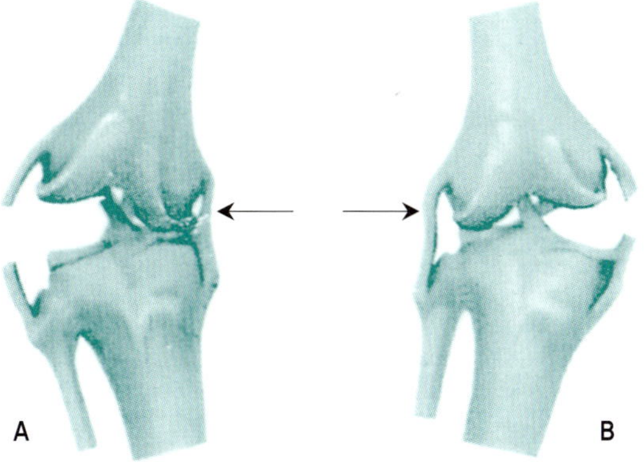

곁인대의 손상
A, 가쪽곁인대 손상. **B**, 안쪽곁인대 손상

1) 손상기전

(1) **안쪽곁인대** : 관절 가쪽에서 직접적으로 가해지는 외력이나 관절의 가쪽돌림·벌림 등에 의해

(2) **가쪽곁인대** : 관절 안쪽에서 직접적으로 가해지는 외력이나 관절의 안쪽돌림·모음 등에 의해

(3) 안쪽곁인대 > 가쪽곁인대 : 가쪽에서의 외력이 더 많음

2) 증상

(1) 국소 통증 및 반사성 근 경련

(2) 무릎관절 굽힘 상태 운동 제한

(3) 보행, 체중부하가 어려움

(4) 관절공간 내 출혈

(5) 근약화 및 위축에 따른 관절 불안정

3) **검사**

(1) 안쪽곁인대 : valgus stress test

(2) 가쪽곁인대 : varus stress test

4) 치료

(1) 경도 손상 : 탄력 붕대, 폄 상태로 석고 고정(3~4주 정도)

(2) 중등도 손상 : 굽힘·모음 상태로 석고 고정

(3) 중증 손상 : 인대 완전 파열이므로 수술 시행

■ 반달연골 손상

1) **손상형태**

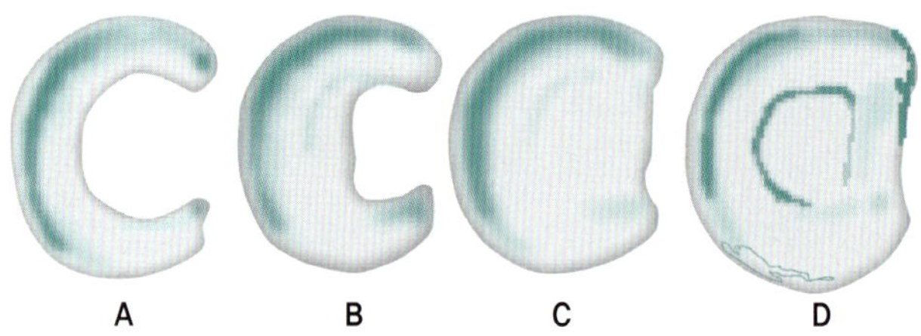

반달연골의 손상형태

A, 정상, **B,** 앞쪽 파열, **C,** 뒤쪽 파열, **D,** Bucket-bandle 파열

2) **손상기전**

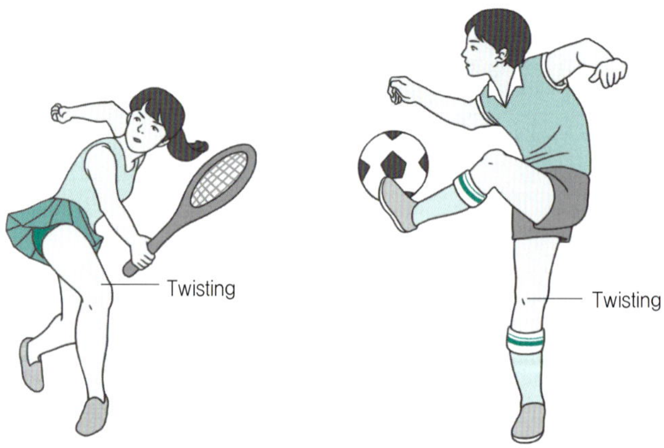

반달연골의 손상기전

안쪽 반달연골 손상	가쪽 반달연골 손상
무릎관절 굽힘 자세에서 돌림 운동이 일어날 경우	
고정된 종아리 + 넙다리 안쪽돌림힘 → 안쪽반달 연골은 관절 중앙으로 밀리고, 폄에 의해 후각부는 압박 외상 → 안쪽반달 연골의 세로파열, 변연부 박리	고정된 종아리 + 넙다리의 가쪽돌림힘 → 가쪽반달 연골의 후각부 외력에 의해 손상은 적고, 폄에 의해 외상 → 가쪽반달 연골의 안쪽모서리에 세로파열(longtudinal tear), 사파열(oblique tear)
안쪽반달연골 손상 > 가쪽반달연골 손상 : 연골의 앞부분이 뒤쪽 부위보다 견고하게 고정되어 전위 가능성이 적으며 일상생활에서 바깥굽음힘이 많이 가해지기 때문	

3) **증상**

(1) locking 현상 : 무릎관절을 굽힌 상태에서 폄시킬 때 갑자기 움직이지 못함(완전폄 안 됨)

(2) 압통

(3) 보행, 체중부하 불가능

(4) 무릎뼈부유(floating patella) 현상 : 인대 부착부 손상 시 삼출액 증가로 발생

(5) buckling 현상 : 안전성 상실에 의해 발생

(6) 수동신장 시도 시 용수철 같은 끝느낌이 있음

4) **검사**

(1) 관절 조영술(arthrography)

(2) 관절경 검사(arthroscopy)

(3) **McMurray 검사**

① 반달연골에 열상이 있는지 여부(촉지음 들릴 경우 양성)

② 안쪽반달연골 : 굽힘 상태로 무릎관절부에 바깥굽음힘, 가쪽돌림힘을 가하면서 폄

③ 가쪽반달연골 : 굽힘 상태로 무릎관절부에 안쪽굽음힘, 안쪽돌림힘을 가하면서 폄

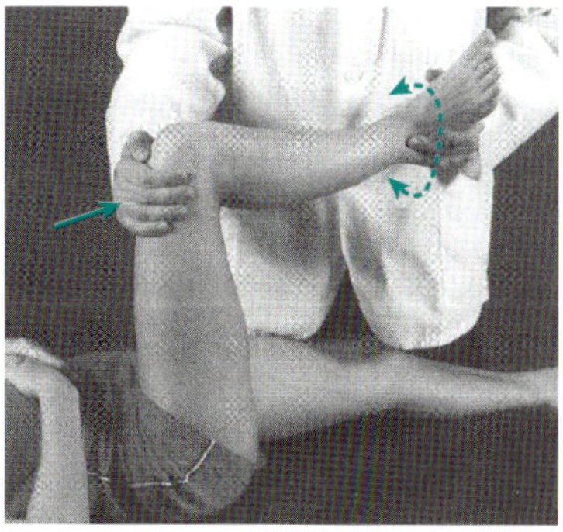

반달연골 열상 평가를 위한 McMurray 검사(무릎관절 굽힘)

(4) **Apley 검사**

① 압박 검사 : 반달연골

② 신연 검사 : 인대

(5) Watson-Jone 검사 : supine에서 무릎관절 최대 폄 시 손상 부위에 동통 호소

(6) Squatting test : 서 있는 상태에서 안·가쪽돌림을 시키고 앉았다가 일어날 때 손상 받은 반달연골이 관절 사이에 맞물려서 동통 호소

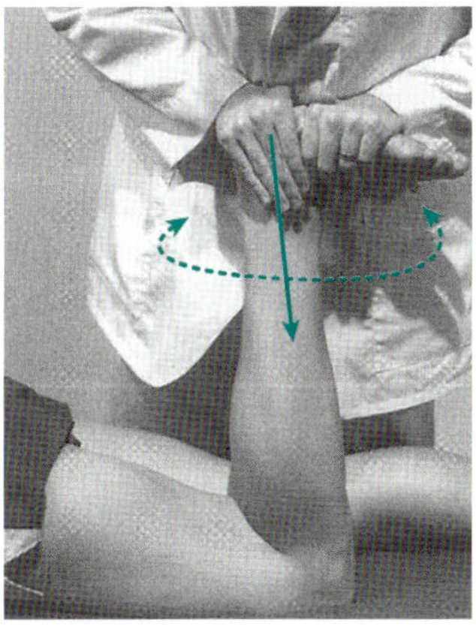

Apley 압박 검사

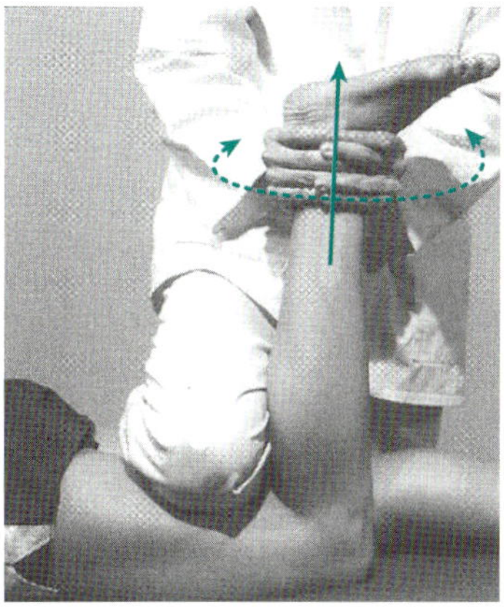

Apley 신연 검사

5) 치료 (기출)

(1) 환자에게 무릎관절 열림이나 그 열림이 자연스럽게 일어나도록 다리를 능동적으로 움직일 수 있게 함

(2) 안쪽반달연골의 도수 정복 : 치료사는 엉덩관절과 무릎관절을 굽히고 정강뼈를 안쪽돌림과 가쪽돌림함. 그런 다음 정강뼈를 가쪽돌림하고 무릎관절을 펌시킬 때 가쪽굽음압력을 가함. 반달연골은 안에서 딸까닥 소리를 냄

(3) 정형외과적 치료

① 1~2주 정도 압박 붕대나 부목 사용하여 고정

② 보존적 치료가 불가능한 경우 수술

(4) 물리치료

① 넙다리네갈래근 위축 방지

② 완전 폄 운동이 가능하도록 무릎관절 운동

③ 18일 정도 경과 후 근력 증가 운동, 보행훈련 실시

3. 발목관절과 발

■ 인대의 삠(sprain)과 부분파열(inor tears)

1) 손상의 기전과 위치

발목삠의 가장 흔한 형태는 안쪽번짐긴장이 원인으로 앞목말종아리인대의 부분 또는 완전 파열이 되며 뒤목말종아리인대는 큰 안쪽번짐긴장으로 파열됨

2) 일반적인 손상·문제

(1) 손상된 조직이 중간손상에 가벼운 스트레스를 받았을 때에 통증

(2) 완전열상과 관련된 과도한 가동이나 불안정성

(3) 수동적 가동과 균형문제의 발달을 인지하는 능력이 감소함에 따라 고유수용성 결함이 발생

(4) 관련된 근육증상과 근육반사 억제

3) 일반적인 기능 제한·장애

(1) 급성 증상 시 체중부하는 할 수 없으므로 보행의 보조

(2) 불안정성으로 손상의 재발, 감퇴의 발생빈도와 안전문제가 증가

4) 비수술적 관리와 급성기 (기출)

(1) 종창이나 관절삼출이 시작되기 전에 문제를 평가하고 치료함

(2) 1단계와 2단계의 삠은 보존적 치료를 하고 발목은 중립 또는 약간 발등굽힘과 바깥굽힘으로 고정함

(3) 급성 증세를 나타내는 동안 체중부하의 긴장 감소를 위해 목발보행

(4) 근육의 완전성 유지와 순환보조를 위한 근고정 기법

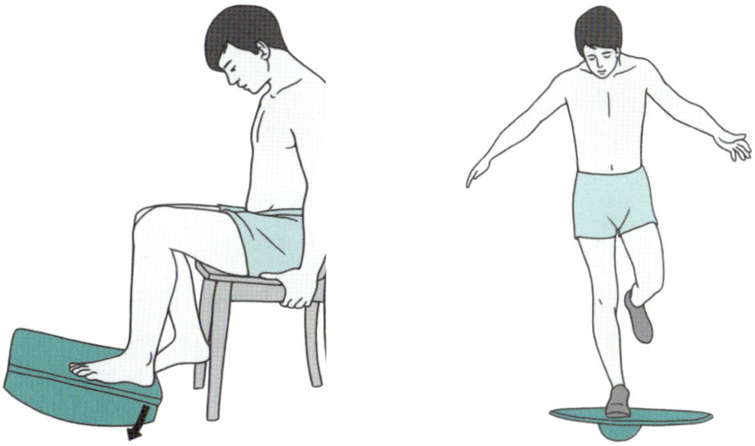

환자는 앉은 자세에서 발목관절의 움직임 조절을 발달시키 위해 흔들림판을 이용하고 있다. 양발을 모두 흔들림판 위에 놓을 때, 정상측 발은 손상측 발을 보조할 수 있다. 단지 손상측 발만을 흔들림판 위에 놓는다면 그 활동을 하기란 매우 어렵다.

5) 아급성기와 만성기
   (1) 급성 증세가 감소함에 따라 체중부하 시 부목으로 손상된 인대를 보호하도록 계속 고정
   (2) 환자가 견딜 수 있을 만큼 인대에 교차섬유 마사지 적용
   (3) 관절의 가동성 회복이나 유지를 위해 관절에 관절가동기법 사용
   (4) 아급성기에 부목 제거
   (5) 조직이 견딜 수 있는 범위에서 하루에 몇 번 ROM 실시
6) 만성기
   (1) 지지근의 근력 증가, 종아리근의 저항운동
   (2) 발목의 안정성, 협조성, 반사반응을 위한 고유수용 피드백의 개선 훈련은 흔들림판이나 균형판에서 시작하고 점진적으로 다른 균형운동을 해감
   (3) 환자가 스포츠 활동으로 부상시 발목을 부목, 테이프로 감싸고 적당한 신발을 신어 외상으로부터 인대를 보호

■ 아킬레스힘줄 손상(achilles tendon injury)

1) 손상기전 : 장딴지근과 가자미근의 공동힘줄의 손상
2) 증상
   (1) 둔탁한 파열음
   (2) 순간적인 통증
   (3) 종창
   (4) Tip toe 보행(발끝으로 걷는 형태)
3) 검사
   (1) **톰슨의 압착 검사(Thompson squeeze test)**
   (2) Kager's triangle : 방사선 사진

4) 치료

(1) 활동성 많은 젊은 층은 수술

(2) 무릎관절 45° 굽힘 + 발목 최대 바닥쪽 굽힘 고정(6주간)

■ 발목 인대 손상

1) 손상기전

(1) 가쪽인대

① 가장 흔함, 95% 이상이 발목관절의 앞·가쪽부위에서 발생

② 대부분 **앞목말종아리인대(anterior talofibular ligament)** 손상

③ 발목관절 발바닥굽힘 상태에서 안쪽굽음힘이 가해질 때

(2) 안쪽인대

① 세모인대 손상

② 가쪽부위의 골절, 인대손상 동반

2) 증상

(1) 종창

(2) 국소적 동통, 압통

(3) 피하출혈

3) 검사

(1) 진단 시 발목관절 골절 여부 확인 중요

(2) 앞쪽 전위검사, 뒤쪽 전위검사

4) 치료

(1) 1형 : 단순 압박붕대, 반창고로 고정

(2) 2형 : 3~4주간 석고부목 고정

(3) 3형 : 4~6주간 석고부목 고정으로 만성적 불안정성 예방

EXPLANATION

척추의 연부조직 병변

1. 목뼈의 채찍질손상

1) 정의

(1) 목이 갑자기 앞으로 과다굽힘되거나 과다폄되면서 목뼈부위에 발생한 손상

(2) **교통사고 시에 흔히 일어나며 관성의 법칙이 작용한 결과**

2) 손상기전 및 증상

	가속손상(acceleration injury)	감속손상(deceleration injury)
손상기전	• 과다굽힘 후 과다폄되는 경우 • 충돌손상 • 주행하고 있는 차속에 타고 있는 승객들	• 과다폄 후 과다굽힘 되는 경우 • 추돌손상 • 정차해 있는 차속에 타고 있는 승객들
증상	• 뒤목부위근의 파열 • 목덜미인대, 가시사이인대, 관절주머니, 뒤세로인대, 신경뿌리 등 손상	• 척추원반 섬유테의 앞부분 손상 • 앞세로인대, 앞목부근 손상 • 관절면, 신경뿌리, 가시돌기 등의 압박
	• 손상 후 2~4일 후 : 조직 내 삼출물과 혈종 등의 염증성 변화 • 손상 후 1~3주 후 : 삼출물·혈종 흡수, 섬유성 교원조직 자리 잡음 • 운동 시 목 통증 악화(예리한 통증) • 연관통 : 어깨, 어깨뼈, 팔, 등뼈, 머리 • 지각이상(손의 자쪽에 다발) • 현기증, 불안정 • 목뼈부위, 팔이음대근의 근경축 • 보호반응에 의해 목뼈부위의 운동 상실 • 시야가 흐려짐, 이명, 연하곤란 • 가슴통증, 가슴부위의 멍(좌석벨트에 의해)	

3) 채찍질손상과 관련된 Quebec 심각성 분류

등급	임상적 상태
0	목의 증상이 없고, 신체적 징후도 없음
1	신체적 징후 없음, 목의 통증, 뻣뻣함, 압통, 현저한 목의 불편함, 정상 관절가동범위, 정상반사, 근절과 피절
2	목의 증상(통증과 뻣뻣함)과 압통과 관절가동범위의 감소와 같은 근골격계의 징후, 어깨와 등에서의 연부조직 불편(통증과 뻣뻣함), 근육분절과 피부분절
3	목의 증상(통증과 뻣뻣함 그리고 관절가동범위의 제한)과 깊은힘줄반사의 소실과 같은 신경학적 징후, 근력약화(근육분절은 양성)와 감각 결손(피부분절은 양성), X-ray상 골절은 없음, CT/MRI상 신경 침범이 있을 수 있음, 척추사이원반 손상 가능성
4	골절과 탈구를 동반한 목의 증상(통증과 뻣뻣함 그리고 관절가동범위의 제한), 객관적인 신경학적 징후, 척수신경 징후 양성

4) 치료

(1) 안정 : 48시간 정도, 짧을수록 좋음, neck collar 착용

(2) mobilization

(3) 통증 경감 : 견인

(4) 근력 강화 : 도수저항에 대항하는 등척성 운동

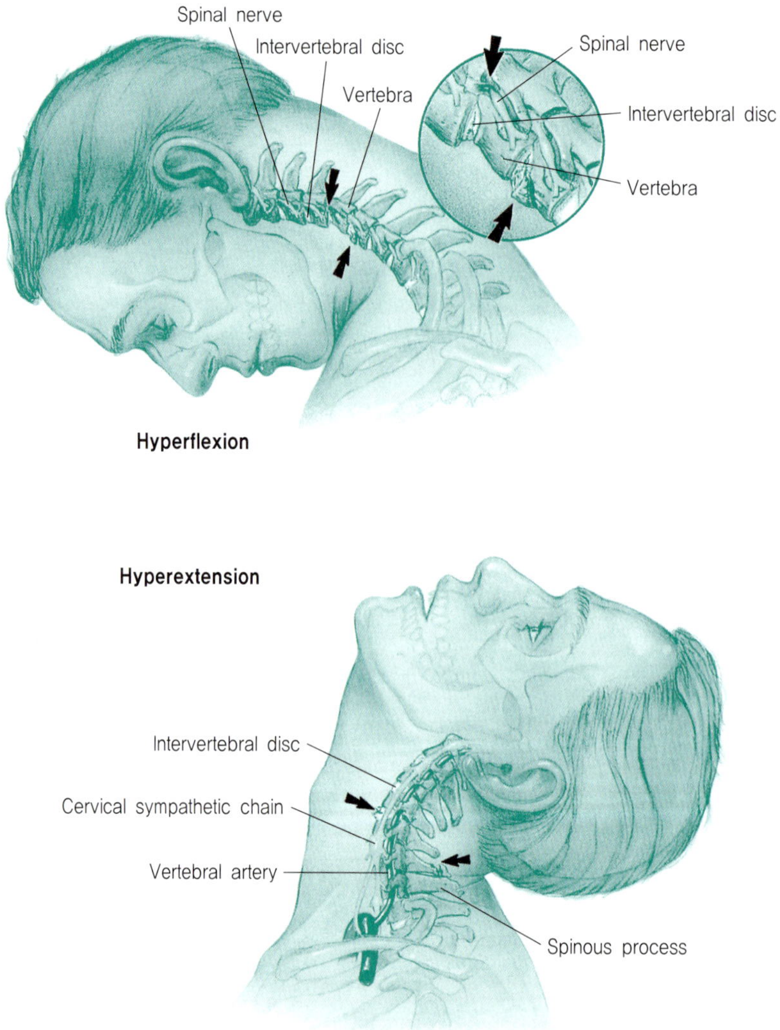

과다굽힘과 과다폄 시의 손상 양상

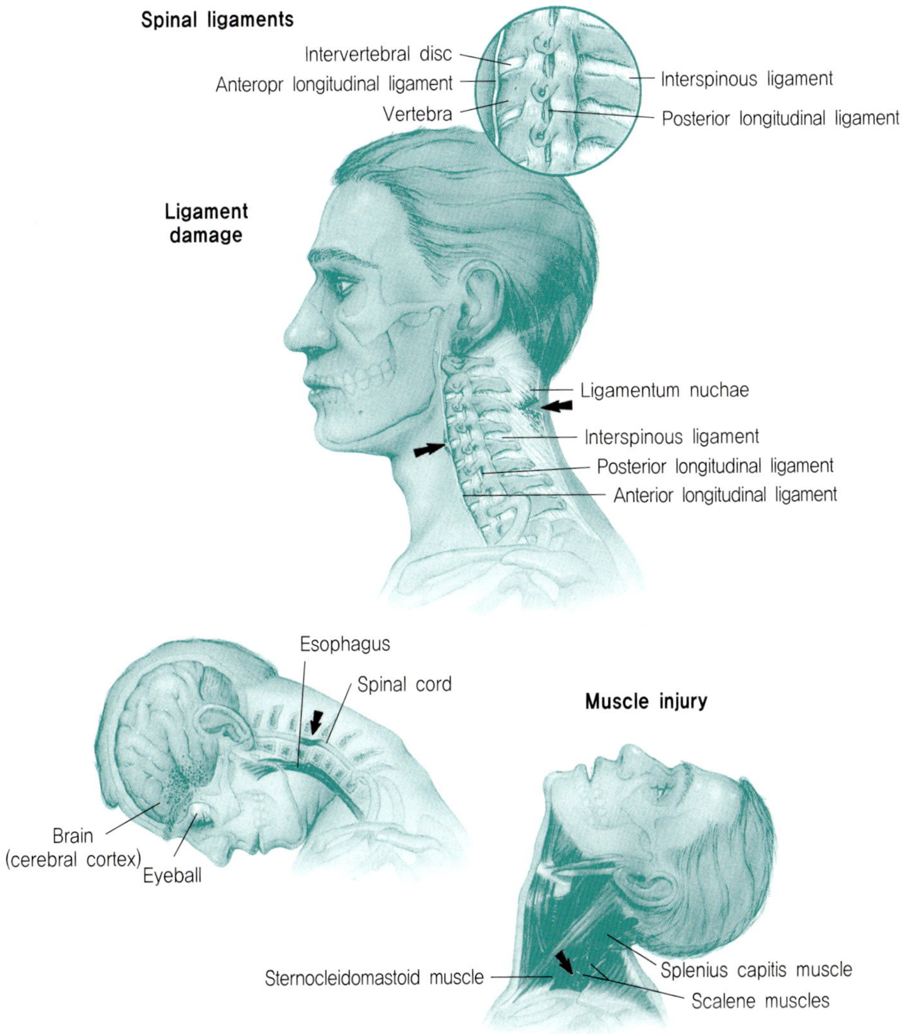

목뼈 채찍질 손상 시 근육과 인대, 척수의 손상 양상

2. 가슴문증후군 (기출)

1) **가슴문 증후군(thoracic outlet syndrome)**

(1) 정의 : 위팔이음뼈와 1번째 갈비뼈 사이를 지나는 위팔신경얼기, 빗장밑동정맥 등의 구조가 압박된 것

(2) 원인

① **목갈비근의 긴장이나 과도한 위축** 시 해부학적 변화로 인해 압박

② 무거운 어깨가방을 메거나 과도한 자세로 있을 때처럼 빗장뼈가 내림된 자세에서 1번째 갈비뼈이나 목갈비뼈에 의해 압박

③ **작은가슴근**의 잘못된 자세로 인해 긴장되거나 완전 올림된 자세로 팔 유지 시 갈비뼈에 의해 압박

④ 어깨관절 복합체의 여러 관절들의 광범위한 운동범위에서 신경이나 혈관 압박

⑤ **forward head나 round shoulder와 같은 자세변화**–목갈비근, 올림근, 어깨밑근, 작은가슴근 등의 긴장과 빗장뼈 내림 유발
⑥ 지속적 목갈비근을 이용한 호흡패턴
⑦ 빗장뼈골절이나 위팔뼈머리의 봉우리밑탈구와 같은 외상성 손상
⑧ 선천성 이상 : 목갈비뼈, **7번째 목뼈의 비정상적인 긴 가로돌기**, 섬유근육 띠

(3) 발생빈도
① 20~50세의 여자에게 호발
② 압박부위
- superior thoracic outlet
- scalene triangle
- clavicle과 1st rib사이
- pec. minor와 thoracic wall의 사이

(4) 증상
① 팔을 머리 위로 올릴 때 악화
② 신경·혈관의 압박 : 지각이상
③ 팔, 손으로의 방사통
④ 목의 운동 제한
⑤ 팔의 근력약화, 조화운동소실
⑥ 만성두통
⑦ Raynaud's 현상
⑧ 통증, 마비, 무감각, 약증, 변색, 부종, 궤양, 괴저

(5) **검사**
① Adson's test
- 팔 : 옆에 위치, 목 : 폄, 머리 : 병변 쪽으로 돌리도록 한 상태에서 노동맥의 맥을 촉지
- 맥이 없거나 감소 : 목에서 앞목갈비근에 의해 혈관 압박

② Costoclavicular maneuver(Military maneuver)
- 어깨를 뒤로 젖혀 군인의 차렷 자세를 취하는 갈비빗장동작
- 어깨를 뒤로 젖히면서 밑으로 당겨지도록 함
- 맥의 소실 : 빗장뼈, 작은가슴근에 의한 빗장밑동맥 압박

③ Roos/EAST(Elevated Arm Stress Test)
- 팔을 머리위로 올려 자세 유지하면서 주먹을 쥐었다 폈다 함
- 정상 : 3분 유지 가능
  병변 : 30초 내에 통증과 피로호소

(6) 치료
① 목표 : 근력강화, 자세교육운동
② 무거운 물건 들기, 병변 쪽 어깨에 띠들이 둘러지지 않도록 해야 함
③ 증상을 유발시키는 팔의 자세가 반복되지 않도록 함
④ **목갈비근 신장**

기 형

EXPLANATION

기 형

- 기형 : 불균형적인 발달로 인해 뼈와 관절이 비정상적으로 위치를 형성하거나 팔다리의 일부가 결손된 상태
- 변형 : 정상의 신체가 어떤 원인에 의해 일부 혹은 앞부분이 정상과 다른 형태로 변화한 상태

1. 원인

	특징	유발요인
선천성	① 태아기나 신생아기의 발육이상 ② 자궁 내에서 일어난 발육결손에 의한 기형	① 염색체의 변이 : 몽골리즘 ② 유전자 부분이상 : 연골 발육 부전증 ③ 방사선이나 풍진 감염 ④ 저산소증
후천성	① 구조적 변화 없이 환자 스스로가 관절의 위치를 바로잡을 수 있는 경우 ② 경직성 근육마비나 이완성 근육마비 ③ 연부조직의 구조적 변화로 구축이 와서 관절 변형 ④ 뼈가 손상을 받거나 이로 인해 관절 주위 연부조직이 구축을 일으킬 만큼 심한 구조적 변화	① 외상 : 골절, 탈구, 아탈구 ② 근력의 불균형 : 진행성 근이영양증, 중증성 근무력증 ③ 내분비 질환 • 부갑상샘 기능항진증의 섬유성 골염 • 뇌하수체 기능항진증의 말단비대증 • 구루병, 뼈연화증 등의 영양장애 • RA, OA와 같은 관절 질환 ④ 대사성 질환 : 각기병 ⑤ 감염 : 결핵, 뼈속질염, 당뇨병 ⑥ 마비 : 노신경 마비 시 wrist drop

2. 분류

1) 1도 기형 : 골성변화 없음, 근긴장도 변화, 습관이나 잘못된 자세에 의해 유발, 스스로 교정 가능
2) 2도 기형 : 골성변화 발생, 연부조직 구축 발생, 물리치료에 의해 교정 가능
3) 3도 기형 : 심한 골성 변화, 정형외과적 수술 시행

EXPLANATION

팔의 기형

1. 선천성 위쪽 어깨뼈(Sprengel's shoulder)

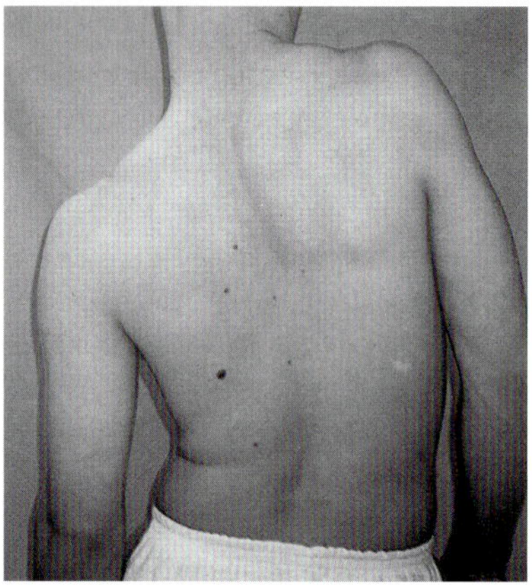

1) 정의 : 한쪽 어깨뼈가 가슴벽에 대해 비정상적으로 높이 위치한 기형으로 드문 선천성 질환
2) 원인
   (1) 자궁 내에서 태아의 한정된 위치 때문에 한쪽 또는 양쪽 어깨뼈의 내림이 방해를 받아 발생
   (2) 유전
3) **발생빈도**
   (1) 편측성 > 양측성(등척주옆굽음증 동반)
   (2) 여자 > 남자(3～4배)
   (3) 왼쪽 > 오른쪽
   (4) 태아발달 초기 > 출생 시
4) **증상** (기출)
   (1) 어깨뼈 돌림을 동반한 올림(위각이 아래각보다 척추 가까이 위치)
   (2) ┌ 위각 : 목에서 돌출되어 보임
       └ 아래각 : 몸통의 정중선에 근접하여 안쪽돌림됨
   (3) ┌ 편측성 : 목가슴부위 척추옆굽음증 변형(보통 가슴부위)
       └ 양측성 : 양쪽 어깨가 모두 올림, 아래 목·등뼈 돌출
   (4) 시간이 경과함에 따라 심해짐
   (5) 등세모근에 가장 잘 침범
5) 치료
   (1) 운동치료
      ① 마사지
         • 순환의 증진 및 유착 방지
         • 어깨세모근, 마름근, 어깨올림근

② 수동·능동운동 : 어깨 모든 관절과 팔의 올림, 벌림, 어깨뼈 돌림 운동 실시
③ 수중치료 : 어깨벌림운동
④ 합병증 관리 : 척추 옆굽음증, 기운목

(2) 정형도수치료
① 움직임의 범위 증진
② 어깨관절의 움직임 증가를 위한 어깨관절가동술
③ 기운목, 척추옆굽음증의 교정을 위한 척추관절가동술

(3) 보조기 및 물리적 인자 치료
① 온열치료 : 연부조직 이완, 통증 완화, 순환 증진
② 전기자극 치료 : 근재교육

2. 뒤피트렌 구축(Dupuytren's contracture) (기출)

1) 정의
(1) 뼈의 기형이라고는 할 수 없음
(2) 손바닥근막의 섬유 모세포에 증식이 일어나 결절이 생기면서 손가락관절의 구축에 의해 손가락에 굽힘 기형이 발생한 것

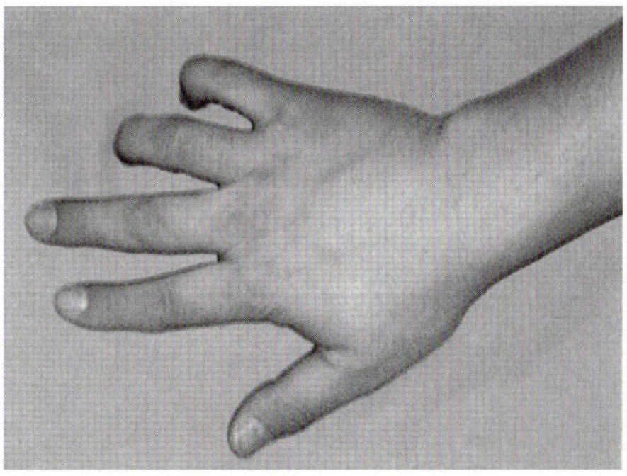

뒤피트렌 구축환자의 손 모양

2) 원인
(1) 원인 불명
(2) 유전적 성향·가족력

3) **발생빈도**
(1) 남자 > 여자
(2) 중년층, 노년층에서 호발
(3) 백인종 > 유색인종
(4) **반지손가락, 새끼손가락에 빈발**(보통 양측성으로 옴)
(5) 손바닥에 무리한 압력을 가하거나 손을 많이 사용하는 직업을 갖고 있는 사람

4) **증상**
(1) 통풍, 류마티즘, 대사성 질병에서와 외양 비슷
(2) 손바닥근막의 비대와 결절(nodular)이 생김 → 수축 시 손가락을 손바닥 쪽으로 당김
(3) 손가락은 MP joint가 먼저 아래쪽으로 끌리고 1st, 2nd IP joint가 아래쪽으로 당겨짐(피하의 결절이 MP joint 앞쪽부위에 발생) → 손가락 굽힘
(4) 관절 구조물 구축, 관절성 변화, 힘줄 단축(줄 형태의 코드가 나타나 손가락의 굽힘 구축이 발생)

5) **치료**
(1) 운동치료
① 구축 초기, 증상 경한 경우
- 수동적 폄운동, 신장운동이 효과적
- 손바닥근막에 대한 심부 마사지, 마찰법

② 단축된 연부조직 신장
③ 심부 마찰 마사지 : 짧아진 손바닥근막에 적용
④ 손가락폄근에 능동 운동

(2) 정형도수치료
① 손허리손가락관절과 몸쪽손가락관절에 손등 방향으로 관절 활주 : 폄 움직임 증가
② 치료면에 수직인 방향으로 관절 견인

(3) 보조기 및 물리적 인자 치료
① 온열치료
- 연부조직 이완 및 통증 완화
- 순환 증진
- 온열치료 적용 후 능동운동이나 신장운동 적용

② 수치료, 광선치료 : 순환 증진
③ 전기치료
- 초음파 효과적
- 초음파, 단파, 극초단파 : 심부조직 온열 및 마사지 치료
- 이온도입법 : iodine·chloride－음극, histamine－양극 등을 손바닥에 주입

④ 수술 후에는 부목을 이용하여 손가락 폄 상태에서지지

3. 선천성 앞팔 부위 기형

1) 운동치료
(1) 팔꿉관절과 손목관절의 구축 예방을 위한 수동·능동운동 및 신장운동
(2) 수술 후 신장운동, 근력강화 운동 등을 목표에 따라 적용
(3) 수치료 : 수중에서 어깨관절, 팔꿉관절, 손목관절의 움직임 증가
(4) 마사지 : 환측 팔 이완

2) 정형도수치료 : 팔꿉관절과 손목관절의 관절가동범위 증가
3) 온열치료 : 통증 완화, 순환 증진

EXPLANATION

다리의 기형

1. 선천성 엉덩관절 탈구(Congenital Dislocation of the Hip, CDH)

1) 정의 : 한쪽 또는 양쪽 엉덩관절의 부분적 또는 전체적으로 선천성으로 탈구되는 것
2) 원인
(1) 유전적 원인에 의한 뼈나 인대의 발달 이상
(2) 태아기 혈중의 estrogen이나 progesterone 등의 영향으로 relaxin이라는 호르몬이 분비되어 인대가 이완되는 경향을 갖게 됨

(3) 엉덩관절이 형성되기 전에 출생하였을 경우

(4) 태아가 둔위 위치로 자궁 내에 있을 때(산모의 엉치뼈에 태아의 넙다리가 닿은 상태로 태아의 체중과 중력의 힘에 의해 서서히 눌려 넙다리뼈머리가 절구에서 이탈)

(5) 원인 불명

3) 발생빈도

(1) 여자 > 남자(4배)

(2) 편측성 > 양측성

(3) 왼쪽 > 오른쪽

4) 증상

(1) 뼈

압력에 의해 넙다리뼈머리가 엉덩뼈 쪽으로 올라가서 뼈를 계속 압박하여 아탈구를 형성하게 되고 불안정한 관절을 이룸

(2) 인대

① 발달과정 중 느슨해지고 관절주머니는 길어짐

② 넙다리뼈머리 인대는 없어지거나 발달이 매우 저조하게 됨

(3) 근육

① 아탈구나 탈구에 의한 근육 손상

② 골반과 넙다리뼈에 연결되는 짧은 근육들의 작용 방향이 달라져서 기능에 변화가 생김

③ 뒤넙다리근, 넙다리빗근, 넙다리곧은근, 모음근, 두덩정강근, 넙다리근막긴장근과 같은 긴근육들이 짧아져 정복 시 저항 유발

④ 중간볼기근과 작은볼기근의 기능 상실 : 엉덩관절 벌림근으로서의 기능과 체중이 가해질 때 골반의 위치를 유지하는 기능 약화

(4) **넙다리뼈머리**

① 편평해지고 이상 기형 발생

② 뒤·가쪽 전위 발생

③ 뼈머리의 뼈형성지연

(5) 절구(acetabulum)

① 상·후순 결손

② **결손부에 지방조직이 대치되어 편평하게 보임**

(6) 뒤쪽 탈구시 허리척주앞굽음증

(7) 다리길이가 2.4~4cm 정도 단축

(8) 어린이의 경우 통증 없이 쉽게 피로 → 나이 들면서 통증 증가

5) **검사 및 징후**

(1) Barlow 검사

탈구를 유도(모음)하여 탈구성 관절을 검사하는 검사법(생후 6개월까지 유용)

(2) Ortolani 징후

탈구된 뼈머리를 볼기뼈머리 내로 정복(벌림)시키는 검사법

Barlow test	Ortolani test
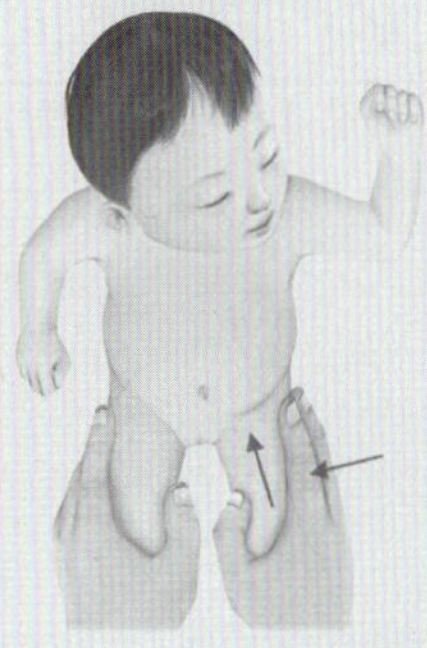	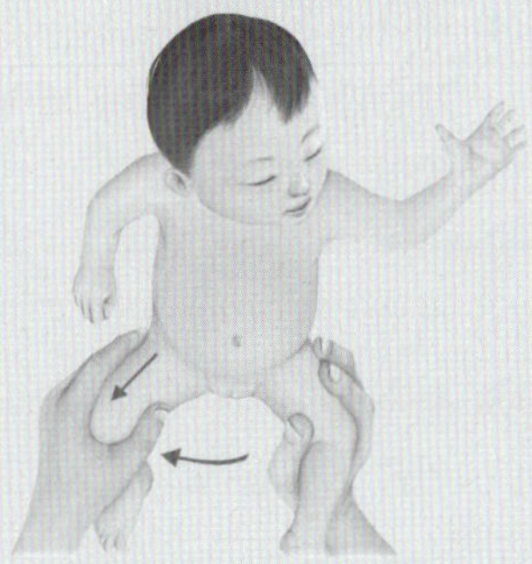
① 영아를 바로 눕히고, 검사자는 큰돌기와 작은돌기 부위의 넙다리를 엄지손가락과 나머지 손가락으로 잡는다. ② 영아의 넙다리를 완전히 굽힌다(엉덩관절 전방 탈구를 시도하기 위해). ③ 검사자의 중지로 넙다리뼈큰돌기 뒤에서 앞으로 밀면서 엉덩관절을 벌린다.	① 영아를 바로 눕히고 검사자는 작은돌기와 큰돌기 부위의 양 넙다리를 엄지손가락과 나머지 손가락으로 잡고, 양 넙다리를 굽히면서 벌린다. ② 엉덩관절을 벌리면서 가쪽돌림 시키면 약 30~40° 쯤에서 저항감을 느낄 수 있다.
• 양성반응 : 촉지성 또는 딸깍거리는 소리를 느낄 수 있다. • 결과판정 : 선천성으로 넙다리뼈 탈구될 수 있음을 의미하며, 엉덩관절의 불안정성을 의미한다.	• 양성반응 : 촉지성 또는 딸깍거리는 소리를 느낄 수 있다. • 결과판정 : 선천성으로 넙다리뼈 탈구될 수 있음을 의미하며, 엉덩관절의 불안정성을 의미한다.

(3) Trendelenburg 징후

① 환자가 탈구측 다리로만 체중부하를 하고 일어섰을 때 골반의 위치를 유지하지 못함

② 편측성 : 절름발이 보행(limping gait) → 몸통 환측 굽힘으로 보상작용 일어남

③ 양측성 : 오리걸음(waddling gait) → 몸통 가쪽에서 가쪽으로 교대 굽힘

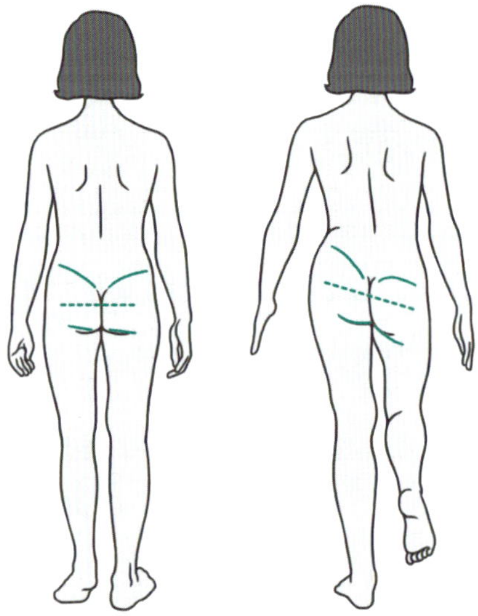

Trendelenburg 검사의 양성 반응

(4) Piston 징후

① supine에서 엉덩관절 견인 시 딸려 나옴

② 넙다리 위끝을 촉지하면서 다리를 위쪽이나 아래쪽으로 밀 때

(5) Allis 징후

① supine에서 양측 hip과 knee를 flexion시키고 양 발을 모아 무릎을 세움

② 탈구측 무릎의 높이가 건측보다 낮음

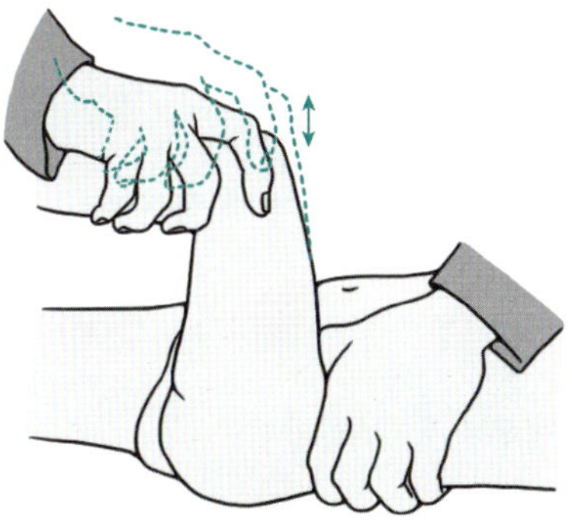

피스톤 징후

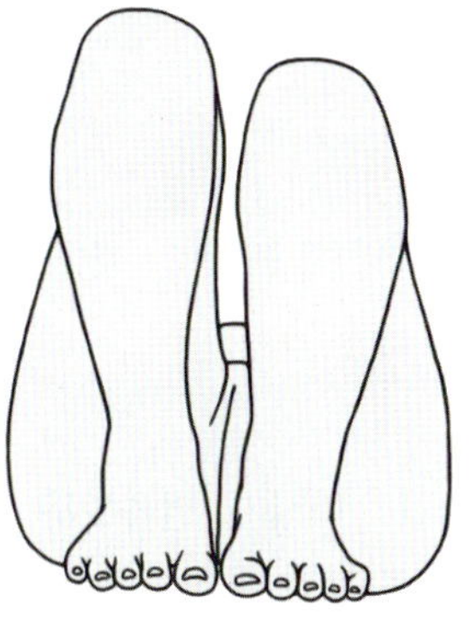

Allis 징후

6) 정형외과적 치료

(1) 출생 후~12개월

① 탈구 정복(엉덩관절 90° 굽힘 후 벌림) 후 벌림·굽힘 상태에서 고정

② **von Rosen, abduction brace** : 엉덩관절 굽힘·벌림(심한 벌림·정복 피함)

③ **Pavlik harness** : 점진적 탈구 정복

(2) 12개월~3세

① 정복 전에 Gallow 견인(체중의 27% 무게, 2.5kg 이하로 견인 → 닫힌 정복상태로 hip spica cast, frog leg cast)

② 편측성이라도 frog leg 석고 착용

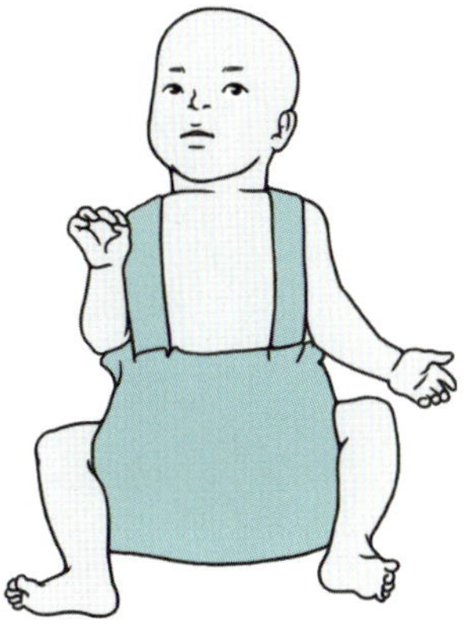

Frejka splint

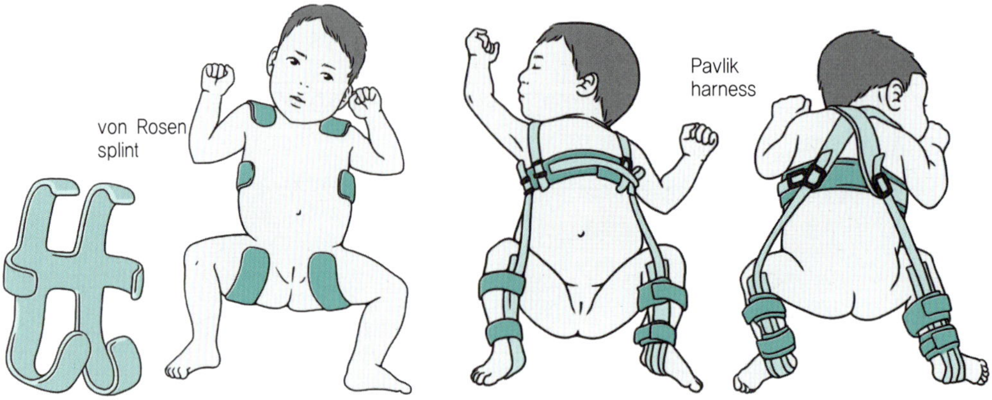

von Rosen splint　　Pavlik harness

(3) 수술적 정복

7) 치료

(1) 고정기간 : 마사지, 먼쪽부분 운동(발, 발목관절, 무릎관절)

(2) 고정 후

① 엉덩관절 벌림 능동운동 중요 : supine → standing

② 엉덩관절 모음·안쪽돌림 운동시 주의 : **재탈구 위험**

③ 배근과 등근육 운동 : 허리척주앞굽음증 감소 및 방지

④ 보행훈련 : 골반 옆기울임이 일어나지 않도록 정확한 보행 훈련

(3) 보조기

① **패브릭보장구(pavlik harness)** (기출)

- 주로 6개월 이하 신생아에게 사용
- 엉덩관절 굽힘 유도 : 뼈머리를 절구로, 무릎이 바깥쪽으로 향하도록 하는 동적 보조기
- 너무 강하면 엉덩관절 손상, 너무 약하면 관절 위치 부적절
- 3주 적용 시에도 적용되지 않으면 다른 치료로 변경

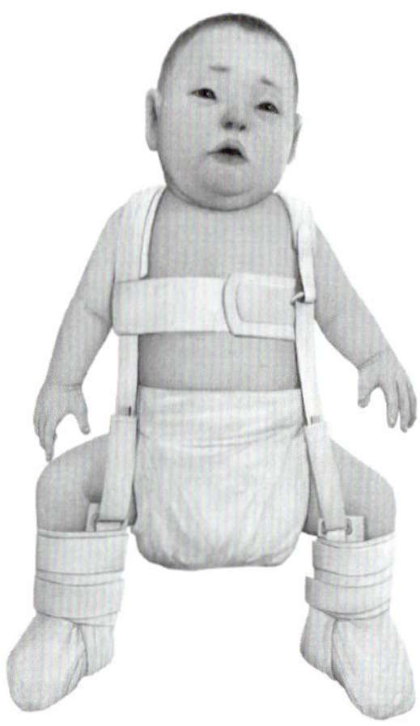

Pavlik harness

② 포레저가 부목(frejka splint)
- 다리 사이에 벨트가 달린 천으로 구성
- 넙다리뼈의 벌림과 굽힘을 만드는 데 사용

③ **본로젠 부목(von rosen splint)**
- 넙다리머리뼈를 항상 관절공간의 가운데에 위치시키도록 도움
- 엉덩관절의 굽힘과 돌림 허용 : 무릎관절의 자유로움 움직임 가능
- 엎드려 누울 수 있음

2. 넙다리뼈끝 변위

1) 발생빈도
   (1) 성장기에 발생(14∼16세)
   (2) 청소년 여자에게서 5배 정도 호발
2) 증상
   (1) 급성 통증
   (2) 다리 움직일 수 없음
   (3) 진행될 경우 어린이는 절름발이 보행, 무릎 방사통
   (4) 다리는 가쪽돌림·안쪽돌림 제한
   (5) 넙다리뼈머리가 뒤쪽으로 전위, 다리는 벌림
3) 치료
   (1) 운동치료
      ① 엉덩관절 벌림근 근력강화운동
      ② 정형도수 치료 : 수술 후 벌림가동범위 증가
      ③ 벌림 운동 : 옆으로 누운 자세에서 능동 저항 운동 실시
      ④ 걷기 재교육
   (2) 보조기
      ① 침상안정이나 견인치료 후 보행훈련
      ② 환자의 다리에 체중이 부하되지 않는 캘리퍼나 플라스터를 12∼18개월 정도 착용

3. 볼기뼈절구 이형성증(acetabular dysplasia)

1) 증상
   (1) 엉덩관절 90° 굽힘 + 벌림 시 운동 제한
   (2) 엉덩관절 과도하게 벌림시키지 않도록 주의
   (3) 넙다리 안쪽 피부주름 비대칭
   (4) Barlow test·Ortolani test 시 양성 반응

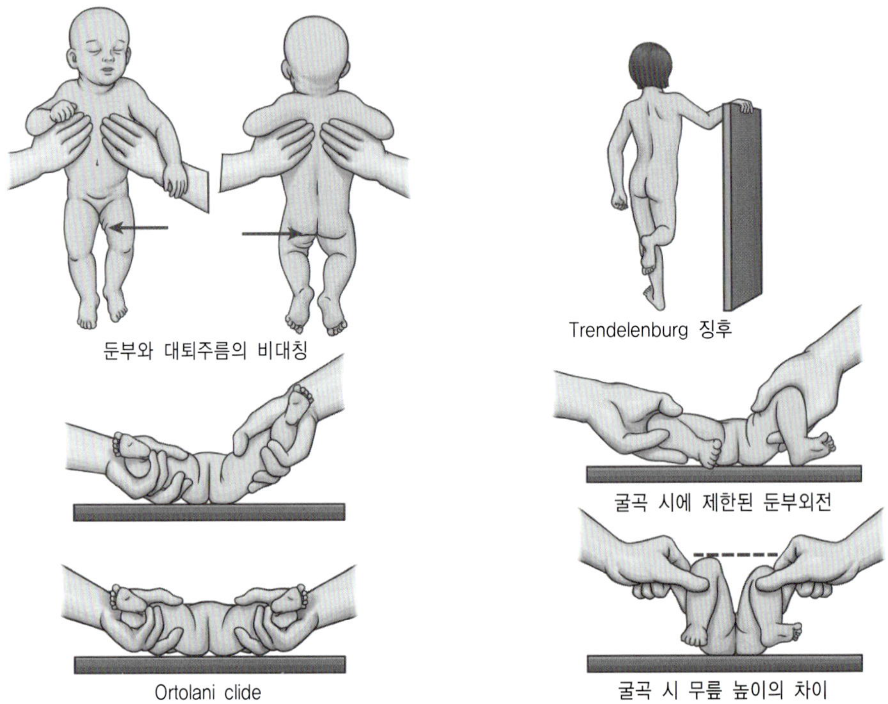

고관절 형성 장애의 징후(왼쪽 다리가 환측)

2) 치료 : 볼기뼈절구가 발달할 때까지 보조기 착용
   (1) Frejka splint
   (2) von Rosen splint
   (3) Pavlik harness
   (4) Abduction brace

4. 레그 - 칼베 - 페르테스질환(legg-calve-perthes disease)

1) 정의
   넙다리뼈머리로 가는 혈류가 막혀 **무혈성 괴사** + 연골밑 뼈형성 중심의 부분적 이탈을 가져오는 질환
2) 원인 : 원인 불명, 흔치 않은 질환
3) 발생빈도 : 보통 6~8세의 소년에서 호발
4) 증상
   (1) 괴사의 결과로 넙다리뼈머리가 편평해지고 넙다리뼈목이 굵고 짧아짐
   (2) 성인기에 뼈관절염 발생
5) 치료 : 고정물 제거 후 보행 교육

5. 안굽이엉덩관절(coxa vara) (기출)

1) 정의

넙다리뼈목과 뼈몸통의 정상 각도(125°)보다 각이 감소하고(110° 이하), 환측 다리의 단축을 초래하는 변형

2) 원인

(1) 선천성

① 선천성 엉덩관절 탈구와 관련

② 넙다리뼈 몸쪽 성장판의 결손

(2) 후천성

① 엉덩관절 벌림근의 약화

② 엉덩관절 모음근의 단축

③ 넙다리뼈목의 골절

④ 뼈속질염, 관절염

⑤ 골반 뼈의 결핵

⑥ 무거운 짐을 운반하는 작업에 종사자

3) 발생빈도

(1) 남자 > 여자

(2) 사춘기 초기에 호발

(3) 편측성 > 양측성

4) **증상**

(1) 편측성 : 절름발이 보행(limping gait), 척추옆굽음증 동반

(2) 양측성 : 오리걸음(waddling gait), 허리척주앞굽음증 동반

(3) 대상작용 : 젖힌무릎과 편평발

(4) 엉덩관절 벌림이 극도로 제한

(5) 굽힘 제한, 폄 약간 증가

(6) 안쪽돌림 증가, 가쪽돌림 제한

(7) 넙다리뼈목－몸통 경사각 감소로 인해 환측 다리가 단축

(8) 통증, 약화, 강직 등이 초기 단계에 출현

(9) Trendelenburg 징후 양성

(10) 벌림기능 이상

5) 치료

(1) 운동치료

① **엉덩관절 벌림근 근력강화운동**

② 정형도수 치료 : 수술 후 벌림가동범위 증가

③ 벌림 운동 : 옆으로 누운 자세에서 능동 저항 운동 실시

④ 걷기 재교육

(2) 보조기

① 침상안정이나 견인치료 후 보행훈련

② 환자의 다리에 체중이 부하되지 않는 캘리퍼나 플라스터를 12~18개월 정도 착용

6. 밖굽이무릎(genu valgum · knock knee)

1) 정의

(1) **X자형 다리**

(2) 넙다리뼈의 해부학적 축과 정강뼈의 해부학적 축이 만나는 각도가 **165°보다 작은 경우**(정상 : 170~175°)

(3) Q-angle(정강뼈의 해부학적 축의 연장선과 넙다리뼈의 해부학적 축이 이루는 각도)이 **15° 이상**인 경우

2) 원인

(1) 어린아이에게 발병한 구루병

(2) 넙다리뼈가쪽관절융기보다 넙다리뼈안쪽관절융기의 성장이 빠를 경우

(3) 어린이를 조기 보행 시켰을 경우

(4) 안쪽 근육이 약화되었을 경우

(5) 습관적인 텔레비전 자세(넙다리뼈－안쪽돌림, 정강뼈－가쪽돌림)

3) 발생빈도 : 양측성이 많음

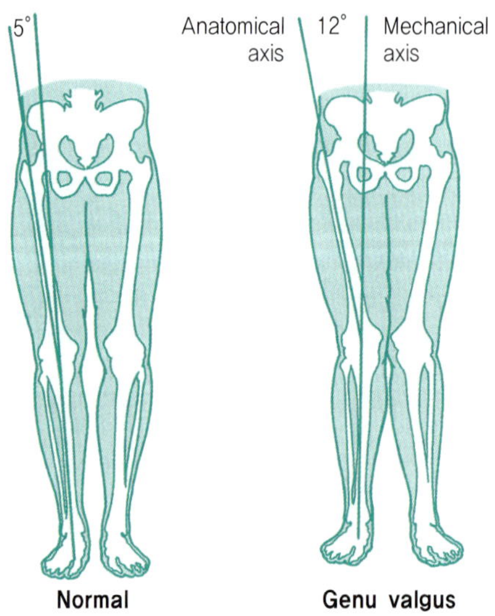

밖굽이무릎

4) **증상**

(1) 무릎 모으고 섰을 때 양 발 간격이 2~20inch 이상 벌어짐

(2) 넙다리와 발목관절 사이의 각도 감소

(3) 관절 이상에 의한 보행 이상 발생

(4) 넙다리 안쪽관절융기의 비후와 길이 증가
(5) 안쪽인대 신장, 가쪽인대 단축
(6) 반막모양근, 반힘줄모양근, 넙다리빗근, 안쪽넓은근의 신장 → 넙다리두갈래근 힘줄(구축시 넙다리에 대하여 정강뼈 가쪽 돌림)과 엉덩정강근막띠 구축
(7) 관절 주위 인대 불균형으로 ROM 증가
(8) 무릎뼈 가쪽 전위 및 탈구가 빈번하게 발생
(9) 발과 발목관절에 다른 기형 동반
(10) 2차적으로 안굽이엉덩관절, 편평발, 척추기형을 동반할 수 있음

5) 치료 (기출)
(1) 3~7세의 소아에서 약간 나타나는 것은 정상, 2~3년 내에 자연 교정됨
(2) 4세 이하나 사춘기 연령, 골성 변화가 거의 없는 환자
① 어린이 : 보행금기, 침상안정
② 안 → 밖으로 당겨주는 지지기구로 교정
③ 무릎관절 : 폄 유지, 발목관절 : 자유롭게 운동
④ 다리 펴고 누운 자세에서 팔다리 마사지 : 무릎관절 가쪽 연부조직 연화·순환 증진
⑤ **신장운동** : 엉덩정강근막띠, 넙다리두갈래근, 무릎관절의 가쪽인대 등
⑥ **수축운동** : 넙다리네갈래근(안쪽넓은근)
⑦ 엉덩관절 가쪽돌림 운동
(3) 구루병이나 골성 변화가 기형을 유발한 환자
① 수술적 치료나 고정
② 보조기나 석고로 6~8주 고정

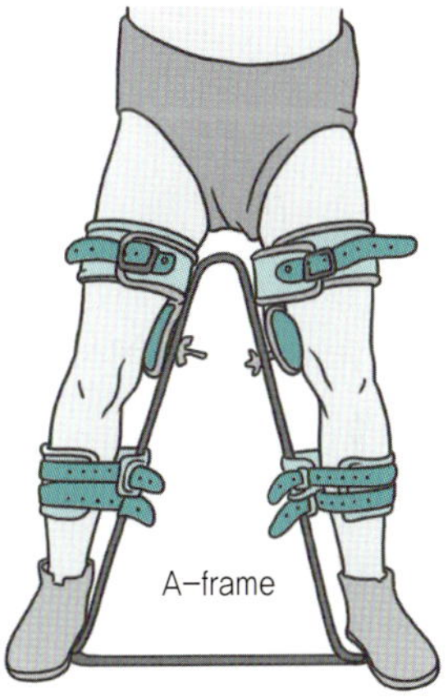

밖굽이무릎을 위한 지지

(4) **보조기**
① 구두의 안쪽을 높여 주어 수정
② 짧은 다리 보조기의 안쪽 지지대에 패드 부착
③ 무릎 안쪽 스트랩 : 가쪽 지지대에 묶어 교정

7. 안굽이무릎(genu varum · bandy legs)

1) 정의

(1) **O형 다리(bow-legs)**, 안짱다리(bandy-leg)

(2) 넙다리뼈의 해부학적 축과 정강뼈의 해부학적 축이 서로 만나 이루는 각도가 **180° 이상인 경우**

2) 원인

(1) 구루병

(2) 조기보행

(3) 청소년기에 무거운 짐을 나르는 일에 관련되었을 때

(4) 양반 앉은 자세(cross-legged-sitting)가 습관적일 때

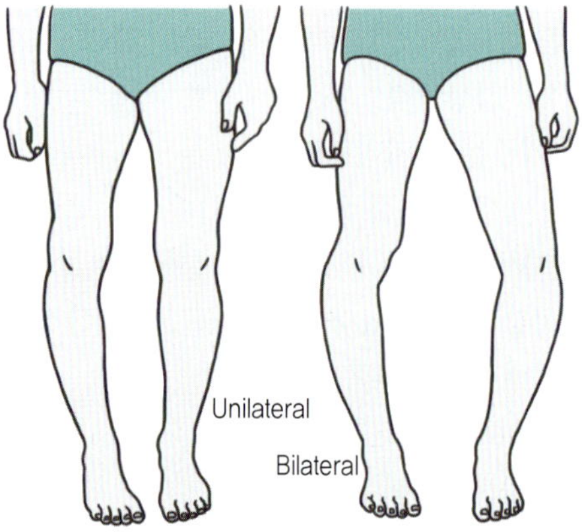

안굽이무릎의 외양

3) 발생빈도

(1) 안굽이무릎 > 밖굽이무릎

(2) 어린아이에서부터 발생

(3) 양측성으로 발생

4) **증상**

(1) 넙다리뼈몸통, 정강뼈몸통, 종아리뼈몸통의 가쪽굽힘(무릎관절에서 심함)

(2) 무릎관절 가쪽인대 : 신장, 안쪽인대 : 단축

(3) 가쪽 근육(넙다리두갈래근, 종아리근) : 신장, 모음근 : 단축

(4) 엉덩관절 안쪽돌림, 무릎관절 과다폄

(5) O형다리 : 정강뼈 · 종아리뼈몸통의 가쪽돌출, 종아리근 신장, 정강뼈 아래끝의 안쪽돌림

(6) 오리걸음(waddling gait)

(7) 무릎관절 가쪽의 장력 긴장 증가 → 관절 손상의 원인

(8) 무릎관절 안쪽의 과도한 압박

5) 치료

(1) 운동치료

① **도수 신장 운동** : 무릎관절 안쪽 연부조직 및 반힘줄근, 두덩정강근, 넙다리빗근

② 바깥굽이 유도 수동적 신장

③ 정형도수치료 : 밖굽이 유도를 위한 안쪽벌림 유도 운동

(2) **보조기**

① 구두의 가쪽을 높여 주어 수정

② 짧은 다리 보조기의 가쪽 지지대에 패드 부착

③ 무릎 가쪽 스트랩 : 안쪽 지지대에 묶어 교정

8. 선천성 안쪽들린휜발증(congenital talipes equinovarus)

1) 정의

(1) 꿈치들린휜발증(equinus) + 안쪽번짐(inversion)

(2) 발목관절 발바닥굽힘 + 목말밑·발허리뼈 관절 모음, 안쪽번짐(목말뼈 가쪽 전위)

2) 원인

(1) 선천성의 정확한 원인은 불명

(2) 태아기 성장의 결함

(3) 특정한 신경의 마비로 인한 근력 불균형

(4) 목말뼈목의 안쪽 전위

(5) 종아리세갈래근이나 뒤정강근의 근력 불균형

3) 발생빈도

(1) 남자 > 여자(2배)

(2) 편측성 > 양측성

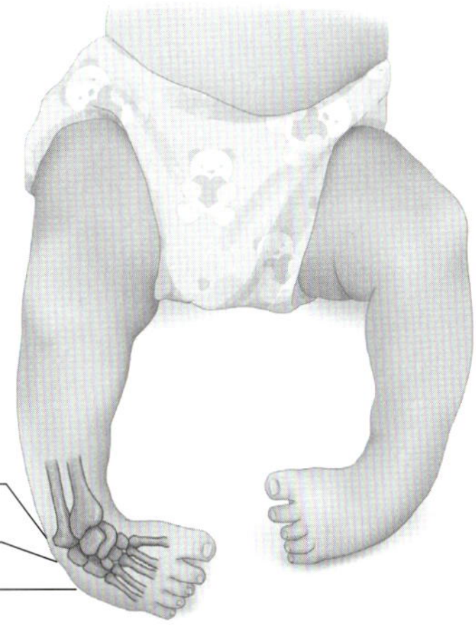

만곡족

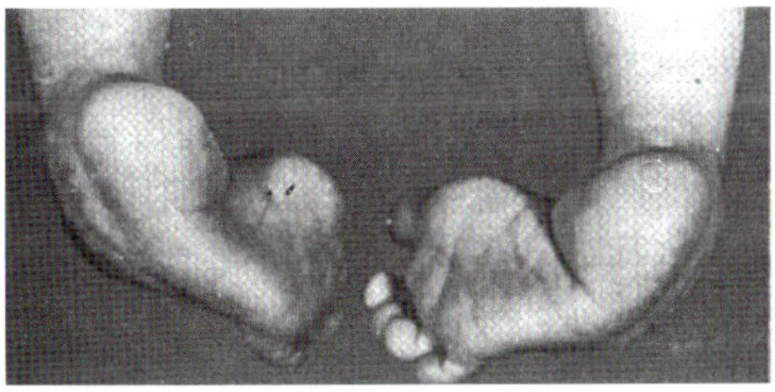

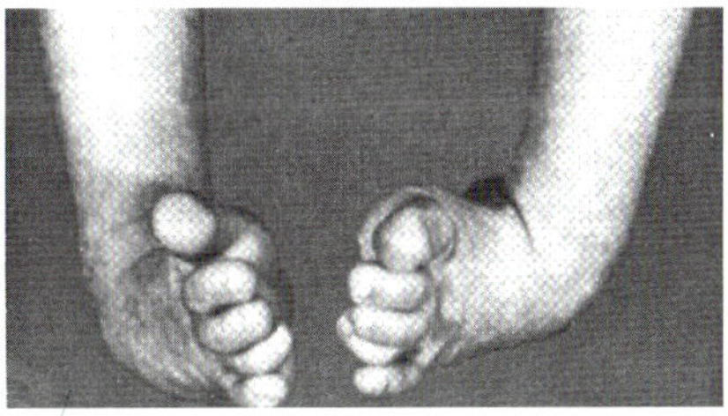

발앞부(fore foot)는 모음과 가쪽돌림(supination)되고 발뒤꿈치는 안쪽번짐되고, 발목관절은 발바닥굽힘, 안쪽돌림 정강뼈비틀림(internal tibial torsion)된 것이 보임

4) **증상**

(1) ┌ 뒤쪽 구축 : 아킬레스힘줄, 발목관절의 뒤관절막 구축
├ 안쪽 발바닥구축 : 세모인대, 스프링인대, 뒤정강근힘줄, 긴엄지굽힘근, 긴발가락굽힘근 구축
└ 목말밑 구축 : 목말발꿈치뼈사이인대, Y인대 구축

(2) ┌ 발 안쪽모서리 : 상승, 단축, concave 증가
├ 활 : 과도하게 됨
└ 발 가쪽모서리 : convex가 됨, 체중지지

(3) 뼈

① 목말뼈 : 앞쪽으로 전위, 목말뼈목은 직접 아래쪽·앞쪽전위·신장, 뼈의 앞쪽은 크기 과대해짐

② 발꿈치뼈 : 안쪽으로 경사, 안쪽돌림

③ 손배뼈, 입방뼈, 기타 발목뼈 : 위·안쪽으로 끌림

(4) **근육**

① 장딴지근 : 위축

② 앞정강근, 뒤정강근 : 단축

③ 종아리근 : 신장

(5) Kite각이 정상범위(30~55°) 내에 있지 않음

(6) 피부는 비대, 섬유염과 가성 윤활주머니 발달

(7) 발뒤꿈치는 자라지 않고, 피부가 매우 얇음

(8) 치료하지 않으면 발의 앞부분이 넓어짐

(9) 보행이 서툴고 양측성인 경우 오리걸음(waddling gait)을 보임

(10) 뇌성마비나 척추갈림증 등의 기형을 동반하기도 함

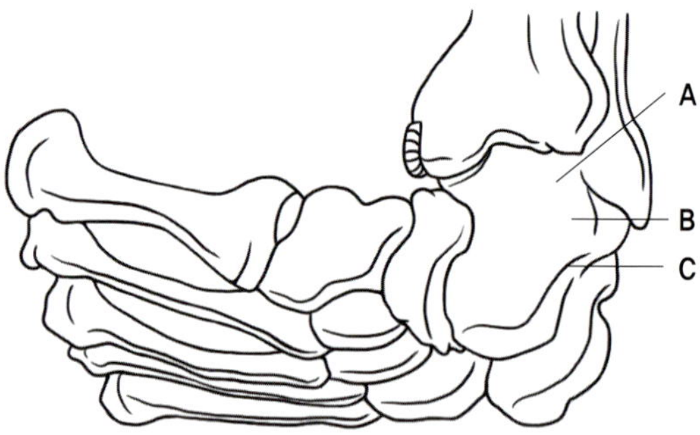

심한 선천성 안쪽들린휜발증에서의 뼈의 변화

A, 목말뼈 골성융선(bony ridge)으로 정강뼈에 대항하여 lock되고 정복을 방해한다.
B, 목말뼈 가쪽면의 비정상적인 사변형 표면(quadrilateral surface)
C, 앞종아리뼈 결절(prefibular tubercle)

5) 치료

(1) 시기 별 운동치료

① 생후 2~3개월

- 보통 수술은 시행하지 않음
- 도수교정
  - 오므린휜발증(발바닥 단축 구조물 신장)
  - 모음·안쪽번짐(목말뼈를 중심으로 발앞부 가쪽번짐, 발바닥 아래·가쪽돌림)
  - 발목관절 발바닥굽힘(아킬레스힘줄 신장, 과도한 발등굽힘 금기)
- 고정·지지
  - 도수교정으로 발이 정상 위치에 있을 때 시행
  - 금속제 부목, 부착형 반창고, 석고붕대(6주)

② 2개월~2년 : 마취 하에서 도수교정

③ 2년 이상 : 외과적 수술

(2) 보조기 : **Denis Browne splint**

① 교정 시 운동가능

② 발 앞부 벌림·발뒤부 가쪽번짐·발목관절 발등굽힘

③ 엉덩관절의 안쪽돌림 또는 가쪽 돌림의 정도를 조절

④ 구두의 안쪽은 직선이며 구두창은 가쪽이 0.5~1cm 높아진 상태

⑤ 가쪽 T밴드가 있는 흰발구두를 부착하여 약 9~12개월간 착용

9. 편평발(pes planus·flat foot)

아치형 발의 효율 : 걸을 때 몸을 앞으로 추진시키거나 체중을 지탱하는 역할발의 다양한 활동 시 체중을 분산시킴

1) 정의 : 발의 세로활(longitudinal arch)이 편평해져 생긴 기형

2) 원인

(1) 발바닥쪽 발꿈치발배인대(spring ligament) 등이 늘어나 발생

(2) 자세성 편평발

① 3세 이하의 어린이의 경우 발바닥에 지방결합조직이 많고 걷지 않아 정상적으로 편평함

② 5세 정도에서는 자세성 밖굽이무릎으로 인한 편평발

③ 오랜 기간 동안 서 있는 직업을 가진 사람

④ 비만

⑤ 류마티스 관절염

(3) 비근 경축성 편평발 : 발목의 자극 원인으로 인한 종아리근의 경축으로 인해 통증성 편평발 유발

3) 치료

(1) 운동치료

① 구축관절 가동성 운동

② 작은 발 운동 : 발바닥 근육의 근력 강화

③ 자세성 편평발

• 어린이

– 안쪽발활을 지지해 주는 근력 강화(앞정강근, 뒤정강근, 긴엄지굽힘근, 짧은엄지굽힘근)

– 적절한 신발 처방

• 성인

– 비만환자는 체중 감소

– 족욕(운동감각 재교육, 통증감소, 혈액순환 증가, 근경축 방지)

④ 비근 경축성 편평발

• 적당한 신발

• 어린이 : 일정기간 동안 석고 붕대로 고정

(2) 보조기
① 세로 발아치 지지대를 부착한 구두 착용
② 3세 이하 소아유연성 편평족의 치료는 할 필요 없음
③ 발뒷부위 바깥굽음, 앞부위 벌림, 목말뼈머리의 안쪽 전위가 심해지면 맞춤교정신발 착용

10. 갈퀴족(claw foot)

1) 정의
앞발부의 꿈치들린휜발증 변형을 일으켜 고정된 상태로 발활이 비정상적으로 높아지면서 발허리뼈 아치는 낮아지고 발가락이 갈퀴모양으로 변형되는 것

2) **원인**
(1) 선천성
(2) 신경근육성 질환의 후유증으로 발생(뇌성마비, 다발성 신경염, 근이영양증, 소아마비, 수막척수류, 척수종양, Charcot-Marie-Tooth 질환, Friedrich 실조증 등)
(3) 습관성 : 여성일 경우 하이힐을 장기적으로 신었을 때

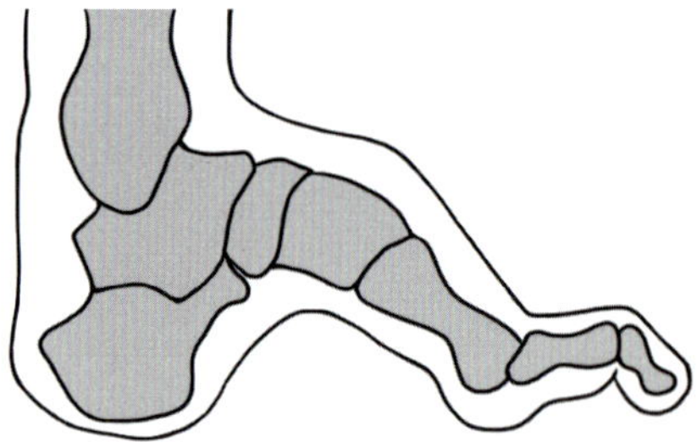

발가락의 굽힘이 동반된 오그린휜발증과 갈퀴족

11. 발허리뼈통(metatarsalgia · accordion foot)

1) 정의 : 발허리뼈 부위에 통증 발생
2) 원인
(1) 인체에서 발허리뼈에 피로 누적
(2) 내재근 약화로 앞활이 무너지기 때문(발허리뼈가 벌어지면서 가로인대 잡아당겨 통증 발생)
(3) 부적당한 신발(신발굽이 너무 높으면 체중이 발허리뼈머리에 집중)
(4) **몰톤병(Morton's disease)** : 2~3 & 3~4 발가락이 발바닥신경 비후 → 발가락으로 가는 혈관이 압박됨
3) 증상
(1) 발허리뼈머리는 발바닥으로 돌출
(2) 발가락이 갈퀴 형상
4) 치료
(1) 압력 감소, 적절한 신발
(2) 몰톤병 : 신발 착용

(3) PROM : 관절 경직 감소
(4) Arch 지지하는 벌레근·뼈사이근 등 내재근 강화
(5) 보행 재교육
(6) 체중부하운동

12. 엄지발가락가쪽휨증(hallux valgus)

1) 정의 : 1번째 발허리뼈의 비정상적인 벌림 + 발가락뼈 모음
2) 원인
   (1) 첫 번째 발허리뼈가 모음된 위치에서 비정상적 발육
   (2) 류마티스 관절염
   (3) 통풍
   (4) 엄지발톱을 둥글게 바짝 깎은 경우
3) 발생빈도
   (1) 엄지발가락에서 호발
   (2) 심한 경우 엄지발가락이 두 번째 발가락 위나 아래에 위치하기도 함
4) 치료
   (1) 엄지모음근 강화
   (2) 적당한 신발
   (3) 바른 보행 재교육
   (4) 수술 후에는 내재근 강화운동과 걷기 재교육

EXPLANATION

척추의 기형

1. 기운목(torticollis)

1) 정의 : Wry neck, **한쪽 목빗근(SCM)의 수축상태로 목이 한쪽으로 기울어진 상태**
2) 원인과 증상
   (1) 분류별 원인
      ① **선천성 기운목(congenital torticollis)**
         • 자궁 내의 손상이나 출생시 목빗근이 손상되어 섬유화되고 단축됨
         • 태아가 나쁜 자세로 있었거나 신경손상 또는 근육에 직접적인 외상으로 발생함
      ② **비대칭적 약증(근 불균형)**
         • 일반적인 원인은 편마비
         • 강한 근육에 의해 약한 쪽으로 얼굴을 향함
         • 목의 정적 제한으로 발전되는 기능적인 문제가 발생함

③ **히스테리성 기운목(hysterical torticollis)**

- 복합적 원인으로 발생

④ 후천성 기운목(경련성)

- 근염, 림프선염
- 스트레스
- 목뼈 자체·신경의 이상
- 연부조직의 외상

(2) **증상**

① 환측으로 머리는 기울고(tilt), 반대쪽을 향하여 돌림('cock robin' position)

② SCM이 짧고 단단해지며 변형된 방향으로의 lateral tilt와 환측으로의 돌림운동 제한

③ 환측 얼굴의 flattening

④ 선천성 엉덩관절 이형성증 동반

3) 발생빈도

(1) 남아 > 여아

(2) SCM의 먼쪽부분 1/3에서 호발

4) 치료

(1) 분류별 중재

① **선천성 기운목(congenital torticollis)**

- 변형의 반대위치로 수동적 신연운동
- 턱이 짧아진 방향으로 돌림운동
- 안아서 우유를 줄 때 환측으로 안아서 줌
- 잘 때는 변형의 반대방향으로 머리를 돌림
- 아이의 집중을 환측으로 집중시킴
- 마사지 : 짧아지거나 딱딱해진 연부조직 이완

② **비대칭적 약증(근 불균형)**

- 일반적인 원인은 편마비
- 강한 근육에 의해 약한 쪽으로 얼굴을 향함
- 목의 정적 제한으로 발전되는 기능적인 문제가 발생

③ **히스테리성 기운목(hysterical torticollis)**

- 약한 근육에 신경지배가 이루어지고 있고 조정이 가능하면 근력강화 운동을 시작
- 능동·수동 관절가동범위 운동을 하루에 수차례 실시

④ 후천성 기운목(경련성)

- 선천성 기운목과 같음

(2) 보조기

① 부드러운 정형외과 목보조기(soft orthopedic collar) 1년 동안 적용, 호전되지 않으면 수술 고려

② 대부분 견인치료, 열치료, 운동치료로 90% 이상 치료 가능

(3) 예방 및 관리 : 올바른 자세를 유지하고 수면 시 엎드린 자세를 피함

PHYSICAL THERAPY

뼈와 관절의 질환

EXPLANATION

관절염

1. 류마티스 관절염(Rheumatoid Arthritis, RA)

1) 정의 : **복합체계 자가면역 질병(autoimmune disease)**으로 만성 관절염 중 원인이 불명확한 전신질환

2) **원인**

(1) 원인 불명

(2) 주요 요인 : 유전적 결함, 심한 과로, 만성적 대사 장애, 비타민 결핍, 호르몬의 부조화, 정신적 스트레스, 전신적 쇠약, 추위에 과다 노출

3) **발생빈도**

(1) 성인의 약 1%에서 발생

(2) 급성 RA는 15~30세에서 호발

(3) 30~50세에 호발

(4) 50세 이전 : 여자 > 남자(3배)

(5) 50세 이후 : 여자 ≒ 남자

4) **발생순서**

윤활막의 만성비대·염증반응 → 연골주변 조직손상 → 관절 부종·통증 발생 → 특징적인 관절 병변 및 강직 유발 → 전신적 쇠약 보임

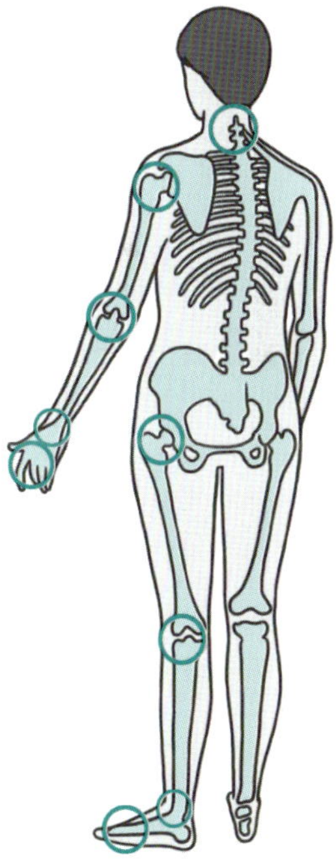

류머티스성 관절염에 흔히 이환되는 관절들

5) **증상**

(1) **임상양상**

① 발병이 빠르거나 잠행성이고, 대개 손·발에서 시작

② 관절에 동통이나 강직, 부종, 운동 제한 등이 나타남

③ 비교적 **작은 관절**에 **대칭적**으로 증상이 발현

④ 팔꿉관절, 어깨관절, 무릎관절, 엉덩관절, 발목관절 등에도 흔히 침범

⑤ 척추를 침범하는 경우에는 목뼈부위에 호발

⑥ 손에서 손가락끝마디뼈 관절은 보통 침범되지 않으나 손가락첫마디뼈관절은 **윤활막 및 연부 조직의 침범**으로 방추상의 부종을 나타냄

⑦ 현저한 전신혼란, 심한 피로, 아침강직

(2) 변형

① 어깨관절 : 모음·안쪽돌림, 어깨위팔관절 침범, 돌림근띠 파열

② 팔꿉관절 : 굽힘, 아래팔 엎침, 뒤·가쪽부위의 종창

③ 손목관절 : 초기발생, 굽힘·자쪽편위

④ **손가락관절** : 백조목 변형(swan neck deformity : PIP 과다폄, DIP 굽힘)
단춧구멍 변형(boutonniere)

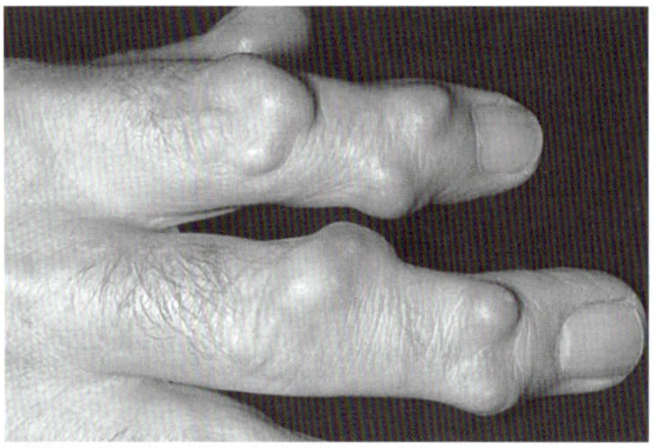

류마티스 결절

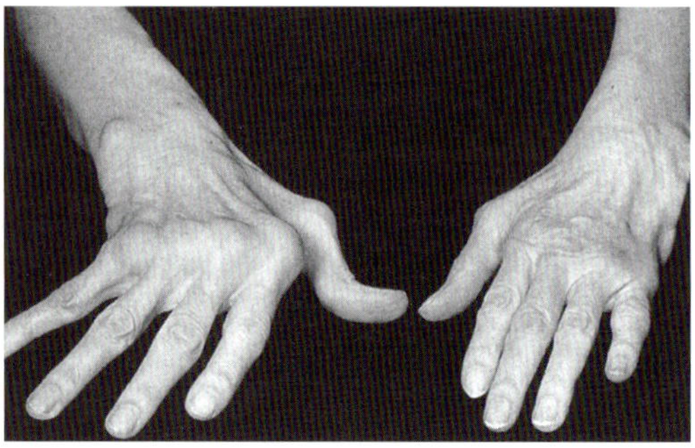

류마티스 관절염으로 인한 손의 변형

⑤ 엄지 : game keeper thumb

⑥ 척추 : 흔치 않음, 목뼈·등뼈 위부분 침범

⑦ 엉덩관절 : 굽힘, 벌림·안쪽돌림의 운동장애

⑧ **무릎관절** : 밖굽이무릎

⑨ 발 : 손 다음으로 침범, 발허리발가락관절 침범, 갈퀴족 변형(claw toe deformity), 발뒤부의 발꿈치바깥들린휜발 변형(equinovarus deformity)

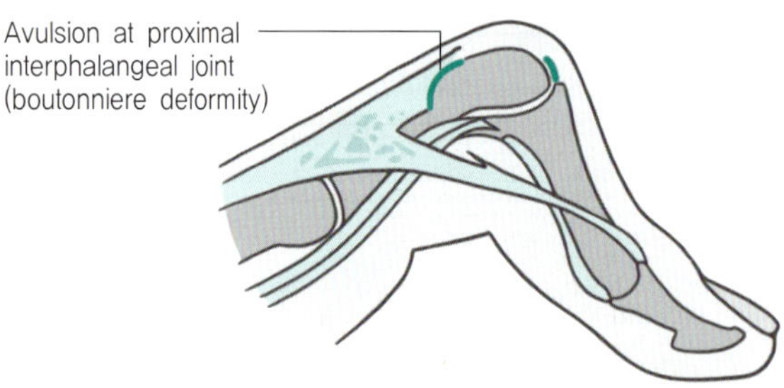

Boutonniere 변형

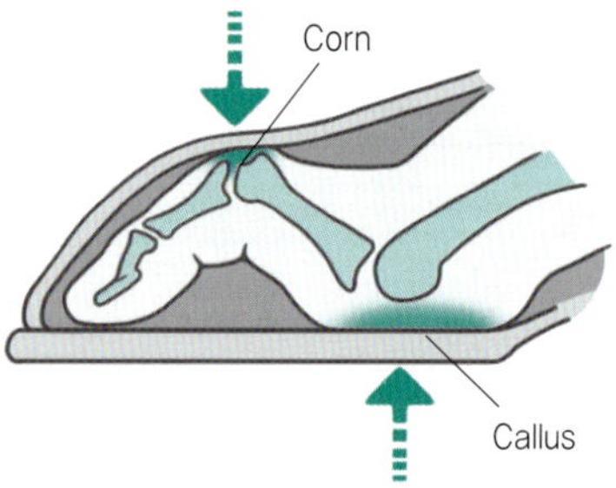

손가락관절의 굽힘변형

6) **진단** : 7개 중 4개 이상 항목의 증상이 6주 이상 관절에 나타날 때
   (1) 수면 후 강직
   (2) 관절염에 세 부위 이상 발생
   (3) 손 관절에 관절염 발생
   (4) 대칭적으로 관절염 발생
   (5) 류마토이드 결절(피하결절)
   (6) 혈청검사에서 류마토이드 인자 여부
   (7) 방사선 검사에서 뼈엉성증(골다공증) 여부

7) **치료**
   (1) 치료원칙
      ① 염증 원인 제거
      ② 병의 진행 정지, 감소
      ③ 관절, 근육, 힘줄의 파괴를 최대한 줄이도록 함
      ④ 환자가 가능한 통증을 느끼지 않도록 조치
      ⑤ 환자가 일상생활에 참여할 수 있도록 함
      ⑥ 환자에게 병의 특징을 이해시켜 정신적으로 대비할 수 있도록 함
      ⑦ 예상되는 변형을 사전에 방지할 수 있는 치료 실시
   (2) **임상적 고려사항**
      ① 활막의 염증으로 관절팽윤과 부종이 있고 통증과 동작제한을 일으킴
      ② 일반적으로 동작 시 통증이 발생하고 관절에서 온도의 가벼운 증가가 발견됨
      ③ 초기에는 손과 발의 작은 관절에서 발생하고 가장 일반적으로 손가락첫마디뼈관절에서 발생함
      ④ 일반적 증상은 양측성으로 일어남
      ⑤ 인접근육의 통증으로 인해 근위축과 약화가 일어나고 근육의 비대칭적 당김이 변형을 증가시킴
      ⑥ 피로가 쉽게 오고 관절 긴장을 주지 않기 위해 악화되는 기간 동안 부가적인 휴식을 요구함
   (3) 류마티스성 관절염(RA)의 활동기 동안 치료적 고려사항
      ① 손상시 문제점
         • 관절팽윤으로 손상된 관절에 압통과 온도증가
         • 근방호와 동작에 따른 통증
         • 관절강직과 동작이 제한
         • 근약화와 위축
         • 퇴행성 과정과 비대칭적 근육의 당김으로 잠재적인 변형과 강직

② 치료목표와 치료계획

치료목표(goals)	치료계획(plan of care)
통증과 근방호 완화와 이완을 촉진	• 기계기구(modalities) 치료 • 부드러운 마사지 • 부목으로 고정 • 이완기법
관절강직을 최소화하고 할 수 있는 동작 유지	• 통증이 없는 범위 내에서의 수동, 능동-보조가동범위 운동을 하고 참을 수 있는 범위 내에서 점차적으로 단계를 높임 • Ⅰ·Ⅱ도 진동을 사용한 부드러운 관절기법
근위축 최소화	• 부드러운 근고정 운동(Gentle muscle setting)
변형예방과 관절구조 보호	• 모든 병리적인 활동관절을 위해 지지적이고 보조적인 도구 사용 • 휴식동안 좋은 침상자세 유지 • 관절에 긴장을 주는 활동은 피함 • 환자교육

(4) 류마티스성 관절염(RA)의 이완기 동안의 치료적 고려사항

① 잠재적인 손상과 문제점

- 기계적인 제한을 위해 스트레스가 적용될 때에 발생하는 통증
- 연부조직, 근육, 관절구축이나 유착으로 가동범위와 조인트플레이의 제한
- 2차적인 근약화
- 자세변화와 관절변형
- 손상된 부분과 그 부분과 관련된 부분의 기능적 사용 감소

② 이완기 동안의 목표와 치료계획

- 참을 수 있는 범위 내에서의 수영과 자전거 타기와 같은 비충격적이거나 낮은 강도의 컨디셔닝 운동

(5) **안정(rest)**

① 목적 : 관절의 긴장 감소, 염증의 완화

② 무릎관절 5° 이상 굽혀지지 않도록 주의

③ 기형 방지 : 아침과 낮에는 10분 정도 엎드린 자세 적용

④ 장기간 침상 안정시 기형발생 주의

(6) **통증감소**

① 목적 : 순환증진, 위약현상 이용, 근경련 감소, 동통 역치 상승, 동통 자극 억제

② 열치료 : 파라핀욕(국소부 적용)

③ 자외선 치료 : 자외선 등을 이용하여 3도 홍반용량으로 치료

④ 이온도입법 : 히스타민, 콜린, 코카인, 노보카인 사용

(7) **운동치료**

① 목적 : ROM 증진·유지, 근력 증강, 지구력 증진, 순환 증가

② 급성 : 운동 범위 유지

③ 아급성 : 운동성 증진
④ 만성 : 근력증강, 지구력 증진, 운동 범위 증가

(8) 변형방지를 위한 부목 고정자세
① 어깨관절 : 45° 벌림 및 45° 굽힘
② 팔꿉관절 : 70° 굽힘
③ 아래팔 : 15° 뒤침
④ 손목관절 : 30° 손등굽힘
⑤ 손허리손가락관절 : 45° 굽힘
⑥ 손가락뼈사이관절 : 10~20° 굽힘
⑦ 척추 : 최대 폄자세
⑧ 아래턱 : 최소 2.5cm 정도 입을 벌린 상태
⑨ 엉덩관절 : 5° 굽힘 및 5° 벌림
⑩ 무릎관절 : 5° 굽힘
⑪ 발목관절 : 90° 중위

(9) 보조기

(10) 가정치료

2. 뼈관절염(Osteoarthritis, OA)

1) 정의
(1) 급성염증의 악화를 동반한 관절의 **만성 퇴행성 질환**
(2) 퇴행성 관절염, 비후성 관절염, 노인성 관절염, 변형성 관절염

2) **원인**

일차성 뼈관절염(primary OA)	이차성 뼈관절염(secondary OA)
확실한 손상원인 없이 정상적이던 관절연골의 퇴행성 변화	원인적 인자가 있음
불량한 자세	류마티스성 관절염, 반복적인 외상, 관절면의 골절을 동반한 심한 외상, 탈구, 기형, 감염, 비만, 혈우병, 말단 거대증, 갑상샘 기능항진증

3) **발생빈도**
(1) 중년, 노년에 호발
(2) 여자 > 남자
(3) 침범부위 : **체중부하관절**
① 남자 : 엉덩관절 > 무릎관절 > 척추 > 발목관절 > 어깨관절 및 발/손가락관절
여자 : 무릎관절 > 손/발가락관절 > 척추 > 엉덩관절 > 발목관절 > 어깨관절
② 다리 : 무릎관절, 엉덩관절
팔 : 어깨관절, 손의 손가락끝마디뼈관절(Heberden's node라고 불리는 결절 형성)
척추 : 허리뼈, 목뼈

4) **증상**

(1) 통증

① 하중을 받는 근육에 통증
운동 전후에는 통증이 관절 주위로 느껴짐

② Night pain : 특히 낮에 활발하게 움직인 후에 심함

③ 근경련, 경직, 운동실조, 근육의 소모와 약화, 관절 확대, 마찰음, 변형, 기능상실, 열, 홍조, 종창, 통증

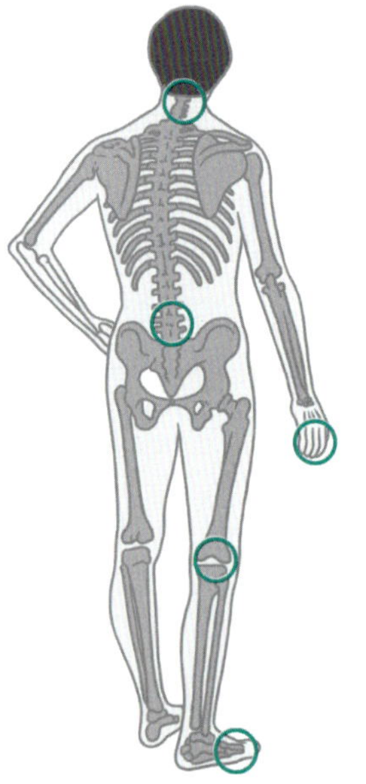

뼈관절염에 잘 이환되는 관절들

(2) 병리적 증상

① 뼈

- 연골의 기질로부터 chondroitin sulfate가 소실되어 연화가 일어남
- 연골밑골부에 정맥울혈이 생김
- 관절면이나 척추뼈몸통 가장자리에 **뼈돌기(spur) 형성**

② 윤활막

- 윤활액의 분비 감소
- 비후가 후기에 나타남

③ 관절주머니 : 만성염증성 변화를 나타냄

④ 인대 : 관절에 따라 수축되기도 하고 늘어나기도 함

⑤ 근육 : 통증으로 인해 사용하지 않아서 위축됨

(3) 관절별 임상양상

① 엉덩관절

- 동통 : 벌림근 위쪽면의 통증과 넙다리의 앞면에서 무릎관절까지 방사통
- 근경련 : 모음근, 굽힘근, 가쪽돌림근
- 변형 : 굽힘, 모음, 가쪽돌림
- 근약화
- Trendelenburg sign → limping gait (절름발이 보행)

② 무릎관절

- 동통 : 관절주위의 통증과 넙다리의 앞면과 발목관절 쪽으로 방사통
- 근경련 : 뒤넙다리근
- 변형 : **안굽이무릎 변형**을 동반한 정강뼈 변형
- 근위축 : 넙다리네갈래근(안쪽넓은근)
- limping gait

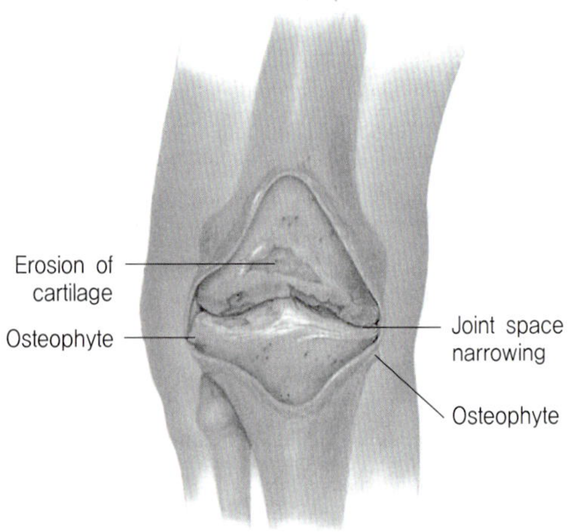

Patella removed to visualize joint

뼈관절염에 이환된 무릎관절

③ 손

Heberden's node : 손가락끝마디뼈사이관절의 모서리에서 골성 또는 연골성 돌기가 자라 나오는 것

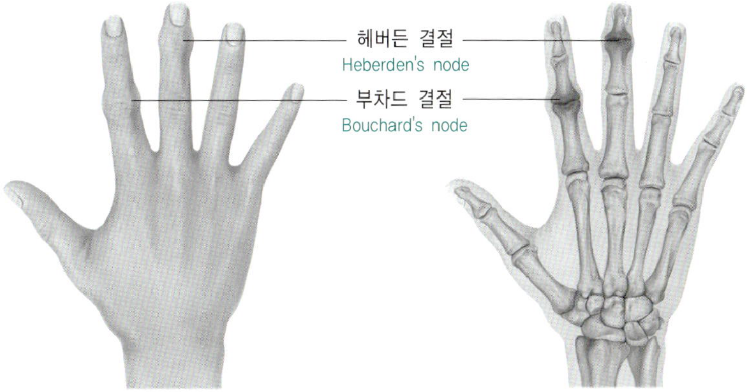

후기골관절염의 손

(4) 시기별 증상

① 초기

- 가벼운 통증과 관절운동 제한
- 관절의 팽윤과 압통
- 관절 경직

② 후기

- 골성강직이 후기에 나타날 수도 있음
- 체중부하 관절에 관절 변형 및 운동 장애
- 관절 강직
- 근 쇠약이나 구축에 의한 기형

5) **치료** (기출)

(1) 임상적 고려

① 통증은 일반적으로 압축 스트레스나 손상된 관절의 과다한 활동 때문에 일어나고 휴식함으로 완화됨

② 질병후기에 통증은 때때로 휴식 시에도 있음

③ 일반적으로 아침이나 휴식 후 짧은 시간의 뻣뻣함이 있고 운동은 강직을 완화시킴

④ 일반적으로 헤베르덴 결절이 있어 손가락의 손가락끝마디뼈사이관절은 커지게 됨

⑤ 가장 일반적으로 체중지지관절(엉덩관절과 무릎관절), 목뼈와 허리, 손가락의 손가락끝마디뼈사이관절과 엄지의 손목손허리관절이 침범됨

⑥ 염발음과 유리체가 관절내에 생김

⑦ 질병의 진행으로 골재형성과 팽윤구축은 관절을 통한 힘의 이동을 변경하고 변형력을 계속 지속시켜 관절변형을 일으킴

(2) 일반적인 치료목표와 치료계획

치료목표	치료계획
비활동으로 온 강직의 영향 감소	• 환자교육 • 능동가동범위 운동 • 조인트 플레이 기법
기계적 스트레스로부터 통증 감소	• 긴장을 최소화 하거나 잘못된 생체역학을 올바르게 하기 위한 지지, 보조도구 지지, 근육의 근력증가 활동기와 휴식기간을 교대로 함
가동범위 증가	• 특별한 기법으로 제한된 근육, 관절, 연부조직을 신장
휴식 중 통증이 있다면 통증 감소	• 기계기구 사용 • Ⅰ·Ⅱ도 관절진동 기법
기형예방	• 환자교육과 부목
신체적 상태를 향상	• 비충격이나 낮은 강도의 유산소 운동

(3) **통증완화**

① 파라핀

② 표면열 : 적외선, 핫팩

③ 냉치료

④ 초음파 : 만성부종 치료에 효과적, 삼출액 제거

⑤ 자유로운 운동과 활동

⑥ 그룹치료

(4) **운동치료**

① 초기 : 능동운동

② 중·후기 : 능동저항운동

(5) 관절 가동성

① 만성적으로 두꺼워진 종창 제거 : 초음파, 마사지, 보조물 착용

② 근경련 제거 : PNF 수축-이완

③ 섬유성 구축 : 초음파, 마찰법

(6) 근력강화

① 넙다리네갈래근 : treadmill, n-k table, stair board, 한쪽 다리로 서고 앉기 운동

② 엉덩관절 벌림근 : sidelying에서 운동

(7) 협응

① Frenkel's Exercise

② Balance board : 고유 감각 훈련에 도움

(8) 변형의 최소화 : 자세 자주 바꿔줌

뼈관절염과 류마티스 관절염

	류마티스성 관절염	뼈관절염
처음 침범되는 곳	윤활막	연골
발병연령	모든 연령	주로 중년 이후
침범관절	비교적 작은 관절에 대칭적으로 침범	주로 체중부하 관절인 큰 관절에서 침범
지리적 분포	주로 온대기후	기후와는 무관함
응집시험	80% 이상에서 양성	정확하게 양성으로 나타나지 않음
피부변화	차고 끈적끈적함, 엄지두덩과 새끼두덩의 발적	특징적 변화 없음
관절경직	아침강직	오후강직
피부결절	15~20%에서 양성	없음
손가락관절의 변형	백조목변형, 단춧구멍변형	헤베르덴결절
무릎관절의 변형	밖굽이무릎	안굽이무릎
혈구 침강속도	대개 증가	정상이거나 약간 증가

3. 연소성 만성 관절염

1) 정의 : 만성 염증성 관절염이 16세 이전에 시작되고 3개월 이상 지속될 때
2) 발생빈도 : 8세 이하의 소아에게 호발
3) **증상**
   (1) 전신적 증세 : 고열, 임파선, 간, 비장 비대
   (2) 심막염, 흉막염이 생기며 팔다리와 손가락이 불균형적으로 자람
   (3) 반상구진성반점이 생겼다가 사라짐(주위 온도가 올라가거나 체온이 올라갈 때 증가)
   (4) 10세가 되면 혈청 RF는 음성이고, 증세는 소실
4) **치료**
   (1) 치료목적
      ① 통증감소
      ② 변형방지
      ③ 관절 가동성과 근력증가
      ④ 독립성 증진
   (2) 자세와 운동
      ① 급성기 : 각 관절은 완전한 범위까지 매일 2회 운동
      ② 변형 방지
         - 굽힘변형 방지 위해 supine과 prone에서 폄근 강화운동 실시
         - 엉덩관절·척추의 굽힘변형 방지 위해 딱딱한 침대 사용
   (3) 부목
      ① 다리 : back slab
      ② 손 : 주간에는 working 부목, 야간에는 resting 부목사용

(4) 수치료 : 가장 이상적인 치료

(5) 보행 재교육

4. 혈우병성 관절염

1) 정의 : **혈액응고인자 Ⅷ이 결핍**된 혈우병과 관련, 관절내로 출혈 발생

2) 발생빈도 : 남자에게 호발(유전학적 결함은 여성에 의해 전달)

3) 증상 : 통증, 부종, 운동 상실(일반적으로 무릎, 발꿈치, 발목 등), 전신적 권태가 나타날 수 있음

4) 치료

(1) 관절 대치술 후에 물리치료 실시

(2) 출혈의 위험이 지난 후 운동 치료 실시

5. 감염성 관절염

1) 원인 : 관절에 특정 병원균의 침입으로 발생

2) **종류**

(1) 세균성 감염

① 원인

- 세균이 관절의 찔린 상처를 통해 침투
- 세균이 감염된 조직으로부터 조직을 통해 침투하거나 혈액으로부터 관절로 침투
- 원인균 : 포도상구균, 용혈성 연쇄상구균, 슈도모나스

② 증상 : 압통, 관절주위 피부 발적, 열감, 부종

③ 치료

- 휴식기 동안 부목
- 염증 제거 후 이환된 관절 주위근에 등척성 운동
- 지팡이를 이용한 보행 재교육
- 능동관절가동범위 운동
- 관절가동화 운동 : 조기에 근위축과 근경직 방지 위해 실시

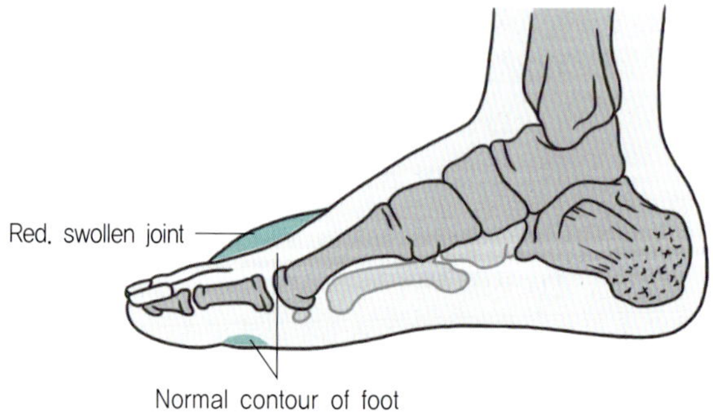

(2) 기타 감염

임질균, 매독균, 뇌막구균, 브루셀라균, 결핵균, 장티푸스균, 나균, 바이러스 및 곰팡이와 관련

6. 통풍(gout)

1) 정의

특정한 관절염이 생기고 요산염이 조직에 축적되는 것으로 급성 관절염 증상을 반복하다 만성화되는 질환

2) **원인**

일차성 통풍	이차성 통풍
• **요산대사 장애**로 인해 발병 • 요산염이 발 부위 관절, 윤활주머니, 건, 힘줄집 등에 침착 • 가족력 • 알코올 : 혈중 요산농도에 영향 미침	
• 정확한 원인을 알 수 없음 • 임상적 통풍	• 어떤 질환이 2차적으로 통풍을 일으킨 것 • 진성 다혈구증, 겸상 적혈구성 빈혈, 백혈병, 다발성 골수증

3) **발생빈도**

(1) 남자 > 여자, 30~50세에 호발

(2) 일차성 통풍 : 40대 남성에서 호발

4) **증상**

(1) 반복적인 윤활막염과 함께 간헐적인 완화

(2) 이환관절 : 엄지발가락의 발허리발가락뼈관절(초기 대부분 급성통풍 발작의 시작부위), 발목, 무릎, 손목, 손

(3) 초기에 급성 염증성 관절염 : 화끈거리고 부으면서 붉게 되고 아주 심한 통증(3~5일 후에 염증은 소실되나 관절 위의 피부는 마르고 껍질이 벗겨짐)

(4) 극심한 발작성 관절통이 발생 : 발열, 동통, 팽윤 동반

(5) 매우 심한 발작성 통증, Night pain

(6) 급성 통풍이 수개월~수년 반복되면 관절 내에 요산염이 침착되어 관절면이 파괴되면서 섬유성 강직이 발생

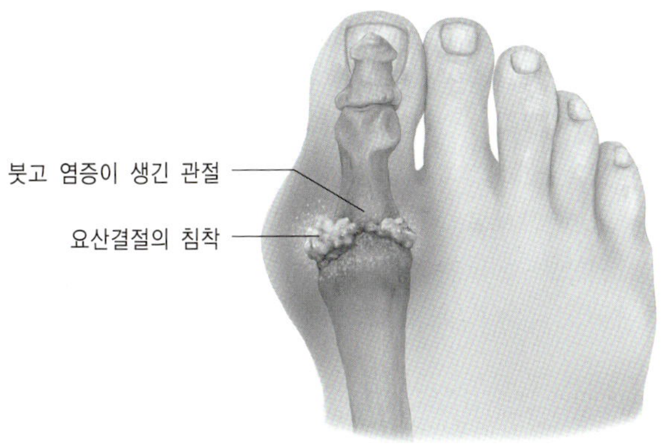

통풍결절

5) **치료**

(1) 급성기 : 약물, 부목, 안정

(2) 식이요법 : **퓨린**이 많은 음식(장어, 정어리, 고등어)과 알코올 섭취 줄임

(3) 체중 감소

(4) 물 다량 섭취

(5) 초기에는 20분 정도의 냉치료

(6) 합병증 주의

EXPLANATION

윤활막 및 윤활주머니 병변

1. 윤활막염(synovitis)

1) 정의 : 관절의 내층막에 염증이 발생한 것

→ 염증이 광범위하게 확산되어 관절 다른 구조물까지 침범되면 관절염

2) 분류

		급성 윤활막염	만성 윤활막염
원인		• 윤활막에 급성 염증 발생 시 장액성 윤활액의 삼출로 인한 관절공간 팽윤	• 급성 윤활막염, 반복적 손상, 관절내 유리체
증상		• 관절 주위의 열 • 관절공간 팽윤 • 운동시 통증 증가 • 근위축이 빠르게 증가(통증에 의한 무용성 위축)	• 활막 비대 • 관절내의 삼출 지속적으로 유지 • 만성 팽윤 • 인대 이완, 근위축 • 둔통(dull pain) • 유착, 위축으로 인한 강직
치료	초기	• 염증감소 : 24시간 동안 냉찜질 • 삼출물 흡수 : 탄력붕대 사용 • 이완 수동운동 → 능동운동 • 수의적 수축운동 : 무용성 위축방지	• 급성 윤활막염의 후기치료와 비슷
	후기	• 온열치료 • 통증 소실시 운동치료 • 체중부하(부분 → 완전) • 마사지 : 마찰법	

2. 널힘줄염(힘줄윤활막염, tenosynovitis)

1) 정의 : 힘줄을 둘러싸고 있는 윤활집에 염증이 발생
   → 힘줄염과 구별 : 힘줄염은 힘줄 자체에만 염증
2) 분류

	외상성 널힘줄염(traumatic tenosynovitis)	세균성 널힘줄염(bacterial tenosynovitis)
원인	• 힘줄의 지속적인 마찰 • 힘줄의 좌상이나 삠 • 골절, 탈구시 힘줄의 무리한 신장 • 피부·근막·손상 근육조직으로부터 염증 확산	• 세균이 조직에 침범되어 발생
증상	• 염증반응, 윤활액 증가 • 염증반응 소실 시 힘줄과 널힘줄의 표면이 거칠어져 통증 발생 • 팽윤, 압통 • 운동시 몸쪽부분 → 먼쪽부분으로 동통 확산 • 염발음 • 운동기능 상실	• 고름 생성 → 조직 감염 → 힘줄 파괴 • 광범위한 유착, 반흔조직, 구축, 팔다리기형 • 독소가 혈류에 들어가면 체온 상승 등의 전신적인 증상 • 관절의 운동성 제한·상실
치료	• 초기 2~3주 안정 • 유착 발생 시 심부 횡마찰법 시행 • 널힘줄 병변 치유시 능동운동으로 근력강화 • 비정상적 보행 교정	• 초기 급성기 : 고름제거(수술, 하루 2회의 단파사용) • 아급성기 : 부드러운 운동 • 만성기 : 근력, 지구력 증가, 유착방지 마사지, 온열

3. 윤활주머니염(bursitis)

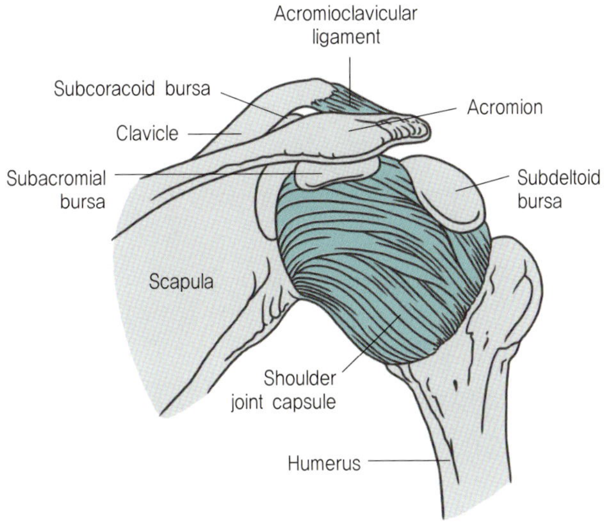

윤활주머니염

1) **정의**

내피세포에 연결된 구조물 사이의 마찰을 방지하는 윤활주머니의 염증

2) **원인**

(1) 급성 : 심한 외상

(2) 아급성·만성 : 작은 외상의 지속적인 반복

(3) 류마티즘, 통풍, 대사성 질환

(4) 감염

3) **분류**

(1) 무릎앞 윤활주머니염(prepatellar Bursitis)

① 발생빈도 : 습관적, 직업적으로 무릎 꿇고 일하는 사람에게 호발(=housemaid's knee)

② 종류

- 급성 외상성 윤활주머니염
- 급성 감염성 윤활주머니염
- 만성 감염성 윤활주머니염
- 만성 외상성 윤활주머니염
- 통풍성 윤활주머니염

③ 물리치료

- 온열치료
- 마사지(마찰법) : 유착제거
- 능동·저항 운동
- 초기부터 넙다리네갈래근 수축시켜야 함

(2) 어깨세모근밑 윤활주머니염(subdeltoid bursitis)

① 원인

- 어깨부위로 넘어지거나 떨어질 때 발생한 손상
- 큰결절 골절 후의 합병증
- 류마티즘
- 세균 감염
- 가시위근 힘줄의 이는곳 뼈막 열상, 자체손상, 석회성 결절
- 어깨밑근의 열상
- 윤활주머니 자체의 석회침착이나 염증

② 증상

- 급성 윤활막염과 비슷하나 국소적임
- 팔 벌림시 운동제한 및 통증
- 급성시 열이 있음

③ 치료

- 급성 : 안정, 마사지(무찰법 → 유날법 → 마찰법)
- 아급성·만성 : 근 재교육

EXPLANATION

힘줄윤활막염(Tenosynovitis), 결절종(Ganglion)

1. 힘줄윤활막염(Tenosynovitis)

1) 정의
   (1) 힘줄을 싸고 있는 보호 구조물인 힘줄집과 힘줄 모두에 염증이 생긴 것
   (2) 심한 통증, 충혈, 부종, 염증반응이 나타나는 질환
   (3) 힘줄 자체에만 염증이 생기는 건염(힘줄염, tendinitis)과는 구별됨
   (4) 중년 이후 발생하기 쉽지만 과한 운동, 반복 일과를 하는 청장년층도 발생 가능
2) 외상성 힘줄윤활막염(traumatic tenosynovitis)
   (1) 원인
      ① 힘줄의 지속적 마찰
      ② 널힘줄(건막, aponeurosis)의 부분적 파열
      ③ 좌상, 삠, 탈구 등 힘줄의 무리한 신장
      ④ 피부나 근막, 근육 등 주위조직의 염증 확산
   (2) 종류
      ① 위팔두갈래근 힘줄윤활막염
      ② 발꿈치힘줄윤활막염
      ③ **드퀘르벵 병(de Quevain's disease)**
   (3) 증상
      ① 전형적으로 염증반응 발생
      ② 윤활액 증가, 종창, 압통, 염발음(crepitus)
      ③ 움직이거나 촉진 시 예리한 통증이 몸쪽에서 먼쪽으로 환산됨
      ④ 염증 사라지고 삼출액 흡수 → 힘줄과 힘줄집의 표면이 거칠어짐 → 통증 유발 → 힘줄유착 → 1~2주 후 힘줄의 운동성 상실
3) 세균성 힘줄윤활막염(traumatic tenosynovitis)
   (1) 원인
      ① 피부와 주위 조직 손상
      ② 결핵균 또는 임균의 조직 침범
   (2) 증상
      ① 초기 : 세균성 염증반응. 널힘줄을 통해 주위 조직을 감염시키거나 힘줄 파괴 → 국소적 발열, 체온상승
      ② 후기 : 감염 완화 → 유착, 반흔조직 형성 → 구축, 또는 팔다리 기형 → 관절 운동성 제한
4) **치료**
   (1) 물리적 요소 중재
      ① 초기 2~3주에 실시
      ② 이환된 부위를 안정, 고정 후 통증과 염증을 완화

(2) 운동치료

① 마사지

- 유착이 있는 경우 효과적
- 힘줄의 최대 신장 : 운동범위 증진

② 통증과 염증이 치유되면 능동관절운동으로 근력강화 실시

2. 결절종(Ganglion)

1) **정의**

(1) 손 또는 발에 있는 관절의 윤활막이나 힘줄집의 연부조직에서 발생한 양성종양

(2) 20~30대 여성에서 호발

(3) 낭포성 종양(cystoma)

(4) 호발 부위

① 손목관절 손등쪽의 긴엄지폄근, 집게폄근, 손가락폄근등의 힘줄집

② 손목관절 바닥쪽의 노쪽손목굽힘근의 힘줄집(방아쇠 손가락의 원인)

2) **원인**

(1) 윤활액의 유출 → 종괴 형성

(2) 연부조직의 점액성 변성

3) **증상**

(1) 특별한 증상은 없음

(2) 형성된 종괴의 신경 압박 시 : 통증, 감각둔화, 근력 약화, 압통, 손가락을 움직일 때 불쾌감

4) **치료**

(1) 생성된 결절종의 자연적 소실 가능

(2) 외과적 수술로 제거가 가장 효과적 : 결절종을 직접 압박하거나 주사기 흡입

(3) 국소적 스테로이드 주입(재발률 높으므로 권하지 않음)

척추질환

EXPLANATION

척추의 개요

1. 척추원반

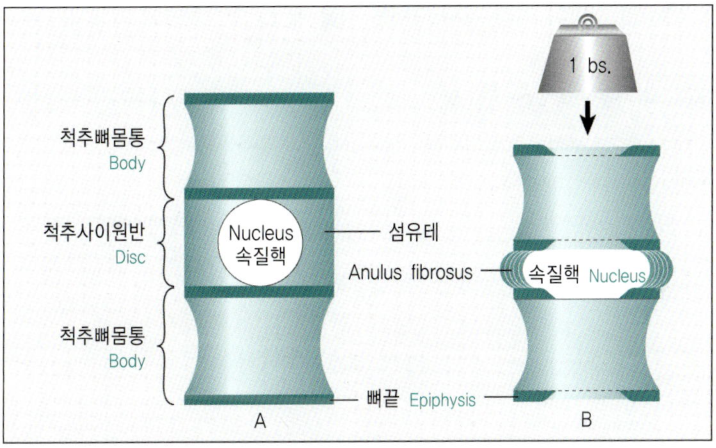

→ 척추원반에 가해지는 부하 : Sitting + Flexion > Sitting > Standing > Supine

1) **속질핵(nucleus pulposus)**
   (1) 대부분 성분이 물로 구성(물 제외한 65% 성분은 단백질)
   (2) 척추원반 중앙에 위치하여 척추에 가해지는 충격을 흡수

2) **섬유테(annulus fibrosus)**
   (1) 교원질성과 섬유연골성 조직으로 구성
   (2) 각 척추뼈의 위아래를 연결
   (3) 척추원반에 탄력성 제공(충격흡수 및 척추 안정성 제공)
   (4) 뒤쪽이 앞쪽과 가쪽에 비해 약하고 섬유층의 수가 적어 척추원반탈출증의 원인을 제공

3) **연골종말판(cartilage end plate)**
   (1) 인접하는 척추뼈몸통과 섬유테 연결
   (2) 속질핵과 척추뼈몸통사이 압력 및 자극에 대한 장벽 역할
   (3) 성장판으로서 척추뼈몸통의 성장 및 발육에 관여

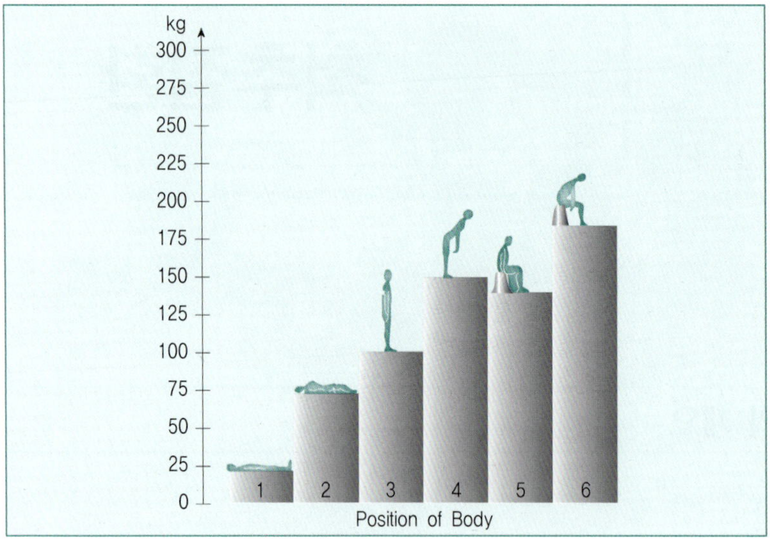

체중 70kg인 사람이 여러 가지 자세를 취할 때 L_3 척추원반에 가해지는 부하량

통증감수기를 포함하는 구조물	통증감수기를 포함하지 않는 구조물
• 앞·뒤세로인대(anterior·posterior longitudinal ligament) • 가로사이인대(intertransverse ligament) • 가시끝인대(supraspinal ligament) • 근육 • 신경뿌리 • 관절면 • 관절주머니 • 척추뼈몸통	• 척추원반 : 섬유테, 속질핵 • 관절연골 • 황색인대(ligamentum flavum) • 가시사이인대(interspinous ligament)

EXPLANATION

척추의 질환

1. 허리척추원반탈출증(Herniated Intervertebral Disc, HIVD)

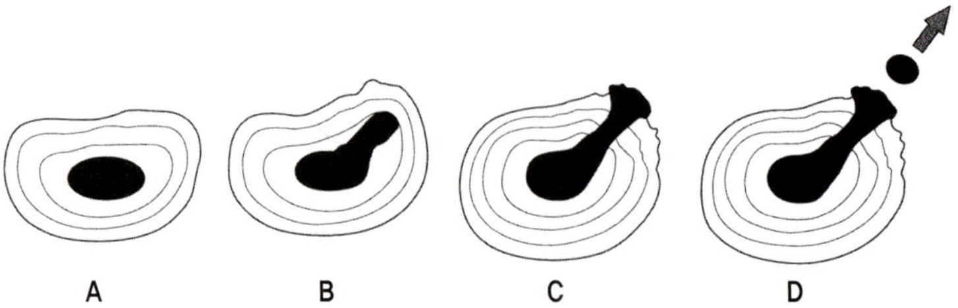

척추원반 탈출

척추원반 탈출

(a) 정상	속질핵 : 섬유테에 감싸져 있음
(b) 융기(bulge)·탈출(protrusion)	속질핵 : 섬유테에 충돌
(c) 돌출(extrusion)	속질핵 : 섬유테를 뚫고 나옴, 뒤세로인대에 의해 감싸져 있음
(d) 분리(sequestration)	척추원반 일부분이 이탈, 경질막공간에서 유리체가 됨

1) **원인**
   (1) 반복적인 부하 + 생체역학적인 변화 + 퇴행성 변화
   (2) 외상성이 아닌 퇴행성 변화의 일종
   (3) 높은 곳에서 추락하거나 무거운 물건을 몸을 앞으로 구부린 상태에서 갑자기 들어올릴 때 자주 발생
   (4) 신경뿌리는 바로 위 척추원반 탈출에 의해 침범 받음

2) **발생빈도**
   (1) 20~30대에 호발 : 퇴행성 변화 진행, 관절마디 안정성 감소, 활동성 많음
   (2) 65세 이후 노령층에서는 비교적 드묾 : 퇴행과정 심히 진행, 속질핵 탄력성 감소
   (3) 가쪽·뒤쪽 탈출이 빈발

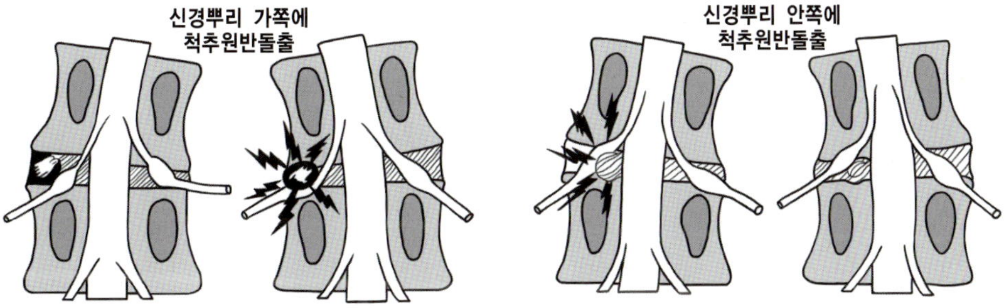

척추원반의 탈출 위치에 따른 척주옆굽음증의 형태

3) **증상**
   (1) **통증**
      ① 심한 허리통증 : 상해수용기가 뇌로 직접 연결되기 때문에 통증 빨리 느낌
      \+ 통증 위치 : 허리 중앙부·허리엉치 넓은 부위
      ② 관련통 : 한쪽·양다리로 방사
      ③ 운동 시 증가, 안정 시 감소
      ④ night pain
      ⑤ 기침·재채기는 통증 악화시킴
      ⑥ 허리통증과 궁둥신경통이 함께 출현하는 경우도 있음(궁둥신경통 : 볼기 → 넙다리 뒤쪽, 오금부, 다리 앞가쪽, 발로 방사)
   (2) **감각이상·무감각**
      ① 70%의 환자에서 침범된 피부절의 감각이상·감각둔화

② 허리엉치부분 병변 : 발바닥과 발 가쪽의 통증·이상감각

③ 제4허리뼈 사이의 병변 : 발 안쪽관절융기 엄지 뒷면에 통증·이상감각

(3) 몸통 형태의 변화

① 신경뿌리 가쪽 탈출 : 척주옆굽음증은 침범부 반대편으로 편위

② 신경뿌리 안쪽 탈출 : 척주옆굽음증은 침범부 쪽으로 편위

(4) 압통

① 근경직과 더불어 침범부 인대 위에서 나타남

② 압박, 타진으로 궁둥신경통이 발생되면 탈출정도가 심한 것임

(5) **운동의 제한과 근력 약화**

① 몸통의 앞쪽굽힘 제한

② 근력 감퇴 : 환자의 96%에서 척추원반 탈출에 의한 신경뿌리 압박의 결과 (L_4~L_5 : 발등굽힘 제한, L_5~S_1 : 발바닥굽힘 제한)

③ 보행시 걸음은 느리고 정상적인 팔 흔들림 감소

(6) 깊은힘줄반사

① L_3~L_4 : 무릎 반사(knee jerk) 소실이나 감소

② L_5~S_1 : 발목 반사(ankle jerk) 소실이나 감소

4) **검사 및 진단**

(1) 관절징후 검사

① 몸통 운동성 검사가 목적

② 허리의 폄 → 왼·오른 가쪽굽힘 → 굽힘 검사(돌림 제외)

(2) 경질막징후 검사

① 척수 내압 상승 검사

② 경질막에 대한 병적인 압박의 유무를 평가

종류	목적	방법
뻗은발올림검사 (Straight Leg Raise test, SLR)	back과 종아리의 동통 재현으로 허리통증의 원인을 결정하는 검사	• supine에서 환측 다리 80°(정상 ROM) 올림 • 넙다리 뒷부분 통증 : 뒤넙다리근 단축에 의함 • 종아리 연관통 : 궁둥신경의 압박에 의함(이때 다리를 약간 내린 후 발등굽힘 시 통증이 나타나면 궁둥신경에 의한 통증 확실)
Kernig 검사	척수를 신장시켜 동통을 재현하는 검사	• supine에서 머리 뒤로 깍지 끼고 머리 가슴쪽으로 굽힘 • 목뼈 통증, 허리와 종아리의 방사통 : 뇌막자극, 신경뿌리 압박, 신경뿌리의 경질막덮개의 자극에 의함 • 검사자는 통증 시작 위치 정확하게 평가
Milgram 검사	경질막 속·바깥의 병변, 척수를 싸고 있는 수막 자체 압박 여부 검사	• 무릎관절 완전 폄 상태로 다리를 5cm 정도 들어올려 약 30초 유지 • 통증 유무 확인 • 엉덩허리근·앞배근 긴장 → 척수내압 상승
Naffziger 검사	척수 속막을 상승 → 척수강 내압 상승 유발 여부 검사	• supine에서 목정맥을 10초 정도 가볍게 누른 후 기침을 하게 함 • 통증 : 경질막에 병적인 압박에 의함

(3) 신경뿌리 징후검사

탈출된 척추원반이 신경뿌리를 압박할 때 침범된 신경뿌리가 지배하는 근육의 강도와 피판(근판, 경판 포함)의 감각, 반사의 크기에 변화를 이용한 평가법

5) 특징

신경뿌리 침범수준에 따른 이학적 소견 (기출)

신경뿌리	척추원반 간격	동통방사형태	지각부위	방광·장 기능 장애	SLR test	아킬레스 힘줄 반사	무릎힘줄 반사	운동장애
L_3	L_2~L_3	허리에서 볼기 넙다리뒷부분 종아리앞부분	무릎 통각 감퇴	양성이거나 음성(+/−)	보통 음성	양성(+)	양성(+)	넙다리네갈래근 약화
L_4	L_3~L_4	허리에서 볼기 넙다리뒷부분 장딴지 안쪽	종아리안쪽의 통각 감퇴	(+/−)	보통 음성이나 경우에 따라 양성	양성(+)	음성(−)	넙다리네갈래근·앞정강근 약화
L_5	L_4~L_5	허리에서 볼기 발등쪽 엄지발가락등쪽	발과 엄지발가락등 쪽의 통각 감퇴	(+/−)	양성(++)	양성(+)	양성(+)	앞정강근·엄지폄근·중간볼기근 약화
S_1	L_5~S_1	허리에서 볼기 발과 발뒤꿈치, 발바닥	발뒤꿈치나 발의 가쪽 통각감퇴	(+/−)	양성(+++)	음성(−)	양성(+)	장딴지근·뒤넙다리근·큰볼기근 약화

＊ 건측 뻗은발올림 검사(well SLR test)

1) supine에서 건측 다리 들어올림

2) 반대편(환측)에서 허리통증·궁둥통증 호소할 경우 척추원반탈출증과 같은 공간점유질병임

＊ 꾀병검사(Hoover test)

1) SLR test할 때 환자가 들어올리려는 다리 반대편 발꿈치뼈 밑 부분을 감싸 쥠

2) 이때 손이 아래로 내려눌려지는 느낌이 없다면 꾀병 의미

6) **치료**

- 치료목적 : 치유 촉진, 운동성 회복, 자세·근력 회복 및 예방
- 급성기 : 안정 → 근력 강화

(1) 보존적 요법

① 침상 안정

- 급성기 때 중요
- 체중과 중력 제거
- 무릎관절 뒤쪽에 베개사용으로 무릎관절과 엉덩관절 굽힘시킴

② 견인(Traction)
- 허리부 근경직 완화와 허리척주앞굽음 감소로 통증 경감
- 체중의 약 1/2～1/4(환자 체중의 54%를 넘지 말 것)

③ 정형물리치료 : mobilization과 manipulation을 통해 편위된 척추뼈나 척추원반의 교정시행

④ 보조기
- 발병 1～2주 후 증상이 완화되면 착용
- 코르셋이나 보조 장구를 착용하여 허리를 지지(근약화 주의)

⑤ 온열치료 : 동통과 근경련 완화에 도움

(2) 수술적 요법

① 부분 척추뼈고리판 절제술, 탈출된 속질핵 제거

② 척추고정술

2. 목뼈 척추원반탈출증

1) **원인**

(1) 섬유테의 조각이 떨어져 나와 경질막의 앞쪽이나 신경뿌리를 누름

(2) 척추사이원반이 뒤쪽·가쪽으로 돌출되어 경질막이나 신경뿌리를 누름

2) **증상**

(1) 섬유테의 조각이 떨어져 나온 경우 환자가 이른 아침 고개를 갑자기 돌리면 머리가 움직이지 않음

(2) 척추사이원반이 돌출된 경우 뼈끝관절 표면 사이에 활막의 가장자리가 끼어서 고개 운동 시 통증 심함(이환부위 목 운동 시)

3) **치료**

(1) 견인

① 급성시 변형 있는 부분에 견인 시 통증 경감

② Sitting : 10～20° 굽히고 실시

③ Supine : 20～30° 굽히고 실시

(2) 간헐적 견인 : 10～25 lbs를 매일 20～30분간 실시

① Cyriax(지속적 견인) : 10～12 lbs를 20～40분간 실시

② Judovich(간헐적 견인) : 35～50 lbs를 매일 1시간

③ Martin : 30～100 lbs를 1～3분간 하루에 2회 실시

(3) 활동 제한과 목 칼라(soft collar) 착용
관절가동화운동 : 주로 굽힘 운동 + 마사지

3. 척추전방전위증(spondylolisthesis) (기출)

1) **정의**

(1) 관절 사이가 해부학적으로 한쪽 또는 양쪽으로 미끄러져 나간 상태

(2) 척추의 척추뼈몸통이 아래 척추보다 전위된 것

2) **원인**

(1) 원인 불명

(2) 가족력

(3) 외상에 기인한 골절(어렸을 때 허리에 가해지는 반복적인 사소한 외력에 기인한 스트레스 골절)

(4) 척추분리증

(5) 퇴행성 변화

(6) 위관절면의 선천적 발달 미숙

(7) 뼈의 병적 약화

3) **발생빈도**

(1) 남자 ≒ 여자

(2) **L_5, L_4 순으로 호발**

(3) L_5의 엉치뼈화, Polyarticular 뼈관절염이 많음

(4) 20세 이후에는 드물게 발생

4) **분류** : Newman에 의해

선천성 척추앞전위증	엉치뼈 위부분이나 L_5 신경궁의 선천성 발육부전에 의한 것으로 L_5 척추뼈고리판에 기형 동반
관절간부 신장형 척추앞전위증	허리엉치 척추원반의 손상시 L_5 아래 관절면이 퇴화된 엉치뼈의 위관절면 위에서 앞쪽으로 전위를 일으키면서 미끄러지게 되는 것
척추분리성 척추앞전위증	관절사이부위에 해당하는 신경궁의 결손
외상성 척추앞전위증	외상으로 인한 척추뼈몸통의 앞쪽전위
변성 척추앞전위증	과격한 운동 등으로 인한 척추관절의 손상에 의한 것으로 L_4에서 호발
병적 척추앞전위증	국소적 뼈변화로 척추궁뿌리가 약해지면서 척추궁뿌리의 신장에 의해 발생

5) **증상**

(1) 임상 증상

① 성인 : 허리통증

② 소아 : 뒤넙다리근 긴장으로 자세나 보행의 이상

③ 심한 일이나 운동으로 유발되거나 악화되며 휴식 시 통증 소실

(2) 방사선

① terrier dog·**scotty dog** 음영부분(목 부분)에 개가 목걸이를 한 듯한 사선의 결손음영이 있음

② Napoleon's cap : 전위가 심하면 L_5 척추뼈몸통가 엉치뼈위면과 겹침

6) **치료**

(1) 보존적 치료

① 척추뼈몸통 전위가 25% 이하인 경우

② 소아 : 성장이 끝날 때까지 6개월 간격으로 검사

③ 성인 : 증상이 경미하거나 특별한 이상이 없으면 활동을 제한하지 않음

(2) 수술

(3) 퇴행성 변화에 의해 발병하였을 경우 : 폄근육강화(앞굽음근육보상), 체중감소, 자세 교육

4. 척추관 협착증(spinal stenosis) (기출)

1) **정의**

신경이나 신경으로 가는 혈관이 좁아진 척추관 또는 신경구멍의 어떤 부분에서 압박을 받아 임상 증세를 나타내는 상태

2) **원인**

(1) 척추관 안에 비대해진 돌출 부위 생성

(2) 뼈고정술 후에 긴 골성융기

(3) Paget's disease

(4) 증식성 뼈돌기(spur)

(5) 선천적으로 척추관 협소

3) **증상**

(1) 허리 + 편측 또는 양측다리에 통증

(2) 운동에 의해 악화

(3) **간헐적 파행**

(4) night pain : 수분간의 보행으로 소실

(5) 무릎을 펴면 심해지고 굽히면 소실

(6) 감각 이상

(7) **drop attack** : 의식상실 없이 다리의 약화로 주저앉음

(8) 힘줄반사 변화 : 여러 부위에서 발생, 양측 비대칭인 경우도 있음

4) **치료**

(1) 보존적 치료

① 온열치료 : 순환증진

② 전기치료 : 통증감소

③ 자세·골반 교정

④ **William exercise** : 허리 굽힘근 강화·허리척주앞굽음증 감소

⑤ 보조기

(2) 수술

5. 강직성 척추염(ankylosing spondylitis) (기출)

1) **정의**

(1) Marie-Strumpell, von Bechtereuis

(2) 척추의 동통과 강직을 나타내는 진행성 염증 질환

(3) 척추관절의 연골과 주위연골의 질환

2) **원인** : 불명확하나 가족력이 중요

3) **발생빈도**

(1) 20대 젊은 남자에서 호발

(2) 엉치엉덩관절 > 허리 > 가슴 > 갈비뼈 순으로 침범

4) **증상**

(1) 초기의 급성 또는 만성 허리통증

(2) 병의 진행은 만성

(3) 피로감, 식욕부진, 체중감소, 미열 등이 동반

(4) **통증이 상행성**으로 위척추까지 올라감 → 말초관절까지 확산되면 관절강직 → 척추뒤굽음증, 엉덩관절·무릎관절의 굽힘강직 발생

(5) 엉치엉덩관절의 관절변화, 뼈엉성증(골다공증), 갈비사이관절 및 척추원반 사이의 이상으로 인한 골성화

(6) **Bamboo spine(대나무 척추)** : 세로인대의 석회화와 척추인대의 뼈형성에 의한 것

- 가슴 특징 : 갈비뼈 척추 운동과 복장뼈자루 운동의 감소로 인해 호흡시 흉부팽창의 저하
- 말단관절 : 어깨관절, 엉덩관절, 무릎에 동통과 경직
- 홍채염 : 환자의 홍채주위에 동통성 염증 발생
- 피부 : 건선과 관련
- 췌양성 대장염, 대장암

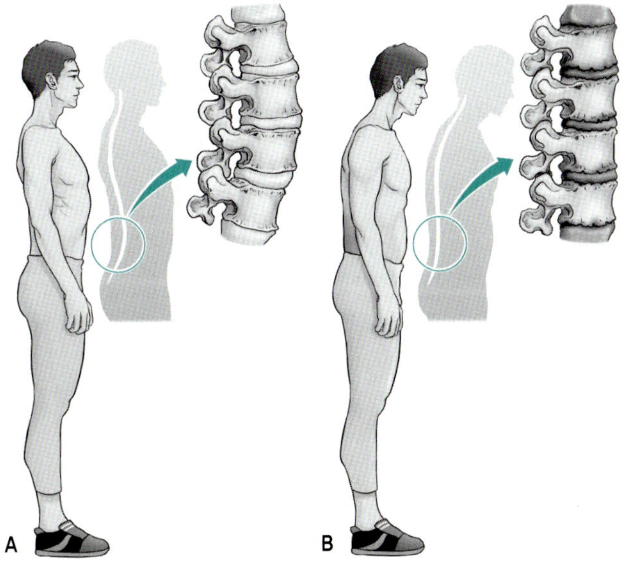

정상척추(A)와 강직성 척추염(B)

5) **치료**

(1) 치료목적 : 통증경감, ROM, 변형 최소화, 건강 회복

(2) 초기 : 통증감소, 염증 관리, 강직 예방

(3) 자세교육

(4) 온열치료

(5) 수치료 : ROM회복, 통증, 근연축 감소(물에 떠있기, 수영)

(6) **근력증강운동** : 척추 폄근, 엉덩관절 폄근·벌림근, 어깨관절 벌림근·가쪽돌림근, 무릎관절 폄근
(7) **호흡운동** : 가슴확장, 배호흡운동

류마티스 관절염과 강직성 척추염의 차이

	RA	AS
인대의 석회화	×	○
치료	gold therapy	방사선 치료
피하결절	15~20%에서 양성	×

6. 퇴행성 척추염(degenerative spondylitis)

1) **원인**
   (1) 반복적인 사소한 외상, 자세이상
   (2) 골절, 탈구, 척추원반탈출증, 척추뼈몸통기형
2) **발생빈도**
   (1) 40대 이후 남자에서 호발(비만형)
   (2) 허리뼈에 호발
   (3) 퇴행성 척추염 > RA, AS
3) **증상**
   (1) 경직(아침에 심함)
   (2) 동통 : 허리 —척수 신경뿌리 압박→ 가슴, 배, 다리, 팔
   (3) 압통은 적음
   (4) 허리부분 기형(특히 척주옆굽음증)
   (5) 관절 연골은 마모되나 골성 강직은 나타나지 않음
   (6) 척추뼈몸통 앞쪽에 뼈돌기 형성
4) 치료 : 휴식과 운동 제한

7. 척주옆굽음증(scoliosis)

1) **정의**
   (1) 관상면에서 척추가 한 방향으로 휘어 한쪽으로 볼록 튀어나오고, 반대쪽은 오목하게 들어간 형태의 기형
   (2) C형과 S형으로 형태에 따라 분류

2) 원인

척추 자체의 이상	척추 외적 이상
• 선천성 기형 • 이영양증 : 특발성, 구루병성 • 감염 : 척추염, 결핵, 매독, 뼈속질염 • 척추의 종양 • 내분비성 : 점액수종, 갑상샘 기능항진증 • 향신경성 : 척수로, 척수구멍증, 다발성 신경섬유종 • 척추원반의 병변 • 관절염 • 연부조직의 병변 : 인대의 이상, 근위축성, 소아마비	• 한쪽 다리의 단축 • 가슴 기형 • 골반, 골반주의 관절기형 • 엉덩관절통 • 선천성 탈구 • 다리 기형 • 광범위한 피부병변 • 반흔과 화상 • 수술 후 후유증 : 가슴성형술, 고름집 • 기운목 • 신경정신과적 : 히스테리성 척추옆굽음증 • 중추·말초 신경질병 • 반사성 : 신장의 질병, 충수염, 간의 질병

3) 발생빈도

(1) 14세 이전에 호발

(2) 남자 > 여자(3～5배)

4) 분류

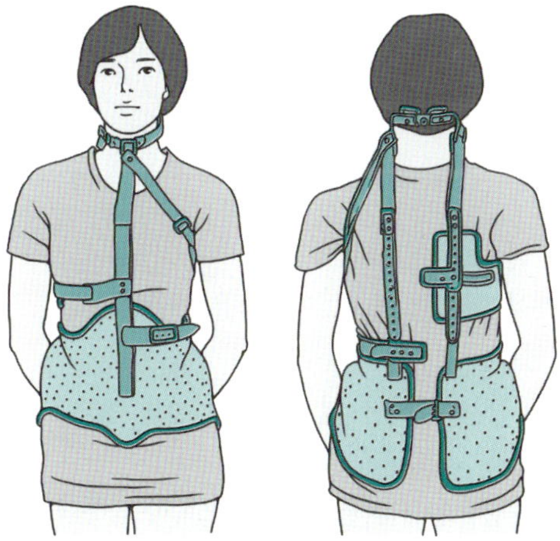

밀워키 보조기

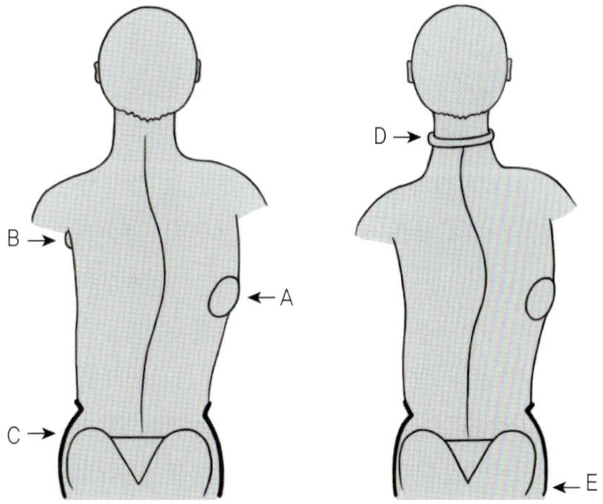

우측 가슴 곡선을 교정하기 위한 밀워키 보조기

가슴패드(A)에 반대되는 힘은 반대쪽 겨드랑슬링(B)과 골반부 가쪽면(C)이다. 목뼈링(D)의 가쪽면으로 야기되는 바로잡기반사는 가슴패드에 대한 반대작용을 하게 된다. 보조기를 고정시키기 위하여 같은쪽의 골반부 아래모서리(E)은 삼점압의 힘점으로 작용한다.

<table>
<tr><th></th><th>비구조성 척주옆굽음증(nonstructural scoliosis)</th><th>구조성 척주옆굽음증(structural scoliosis)</th></tr>
<tr><td>정의</td><td>• 척추의 구조적 변형을 동반하지 않은 것
• 자세 불량한 사람들에게 호발</td><td>• 척추를 구성하는 연부조직, 척추뼈의 구조적 변화에 의한 것</td></tr>
<tr><td rowspan="2">증상</td><td colspan="2">• 척추뼈몸통은 볼록면(convex), 가시돌기는 오목면(concave)을 향하여 회선</td></tr>
<tr><td>• 앞쪽굽힘시키면 배부의 갈비뼈 돌출(rib hump)이 없어짐
• prone자세를 시키면 척주옆굽음증이 없어짐
• 대상성 굽이는 대부분 없음
• 방사선 : 척추의 회선 없음</td><td>① 특발성
• 원인 불명
• 구조성 척주옆굽음증의 80% 차지
• 분류 : 유아기, 소년기, 청소년기
② 선천성
• 신체의 다른 부위에 선천성 이상 동반
• 치료는 조기에 하고 오랫동안 계속해야 함
• 분류 : 형성 부전, 분절 부전
③ 신경근육성
• 마비성 척주옆굽음증 : 척추의 안정을 좌우하는 몸통부의 근육마비로 인한 근력의 불균형
• 성장기에 진행속도가 빠르고 심함
• 척추굽음 모양 : 긴 C형
• 분류 : 신경병성, 근변성
④ 신경섬유종
• 굽이의 진행속도가 빠르고 심함
• 하지마비 동반
⑤ 기타
• 종양, 감염, 대사성 질환, 관절염 등</td></tr>
</table>

5) 검사 및 평가

(1) 기립자세에서

① 양측 어깨의 높이 : 2차 굽이가 없을 경우 볼록쪽 어깨가 높음

② 양측 어깨뼈의 형태 : 등뼈부위의 볼록쪽에서 어깨뼈 올림, 아래각은 가쪽회선

③ 갈비뼈의 형태 : 볼록－뒤쪽 융기, 오목－편평

④ 배부의 폭 : 볼록쪽의 갈비뼈팽대로 등·배부가 허리보다 넓게 보임

⑤ 피부의 주름 : 굽이의 허리부위에서 관찰 가능

⑥ 몸통과 팔의 거리 : 대상성 굽이가 없으면－볼록쪽 몸통과 팔 거리 < 오목쪽 몸통과 팔 거리

⑦ 골반의 수평여부 평가

⑧ 양측 다리길이 차이

⑨ 양측 귀 높이 비교

⑩ 볼기의 돌출성 여부 : 오목쪽 돌출 > 볼록쪽 돌출

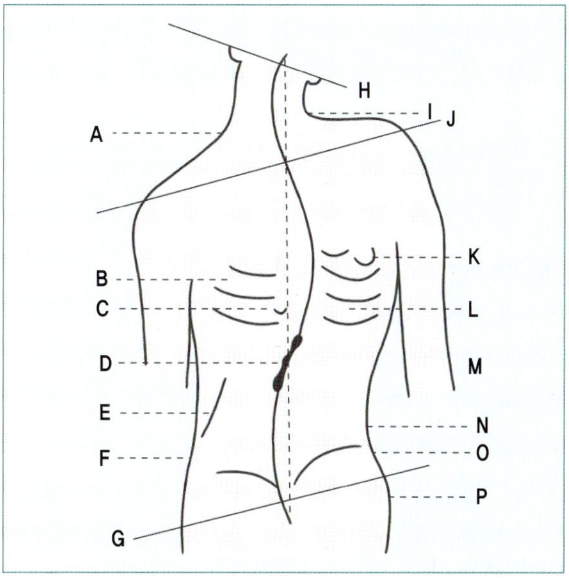

기립자세에서 척추옆굽음증의 형태적 평가 항목

A, 목과 어깨와의 각도. B, 갈비뼈의 편평화. C, 어깨뼈아래각의 위치. D, 척추의 돌출
E, 피부의 주름. F, 허리선. G, 골반의 기울임. H, 귀의 높이
I, 목과 어깨와의 각도. J, 어깨 높이 K, 어깨뼈 아래각의 높이. L, 갈비뼈의 융기
M, 팔의 위치. N, 허리선. O, 허리각도. P, 볼기의 돌출

(2) 몸통 앞쪽굽힘 자세에서

① 환자의 몸통 90° 앞쪽굽힘

② 뒤·가쪽에서 등·허리뼈의 회선으로 인한 등의 **돌출고(dorsal hump) 확인** : **볼록쪽이 오목쪽보다 높음**

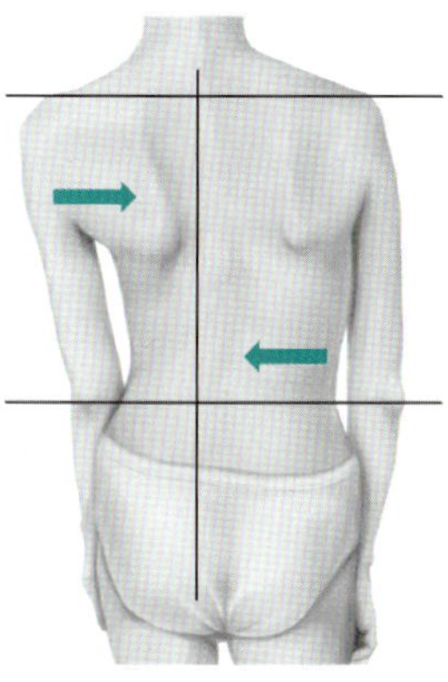

신체 균형

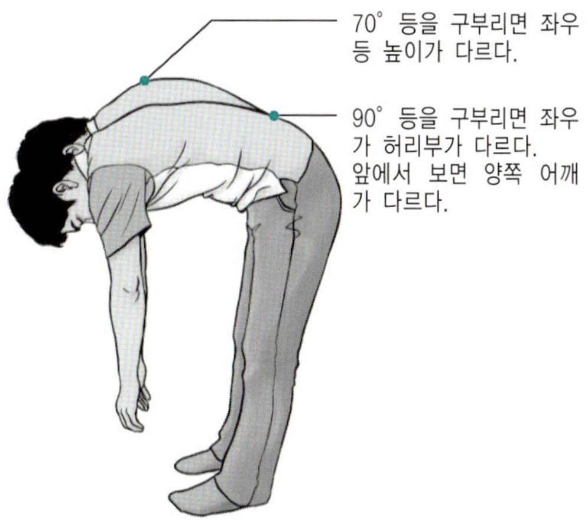

Adam's test 전방 굴곡 검사

척추측만증시 자세, 전방 굴곡 검사

(3) **방사선 촬영**

① Cobb 방법 : 굽이의 크기 측정

② 큰굽이(major curve) : 굽이 중 가장 크고 구조성인 것

③ 작은굽이(minor curve) : 큰굽이 위아래에 위치, 작고 유연한 굽이

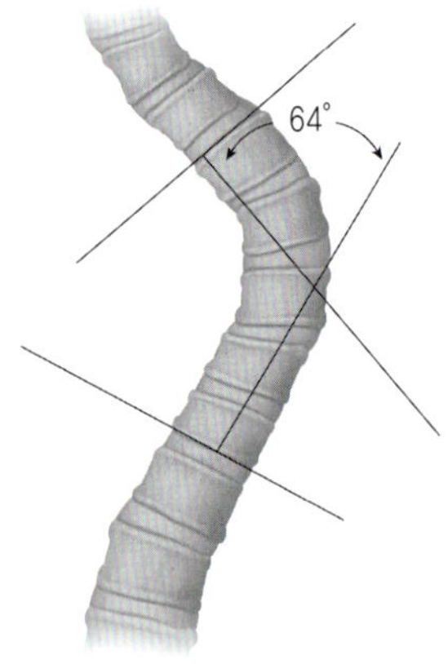

척추측만증의 만곡의 크기를 재는 방법

Cobb 방법

6) 치료

(1) **비구조성 척주옆굽음증(nonstructural scoliosis)**

① 근력강화 운동 : 볼록면(convex)의 치료

② 신장운동 : 오목면(concave)의 치료

③ 자세교정 등으로 스스로 노력에 의해 교정가능

(2) 구조성 척주옆굽음증(structural scoliosis)

① **밀워키 보조기(Milwaukee brace)**

- 목－등－허리－엉치 보조기
- **T_7 이상 교정 시**
- 3점압 원리
- 척추옆굽음증·척추뒤굽음증 시 사용
- 특발성 척주옆굽음증 : 20～40° 정도 경하고 유연성 있는 성장기 아동에게 효과적
- 굽음이 증가되는 징후 없을 때까지, 성장 끝날 때까지 착용

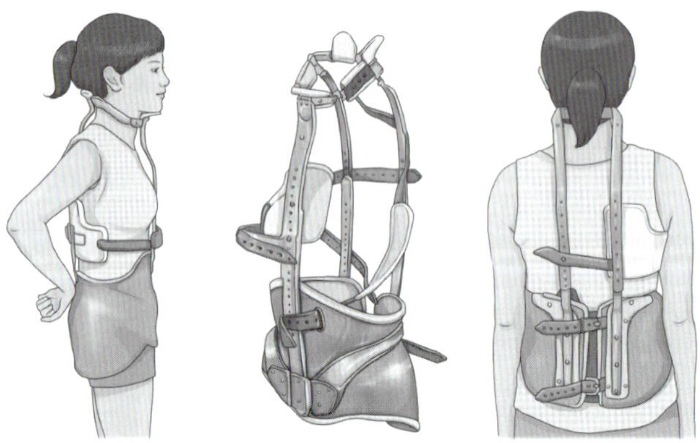
밀워키보조기

② **Klapp exercise**

- 병적굽이의 최대 직선화가 되도록 함
- 가쪽 구조적 만곡을 교정하기 위해 반대방향에서 굽힘 유도
- Klapp exercise의 운동방법
  - 시작자세 : 네발로 엎드려서 손은 어깨넓이, 무릎은 약간 벌리고 팔과 다리는 수직
  - 바닥을 바라보고 등을 둥글게 말아 올림
  - 다음은 반대로 배는 바닥을 향하게 하고 얼굴은 천장을 응시함

- 바닥에서 한 손을 떼서 몸 밑으로 최대한 뻗고 반대로 바깥쪽 위로 뻗은 후 시작자세로 돌아옴
- 무릎과 반대쪽 팔꿈치를 당김
- 한쪽 팔을 앞으로 펴고 반대쪽 다리도 폄
- 무릎을 꿇고 앉아 앞으로 숙이고 코를 바닥에 닿게 함

③ 등허리엉치뼈 보조기(thoracolumbosacral orthosis, TLSO)

(3) 척주옆굽음증 환자의 치료적 운동

① 비대칭성 근력운동

② 균형적인 운동을 통해 전신 운동성 증진

③ 견고하여진 연부조직을 위한 조작

④ 근육의 지구력을 위한 운동－의식적인 자세교정

(4) 척주옆굽음증 관련

① Milwaukee brace

② Klapp's exercise

③ Cotrel traction

(5) 척주옆굽음증의 임상적 징후

① 피로와 배부동통

② 다리의 길이 차이

③ 복부간의 힘의 좌우 불균형

④ 어깨높이의 차이

(6) 초기 단계의 척주옆굽음증 운동

① regional mobility

② muscle reeducation

③ support of spine

④ crawling exercise

8. 허리척주앞굽음증(lumbar lordosis) (기출)

- L_3 척추원반에 가해지는 부하량 : 누운 자세＜서있는 자세＜앉은 자세＜앉아서 앞으로 굽힌 자세
- 통증 감수기를 포함하지 않는 구조물 : 척추원반, 관절연골, 황색인대, 가시사이인대

1) **정의** : 척주가 앞으로 정상범위보다 돌출된 상태

2) **원인**

(1) 일차성 : 선천성 척추뼈기형이나 엉치뼈 기울임 이상에 의해

(2) 대상성 : 골반주위 구조물들의 불균형에 의해(배근약화, 엉덩관절 굽힘근의 구축)

3) **증상**

허리척주앞굽음 증가 시

(1) 척추뼈몸통·척추원반 뒤쪽의 압박력 증가

(2) 앞쪽의 섬유테 신연
(3) 앞세로인대 신장
(4) 뒤세로인대, 가시끝인대, 가시사이인대, 황색인대, 몸통 폄근 단축

4) **해부학적 형태**

(1) 골반 기울임(inclination pelvis)
① 선 자세에서 골반 입구의 면과 수평면으로 이뤄지는 각도(정상 : 50∼60°)
② 위앞엉덩뼈가시와 두덩결합이 동일 수직면에 있을 때 골반 기울임각은 정상
③ 골반기울임계에 의해 한쪽은 두덩결합, 다른 한쪽은 위뒤엉덩뼈가시에서 측정한 각도가 30° 이내에 있을 때 골반 기울임각은 정상
④ 허리척주앞굽음 증가 시 골반 기울임각 감소

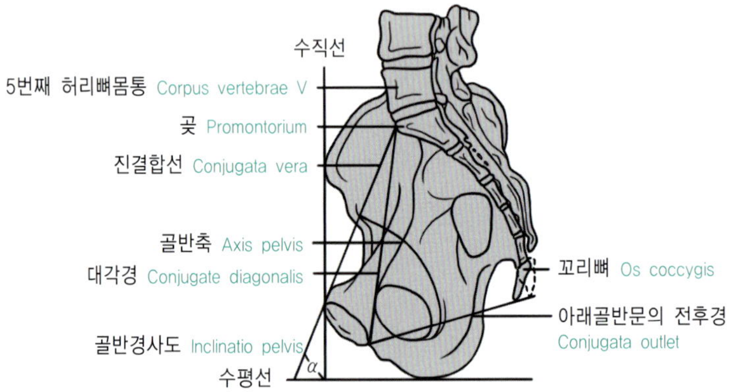

골반경사와 골반축

(2) 허리엉치각
① 첫 번째 엉치뼈의 위고평부를 연결하는 선과 수평면에 의해 형성(정상 : 30°)
② 허리척주앞굽음 증가 시 허리엉치각 증가
③ 허리척주앞굽음 → 허리엉치각 증가 → 허리엉치관절(lumbosacral joint)에 전단응력(shearing stress) 증가 → 척추원반탈출증, 척추앞전위증 유발

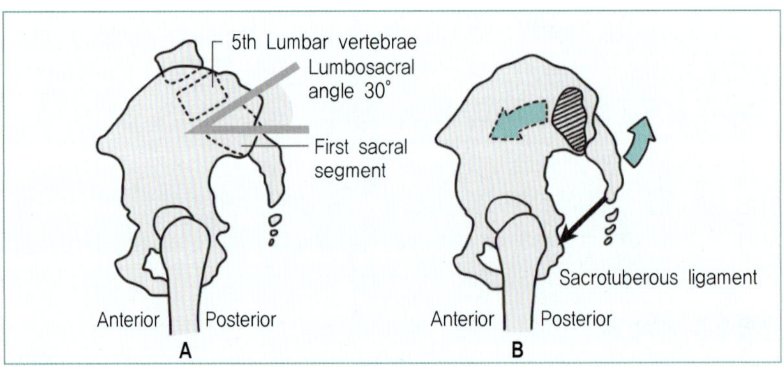

허리엉치각

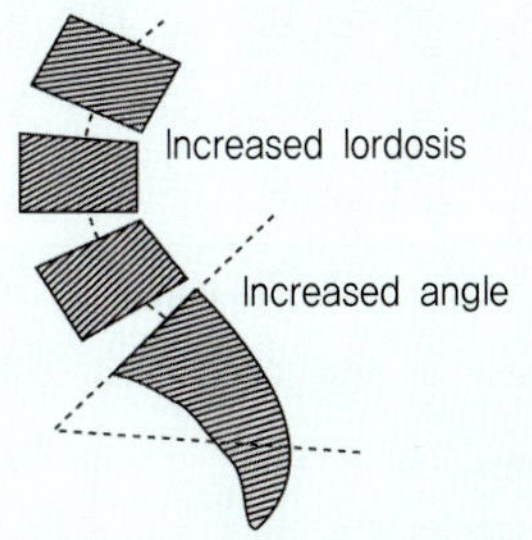

A, 각의 증가 시 허리척주앞굽음이 증가　B, 각의 감소 시 허리척주앞굽음의 감소

허리엉치각의 증감과 허리척주앞굽음의 관계

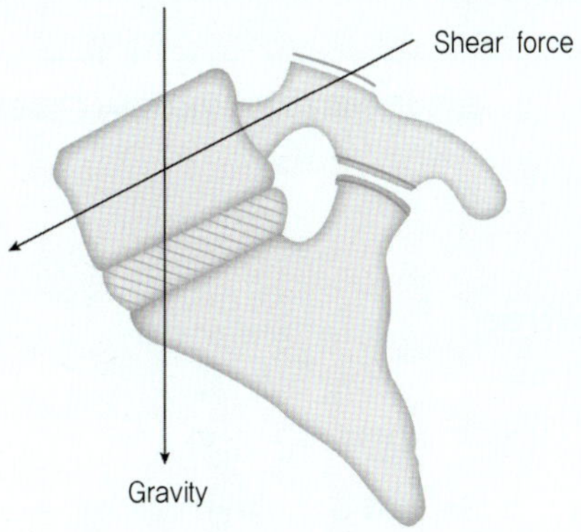

허리엉치각과 전단응력

(3) 골반의 앞뒤기울임와 주위근의 관계

① 골반의 앞뒤기울임은 몸통과 볼기 근육들의 협조작용에 의해 조절

- 앞기울임 : 엉덩관절 굽힘근과 몸통폄근의 짝힘
- 뒤기울임 : 엉덩관절 폄근과 몸통굽힘근의 짝힘

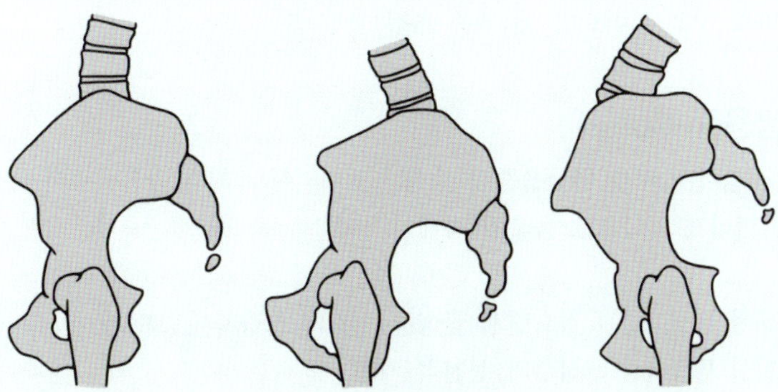

A, 정상위치 normal position　B, 뒤기울임 posterior tilting　C, 앞기울임 anterior tilting

골반의 앞뒤기울임

② 배곧은근, 뒤넙다리근의 약화 또는 엉덩관절 굽힘근, 몸통폄근의 단축 → 앞기울임 증가 → 허리척주앞굽음 증가

③ 배곧은근, 뒤넙다리근의 단축 → 허리척주앞굽음 감소

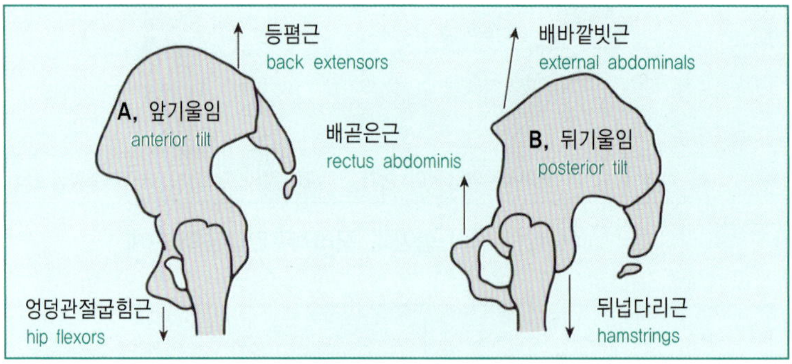

골반의 전후경사에 관여하는 근육의 작용

5) **치료**

(1) 운동치료

① **William exercise**

- 몸통 굽힘운동
- 앞배근, 큰볼기근, 뒤넙다리근 강화
- 엉치가시근, 엉덩관절굽힘근, 넙다리곧은근 신장

② 단축 근육의 신장 및 반대근육의 근력 강화

(2) 정형도수치료

① 마사지 : 단축된 조직 이완

② 관절가동술 : 척추 주변 조직의 유연성 강화

(3) 보조기 : 밀워키 보조기, TLSO, 배곧은근 약화 시 William brace(굽힘 가능, 폄·돌림 불가능)

4) 예방 및 관리

(1) 허리통증이 유발되기 쉬우므로 올바른 자세 유지 중요

(2) 비만의 경우 식이요법 등 체중 조절

9. 척추뒤굽음증(Kyposis)

1) 정의 : 가슴에서 척추 뒤굽음증이 증가하고 허리에서 척추 앞굽음증이 증가되어 골반의 앞쪽 기울어짐과 머리가 앞쪽으로 돌출된 자세인 상태

2) 원인

(1) 자세성 뒤굽음증 : 청소년기 급성장 시기의 불량자세, 호르몬 이상, 골다공증 등

(2) 선천성 뒤굽음증 : 척추의 선천적 기형

(3) 염증성(결핵성) 뒤굽음증 : 척추결핵이나 강직성 척추염 등 척추몸통이 파괴되어 유발

(4) 노인성 척추 뒤굽음증 : 등뼈 및 척추의 퇴행성 변화, 척추사이원반의 퇴행 및 마모, 등근육의 근력 약화, 폐경기 후 골다공증과 노인성 골다공증으로 인한 압박 골절

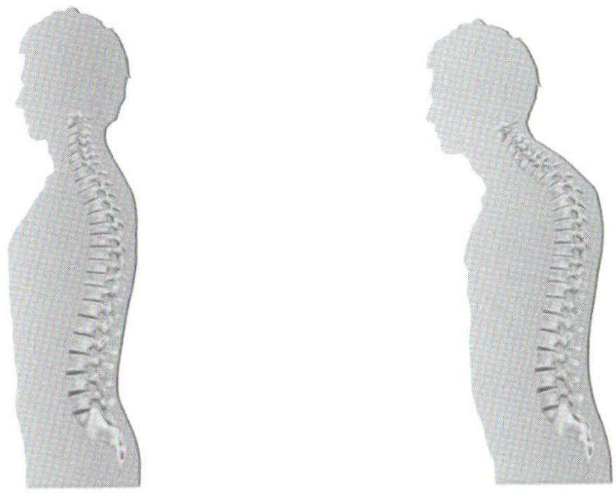

정상 척추와 척추후만증

3) 증상
   (1) 외관상 척추 뒤굽음 변형이 관찰
   (2) 등허리뼈 부위 및 허리뼈 부위에 통증
   (3) 심한 뒤굽음 기형은 하반신 마비를 유발함
   (4) 염증성 뒤굽음증은 심한 경우 심장과 허파의 기능 저하 및 하반신 마비를 유발함
4) 치료 (기출)
   (1) 운동치료
      ① 경증의 뒤굽음증 : 등쪽운동 및 폄운동 실시
      ② 노인성 등뼈뒤굽음증 : 배근육과 등부위근의 근육강화 운동
      ③ 신장운동 : 단축된 갈비뼈사이근, 위배부위 근육
   (2) 보조기 : 밀워키 보조기, TLSO
   (3) 예방 및 관리
      ① 바른 자세를 통해 예방
      ② 강직성 척추염도 생활습관의 교정을 통해 뒤굽음 진행을 최대한 억제 가능
      ③ 선천성은 진행 속도가 빠르므로 조기 진단이 필요
      ④ 노인성의 경우 중요 원인이 골다공증이므로 칼슘, 비타민 D 등의 약물치료 병행
      ⑤ 허리 변성일 경우 뒤굽음 변형을 유발하는 쪼그려 앉기 자세 금기
      ⑥ 강직성 척추염의 경우 딱딱한 잠자리에서의 수면으로 등뼈뒤굽음 예방 가능

10. 허리 삠(요부 염좌)

1) 정의 : 급작스럽게 발생한 스트레스로 인해 허리뼈의 연부조직이 늘어나거나 파열된 상태
2) 원인
   (1) 기전 : 허리 부위에의 갑작스런 스트레스 → 허리뼈 관절면, 인대 손상
   (2) 원인
      ① 몸끼리 부딪히는 과격한 운동

② 다이빙, 골프, 체조 혹은 교통사고
③ 낙상
④ 무거운 물건 들기

3) 증상
(1) 압통 : 불편한 부위 누르면 통증
(2) 방사통 : 골반, 볼기, 넙다리부분 통증
(3) 몸통의 움직임 제한 : 통증으로 인한 운동제한
(4) 허리 주위 근육 경직, 근경련, 통증, 허리 강직

4) 예후
(1) 미완치 시 일상생활을 먼저 시작하게 되면 재발 위험 높음
(2) 오래 지속되면 만성 허리통증, 허리뼈 척추사이원반탈출증으로 발전 가능

5) 치료
(1) 침상안정, 약물치료, 물리치료
(2) 다친 직후부터 약 48시간 이내에는 냉치료 실시(손상 부위의 부종 감소 및 통증 경감을 위해)
(3) 허리 강직으로 신장이 요구되는 경우 견인을 추가

11. 척추분리증

1) 정의 및 특성
(1) 관절간부(pars interarticularis)의 결손
(2) 원인
① 선천성
② 퇴행성
③ 만성 허리 통증에 의한 스트레스 골절
(3) 척추 분리가 편측성, 또는 양측성으로 발생 가능
(4) 손상기전
① 관절간부 외상, 스트레스 골절 : 허리에 반복적 부하 발생
② 무거운 물건을 나르거나 머리를 위로 드는 직업 종사
③ 역도와 같은 체중부하 운동
④ 테니스, 야구, 골프와 같은 반복적 몸통 돌림 운동
⑤ 다이빙, 체조, 수영, 축구, 배구 등 몸통의 과신전 운동

2) **증상**
(1) 방사통이 없는 편측성 허리통증
(2) 한 다리 서기나 몸통 돌림 및 폄 시 통증 악화
(3) 불유합
① 가장 대표적인 합병증
② 양측성은 다음 단계인 척추전방전위증으로, 편측성은 척추의 비대칭적 전방이탈로 발전

3) 치료
  (1) 불량한 자세의 교정
  (2) 약화된 근육에 대한 근력 강화 훈련, 단축된 근육에 대한 신장운동
  (3) 적절한 보조기 착용

12. 척추후관절 증후군

1) 특성 : 허리통증 환자의 15~40%에서 척추후관절의 기능장애로 인한 통증이 발생함
2) 증상
  (1) 척추후관절에서 염증과 비후
  (2) **허리 통증**
    ① 휴식 시 통증(×), 운동 시 통증(○)
    ② 허리뼈 폄 시 통증 증가
    ③ 허리뼈 굽힘 시 후관절면 분리되어 통증 감소
    ④ 허리뼈 폄 + 돌림 복합운동 시 통증 급격히 증가
    ⑤ 엉덩이까지 방사되는 경우가 있으나 주로 허리부에 국한됨
3) 평가
  (1) 허리뼈 분절의 부수적 관절운동에 대한 관절놀이 검사
  (2) 특수 검사 : 사분원 검사에서 국소적 통증을 호소하는 양성반응
  (3) 척추사이원반 탈출증과 감별
    ① 척추사이원반 탈출증은 서서히 진행, 척추후관절 증후군은 신경학적 증상이 없고 갑자기 발생
    ② 척추후관절 증후군은 도수치료에 극적인 반응을 보임
    ③ 척추후관절 증후군 환자의 80%에서 과거 척추사이원반 병변 병력이 있으므로 감별이 요구됨
4) **치료**
  (1) 일반적인 원인
    ① 후관절 삠·관절주머니 손상
    ② 뼈관절염, 퇴행성관절염, 척추증
    ③ 류마티스성 관절염(RA)
  (2) 급성관절 증세와 관리
    ① 휴식과 지지
      • 염증이 있는 관절의 휴식을 위해 급성기 동안 목뼈 칼라와 허리뼈 코르셋을 적용함
      • 환자의 편안함을 위해 기능적 자세를 취함
    ② 통증완화와 근이완–물리치료기구와 마사지의 이용
      • 관절의 치유를 위한 간헐적 신연과 통증성 근육반응 억제를 위한 활주 기법(G. Ⅰ, Ⅱ) 적용
      • 류마티스성 관절염이 있을 경우 척추 견인이나 관절가동기법은 금기
    ③ 체액정체의 감소
      • 통증제한을 위한 가벼운 관절범위운동과 근고정 기법을 시작
      • 강한 수축은 관절압박, 통증증가, 근방호의 원인이 되므로 가벼운 근수축을 적용

④ 자가관리 교육 : 기능적 자세의 조절 교육
⑤ 반달연골 충격의 관리 : 도수견인, 기계적 견인이나 자가 견인의 적용

(3) 아급성기와 만성관절의 문제점 관리
① 운동성 관절에 신장이 요구되지만 과운동 부위에 스트레스를 주는 기술이 되지 않도록 주의해야 함
② 골성변화와 뼈곁돌기가 있을 경우 과다폄 활동과 자세는 피하고 척추의 굽힘을 강조하는 자세와 활동이 오히려 척추사이구멍의 크기를 증가시켜 더 좋음
③ 류마티스성 관절염이 있는 환자는 안정성과 조절을 강조하여야 함

13. 척추기형

1) 특성
(1) 척추기형 → 허리통증, 척추질환 발생
(2) 특별한 임상증상 없이 우연히 발견되는 경우 많음
(3) 가족력이 있는 경우 많으므로 집안내력 및 과거력 조사

2) 종류
(1) S_1의 허리뼈화(lumbarization)
① S_1이 허리뼈를 닮아 떨어져 나온 경우
② L_5~S_1보다 S_1~S_2에서 몸통의 운동성이 선행됨
(2) L_5의 엉치뼈화(sacraliization)
① L_5가 S_1에 붙은 경우
② L_5~S_1 보다 L_4~L_5에서 과도한 운동성
(3) 숨은 척추 갈림증(spinal bifida ocuulta)
(4) 척추 분리증(spondylolysis), 척추전방전위증(spondylotisthesis)
(5) 척추의 일부결손 : 반척추(hemivertebra)같은 선천적 기형
(6) 기타 : 굴성 후관절(facet tropism), 선천적 척추갈림증(congenital spinal bifida) 등

14. 목 통증

1) 목 척추사이원반 탈출증
(1) 정의 및 특성
① 움직임이 많은 $C_{5\sim6}$, $C_{6\sim7}$ 사이에서 호발
② 30대 남성에서 주로 발생
③ 유형
- 돌출 : 섬유테의 파열이 없는 경우
- 분리 : 척추사이원반의 파편이 섬유테와 속질핵에서 바깥으로 분리된 경우
- 압축 : 구멍난 섬유테를 통해 척추사이원반 물질이 경막외공간으로 이동한 경우

④ 뒤쪽과 뒤가쪽 방향 호발

⑤ 원인
- 일상생활 상의 잘못된 습관
- 사고로 인한 목에 직접적 충격
- 앉아있을 때 장시간 머리와 목을 앞으로 내미는 자세
- 수면 시 높은 베개

(2) 증상

① 척추사이원반 탈출 부위와 신경압박 부위에 따라 팔에 나타나는 통증의 위치가 다름
- $C_{4\sim5}$ 탈출 : 어깨와 어깨세모근부위 통증
- $C_{5\sim6}$ 탈출 : 엄지와 두 번째 손가락 통증
- $C_{6\sim7}$ 탈출 : 세 번째 손가락, 위팔세갈래근부위 통증
- $C_7 \sim T_1$ 탈출 : 넷째, 다섯째 손가락 통증

② 만지면 전기가 오듯 저린 느낌

③ 증상이 심해지면 손의 쥐는 힘이 떨어져 물건을 놓침

(3) 진행단계

① 1단계 : 통증이 목 부위에 국한, 신경학적 증상 없음, 목에 가해지는 부하에 의해 통증 악화

② 2단계 : 통증이 팔꿈치를 넘어가지 않고 어깨와 팔 위쪽에 존재, 대부분 연관통, 신경학적 증상 없음

③ 3단계 : 통증이 앞쪽 팔, 손목, 손가락까지 방사통, 신경학적 증상 없음

④ 4단계 : 팔꿈치와 아래팔과 손가락까지 통증, 신경학적 증세 동반, 근육 및 건반사 약화, 감각 저하, 심한 경우 대소변 장애

(4) 진단

① 대부분 급성, 통증과 목뼈의 기능적 관절가동범위 제한을 호소

② 유착성 관절낭염, 손목굴 증후군, 척수종양과 감별진단 필요

③ 스퍼링 검사 : 목 신연 및 압박을 통해 통증 유발 및 감소를 확인하는 검사

2) 목 척추관 협착증

(1) 원인

① 선천적 또는 퇴행성 변화로 발생

② 높은 베개 사용

③ 과도한 척추 스트레스

④ 교통사고

⑤ 황색인대와 뒤세로인대의 비대로 인한 척추뼈사이구멍의 협소가 원인

⑥ 대부분 퇴행성 변화로 인해 40~50세 이후의 중년층에 호발

(2) 증상

① 주된 증상 : 목 통증과 팔, 어깨 부위에 통증 유발

② 증상 심화 시 팔, 손가락 저림과 같은 감각이상과 팔 근육 약화 등을 수반함

③ 심한 중심관 척추관 협착 → 척수 압박 → 다리근력 저하, 감각이상, 보행장애, 배뇨장애

(3) 분류 : 선천성 변화, 후천성 변화

3) 목 후관절 증후군

(1) 원인

① 교통사고로 인한 채찍질 손상(whiplash injury), 목뼈에 반복적인 미세외상으로 인한 후관절의 과도한 스트레스

② 목 척추사이원반의 퇴행성 변화로 인한 높이 감소 → 후관절에 과도한 부하

(2) 증상

① 주된 증상 : 목통증

- 두통과 척추후관절 움직임 제한 → 목 움직임 제한
- 팔에 방사통
- 통증 양상 : 뒷목에서 어깨와 등으로 통증이 퍼짐

② 연관통

- $C_{2\sim3}$ 후관절부위 자극 시 머리에서 연관통 발생
- $C_{3\sim4}$, $C_{4\sim5}$는 목 뒷부분, $C_{5\sim6}$ 자극 시 어깨뼈위오목 부위, $C_{6\sim7}$에서는 어깨뼈부위에 연관통

(3) 진단 : 전이성 종양과 연성 목 척추사이원반 탈출증과의 감별 검사 필요

4) 목뼈 척수병증

(1) 특성

① 협착증, 척추증, 척추사이원반탈출증, 외상으로 인해 발생되는 압박력, 인장력, 염전력에 의해 척수 손상

② 보통 중년 이후 발생, 서서히 발병

③ 증상과 징후가 점진적이고 간헐적, 단계적으로 발현

④ 여러 원인으로 척추관이나 척추뼈사이구멍이 좁아짐 → 신경 압박 → 감각 이상, 근력 약화

(2) 원인

① 척추사이원반 탈출 및 후방 골편으로 인한 앞쪽 척수 압박

② 앞가쪽 압박

③ 목뼈 후관절의 비후로 인한 뒤쪽 압박

④ 뒤세로인대 골화증으로 인한 척수 뒤쪽 압박

⑤ 선천적으로 척추관이 협소하면 발생 가능

(3) 증상

① 두통과 머리, 목, 눈, 귀, 가슴 부위에 통증 발생

② 배뇨장애, 팔다리의 근력 약화와 신체 한쪽이나 양쪽에 감각결손

③ 인두와 후두의 감각이상, 이명, 삼킴장애 및 구음 장애

④ 목을 뒤로 젖히면 황색인대 압박으로 척수가 더 압박되어 증상이 악화됨

(4) 진단 : 척추관이나 척추뼈사이구멍의 협착 정도 측정, 목척추사이원반 탈출증, 척추관 협착증과 감별

5) 목 척추증

(1) 특징

① 퇴행성 뼈돌기나 척추사이원반의 탈출로 인한 목 척추관이나 신경공의 협소로 발생

② 목뼈 관절염, 목뼈 불안정성, 비후성 관절염, 퇴행성 척추증, 목뼈 관절증 또는 퇴행성 질환
③ 목 척추사이원반에 대한 기계적 통합성의 상실, 손상된 불안정을 유발시킴

(2) 원인
① 주 원인 : 목뼈 뒤가쪽에 위치한 갈고리돌기가 마모나 파열 → 신경공에 뼈돌기 형성 → 척수신경 자극
② 노화, 목뼈의 퇴행성 변화(20대 중반부터 시작, 40대 중반부터 다발), 교통사고 등의 외상

(3) 증상
① 목 통증 및 팔에 방사통
② 뼈돌기로 인한 신경 압박
③ 목 경직 : 목 근육 구축, 목 움직임 제한 → 목 폄 동작 시 통증이 증가
④ 경직된 목 움직임을 보상하기 위한 과운동성은 목 불안정증을 야기함
⑤ 돌출된 가시뼈들이 신경근을 뒤틀리거나 누르게 되면 어깨, 팔, 손까지 저리고 아픔

(4) 진단 : 척추사이원반의 퇴행성 변화와 척추관의 협소 소견, 양손과 다리의 근력저하(뇌졸중과 감별)

6) 목 삠

(1) 특징
① 교통사고나 스포츠 중 과굽힘 또는 과다젖힘 손상으로 인해 발생
② 목 근육 및 인대, 목뼈 후관절과 연부조직의 염증 발생
③ 목을 보호하기 위해 반사적으로 근보호(muscle guarding), 목 움직임 제한이 발생함

(2) 원인
① 장시간 추위 노출 시 목 근육의 경직으로 인해 발생
② 수술로 인한 목뼈의 장기간 고정
③ 목에 반복적으로 가해지는 부하
④ 목을 앞으로 내민 자세 등 불량한 자세
⑤ 교통사고 등 외상
⑥ 일자목(straight neck) : 선천적, 후천적으로 목 앞굽이 소실로 인해 목뼈에 부하를 많이 받음

(3) 증상
① 주 증상 : 뒤쪽 목 부위 통증, 목 근육의 근보호로 인한 목 움직임 제한
② 압통 : 어깨 올림근, 등세모근, 머리널판근
③ 두통, 현기증

(4) 진단 : 골절과 탈구 발생 여부 확인, 강직성 척추염과 기운목, 가슴문증후군과 감별 필요

EXPLANATION

척추질환의 중재

1. 허리통증의 운동치료

1) 목적
   (1) 약화된 근력 증진
   (2) 비대칭적인 근력 불균형 교정
   (3) 단축된 연부조직 신장
   (4) 허리 비정상적 척추굽이 교정
   (5) 허리부위 유연성 증가

2) 종류

William exercise	Emblass exercise	Golthwaite exercise	신장 운동
• 몸통 굽힘 운동 • 허리척주앞굽음의 감소가 목적 • 앞배근, 큰볼기근, 뒤넙다리근 능동적 근력강화 • 엉치가시근, 엉덩관절굽힘근, 넙다리곧은근 수동신장	• 허리 폄 운동 • HIVD·허리통증에 실시 • 운동 강도의 점차적인 증가 • 휴식시간 및 운동 횟수 적절히 조정	• 만성 허리통증에 실시 • 척추 등근육의 근력강화	• 근육의 단축으로 자세이상을 가져왔을 때 실시 • 지속적 신장 권장

2. 견인 치료

1) 척추의 기계적 연장
   (1) 척추 근육의 신장
   (2) 인대와 작은관절주머니 긴장을 발생
   (3) 척추 상호 간에 척추뼈구멍의 확대
   (4) 척추의 굽이를 바르게 신장
   (5) 면관절의 활주
   (6) 척추원반 핵돌출을 편평하게 함

2) 척추 분리에 영향을 미치는 요인
   (1) 척추의 위치
      ① 견인 장치를 사용하기 전에 취한 굽힘의 각도가 크면 클수록 척추 분리가 크게 됨
      ② 척추뼈몸통의 뒷면 간격은 커짐
   (2) 견인각
      ① 목뼈의 최대 신장할 수 있는 견인각은 35°
      ② 허리에서는 양쪽보다는 골반의 뒷부분에서 잡아당기는 장치가 척추의 굽이를 감소시키기에 유리함

3) 견인력

(1) 목뼈 : 마찰이 없는 상황에서 전체체중의 약 7% 적용

(2) 허리 : 최소한의 마찰력을 제거하고 전체체중의 50% 정도를 적용함

4) 견인치료의 효과

(1) 후관절 가동성[zygapophyseal(facet) joint mobilization]

① 다양한 자세와 척추에 작용한 힘에 의한 가동성 효과

- 돌기사이관절면 표면의 미끄러짐이나 전위
- 돌기사이관절면 표면의 신연이나 분리
- 돌기사이관절면 표면의 접근과 압박

② 후관절 표면 운동 방향에 영향을 주는 요소

- **척추의 굽힘**
  - 굽힘자세를 취하는 것은 돌기사이관절 사이에 있는 관절면의 미끄러짐에 의해서임
  - 종적 견인력은 슬라이딩 효과를 보강하고 신장량을 증가시켜 견인을 이룸
- **척추의 가쪽굽힘**
  - 가쪽굽힘 자세를 취하는 것은 곡선의 볼록한 쪽 위에 있는 관절면 사이의 미끄러지는 힘에 의해서임
  - 종적 견인력은 신장력을 증가시켜 볼록한 면에서 견인이 일어나도록 함
- **척추의 돌림**

  척추돌림 자세는 위척추뼈몸통이 돌림하고 반대편에서는 압박을 받게 되고 척추뼈몸통이 향한 면에 돌기사이관절의 분리가 일어남

(2) 근육 이완(muscle relaxation)

① 이완효과

- 근방호나 경련으로부터 오는 통증을 감소
- 척추분리 증가
  - 이완하는 정도에 영향을 주는 요소
- 환자의 자세
  - 바로 누운 자세보다 앉은 자세에서 목뼈 근육이 보다 많이 활동함
  - 목뼈 견인 시 앉아 있는 것보다 긴장을 풀고 바로 누운 자세가 더욱 효과적임
- 척추의 위치
  - 목뼈 견인의 적용강도는 목뼈의 앞쪽굽힘이 증가될 때에 위등세모근에서 전기적 활동이 커짐
  - 이완이 커질수록 잡아당기는 각이 감소함
- 적용기간

  근육을 이완시키려면 20~25분의 견인이 필요
- 힘

  근이완은 목뼈에서 기계적 분리를 위해 필요했던 힘보다 적은 단계에서 이루어질 수 있음

(3) 통증 감소(reduction of pain)

① 통증 억제와 감소 효과

- 기계적 효과
  - 통증부위의 운동은 순환과 순환상 울혈로부터 협착증을 감소시킴
  - 척추사이구멍을 지나는 경질막과 혈관, 신경근에 주어지는 압박을 완화시킴
  - 순환이 향상되면 유해한 화학적 자극을 감소시키는데 도움이 됨
  - 체절의 가동성을 증가시킴
  - 삠이나 제한된 운동으로부터 야기되는 통증을 감소시킴
- 신경생리학적인 영향
  - 기계적 수용기의 자극은 척수와 뇌줄기에 유해자극 전달을 차단함
  - 반사적 근방호 억제는 인접한 근육의 수축으로부터 생기는 불편함을 감소시킴

② 통증감소에 영향을 주는 요소

- 환자의 자세
- 척추의 자세
- 힘과 기간

(4) 특정 조직의 운동범위 증가를 위한 증가

① 목뼈와 위등부분

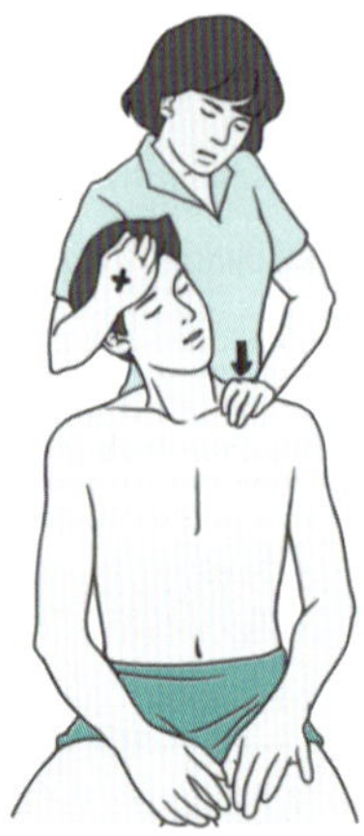

편측 목갈비근의 능동적인 신장

환자는 첫째로 폄을 축으로 목을 대칭적으로 앞으로 구부리며 긴장된 근육쪽으로 돌림시킨다. 치료사는 환자가 호흡하는데 있어서 머리와 위등뼈부위를 고정시키고 저항에 대해 근육을 수축한다. 환자가 이완함에 따라 갈비뼈관이 아래에 놓여지고 근육은 신장된다.

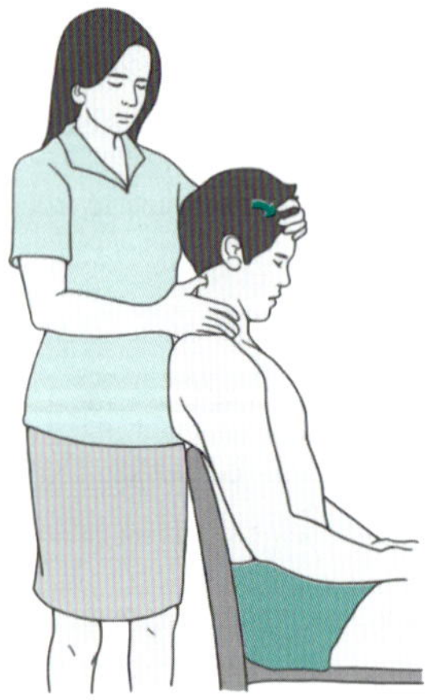

뒤통수밑근 신장

치료사는 환자가 머리를 천천히 굽힐 때 2번째 목뼈를 고정시킨다.

② 중간·아래 등과 허리부분

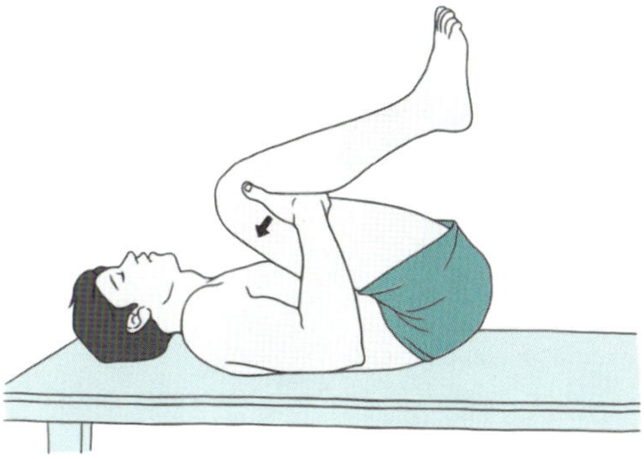

허리척주세움근과 뒤척추부 조직의 자발적인 신장

환자는 무릎관절에 압박을 피하며 종아리주위를 잡는다.

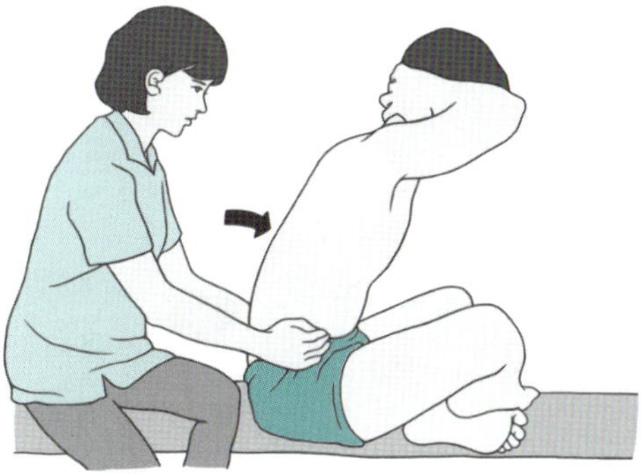

허리부위 신장

환자는 등뼈를 펴서 고정하고 치료사는 골반을 고정한다.

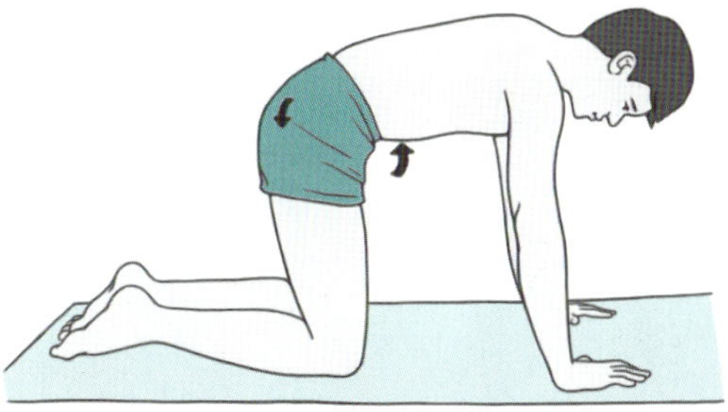

허리의 능동적인 신장

환자는 등뼈가 구부러짐 없이 아랫배에 주름을 잡는다(굽힘).

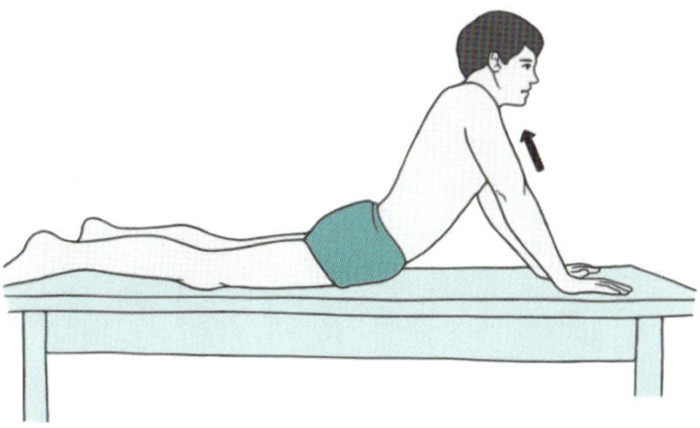

A

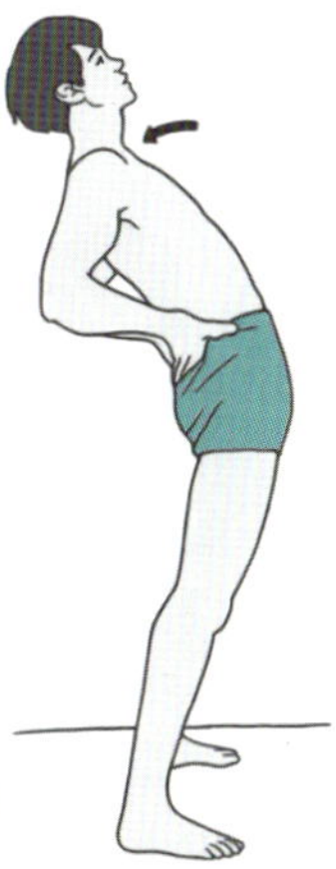

B

허리부위와 엉덩관절의 앞부분 조직의 능동적인 신장

A, 엎드린 자세. **B**, 기립 자세.

③ 척추의 가쪽 유연성 증가

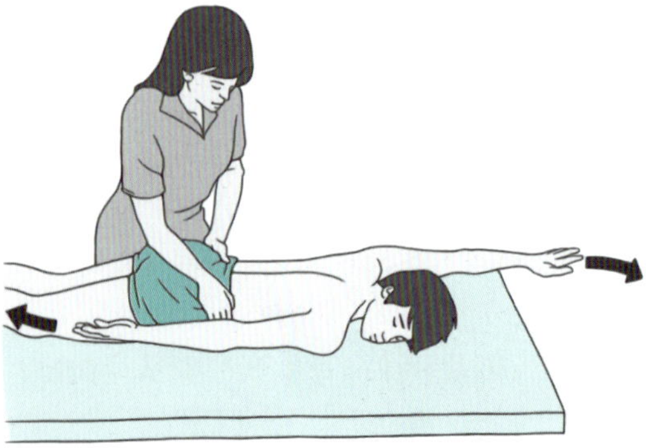

등척주굽이 중 오목한 쪽의 긴장된 구조를 신장

환자는 오른쪽 등뼈, 왼쪽 허리척추굽이이다. 치료사는 환자가 능동적으로 등척주굽이를 신장하는 동안 골반과 허리뼈를 안정시킨다.

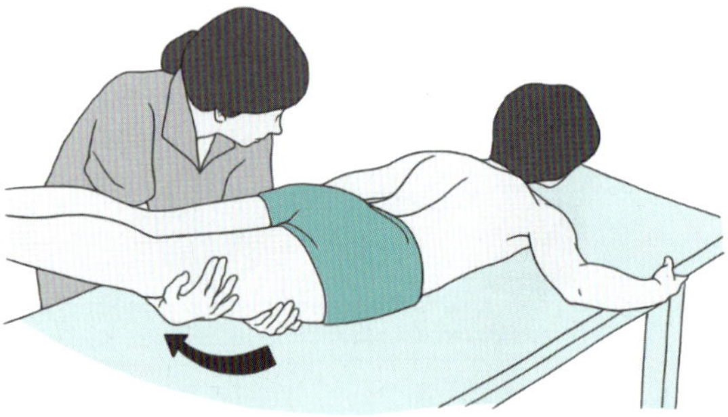

왼쪽 허리척주굽이의 오목한 쪽의 긴장된 구조를 신장

환자는 치료사가 수동적으로 허리척주굽이를 신장시킬 때 위몸통과 등척주굽이를 안정시킨다.

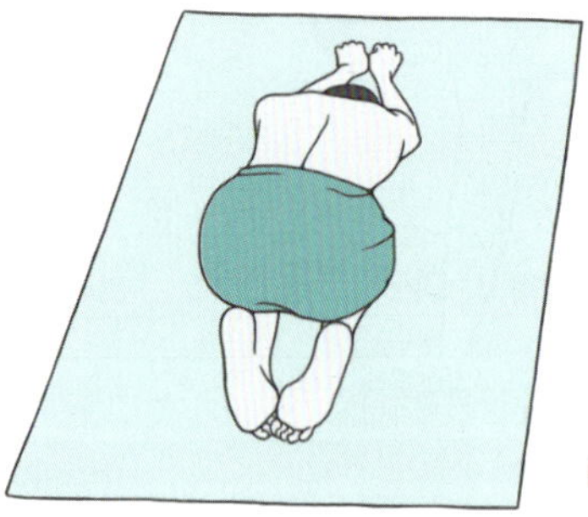

A

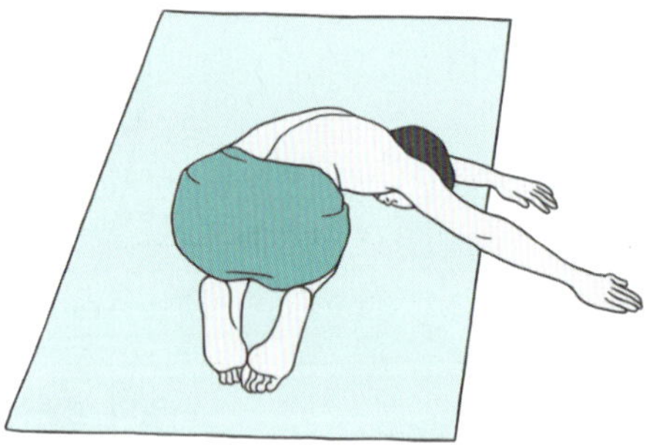

B

A, 허리뼈를 안정시키기 위한 발꿈치 앉기 자세
B, 오른쪽 등척주굽이 중 오목한 쪽의 긴장된 구조는 환자가 팔을 머리 위로 뻗고 오른쪽으로 손을 가져감으로써 신장된다.

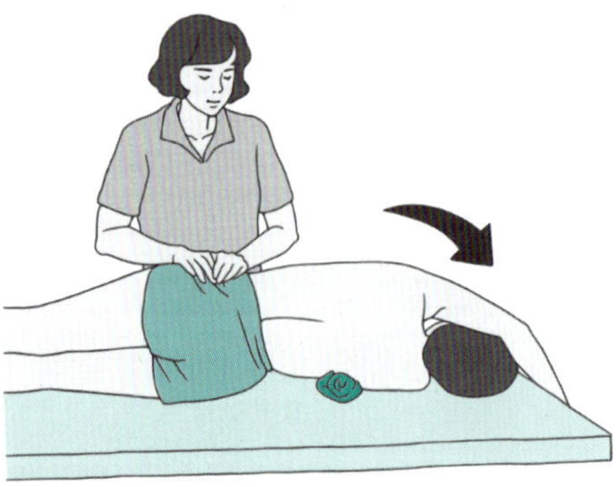

오른쪽 허리척주굽이의 오목한 쪽의 긴장된 구조를 신장

환자는 볼록한 쪽 끝부분의 아래에 수건을 받치고 옆으로 눕는다. 허리뼈는 치료사에 의해 인정된다.

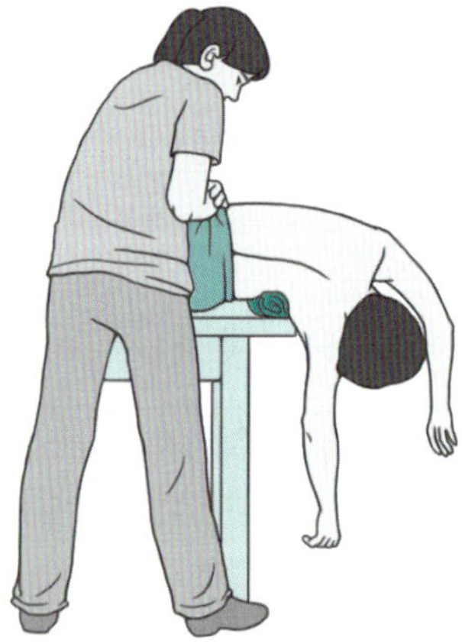

오른쪽 등척주옆굽음증의 긴장된 구조를 신장시키기 위해 치료대 가장자리에 걸쳐 옆으로 눕는다.

5) 견인의 종류 및 특성

(1) 적용의 종류

① 정적 또는 지속적인 견인
일정한 힘이 일정한 시간 간격을 통해 적용

② 간헐적 견인

- 견인력이 적용되었다가 제거되는 것이 교대로 리듬있는 패턴으로 적용
- 지속적인 견인보다 더 큰 무게를 이용하지만 환자가 견딜 수 있는 범위 내에서 적용

(2) 적용방식

① 기계적 견인 : 모터화된 장비와 자동견인 벤치, 중력견인틀 등을 포함한 병원, 진료소와 가정에서 사용하는 장비를 이용

② 도수적 견인

- 치료사가 올바른 자세와 조정을 통해서 원하는 척추지절에 견인력을 적용
- 객관적인 힘의 양을 측정하기 어려움

③ 자세적 견인 : 자세를 통하여 척주의 특별한 지절에 지속적인 힘을 줌

6) 척추 견인의 적응증

(1) 척수 신경근 충돌

① 속질핵탈출증

② 인대침해, 척추 분리증, 부종과 척추앞굽음증으로 인한 척추와 척추뼈구멍의 협착증

(2) 기능장애와 퇴행성 변화로부터의 관절의 저운동성

(3) 후관절 증세로 인한 관절통증

(4) 근육경련과 근보호

(5) 반달연골 차단

7) 견인의 제한점과 금기증의 주의점

(1) 견인의 제한점

① 척추분리의 효과가 일시적일지라도 완화효과는 반사적 통증주기를 차단하는 것을 돕기에 충분함

② 표준이 되는 프로토콜은 가지고 있지 않음

③ 세로축방향 견인력은 특정 척수 수준에서만 적용되는 것이 아니고 척추 전체에 영향을 줌

(2) 금기사항

① 척추이상이나 질환이 진행성일 경우 운동은 금기

② 견인치료에 의해 약화된 염증이나 급성좌상과 삠, 통증 증세가 증가된다면 견인을 적용해서는 안 됨

③ 척추 과운동이 일어난 부위에 신장력은 금기증

④ 목뼈 류마티스성 관절염, 결이인대의 괴사 가능성으로 인한 불안정성

⑤ 척수손상을 줄 수 있는 아탈구와 탈구가 있는 경우

⑥ 척수 악성종양, 뼈엉성증, 종양이나 감염 등

⑦ 임산부

8) 일반적인 적용절차

(1) 먼저 도수견인으로 검사해서 적절한 견인방법을 결정

(2) 도수적 견인, 자세성 견인, 기계적 견인을 사용할 것인지를 결정

(3) 최대한 편안함과 이완을 위한 환자의 자세 선택

(4) 강도와 견인시간의 결정

(5) 기계적 견인을 사용할 경우 안전수칙을 확인

근육계 질환

1. 진행성 근이영양증(progressive muscular dystrophy)

■ 정의

신경계 손상 없이 근 자체의 이상으로 발생하는 질병

■ 원인

1) 원인불명
2) 유전적 성향
3) 가설
   (1) 신경설 : 자율신경계의 이상으로 인해 발생
   (2) 혈관설 : 혈소판 serotonin 대사 작용의 장애 또는 혈액순환의 지연 등에 의해 발생
   (3) 근막이상설 : T system의 이상, adenylcyclase의 비활성화, ceruloprotease의 활성항진 등에 의해 발생

■ 진단

1) 혈청검사
   (1) CPK, SGOT, LDH : 증가
   (2) 조기 진단 가능 : 임신 14~16주에 양막천자를 실시하여 CPK의 양 측정
2) 요검사
   (1) 요 중 creatine 증가, creatinine 감소
   (2) Duchenne형에서 현저한 변화보임
3) 근전도 검사
   (1) 운동신경 전도속도, 지각신경 활동전위 : 정상(신경조직은 정상이기 때문)
   (2) 수의적인 근수축시 운동단위 전위의 진폭과 지속시간 : 감소
4) 근생검술
   (1) 배곧은근 이용 : 체중 부하되지 않고, 합병증 없고, 중등도로 이환된 근육 선택
   (2) 지방조직 증식, 결체조직 침윤
5) 이학적 검사 : 근력검사, 감각검사, 반사검사

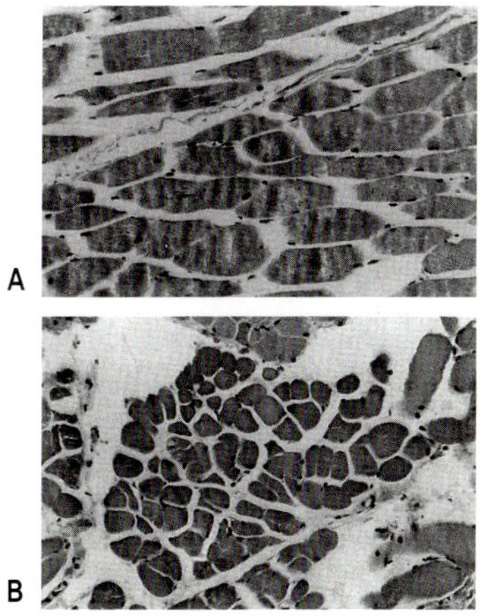

A, 정상 근조직의 생검 소견 : 근육섬유가 다각형의 형태를 보이며, 핵은 세포의 주변에 위치하고 있고, 정상적인 결체 조직의 분포를 보여주고 있다.
B, 근이영양증 환자의 근 생검술 소견 : 근육이 원형으로 보이고 있고, 근세포 핵이 중앙에 위치하기도 하며, 근육 세포의 괴사 소견 및 근육섬유 사이의 결체 조직의 증가를 보여주고 있다.

■ 분류 : Walton씨의 분류법

반성 근이영양증 (sex-linked muscular dystrophy)	Duchenne형-severe Becker형-benign
상염색체 열성 근이영양증 (autosomal recessive muscular dystrophy)	팔다리이음형 다리이음형 팔이음형 선천성 근이영양증
상염색체 우성 근이영양증 (autosomal dominant muscular dystrophy)	얼굴어깨위팔 근이영양증 유아 얼굴어깨위팔 근이영양증 어깨종아리 근이영양증 눈 근이영양증 눈인두 근이영양증 먼쪽 근이영양증

1) **반성 근이영양증(sex-linked muscular dystrophy)**

(1) **Duchenne type : severe**

① 원인 : 양성 모성 가족력(약 60% 이상)

② 발생빈도 : 근이영양증 중 가장 호발, 남자에서만 호발

③ 증상 : 침범, 진행성 근약화

- 초기 : 선택적이며 대칭적인 다리이음대근의 약화
  - 3~5년 후 : 팔이음대근 침범
  - 발병 후 4년 이내 침상상태 : 두 발 보행 어려움
  - 20세 이전에 사망

④ 임상적 양상

- 조기 발견 어려움 : 18~36개월 사이 운동결함 발생
- 보행장애
  - 3~6세까지는 완속 보행 → 계단 오르기 동작의 장애
  - 보행 시 지지 기저면을 넓히기 위해 양 발을 넓게 벌림 → 정강뼈 가쪽돌림
  - 보행 시 몸통 가쪽돌림과 진동을 동시에 일으킴
  - 꿈치들린휜발보행(tip toe walking)

⑤ 근약화

- 초기 : 엉덩허리근, 넙다리네갈래근, 볼기근 침범
  - (보상작용) 머리와 어깨를 골반뒤쪽으로 이동
- 말기 : 얼굴, 눈인두, 호흡근 침범
  - 몸통, 다리이음대근 약화 → 허리척주앞굽음 증가 → 팔운동 소실
  - 넙다리네갈래근 약화 → 체중지지 시 무릎관절 과다폄 → 꿈치들린휜발변형
  - 종아리근 약화 → 발앞부, 발뒤부의 안쪽번짐

- 팔이음대근 약화
  - → 목발보조 보행 방해요소
  - → 균형유지를 위해 턱은 뒤쪽으로 끌어 당겨짐

⑥ 진단

- 혈중 creatine kinase : 3~6세에서 보통 정상아의 50~100배
- 근전도검사
  - 운동단위 전위의 낮은 진폭, 짧은 지속시간
  - 다상성 전위수 증가
  - 세동전위 출현

⑦ 근생검

- 근육섬유의 국소적 괴사, 초자질환
- 지방침윤 증가
- 근속막 증식
  - PCR : 림프구의 DNA분석으로 X염색체 결손 찾는 방법

⑧ **임상적 평가**

Gower's sign	• 허리척주앞굽음, 척추·넙다리네갈래근 약화로 일어나는 현상 • prone에서 일어서게 함 : 네발기기 자세에서 손으로 종아리를 잡고, 넙다리를 짚으면서 천천히 일어남
Meryon's sign	• 팔이음대 근약화를 검사 • 선자세에서 검사자가 환자의 겨드랑이 아래에 손을 넣어 들어 올림 • 손이 미끄러지면서 환자의 팔이 위로 올라감
Ober's test	• 엉덩정강근막띠, 넙다리근막의 단축 여부 평가 • 검사할 다리를 위로한 sidelying 자세에서 최대한 엉덩관절 벌림 → 중위자세에서 엉덩관절 벌림, 무릎관절 90°굽힘 → 벌림된 다리를 내려놓음 • 음성 : 모음상태로 돌아옴 • 양성 : 그대로 유지(수평선과 넙다리뼈가 이루는 각=벌림구축의 크기)
Thomas test	• 엉덩관절 굽힘근의 단축·구축 여부 평가 • one joint muscle 단축 검사법, two joint muscle 단축 검사법 • 광범위한 근약화 시 진단적 가치에 제한적임
기타	• 개구리 다리(frog leg posture) : 엉덩정강근막띠 구축, 엉덩관절 안쪽돌림 기능상실 • 밖굽이무릎, 정강뼈 가쪽돌림 • 장딴지근의 가성비대 • 안쪽들린휜발증(equinovarus) • 큰가슴근 위축 : 복장갈래 침범 > 빗장뼈머리 침범 • 말기 : 앞톱니근, 목굽힘근 침범 → 위팔두갈래근, 위팔노근 침범 → 목발보행 방해요인 • 깊은힘줄반사 : 팔-조기소실, 아킬레스힘줄-말기까지 잔유

⑨ 물리치료
- 초기
  - 근력유지 및 증진 : 다리이음뼈·몸통근육 운동 → 강한 운동계획은 피함
  - 구축교정보다는 구축예방 : 수동운동 원리지도, 하루 2~3회 규칙적 실시
    → 신장운동 : 넙다리근막, 뒤넙다리근, 엉덩관절과 무릎관절굽힘근, 발목관절 발바닥굽힘근 등
- 후기
  - 신장운동, 등척성운동 강조
  - 적당한 보조기 착용 및 팔 이용하여 넘어지는 방법 지도
  - 수술 후 필요한 기술 교육
  - 균형훈련
  - 발과 무릎 변형 교정
  - 휠체어 적용

⑩ 외과적 치료
- 발의 꿈치들린휜발변형, 안쪽들린휜발증
- 엉덩관절과 무릎관절의 굽힘 구축 → 척추변형

(2) **Becker type : benign**

① 발생빈도 : Duchenne형 : Becker형 = 7 : 1

② 증상
- Duchenne 형과 임상적 양상 및 근 약화의 분포는 비슷하나 임상증상은 비교적 양호함
- 상태가 비교적 양호한 근이영양증
- 느린 진행과 반성 열성소질
- 발병 : 7세 이후에 발병, 25세 이후 드물게 발병, 팔은 2~10년 후에 침범
- 보행
  - 꿈치들린휜발증보행, 오리걸음
  - 이상보행 : 15세 전후로 발달
  - 보행기능 상실 평균연령 30세
- 평균수명 기대치 : 36세

③ 진단 : 확진을 위한 요소
- 팔단반성 열성소질 확인
- 16세 정도까지 보행기능 유지
- 장딴지근의 가성비대 초기 출현
- 구축 : (초기)아킬레스힘줄 → 근육
- 근약화 : 엉덩관절 주위근, 앞정강근, 가시위근, 가시아래근, 앞톱니근, 가슴근, 위팔두갈래근, 위팔노근
- 깊은힘줄 반사 : 소실
- 아킬레스힘줄 반사 : 후기 잔존

④ 치료 : Duchenne형과 비슷함

2) **상염색체 열성 근이영양증(autosomal recessive muscular dystrophy)**

(1) **팔다리이음형(limb girdle type)**

① 발생빈도

- Duchenne형 다음으로 호발
- 10~40대에서 발생(40대 이후 발병은 진전이 매우 빠름)

② 증상

- 초기 근약화 : 골반과 팔이음뼈
- 진전이 느리고 심한 불구나 구축은 흔하지 않음
- 근육과 뼈의 상대적인 성장 불균형
- 허리통증 : 과도한 척주앞굽음증, 허리 퇴행성관절염 등에 의해 발생
- 가성 근비대 : 약 1/3에서 발생
- 지능 : 보통 정상임

(2) **다리이음대형(pelvic girdle type)**

① 특징

- 1876년 Leyden에 의해 기술
- 발생빈도 : 어깨위팔 근이영양증보다 훨씬 흔함

② 증상

- Duchenne 형과 근약화 분포, 임상적 양상이 비슷
- 초기 침범 : 엉덩허리근, 큰볼기근, 넙다리네갈래근, 앞톱니근, 등세모근, 마름근, 넓은등근, 큰가슴근의 복장갈래, 날개어깨뼈(어깨위팔 이영양증처럼 위쪽·가쪽 이동×)
- 후기 침범 : 손목관절의 굽힘근과 폄근, 손가락의 굽힘근과 폄근, 어깨세모근(약화는 비대칭성)
- 위팔두갈래근의 위축과 선택적 약화 : 진단적 검사로 사용

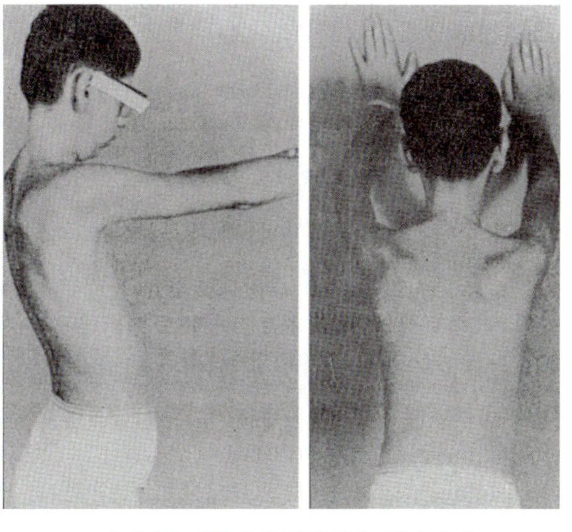

다리이음뼈형에서 발생한 날개어깨뼈

(3) **팔이음대형(shoulder girdle type)**

① 특징 : 1884년 Erb가 발견하였고, 발생빈도도 흔하지 않음

② 증상

- 근약화 : 앞톱니근, 등세모근, 마름근
  - 장딴지근의 가성 근비대 : 약 20% 정도에서 발생
  - 다리이음대 침범 : 수년 동안 발생 ×
  - 심장·지능 침범 ×
  - 합병증 : 심폐계 → 40세 이전 사망

(4) **선천성 근이영양증(congenital muscular dystrophy)**

① 증상

- ‘floppy baby’ : 임신기간 중 태아의 활동이 활발하지 못함
- 침범
  - 팔다리·몸통 : (초기) 몸쪽부분 → (후기) 전체적
  - 호흡근, 얼굴근육 : 신생아의 연하곤란 발생
- 구축 : ‘burn out’ 상태
- 양측성 안쪽들린휜발증, 기운목, 척추옆굽음증

3) **상염색체 우성 근이영양증(autosomal dominant muscular dystrophy)**

(1) **얼굴어깨위팔 근이영양증(facioscapulohumeral dystrophy)**

① 발생빈도 : 9~20세 전후 호발하고, 발생 연령과 침범 정도 다양

② 증상

- 가족 내에서도 심한 정도가 서로 상이
- 근육 침범
  - 앞톱니근, 등세모근, 마름근, 넓은등근 등
  - 얼굴근육
    - 10세 이전에 침범
    - 입술 오므리기, 휘파람 불기, 빨대사용 하는 동작 ×
    - 잠잘 때 눈 약간 뜨고 잠
    - 앞이마 주름 상실
    - transverse smile 이 나타남(“—”자 웃음)
  - 목근 : 빗장뼈의 수평위, 어깨 처짐
  - 위팔과 어깨관절 주위 : 어깨 높이 이상 물건 들어올리지 못함
  - 어깨세모근 : 침범이 안 될 경우 ‘뽀빠이 자세(Popeye position)’, 어깨관절 굽힘·벌림 가능
  - 어깨뼈 주위 : 벌림 시 어깨뼈 앞·위쪽 이동으로 아래날개뼈각(inferior angle wings) 발생
  - 등세모근, 위팔두갈래근 : 조기 침범 → 빠른 속도로 위축
  - 손목관절 손등폄근 : 손목처짐(wrist drop)
  - 손목관절 굽힘근 : 근력은 보통 정상
  - 장딴지근 : 앞정강근과 발등굽힘근보다 근력 강함

- 종아리신경의 부전마비 : 발처짐(foot drop)
  - 가성비대 ×
  - 지능·평균수명 : 정상

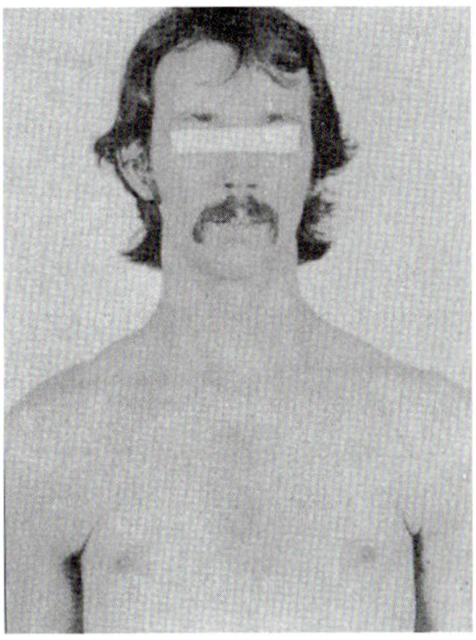

등세모근의 약화와 팔의 체중에 의해 빗장뼈가 수평위를 취하고 복장빗장관절이 돌출된 모습

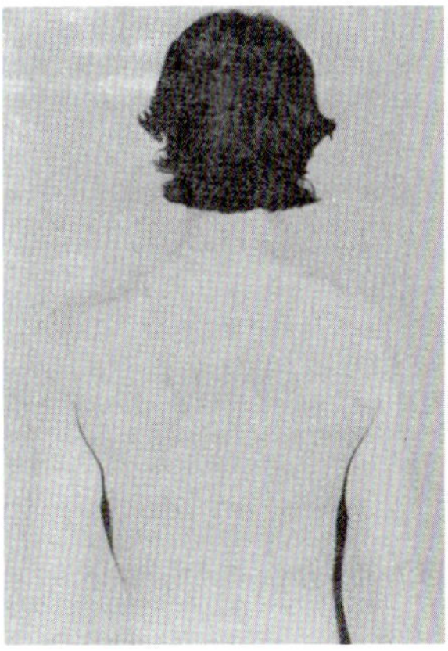

Popeye type

③ 물리치료
- 혈액순환 증진 : 마사지(유날법, 마찰법)
- 구축방지
  - 수동운동
  - 발목관절 발등굽힘, 무릎관절·엉덩관절 폄, 팔꿉관절 폄
- 근력 증강 : 조기의 고유신경근 촉진법 실시
- 기형예방, 호흡운동
- 강장효과 : 자외선

④ 예후
- 근이영양증 중 가장 양호
- 진행과정이 느리고, 자연 치유되는 경우도 있음

(2) **유아 얼굴어깨위팔 근이영양증(infantile facioscapulohumeral dystrophy)**

① 발생빈도 : 보통 1세 이전에 발생

② 증상
- 부모 중 한 사람은 얼굴근육의 경한 약화가 있음
- 진행속도가 빠름
- 얼굴의 전체마비, 주요 근육군의 약화 및 장애
- 미소 지을 수 없음
- 유연증(drooling) 존재
- 수면 시 눈을 완전히 감지 못함

③ 치료
- 보통 9세까지 의자차 사용
- 잔존 시 : 동력 이동차 사용

(3) 어깨종아리 근이영양증(scapuloperoneal dystrophy)

① 얼굴어깨위팔 근이영양증의 한 변형

② 증상
- 종아리뼈관절융기 앞정강근 침범 : 발처짐
- 어깨뼈부위 근약화
- 얼굴근육 약화 : 약 1/2에서 발생

(4) 눈 근이영양증(ocular dystrophy)

① 발생빈도 : 10대에서 호발하며, 근이영양증 형태 중 드묾

② 증상
- 진행속도가 느림
- 바깥눈운동근 침범 : 눈의 운동 제한 → 복시(diplopia), 하수(ptosis), 사시(strabismus)
- 이마근(frontalis), 눈둘레근(orbicularis oculi) 침범
- 연하곤란(dysphagia) : 약 1/2에서 발생
- 팔이음뼈 침범이 흔함
- 골반 침범

(5) 눈인두 근이영양증(oculopharyngeal dystrophy)

① 발생빈도 : 30대에 호발

② 증상
- 엉덩관절과 팔이음뼈 약화
- 인두근 침범 : 연하곤란, 구음장애(dysarthria)

(6) 먼쪽 근이영양증(distal dystrophy)

① 발생빈도
- 스웨덴에서 호발
- 희귀한 질병
- 45세 이후에 발병

② 증상
- 천천히 몸쪽부분으로 진행
- 손의 작은 근육 침범 → 손놀림이 무뎌짐 → 정교한 운동 기능 상실
- 손가락의 폄 불능 : 손목처짐(wrist drop)
- 앞정강근 약화 : 발처짐(foot drop)
- 발 내재근 약화

■ 치료

1) 급성기

(1) 전기치료

① 신경근육전기자극 : 전기자극을 통해 근육을 수축시켜 근력을 유지시킴

② 단극배치

- 작은 활성전극은 수축시키고자 하는 근육에 배치
- 큰 비활성전극은 자극부위와 같은 쪽에 충분한 거리를 유지하여 배치

③ 양극배치 : 같은 크기의 전극 두 개를 수축시키려는 근육에 좌우 또는 위아래로 배치

(2) 침상안정

① 정기적으로 체위 변경

- 연부조직의 구축을 예방
- 피부, 피하지방, 혈관, 신경, 림프기관 등의 구조에 가해지는 압박을 최소화

② 바로 누운 자세

- 머리 밑에 작은 베개나 목받침용 롤을 배치
- 목과 위쪽 몸통이 굽혀지거나 둥근어깨 자세는 금기
- 무릎 밑에 작은 베개 : 허리의 앞굽음증 감소
- 발목 밑에 수건 : 발꿈치뼈에 압력 방지, 무릎 과젖힘 유의

③ 엎드려 누운 자세

- 넙다리근막긴장근, 장딴지근 구축 예방
- 아랫배 밑에 베개 : 허리의 앞굽음증 감소
- 어깨 앞쪽에 수건 : 위팔뼈 머리에 가해지는 압박, 어깨 사이 근육의 스트레스 감소

④ 옆으로 누운 자세

- 침대의 중앙에 머리와 몸통, 골반이 일직선이 되게 누움
- 엉덩관절과 무릎관절 굽힘, 다리 사이에 베개
- 2시간마다 체위 변경

(3) 관절가동범위 운동

① 목적 : 관절과 결합조직의 운동성 유지, 구축 방지, 근육의 탄력성 유지, 통증 감소

② 급성기 환자는 수동운동 실시

③ 통증 없는 범위 내에서 부드럽고 율동적으로 실시

2) 만성기

(1) 관절가동범위 운동 : 근력에 따라 수동운동, 능동운동, 능동보조운동으로 나누어 실시

(2) 스트레칭

① 연부조직 탄력성 증가

② 진행성 근이영양증은 관절이 구축될 가능성이 높으므로 모든 관절에서 정상적인 관절가동범위가 유지되도록 해야 함

③ 특히 장딴지-가자미근 복합체, 넙다리근막긴장근의 구축방지를 위한 스트레칭이 중요

④ 선 자세나 엎드린 자세는 엉덩관절과 무릎관절의 구축을 방지함

③ 저항운동
- 근력과 근지구력 향상, 뼈의 밀도 증진
- 상대적으로 정상근력을 유지하고 있는 근육이 더 많이 남아있을 때 시작하는 것이 중요
- 배근육, 엉덩관절 폄근과 벌림근, 무릎의 폄근에 초점을 두고 시행
- 근육의 과사용으로 인한 근피로 및 근약화 주의 : 낮은 강도, 적은 횟수로 시행

④ 호흡운동
- **혀인두호흡(glossopharyngeal breathing)** : 개구리 호흡
  - 폐활량이 부족한 환자들의 깊은 호흡 유도법
  - 기침 유발 가능, 큰 소리를 내도록 유도함
- 가슴우리 움직임이 제한된 경우 : 바깥쪽과 아래쪽 방향으로 확장되도록 운동
- 굽힘 시 들숨, 폄 동작 시 날숨 적용
- 체위배담법 : 폐에 가래가 정체된 경우 진동을 주거나 두드리는 방법
- 풍선 불기, 병 불기 : 호흡계의 이차적 문제 예방, 유산소능력 유지

⑤ 유산소운동
- 근력의 증가보다 지구력의 향상이 필요한 진행성 근이영양증 환자에게 유용
- 활동 시 에너지를 효율적으로 사용하게 하고 운동에의 내성을 증진시킴
- 피로가 나타나지 않는 범위에서 시행, 약하거나 중간 정도의 강도로 적용
- 심혈관계 및 호흡계 기능 향상
- 수영, 걷기, 자전거 타기

⑥ 보조기 : 평행바, 지팡이, 워커, 짧은다리 보조기(AFO), 체중부하긴다리보조기

⑦ 온열치료
- 통증을 감소시키고 순환을 촉진시킴
- 단축된 결합조직이나 구축된 관절을 완화시킴
- 스트레칭 적용 : 근육의 길이를 최대로 늘린 상태에서 40~45℃의 열을 5~10분 적용
- 냉치료는 진통효과가 있으므로 적용 후 근력강화운동과 신장운동을 시행할 수 있음

⑧ 전기치료 : NMES, FES를 근육 약화를 완화시키기 위해 적용

진행성 근이영양증의 형태별 비교

	Duchenne형	팔다리이음형	얼굴어깨위팔형
발병연령	어린이	초기 또는 후기	사춘기
성별	남자	남·여	남·여
가성비대	흔함	흔하지 않음	희귀함
초기 이환부	다리이음뼈·넙다리몸쪽부분	다리이음뼈·팔이음뼈	팔이음뼈
안면 이환	희귀함	거의 없음	항상 있음
진행	빠름	중간	느림
기형	흔함	가끔 있음	귀함
유전	반성소질 열성	열성소실	우성소실

2. 중증성 근무력증(기출)

반복적인 활동이나 지속적인 긴장을 할 때 수의근이 비정상적으로 쉽게 피로를 일으키고, 약화가 일어나는 잠행성 질환

■ 원인

1) 원인 불명
2) 유전성은 없음
3) 유발인자 : 감염, 외상, 정신적 스트레스, 내분비 장애
4) 가슴샘침범, 안구돌출증 갑상샘종(바세도병) 환자에서 발생

■ 발생빈도

1) 여자 > 남자(2배)
2) 젊은 사람, 30대에 호발

■ 증상

1) 병리적 변화
   (1) 신경계의 일정한 변화 없음
   (2) 근육 자체의 현저한 변성변화가 없음
   (3) **신경근 접합부 결함** : 아세틸콜린의 분비(유리) 작용의 결함이나 미성숙한 분포 때문
2) **임상적 양상**
   (1) 얼굴근육 대부분 침범 : 눈, 입술, 혀의 근육 → 말하고 먹는 것 방해
   (2) 오랫동안 눈뜨고 고개의 똑바로 유지 어려움
   (3) 휴식 없이 수의적 행동 계속할 수 없음
      ① 침범근은 휴식에 의한 일시적인 회복
      ② 아침에 상태가 가장 좋고, 저녁에 가장 나빠짐
   (4) 점차적인 팔·호흡근 침범 : 기관절개술(tracheotomy), 호흡기 사용
   (5) 힘줄반사 잔존 또는 약간 상승
   (6) 전기자극 반응
      ① 근무력증 반응(myasthenic reaction)
      ② (초기) 정상 → 점차적 감소 → (후기) 소실

■ 분류 : Millicap & Dodge의 분류법(질병의 발생연령, 병의 임상적 진행에 따라)

1) **신생아 일과성 중증성 근무력증(neonatal transient myasthenia gravis)**
   (1) 원인 : 모성항체를 신생아가 파괴함에 의해
   (2) 발생빈도 : 중증성 근무력증이 있는 산모의 신생아 중 1/7에서 발생
   (3) 증상
      ① 출생 첫날부터 급속한 근약화 진행
      ② 저긴장증(hypotonia)

③ 빨기반사(sucking reflex) 미약
④ 울음소리 약함
⑤ 얼굴표정 없음

(4) 치료
① 증상 발견 시 1주일 동안의 긴박한 치료실시와 지속적인 관찰 필요
② 부교감성 흥분제(neostigmine bromide : prostigmine)의 경구투여
③ 1~12주 안에 재발 없이 완전 회복 가능

2) **신생아 항구성 중증성 근무력증**(neonatal persistent myasthenia gravis)
(1) 발생빈도 : 2년 이내에 발생
(2) 증상
① 진행이 경하고, 수명이 김
② (초기) 눈근육마비(ophthalmoplegia), 눈꺼풀처짐(ptosis) → (나중) 전신적인 약화
③ 호흡 구상약화 있을 때 사망

3) **사춘기 중증성 근무력증**(juvenile myasthenial gravis)
(1) 발생빈도
① 중증성 근무력중의 15%
② 여자 > 남자(4배)
③ 10세 이후에 호발
(2) 증상
① 초기의 눈근육(ocular muscle) 침범
② 얼굴근육 약화 → 팔다리전체 확산 시(몸쪽부분·팔)
③ 장애 : 신체활동의 제한, 연하곤란, 복시

■ 치료

1) 급성기
(1) 침상안정
① 피부 등 조직에 가해지는 압박 최소화
② 바로 누운 자세, 엎드려 누운 자세, 옆으로 누운 자세 등을 번갈아 적용
③ 엎드려 누운 자세 시 호흡 주의
(2) 관절가동범위 운동 : 적용방법은 PMD 환자와 유사, 급성기에는 주로 수동운동 시행
(3) 전기치료
① 목적 : 근력 유지
② 강도 : 과수축으로 인한 근피로가 유발되지 않는 범위에서 수축이 나타날 정도로만 적용

2) 만성기
(1) 약물치료 : prostigmine, abenonium chloride
(2) 가슴샘절제술(thymectomy) : 젊은 환자, 여성에게 유효
(3) 물리치료 : 마사지, 수중운동, 가벼운 운동

(4) 저항운동
① 근력과 근지구력 향상, 뼈의 밀도 증가
② 근력 증가보다는 근력 유지 : ADL을 독립적으로 수행할 수 있을 정도의 근력에 초점
③ 얼굴부위, 어깨나 골반 등과 같은 몸쪽 근력이 약화되므로 이 부위의 근력 유지

(5) 호흡운동
① 중증 근무력증은 호흡근 약화가 두드러지고 호흡기 문제로 사망까지 초래하므로 매우 중요
② 목적 : 활동에 대한 내성 향상, 효율적 에너지 사용 유도, 호흡계 이차손상이나 관련 질병 예방
③ 호흡근 강화운동 : 호흡에 관여하는 근육들의 근력 유지
④ 호흡 보조운동 시행 : 혀인두호흡 등
⑤ 심폐기능 유지와 보호

(6) 유산소 운동

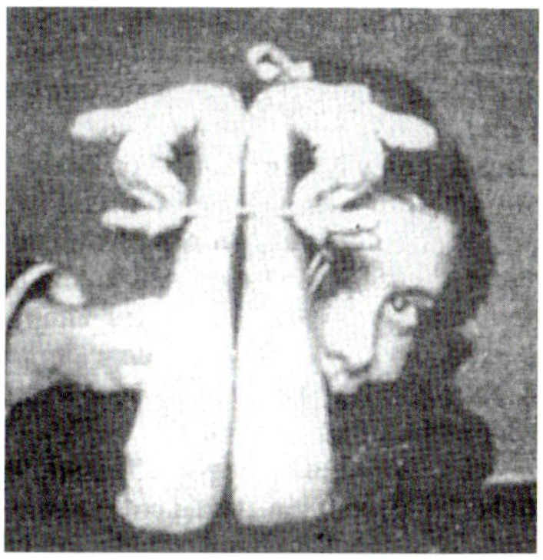

선천성 근무긴장증에서 보이는 비정상적인 자세

3. 선천성 근무긴장증

이완성 마비 형태를 취하는 근육에 침범되는 선천성 질병

■ 원인

1) 가족력
2) 유전적 성향

■ 증상

1) 근육 이완·연화 → 생리적 긴장성 소실
2) 강한 근수축 불가능 : 실질적 마비와는 다름(신경손상에 의한 이완성 마비는 아님)
3) 근육의 쇠약은 별로 없음
4) 종아리가 가장 많이 침범
5) 배근(back muscle) 약화 동반 : 2세가 되어도 앉거나 고개를 가누지 못함
6) 근육의 긴장저하 → 관절약화와 인대의 지속적인 이완

7) 팔다리의 비정상적 자세
8) 항문조임근 정상
9) 전기적 자극 반응 감소
10) 깊은힘줄반사 상실, 얕은반사 정상

■ 치료

1) 급성기
   (1) 침상안정
      ① 급성기에는 침상 안정을 권고
      ② 연부조직 구축 예방, 조직 압박을 최소화하도록 주의
      ③ 2시간 마다 체위 변경 : 바로 누운 자세, 엎드려 누운 자세, 옆으로 누운 자세 등
   (2) 관절가동범위 운동
      ① 급성기에는 주로 수동운동을 시행
      ② 관절가동범위 제한 정도에 따라 다르게 적용
2) 만성기
   (1) 치료 목적
      ① 근육의 영양증진
      ② 긴장성 증진
      ③ 자신의 팔다리를 이용하여 앉거나 일어서거나 걷는 방법을 가르쳐주는 것
   (2) 치료 원칙
      ① 이완성 마비에서와 유사
      ② 장기간의 지속적 관찰과 성장에 따른 치료계획
   (3) 관절가동범위 운동
      ① 목적 : 관절과 결합조직의 운동성 유지, 구축 방지, 근육의 탄력성 유지
      ② 순환 보조, 통증 감소
      ③ 손상 후 치유과정을 촉진
      ④ 수동운동, 능동보조운동, 능동운동 등의 방법으로 시행

4. 선천성 근긴장증 (기출)

■ 원인

1) 가족력 : 동시에 여러 사람 침범
2) 유전성 : 약 1/4에서 상염색체 우성 유전

■ 증상

1) 병리적 변화
   (1) 근육섬유에 비해 근장(sarcoplasm)의 비율 높음
   (2) 근육섬유의 과도 신장과 비대

2) 임상적 양상
 (1) 어린 시절부터 증상 발현
 (2) 긴장성 근경련(tonic spasm)
  ① 수의적 운동 시작 시 발생
  ② 운동시작의 어려움
  ③ 다리근육 > 팔근육
  ④ 보행 시작 시 증가, 멈추면 감소
 (3) 수의적인 근이완 불능
 (4) 얼굴, 눈, 혀의 침범
 (5) 표면 근육 압박 시 근육 수축 및 경직이 수초 동안 지속
 (6) 항문조임근 정상
 (7) 호흡 등의 생명기능 침범×
 (8) 전기적 반응 : 근경직 반응(myotonic reaction)
  ① 단속평류전류, 감응전류 근수축 유도 시 : 단일성의 빠른 연축
  ② 일정한 전류로 자극 시 : 계속해서 리드미컬한 수축

■ 치료

1) 급성기
 (1) 관절가동범위 운동 : 급성기 환자에게 수동운동 적용
 (2) 등척성 근력운동
  ① 근긴장은 근력이 계속적으로 약화되므로 근력과 근지구력을 적절하게 유지해야 함
  ② 계속적인 강한 수축은 금지
  ③ 낮은 강도의 근력운동을 여러 번 자주 시행
 (3) 전기치료 : 과수축으로 인한 근피로가 유발되지 않는 범위에서 수축이 나타날 정도로만 적용

2) 만성기
 (1) 근경련 감소
  ① 따뜻한 옷
  ② 충분한 영양공급
  ③ 수치료 : warm bath, 와류욕, 허바드탱크
 (2) 스트레칭 운동
  ① 연부조직의 탄력성 증진, 적절한 길이 유지
  ② 조직이 신장되는 느낌이 들 정도의 강도로 시행
  ③ 조직 손상 주의
 (3) 저항 운동
  ① 근력이 지속적으로 약화되므로 근력과 근지구력을 적절하게 유지하기 위해 시행
  ② 낮은 강도의 근력운동을 여러 번 자주 시행

(4) 호흡 운동

① 호흡문제로 인한 이차적 손상이나 합병증 등 예방

② 호흡운동이나 호흡보조와 같은 중재 방법을 적용함

(5) 유산소 운동

① 근긴장도 저하 → 움직임 제한 → 유산소 능력 저하

② 피로가 나타나지 않는 범위 내에서 걷기, 자전거 타기 등

③ 환자가 가지고 있는 유산소 능력에 따라 강도를 다르게 적용

(6) 기능적 훈련

① 목적 : 일상생활동작과 관련된 기능을 최대한 독립적으로 수행

② 근골격계, 심혈관계, 호흡계의 능력도 향상

③ 환자가 피로감을 호소하기 전 범위까지 적용

④ 필요할 경우 보조기 착용 후 훈련

- 평행바, 지팡이, 보행기
- 짧은 다리 보조기(AFO), 체중부하 긴다리 보조기

3) 근육을 보다 정상적으로 사용할 수 있도록 보조

4) 지속적인 보호와 치료 필요

PHYSICAL THERAPY

뼈대계 질환

EXPLANATION

뼈의 감염성 병변

1. 뼈속질염(osteomyelitis)

1) **원인** : 미생물이 뼈조직에 직접 혹은 간접적으로 침입하여 발생

2) **발생빈도**

(1) 어린이, 사춘기(10～14세)에 호발 : 손상빈도가 높은 시기이고, 뼈가 성장하고 있기 때문

(2) 남자 > 여자

(3) 호발부위 : 정강뼈 위끝(무릎관절 침범이 흔함) > 넙다리뼈 아래끝 > 위팔뼈 위끝 > 자뼈 > 종아리뼈 > 노뼈 > 손허리뼈·발허리뼈

3) **증상**

(1) 염증(뼈끝연골부근 시작) → 농양(뼈끝판 확산) → 뼈괴사(고름에 의한)

(2) 감기와 비슷한 증상과 열

(3) 심한 동통

(4) 심한 팽윤 : 초기 – 얕은 뼈 침범, 후기 – 깊은 뼈 침범

(5) 피부변화 : white → red

4) **합병증**

(1) 침범부위의 병적골절

(2) 간장, 비장, 신장, 심장 등의 기관으로 전이

(3) 양측 팔다리 길이의 차이

5) **치료**

(1) 급성기 중재

① 치료목적 : 감염 관리, 통증 안정

- 농양 없는 경우 : 항생제 투여
- 농양이 이미 형성된 상태이거나 48시간 내 항생제에도 호전되지 않는 경우 : 고름 제거, 괴사뼈 제거

② 전기치료

- 고빈도 – 저강도 TENS

- 염증반응 및 살균 관리 : 아연의 이온도입법, 250~260nm 자외선 조사

③ 운동치료

- 수동관절운동 : 연부조직의 강직 예방
- 능동운동 : 염증반응이 우려될 경우 제한하여 실시
- 염증반응과 통증으로 발생할 수 있는 관절강직, 변형, 불용성 위축 예방

(2) 만성기 중재

① 치료목적

- 수술 후 관리
- 연부조직 유착 방지
- 관절가동성 유지
- 근력 강화

② 전기치료

- 러시안 전류 자극 치료 : 근력강화, 2,400~2,500Hz
- 와류욕, 초음파 치료 : 유착 제거

③ 운동치료

- 목적 : 일상과 직업으로의 복귀를 위한 관절가동범위 회복
- 근력 강화 : 관절가동범위에 기초한 저강도부터 실시
- 지구력 증진
- 마사지 : 환부에서 멀리 떨어진 부위 → 환부에 접근
- 골성강직 : 회복이 제한적이고 팔다리의 길이 차이 발생 가능 → ADL, 보행훈련 실시

④ 정형도수 치료 : 관절의 섬유성 구축이나 유착 치료

(3) 예방 및 관리

① 면역체계 관리, 개인위생 관리

② 예방접종

③ 적절한 식습관, 정기적인 운동

2. 변형성뼈염(Paget's disease)

1) 정의 : 중년기 이후 긴뼈, 척추, 골반, 머리뼈 등에 나타나는 만성 뼈질환

2) 원인 : 원인 불명이며, 염증, 바이러스, 부갑상샘 기능항진증, 감염 질환설

3) 발생빈도

(1) 55세 이후 호발

(2) 긴뼈, 골반뼈, 척추, 머리뼈에 호발

4) 증상

(1) night pain, 압통, 피로감

(2) 뼈흡수와 형성이 빠르게 진행 → 비정상적 비후·약화 → 변형

(3) 척추옆굽음증 혹은 척추뒤굽음증, 물고기 척추 변형

(4) 울혈성 심부전
(5) 머리뼈에 Cotton wool 형태의 국소경화

5) **치료**

(1) 급성기 중재
① 열 치료 : 순환 증진
② 전기 치료 : 탈신경근 전기자극치료(EST)로 근육의 위축 방지
③ 운동치료 : 뼈대의 상태를 유지하고 변형을 최소화, 체중 감소

(2) 만성기 중재
① 목적
- 자세 교정 : 관절 변형 예방, 최소화
- 관절 주위 근육 강화운동

② 열 치료 : 신경계 증상과 징후를 최소화, 순환 증진
③ 전기 치료 : 수술 후 초음파, 와류욕 치료로 유착 방지
④ 운동 치료
- 관절가동범위 유지 및 근력증가 운동
- 관절주위 근육강화
- 보조도구를 이용한 보행훈련 및 일상생활 운동

⑤ 약물 치료 : 적용은 하나 특별한 효과를 기대하기 어려움

3. 척추 결핵(Pott's disease)

1) **원인** : 다른 부위의 결핵이 혈행을 타고 전위되어 발생

2) **발생빈도**

(1) 소아에서 호발
(2) **아래등뼈·위허리뼈 부위에서 호발**

3) **증상**

(1) 결핵성 동맥 속막염 형태로 시작하여 혈행 따라 전이 → 한 척추뼈몸통의 먼쪽 1/2과 그 아래의 몸쪽 1/2를 침범
(2) 피하농양, 배농성 샛길 형성
(3) 방사선상 : 척추원반 간격 좁아짐, 척주뒤굽음증이나 척주옆굽음증의 변형
(4) 통증, 근육 긴장
(5) 척추 운동 제한, 척추 변형, 신경압박
(6) 지각신경 장애, 힘줄반사 변화, 배변 및 배뇨 장애

4) 치료

(1) 급성기 중재
① 치료목적
- 결핵균 퇴치(항결핵제 필수)
- 척추뼈몸통에 안정성 부여, 병변 진행 예방

• 석고붕대, 보장구 : 병변 척추 바깥고정
② 온열, 냉치료 : 신진대사 증가
③ 전기 치료 : 통증 조절
④ 운동 치료 : 수동관절운동과 능동관절운동으로 관절가동범위 회복, 변형 최소화

(2) 만성기 중재
① 척추 변형(척추뒤굽음 변형, 포트씨 마비) 시 수술적 중재
② 열 치료 : 마비 시 화상 주의
③ 전기 치료 : 통증 조절
④ 운동 치료 : 척추뒤굽음 변형 예방, 자세 교정, 척추 바로세움근 강화운동으로 증상 개선

(3) 예방 및 관리
① 1차 예방법 : 결핵균은 공기 전염이므로 공기순환
② 2차 예방법 : 예방 약제 사용(BCG)

4. 뼈엉성증(골다공증, osteoporosis)

1) **정의**
(1) 뼈모세포의 기능부전이나 대사성 질환 등으로 뼈바탕질이 감소되어 뼈밀도가 감소함
(2) 겉질뼈가 얇아지고 뼈잔기둥의 수량이 감소함

2) **원인**
(1) 뼈형성 부전증
(2) 식이성
(3) 내분비 호르몬 장애
(4) 기계적 자극의 감소 : 장기 침상환자
(5) 유전적
(6) 퇴행성
(7) 지나친 음주, 흡연
(8) 외상성 원인

3) **분류** : Aloia의 분류법

일차성 뼈엉성증(골다공증) (primary osteoporosis)	① 소년기 뼈엉성증(골다공증) : 드물고, 6~15세 남자에게 호발 ② 폐경 후 뼈엉성증(골다공증) : 1형 뼈엉성증(골다공증), estrogen과 밀접한 관계, 압박골절이 척추뼈에 나타남 ③ 특발성 뼈엉성증(골다공증) : 20~45세 남자에게 호발, 흡연·음주가 원인 ④ 비수의적 뼈엉성증(골다공증) : 65~70세 이후에서 호발, 수의적 활동 감소나 성호르몬의 결핍 등에 의해
이차성 뼈엉성증(골다공증) (secondary osteoporosis)	① 약물성 뼈엉성증(골다공증) : 약의 과다복용 시 ② 선천성 뼈엉성증(골다공증) : 선천성 질환에 의해 ③ 식이성 뼈엉성증(골다공증) : 뼈 형성 물질의 공급 결핍에 의해 ④ 기타 뼈엉성증(골다공증) : 내분비선 질환, 뼈속질 질환, 류마티스성 관절염 등에 의해

4) **증상**
   (1) 척추 부위에 둔통과 잦은 피로감
   (2) 무기질 30~40% 감소 시 방사선상으로 증상을 보임
   (3) 대구 척추(codifish spine) 발생
   (4) 척추에서 긴뼈보다 먼저 광범위하게 뼈소실 발생
   (5) 노인성 뼈엉성증(골다공증)의 경우 뼈잔기둥과 뼈겉질의 두께가 동시 감소
   (6) 작은 외력에 골절 발생 가능성

5) **치료**
   (1) 약물치료
      ① 칼슘과 비타민 D 동반투여
      ② 폐경기 여성 호르몬 제제
      ③ 비스포스포네이트 제제
      ④ 부갑상선 호르몬
   (2) 물리치료 중재
      ① 열 전기 치료
         - 초기 뼈엉성증 환자는 대부분 허리 통증을 호소 : 열 전기 치료 적용
         - UV-B 광선치료 : 비타민 B 합성 증진
      ② 운동치료 **(기출)**
         - 신체활동 감소 → 골밀도 감소
         - 신체 활동 → 뼈에 스트레스 → 뼈질량 증가 → 뼈의 기질, 무기실의 상실 속도 감소 → 골절위험 감소
           - 급성기 운동치료 : 허리 통증 감소에 주 목적
           - 유산소 운동 : 최대운동능력의 50~80%, 심박수는 60~90%, 일주일에 3~4회, 하루 20~30분
           - **저항 운동**
             ◦ 뼈 모세포의 활동 자극, 파골세포 활동 억제
             ◦ 골강도 이상의 큰 신체활동 적용 시 골절 위험 증가, 주의 필수
             ◦ 3kg 이상의 짐 들기, 급히 몸을 숙이는 습관 주의
             ◦ 무릎관절 통증의 경우 걸레질, 가파른 곳 오르기, 급하게 앉았다 일어나기 주의
           - **체중지지 운동**
             ◦ 체중부하 운동 가볍게 실시
             ◦ 다리와 척추의 뼈량 감소율 지연에 효과적
             ◦ 걷기, 등산, 조깅 등 다양한 방법 적용
             ◦ 골절 주의
      ③ 바른 자세 교육
         - 대부분 구부정한 자세 → 척추 압박 증가 → 압박 골절 유발 가능
         - 근력강화 운동 : 척추바로세움근, 배근
         - 고칼슘식 섭취

5. 넙다리뼈 머리 무혈성 괴사(Legg – Calve – Perthes)

1) 정의 : 소아의 넙다리뼈머리에서 일어나는 일차성 넙다리뼈머리 **무혈성 괴사**, 비세균성 관절 윤활막염
2) 원인 : 불명확
3) 발생빈도
   (1) 4~8세 호발
   (2) 남자 > 여자(3~5배)
   (3) 서양인 > 동양인
4) **증상**
   (1) coxa plana(납작엉덩관절) : 넙다리뼈머리가 편평해짐
   (2) 이차성 퇴행성 관절염의 원인이 됨
   (3) 활동시 통증 : 샅굴부위, 넙다리 앞·안쪽, 무릎관절에 연관통
   (4) 침범된 다리 단축
   (5) 뼈머리의 뼈형성 중심이 정상쪽에 비해 작고 관절 간격 증가
   (6) 괴사 부위 음영 증가·균열화 발생
   (7)
   - 혈액 검사 : 양성
   - Patrick 검사 : 양성(엉덩관절 벌림·안쪽돌림 제한 심함)
   - Trendelenburg 검사 : 양성
   - Head-within-a-head sign
5) **치료**
   (1) 급성기 중재
      ① 넙다리뼈머리 무혈성 괴사의 증상
         • 엉덩관절에 통증 시작 → 서서히 다리를 절게 됨
         • 통증 시작 시기 : 주로 어린이들이 뛰어 노는 활동기
         • 통증 위치 : 샅굴부, 허벅지 앞쪽, 안쪽, 무릎관절
         • 엉덩관절 안쪽돌림이나 벌림에 제한
      ② 치료 목표 : 넙다리뼈 머리의 변형 방지, 퇴행성관절염으로의 진행 예방
      ③ 온열 및 전기 치료 : 통증 제거, 초음파로 유착 방지
      ④ 운동치료
         • 넙다리뼈 머리 앞가쪽방향으로의 돌출, 부분이탈 예방 : 엉덩관절모음근, 엉덩허리근 운동
         • 휴식 시, 수면 시 나타는 근육 경련 : 부드러운 벌림에 대한 지속적인 견인
         • 벌림 운동 프로그램 : 엉덩관절 기능 유지
         • 약 60%에서 특별한 치료 없이 예후 양호
   (2) 만성기 중재
      ① 치료 목적 : 엉덩관절의 완전가동범위 회복, 넙다리뼈머리의 비구 내 안정성 회복
      ② 온열 및 냉 치료 : 엉덩관절의 순환 증진
      ③ 전기치료 : 근육조직의 기능회복, 초음파 치료로 관절유착 방지

④ 운동치료
- 엉덩관절의 완전가동범위의 회복이 있는 경우
  - 부분 체중부하 운동 실시
  - 엉덩관절의 벌림과 안쪽돌림의 근육 강화 및 체중부하운동 실시
- 넙다리뼈머리의 볼기뼈 절구 내 위치가 불가능한 경우 : 수술 중재
- 질병 치유 후 넙다리뼈머리의 변형에 따른 운동장애, 다리 변형, 다리 길이 단축 등 후유증이 발생한 경우 : 물리치료 및 보조기 사용법 교육

⑤ **보조기**
- 목적 : 넙다리뼈 머리의 변형 및 다리 변형 방지, 넙다리뼈 머리에 가해지는 힘을 분산시킴
- 24시간 12~18개월 이상 착용, 머리뼈의 측방이 재생되면 중단
- 엉덩관절 45도 벌림, 20도 안쪽돌림 상태로 고정
- 바닥에 착석 시 엉덩관절 바깥돌림 주의
- 종류
  - 토론토 보조기, 타치완 바깥돌림 보조기
  - atlanta scottich rite orthosis, newington ambulatory abduction orthosis 등

6. 넙다리뼈머리 뼈끝분리증

1) 정의 및 특징

(1) 정의

① 넙다리뼈 위쪽의 성장판이 분리되는 것

② 10~17세 남아에서 호발(평균 12세)

③ 편측 > 양측 발생

(2) 원인 : 불명확함. 외상성, 염증성, 내분비성의 원인설 제기

(3) 특성

① 비만을 가진 성장기 소년의 빠른 성장과 동반 발생

② 생식선 발달 부전

③ 지방조직 생식기 이형성증 동반

(4) 합병증 : 무혈성 괴사(AVN), 연골용해증, 노년기의 퇴행성 골관절염으로 이행

2) 임상특성

(1) **증상**

① 보행 곤란, 절뚝거림 보행

② 엉덩관절 통증, 경직(hip stiffness), 운동범위 제한

③ 무릎관절 통증 침범된 다리 바깥돌림

(2) 유형

① 만성 분리
- 환자의 60%가 속하는 가장 흔한 유형
- 엉덩관절, 안쪽넙다리, 무릎까지 연관통을 일으키는 유형
- 파행, 통증, 관절운동의 상실

- 가장 중요한 임상소견 : 안쪽돌림 상실
  - 엉덩관절이 굽힘되면 동시에 가쪽돌림 하면서 벌림 되므로 쉽게 관찰 가능
  - 분리가 증가할수록 벌림은 더욱 제한됨

② 급성 분리

- 체중 부하를 방해할 정도로 갑작스러운 통증을 유발하는 유형
- 심각한 외상으로 인해 발생하며 환자의 11%가 속함
- 최소한의 이전 증상을 호소하거나 전혀 증상 호소를 하지 않음

③ 만성 중 급성 분리

- 엉덩관절, 넓적다리 또는 무릎관절의 지속적 통증을 경험
- 만성 분리 증상인 파행을 보이기도 함
- 이후 외상은 만성 분리에 겹친 급성 분리를 초래
- 합병증 : 연골용해증
  - 연골에 까짐이 생기고 퇴행됨
  - 관절주머니와 윤활막에 염증, 섬유화 발생
  - 엉덩관절 운동 시, 체중 부하 시 심화
  - 지속적 통증 유발

(3) 방사선학적 소견 : 넙다리뼈머리 뼈끝 분리의 3단계 분류

① 제1도 : 넙다리뼈목 폭의 3분의 1 이하 뼈끝이 탈구

② 제2도 : 넙다리뼈목의 3분의 1을 넘으나 절반에는 이르지 않음

③ 제3도 : 넙다리뼈목 폭의 절반이 넘는 분리를 포함

3) 치료

(1) 급성기 중재

① 증상

- 통증 시작 시기 : 3주 이내로, 방사선사진상 치유나 재형성의 소견이 없는 경우(약 20%)
- 통증 위치 : 샅굴부, 엉덩관절
- 다리 무력감, 운동 시 파행, 엉덩관절 운동제한

② 온열 및 냉(ice)치료 : 순환의 개선과 부종 및 울혈 감소, 통증 감소

③ 초음파치료 : 탈석회화 방지 및 관절유착 방지

④ 운동치료

- 엉덩관절의 안쪽돌림, 굽힘, 벌림의 기능의 능동운동이나 능동보조운동을 통한 근육강화
- 과도한 저항운동이나 부분 체중부하운동 실시

(2) 만성기 중재

① 증상 : 통증이 심해지고, 엉덩관절의 관절주머니와 윤활막에 염증과 섬유화가 진행

② 지속적 관리 필요

③ 운동치료

- 엉덩관절의 지속적인 관절기능의 회복과 수술 전 관절기능 및 근육강화 운동
- 수술 후 보행훈련 실시

(3) 수술 죽 중재 : 고정술(제자리 나사 고정 : in situ screw fixation)

절 단

EXPLANATION

절 단

1. 절단의 개요

1) 정의
   (1) 절단(amputation) : 뼈를 중간에서 절제
   (2) 이단(disarticulate) : 관절을 분리
2) 원인
   (1) 선천성
   (2) 후천성
      ① 말초혈관질환(동맥질환) : 팔다리 절단의 75%
      ② 대사적(25%)
      ③ 외상(8%)
      ④ 악성종양(4%)
      ⑤ 감염(2%)
3) 발생빈도
   (1) 남자 > 여자(2배)
   (2) 다리 > 팔(24배)
   (3) 팔 : 외상 > 선천성기형 > 말초혈관질환 > 종양
   (4) 다리 : 말초혈관질환 > 외상 > 감염 > 종양 > 선천성기형
4) 특징
   (1) 단측 절단자의 30%가 2년 이내에 양측 절단자가 됨
   (2) 50%가 5년 내 사망

2. 종류

1) 절단부의 개방 여부에 따라
   (1) 개방성 절단(open amputation) : 절단부를 개방창으로 두는 것
   (2) 폐쇄성 절단(closed amputation) : 의지를 착용할 수 있도록 절단부를 폐쇄한 것

2) 절단부위에 따라

(1) 팔 절단 (기출)

잔여지체를 길게 남길수록 기능이 좋음(길수록 감각이 많이 분포 → 감각 피드백(feedback)을 기대할 수 있기 때문)

손 절단 (hand amputation)	• 절단끝(stump)의 탄력·촉감 유지 • 최대한 엄지(thumb)는 남길 수 있도록 한다.
손목관절 이단(wrist disarticulate)	• 먼쪽부분 노자관절이 살아있어 의지 장착 후 엎침·벌림 가능
아래팔 절단 (Below Elbow Amputation, BEA)	• 아래팔 길이의 55% 이상 보존(긴 아래팔 절단), 35~55% 보존(짧은 아래팔 절단), 35% 이하(매우 짧은 아래팔 절단) • 의지착용을 위해 최소 3.8~5cm 길이 보존 • stump 짧을 경우 : 뮌스터 소켓(Muenster socket) • Klukenberg 절단 : 맹인의 경우 노뼈과 자뼈 분리하여 손가락 모양으로 만들어 감각을 인지할 수 있도록 함(엎침·뒤침 : 60°)
팔꿉관절 이단(elbow disarticulate)	• 관절융기 위의 넓은 부분을 의지로 고정할 수 있기에 위팔의 돌림을 수의적으로 조절 가능
위팔 절단 (Above Elbow Amputation, AEA)	• 위팔관절융기 부위부터 겨드랑 주름(axilla fold) 사이의 절단 • 위팔뼈 길이의 50% 이상 보존(긴위팔 절단), 30~50% 보존(짧은 절단), 30% 이하(어깨관절 이단으로 취급)
어깨관절 이단(shoulder disarticulate)	• 위팔의지의 소켓(socket) 착용 불가능
어깨-가슴사이 절단 (forequarter amputation)	• 어깨관절, 어깨뼈, 빗장뼈의 복합절단 • 수술 후 외관상의 문제 • 의지를 장착하여도 기능의 많은 제한

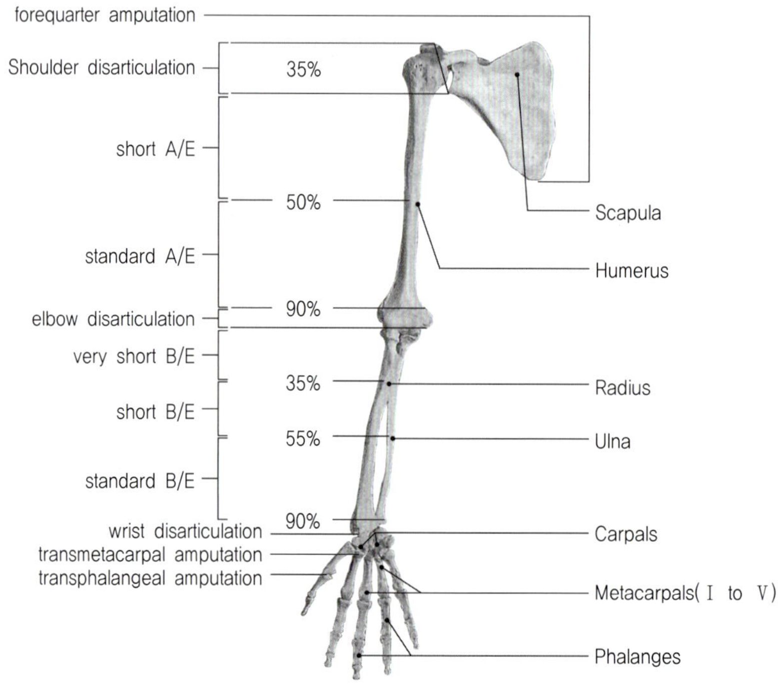

팔 절단의 종류

3) 다리 절단

(1) stump를 기립·보행 시에 하중을 받게 만드는 것이 중요

(2) 팔다리 절단의 85%

구분		내용
발 절단 (foot amputation)	발허리뼈 절단	
	Lisfranc 절단	• 발허리뼈와 발목뼈 사이의 절단 • 발허리뼈를 가로로 절단 → 꿈치들린휜발증 변형을 일으키기 쉬움
	Chopart 절단	• 목말뼈－발배뼈 및 발꿈치뼈－입방뼈 관절을 이단하여 목말뼈와 발꿈치뼈만 남는 절단 • 안쪽들린휜발증변형 일으키기 쉬움
	Syme 절단	• 정강뼈과 종아리뼈를 발목관절 위 0.5cm에서 절단 (종아리먼쪽부분 1/3 절단 시·발허리뼈의 먼쪽부분 절단 시 이상적) • 가장 많이 사용됨 • 발뒤꿈치는 단단한 피부로 정강뼈끝을 덮음 • 절단 후 즉시 체중부하 가능 • 다리길이 5~7cm 정도 단축 • 기능상으로는 좋으나 외견상 문제로 여성에게 적합하지 않음 • Syme 의지 : 종아리 플라스틱 소켓 + 고정 발목관절 + SACH heel
	Pirogoff 절단	• 발꿈치뼈와 heel pad만 남겨두는 절단 • 의지 없이도 즉시 보행가능 • 발앞부가 없어 막대 걸음(stomping gait)이 됨 • 다리길이의 단축이 없음
종아리 절단 (Below Knee Amputation, BKA)	• Syme 절단보다 몸쪽의 무릎관절 아래부분 절단 • 가장 많이 시행되는 절단술 • 정강뼈의 중간 1/3 부위와 위 1/3 부위에서 절단하는 것이 가장 이상적(절단끝의 길이 12.5~17.5cm) • 종아리뼈는 정강뼈보다 2~3cm 짧아야 함 • 성인의 stump 길이 : 15cm(길면 혈액순환장애 생기고 상처가 잘 낫지 않을 수 있음) • PTP 의지 착용 : 5~6cm 짧은 stump에서도 착용가능(짧으면 안정성이 없고 잘 벗겨짐)	
무릎관절 이단 (knee disarticulate)	• 넙다리뼈의 발단팽대를 보완하기 위해 넙다리뼈를 5cm 더 절단하고 무릎뼈를 그 끝에 붙여줌 • 절단끝의 체중부하가능 • 운동조절이 쉽고, 의지착용 후 안정감이 좋음 → 젊은 층에 많이 사용	
넙다리 절단 (Above Knee Amputation, AKA)	• 넙다리 중간 1/3 부분 절단이 가장 이상적(적어도 무릎관절에서 8~10cm 위쪽절단)	
엉덩관절 이단 (hip disarticulate)	• 넙다리몸쪽부분의 뼈육종·연골육종과 같은 악성종양 있을 때 시행 • 카나디안 의지 착용	
골반절반 절단 (hemipelvectomy)	• 환측 볼기뼈 절단(적출) • 배꼽 아래로 절단 : 골반의 한쪽과 다리 전체 절단	
하반신 절단 (hemicorporectomy)	• L_3~L_5 위치 이하의 하반신 절단	

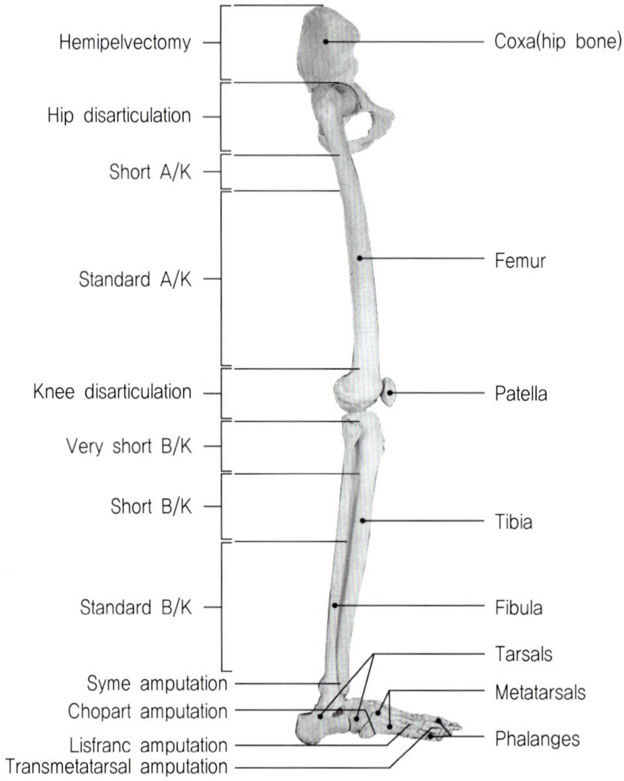

다리 절단의 종류

EXPLANATION

절단의 중재

1. 절단 전·후 관리

1) 절단 전 고려사항

(1) 환자 및 가족의 동의
(2) 수술 후 stump 관리
(3) 의수족에 대한 충분한 설명
(4) 사회 복귀성 고려
(5) 환각통(phantom pain) 및 관절구축 방지, 근력 강화
(6) 의수족의 사용법 교육
(7) 심리 치료
(8) 원인, 직업연령, 사회생활, 절단 후 기능 고려

2) Stump 관리

Stump의 이상적 형태	Stump 수축 위한 붕대법	Stump 구축 자세
• 환부 통증 없음 • 적절한 stump의 길이 유지 • 반흔·피부유착 없음 • 신경종 형성 없음 • 잔여관절의 정상 ROM 유지 • ROM 적당한 근력 • stump 모양 좋음	• 부종·출혈 방지 • 변형·구축 방지 • stump 안정·성숙 촉진 • 먼쪽부분 → 몸쪽부분 방향 • 몸쪽부분으로 올수록 느슨하게	• 넙다리절단(AKA) : 엉덩관절 굽힘, 가쪽돌림, 벌림 (기출) • 종아리절단(BKA) : 무릎관절 굽힘, 엉덩관절 굽힘, 가쪽돌림 • stump가 굽혀지는 자세 피할 것 • 엉덩관절 벌림 자세 금지

주의 : 구축 방지, 부종방지를 위한 탄력 붕대 사용, 근력 강화 및 Pylon 조기착용

3) 합병증

(1) 혈종

① 지혈이 불충분할 때 발생

② 흡입술, 압박고정으로 해결

(2) 감염, 괴사

① 당뇨병, 말초혈관 질환에서 발생

② 배농, 세척, 항생제, 재절단으로 해결

(3) 관절구축 : 절단끝의 조기 근육·관절 운동으로 예방

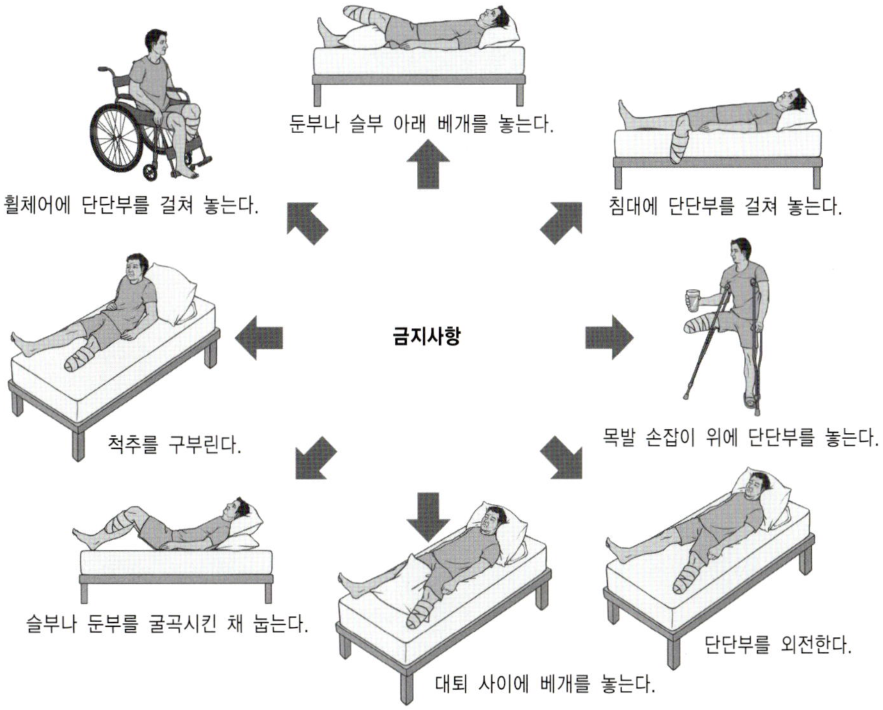

관절 구축 유발 자세

(4) 신경종 : 신경 절단부에 발생
(5) 환상지통(phantom pain) : 환각지 + 통증

4) **의지 장착을 위한 준비**

(1) 의지 장착 시기
① 수술 직후, 상처 치유된 직후(수술 후 약 7~10일)
② 상처 치유 후 임시의지(수술 후 약 2~3주) → 완전한 의지
③ 절단끝의 완전한 성숙 후 완전한 의지(수술 후 약 2~3개월)

(2) 준비사항
① 절단끝의 성숙
② 잔여관절의 ROM 유지, 변형방지
③ 잔여근력의 강화

(3) **절단끝을 성숙시키는 방법**

	붕대 고정법(soft dressing)	견고한 고정법(rigid dressing)	중간 견고한 방법(semirigid dressing)
방법	• 가장 많이 사용 • 탄력·고무붕대로 절단끝의 끝 → 위로 원뿔모양으로 감는 것	• 절단 직후 마취하에서 석고붕대로 감싸는 방법	• 붕대 고정법과 견고한 고정법의 중간 형태 • Unna paste 이용
장점	• 상처 관찰 가능 • 특별한 재료, 장치 필요 없음	• 절단끝의 부종예방 • 임시의족을 석고붕대로 연결하여 조기보행 가능	• 쉽게 교환 가능 • 상처의 손상이 적음
단점	• 자주 감아주어야 함 • 절단끝의 부종 악화	• 상처 관찰 불가능 • 감염 있을 시 문제	• 조기보행 불가능

(4) **임시 의지**
① 정상 보행훈련을 위해 조기 체중지지 시
② 보행 감각의 유지·회복
③ 환부 치유 촉진
④ 수술 후 통증 경감
⑤ 환각통의 예방
⑥ 심리적 불안정성 경감
⑦ 동기 부여 제공

2. 치료

1) 수술 전 물리치료
(1) ROM 유지 : 절단되는 몸쪽부분 관절
(2) 근력강화 : 절단되는 팔다리, 목발보행을 위한 팔의 근력 강화
(3) ADL 연습
(4) 흡연자일 경우 호흡운동

2) 수술 후 물리치료

(1) 목적

① 합병증·변형 예방

② 절단부위의 부종·구축 방지(무릎관절 굽힘, 엉덩관절 굽힘·벌림 구축)

③ 전신 근력 유지와 절단팔다리 근력 강화

④ 전신 운동성 유지

⑤ 균형·이동 능력 증진

⑥ 보행의 재교육

⑦ 기능성 독립성의 회복

⑧ 환상지통의 치료

(2) **근력강화**

① 종아리절단(BK) : 넙다리네갈래근

② 위넙다리절단(high AK) : 엉덩관절 폄근, 모음근

③ 아래넙다리절단(low AK) : 엉덩관절 폄근, 벌림근

④ 보행시 : 넙다리네갈래근, 큰볼기근, 엉덩관절 벌림근

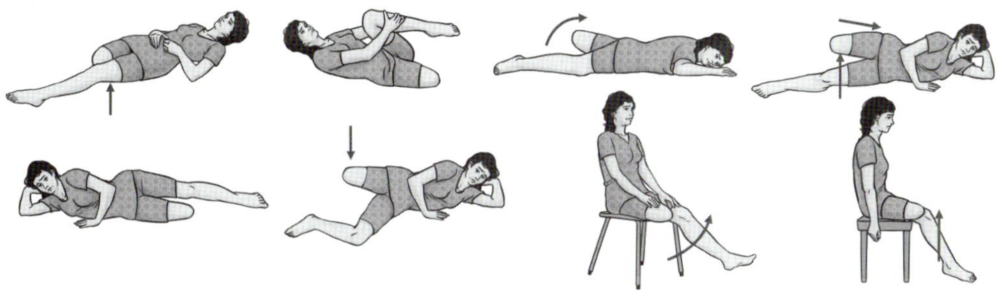

대퇴절단의 운동 치료법

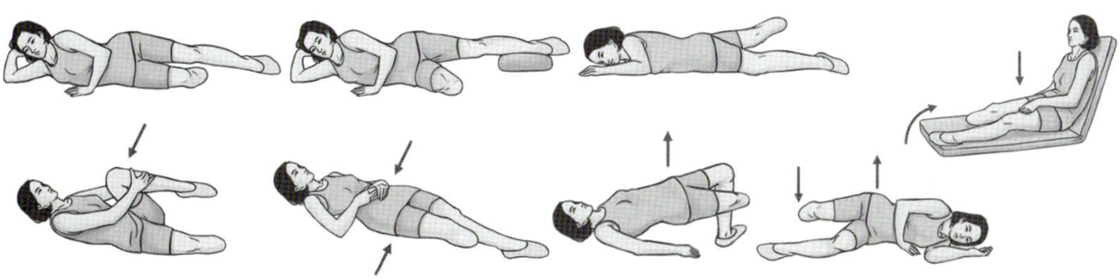

하퇴절단의 운동 치료법

(3) 초음파, 극초단파, 마사지

(4) **수치료** : 하버드 탱크, 와류욕(whirlpoor bath)

(5) 조기보행

3. 비정상 의지 보행

1) 원인

절단끝의 문제	제작상의 문제
• 절단 끝의 길이 • 절단 끝의 성숙도 • 주위 관절의 구축 • 동통성 반흔, 신경통 • 피부궤양	• socket의 부적합 • 정렬(alignment)의 이상 • 의지 길이의 부적합 • 의지 관절의 부적합 • 현수 장치의 불안정감

2) 의지사용 훈련의 시간과 노력의 소요
   (1) 팔 > 다리
   (2) 양측 > 편측
   (3) 성인 > 소아
   (4) 넙다리 절단 > 종아리 절단

3) 종류
   (1) Abduction gait : 의족이 길거나 정렬 불량할 경우
   (2) Circumduction gait : 의족이 길거나 suction 힘이 약할 때

4. 의족 착용상태의 동작

1) 의자에서 일어설 때 : 건측이 뒤, 의족이 앞에 놓이게 할 것
2) 바닥에서 일어설 때 : 의족이 뒤, 건측이 앞에 놓이게 할 것
3) 서서 앞으로 굽힐 때 : 건측이 앞, 의족이 뒤에 놓이게 할 것
4) 계단을 오를 때 : 건측이 먼저 올라가게 할 것
5) 계단을 내려갈 때 : 의족이 먼저 내려오게 할 것

난치성 및 성인병 질환

1. 암

1) 정의 및 특성
   (1) 특정 세포가 분화과정 중 어느 단계에서 무한정으로 성장하여 정상조직들을 침범 및 파괴하는 질환
   (2) 발생 원인은 정확하게 밝혀지지 않음
   (3) 화학적 발암물질, 종양 유발 바이러스 또는 다량의 방사선에 노출된 후 암 유전자의 활성화와 암 억제 유전자의 기능 소실에 의해 시작되는 것으로 제시
   (4) 정상적인 세포의 유전자나 암 억제 유전자에 돌연변이 발생
2) 증상
   (1) 국소적 증상
      ① 평상 시 보이지 않던 종기, 출혈, 통증이나 궤양이 있음
      ② 주변의 조직을 압박하게 되면 황달같은 증상
   (2) 전이 증상
      ① 림프절이 커지고 기침이나 각혈 발생
      ② 간비대
      ③ 뼈가 아프거나 영향받은 뼈의 손상
      ④ 신경학적 증상
   (3) 시스템적 증상
      ① 체중 감소
      ② 식욕 저하, 피로나 체중의 증가, 체력 감퇴
      ③ 과도한 땀 흘림, 수면 중 식은 땀, 빈혈
3) 물리치료 중재
   (1) 보전적 물리치료
   (2) 수술 후 림프부종의 물리치료 : 도수림프흡수마사지
   (3) 관절가동범위를 회복하기 위한 능동, 수동운동
   (4) 암재활 프로그램

2. 종양

1) 정의
   (1) 세포의 비정상 성장
   (2) 개체를 구성하는 세포가 자극에 의해 유전자의 형질 변환을 일으켜 형태학적, 생물학적, 물리학적, 면역학적으로 무절제한 증식을 하는 것
   (3) 원인
      ① 외적요인
         • 화학적 발암인자
         • 물리적 발암인자
         • 생물학적 발암인자
         • 환경인자
      ② 내적요인 : 선천성 유전, 후천성으로는 내분비 이상, 면역저하 상태
2) 증상 : 어떤 인체조직이나 연령층에서도 발생할 수 있고 체내 어디든지 전이할 수 있음
3) 물리치료 중재
   (1) 암치료에 준함
   (2) 관절가동범위 운동
   (3) 신장운동
   (4) 근력 운동
   (5) 림프질환 관리
      ① 림프부종
         • 림프계의 손상으로 팔이나 다리 등에 부종이 발생하는 것
         • 팔이나 다리에서 조직단백질의 비정상적인 축적에서 비롯된 부종, 만성염증의 지속적 상태
      ② 치료 : 림프 순환 촉진
         • 림프마사지 : 부종의 근위부 마사지가 중요
         • 기구를 이용한 압박마사지
         • 압박스타킹, 붕대법
      ③ 금기증과 주의점
         • 암이 진행 중인 경우, 급성염증이 있는 경우 금기
         • 울혈성 심장기능상실증, 혈전증 등으로 치료 중인 경우는 금기

3. 고혈압

1) 정의 : 수축기압이 140mmHg이거나 확장기압이 90mmHg 이상으로 지속되는 질환
   (1) 경증 고혈압 : 확장기압이 90～104mmHg
   (2) 중증도 고혈압 : 105～110mmHg
   (3) 중증(혹은 고도) 고혈압 : 110mmHg

2) 원인

(1) 대부분의 경우 원인 불명(본태고혈압, 일차고혈압), 원인을 알 수 있는 경우는 이차 고혈압

(2) 나이가 들수록 증가, 유전적 성향이 많으므로 가족력이 있는 경우가 많음

(3) 고혈압에 영향을 미치는 인자

① 본태 고혈압 : 조급한 성격, 정신적 스트레스, 많은 염분섭취, 비만, 흡연, 음주

② 이차 고혈압 : 콩팥의 질환, 갈색 세포종, 경구피임약 사용, 원발성 고알도스테롤혈증

3) 증상

(1) 합병증이 없는 한 대부분 증상이 없으므로 우연히 혈압측정으로 발견하는 때가 많음

(2) 많은 증상 : 두통, 현기증

(3) 그 외 전신 피로감, 불면, 시력장애, 코피, 실신 등

(4) 만성 고혈압의 합병증

① 혈관조직이 관여하는 표적 장기에 점진적인 변화

② 심장질환, 뇌졸중, 콩팥기능 상실, 고혈압 망막병증, 말초혈관질환 등

4) 물리치료 중재

(1) 생활방식 개선을 위한 교육

(2) 규칙적 운동프로그램 제공

4. 비만

1) 정의

(1) 피하 지방조직의 세포 수가 이상적으로 증가하거나 지방세포의 크기가 커져서 체중 대비 체지방의 비율이 일정수준 이상이 된 상태

(2) 피하의 지방조직뿐 아니라 신체와 모든 조직에 지방이 많이 침착되어 체중이 증가한 것

2) 원인

(1) 지나친 열량 섭취, 내분비의 장애, 운동 부족, 유전적 요인

(2) 체지방 축적이 가장 직접적인 영향

(3) 장기간 섭취열량이 소비보다 많아 열량 과잉이 되는 상태

(4) 유전적 요인, 환경 및 식생활 요인, 지방세포 증식, 운동 부족, 증후성 비만(내분비 질환), 약물에 의한 비만, 정신적 및 사회적 인자, 충동적 식사장애 등

3) 임상 특성 : 체구성의 변화, 에너지 소비의 변화, 비만관련 호르몬의 변화

4) 평가방법 : 체질량 지수, 허리/엉덩이 둘레비, 허리 둘레, 동반질환 및 위험인자

5) 물리치료 중재

(1) 생활방식 개선을 위한 교육

(2) 규칙적 운동프로그램 제공

(3) 걷기, 달리기, 수영, 자전거타기 등의 유산소 운동

산전 · 산후 운동

임신의 해부학 · 생리학적 변화

1. 임신 체중 증가

임신 기간 동안의 바람직한 체중 증가의 정도 : 평균 25～27파운드(lb)

2. 기관계

1) 골반 내장, 근막과 인대(pelvic viscera, fasciae and ligaments)
   (1) 자궁은 임신 전 크기인 5～10cm에서 25～36cm로 커짐
   (2) 임신말기에는 크기는 5～6배, 용적은 3,000～4,000배, 무게는 20배로 증가함
   (3) 자궁이 위쪽으로 팽창하여 골반을 떠나면 자궁은 골반기관이기보다는 복부기관이 됨
   (4) 골반기관에 연결된 인대는 관절구조를 지지하는 인대보다 더 섬유탄성적
   (5) 원삭인대, 자궁넓은인대, 자궁엉치인대는 자궁을 지지해줌
2) 비뇨기계
   (1) 신장의 길이가 1cm 늘어남
   (2) 자궁이 커지기 때문에 요관은 수직으로 방광에 들어감
   (3) 방광에서 소변이 역류하여 다시 요관으로 들어가므로 요의 정체가 일어나 임신 중 요로감염의 위험이 증가함
3) 호흡기계
   (1) 임신 초기 호르몬의 변화 때문에 상호흡기도의 부종과 조직 울혈이 일어남
   (2) 상 호흡기에 분비물이 증가함(호르몬의 자극)
   (3) 자궁확장이 일어나기 전에 호르몬의 자극에 의해 갈비뼈의 위치가 변함
   (4) 갈비뼈아래각이 점차 커진다. 갈비뼈이 위쪽과 밖으로 벌어짐
   (5) 가로막은 4cm 정도 올라감
   (6) 호흡률은 변화하지 않지만 호흡의 깊이가 증가함
   (7) 산소소비량은 15～20% 증가함
   (8) 임신 초기 20주까지는 약간의 운동도 호흡곤란을 일으킬 수 있음

4) 심혈관계
   (1) 혈액량은 임신동안 점진적으로 35~50% 정도 증가하여 분만 6~8주 후 정상으로 돌아옴
   (2) 혈장의 증가는 적혈구보다 훨씬 더 많이 증가하여 생리학적 빈혈을 초래함
   (3) 심장의 크기는 증가하고 가로막의 움직임 때문에 심장은 거상됨
   (4) 심박출량은 임신으로 30~60% 증가하고 왼쪽 옆으로 누운 자세에서 가장 유의하게 증가함
5) 근육뼈대계통
   (1) 배근육은 임신말기에 탄력 한계지점까지 신장됨
   (2) 강한 수축을 야기하는 근육의 능력이 크게 감소되므로 수축의 효율성이 감소됨
   (3) 중력 중심선의 이동은 배근육의 역학적 이점을 감소시킴
6) 체온조절계
   (1) 임신 동안 기초대사율과 열 생산이 증가함
   (2) 임신에 필요한 기초대사량 : 하루 300kcal
   (3) 임신부의 단식 혈당 글루코오스 수준은 정상적으로 비임신 여성보다 낮음

3. 자세와 균형의 변화

1) 중력의 중심(center of gravity)
   (1) 자궁과 유방의 확장 때문에 위쪽과 앞쪽으로 중력의 중심이 이동함
   (2) 균형과 안정을 위해 자세 보상이 요구됨
   (3) 팔이음뼈와 위배부는 가슴확장 때문에 어깨뼈의 들임과 팔의 안쪽돌림으로 둥글게 됨
   (4) 위목뼈의 목척주앞굽음이 증가하고 어깨의 정렬을 보상하기 위해 머리를 앞으로 내민 자세를 취하게 됨
   (5) 체중은 중력의 중심이 조금 더 뒤쪽으로 가져가기 위해 발꿈치를 향하여 이동함
2) 균형
   (1) 체중 증가와 근육량의 재분배는 균형유지를 위한 보상작용
   (2) 보행, 몸통을 앞으로 구부리기, 계단 오르기, 들어올리기, 손 뻗기와 같은 활동이 어렵게 됨
   (3) 에어로빅댄스와 자전거 타기 같은 섬세한 균형과 빠른 방향변화가 요구되는 활동은 바람직하지 않음

EXPLANATION

임신으로 야기되는 병리학

1. 배곧은근분리(diastasis recti)

1) 정의
   (1) 백색선에 있는 중심에서 배곧은근의 분리
   (2) 배벽의 연속성이 분쇄됨

2) 발병률
   (1) 배곧은근분리는 임산부에게서 결합조직의 호르몬의 영향과 임신의 생체 역학적 변화의 결과로 발생하지만 불편한 정도는 아님
   (2) 배꼽수준에서 위, 아래에서는 일어날 수 있지만 일반적으로 배꼽 아래에서 나타나는 경우는 드묾
   (3) 임신 전 배근 긴장이 좋은 여성에게는 자주 나타나지 않음
3) 중요성
   (1) 골반과 허리를 조절하는 배근 구조물의 능력 감소를 초래할 수 있음
   (2) 바로 누운 자세에서 앉은 자세로의 자세 변화를 독립적으로 수행하는 능력의 상실이 일어날 수 있음
   (3) 심하게 분리된 경우 배벽의 앞 분절은 피부, 근막, 피하지방 그리고 배막만으로 구성됨
   (4) 심한 경우 분리된 배벽을 통해 복부내장의 탈장이 일어날 수 있음
4) 중재
   (1) 분만일 또는 분만 3일 후에 자가 배곧은근분리 검사를 실시하도록 지시함
   (2) 분리 정도가 2cm 또는 그 이하가 될 때까지 다른 배근 운동을 제외하고 배곧은근분리에 대한 교정 운동을 하도록 가르침
5) 허리통증과 골반통증
   자세 변화로 인한 인대의 느슨함 증가와 배근 기능 감소로 일어남
6) 자세성 허리통증
   (1) 증상
      ① 보통 정적인 자세로 인한 근육의 피로 또는 일상을 지내면서 악화됨
      ② 증상은 휴식하거나 자세를 바꾸면 감소됨
   (2) 중재
      ① 적당한 신체역학과 자세교육, 작업 기술의 개선으로 효과적으로 치료될 수 있음
      ② 심부투열, 전기 자극, 견인은 임신 동안 금기
7) 엉치엉덩(뒤골반)통
   (1) 볼기 끝부분, 5번째 허리뼈와 1번째 엉치뼈의 가쪽 깊고 통렬한 통증으로 묘사됨
   (2) 넙다리 뒷부분과 무릎으로 방사되지만 발목까지 방사되지는 않음
   (3) 휴식으로 완화되지 않고 활동을 하면 악화됨
   (4) 외부고정 : 뒤골반 통증을 줄여주는 데 도움을 주도록 설계된 벨트 또는 코르셋
   (5) 운동과 활동의 수정 : 한 번에 한 계단 이상 오르는 것, 침대 밖으로 나올 때 한 다리씩 가장자리에 걸쳐 놓기, 앉을 때 다리 꼬기를 하지 않도록 주의시킴

2. 정맥류(varicose veins)

임신 중 자궁 무게의 증가와 다리의 정맥혈 정체 정맥 팽창성의 증가에 의해 악화됨

1) 증상
   (1) 다리가 매달린 자세에 있을 때 가벼운 불쾌감에서 심한 통증까지 넓게 나타남
   (2) 운동은 다리가 매달려 있는 자세를 최소화하도록 수정해야 함

(3) 팽창된 정맥에 대항한 외부 압박을 가하기 위하여 탄력이 있는 지지양말을 신도록 함
(4) 가능한 자주 다리를 높게 올리도록 장려함

3. 골반바닥 기능장애

1) 골반바닥의 구조
(1) 골반바닥 근육 조직은 두덩뼈와 꼬리뼈에 전반적으로 부착된 몇 개의 층으로 구성됨
(2) 골반바닥 복합체는 두 개의 신경 지배(바깥음부신경, 엉치신경)를 받음
(3) 시각적 도움은 골반바닥 기능에 관해 환자에게 교육할 때 중요함

2) 골반바닥의 기능
(1) 골반 기관과 그 내용물을 위해 지지함
(2) 복부 내압의 증가를 견딤
(3) 방광과 장을 위한 조임근을 조절함
(4) 생식과 성 생활에 기능을 발휘함

3) 기능장애
(1) 기여 요인
① 질 분만 시 골반바닥의 신경근육조직의 구조에 중대한 외상이 발생할 수 있음
② 다산, 겸자 사용, 3단계에 해당하는 샅열상, 8파운드 이상 체중의 출산
③ 폐경으로 인한 에스트로겐 감소
④ 변비에 의한 팽팽함, 비만

(2) 일반적 분류
① 탈출, 지지하는 조직의 손상 : 근육 또는 인대의 결손과 복압의 증가 때문에 골반내장이 정상적 정렬에서 탈출하여 하강한다. 임신 직후에 더 악화되기도 함
② 소변 또는 대변의 실금, 방광 또는 장내 내용물의 불수의적 소실 : 신경근 장애와 근육뼈대 장애의 결과, 탈출과의 결합으로 발생 가능함
③ 통증과 과긴장
④ 샅열상 치료의 지연
⑤ 반흔조직 유착
⑥ 골반바닥 조직 전반의 경축

4) 기능장애를 위한 중재
(1) 치료적 운동과 골반바닥 재활, 골반바닥 근육의 조절과 이완을 가르침
(2) 신경근 재교육은 심각한 골반바닥 근육의 고유수용성 장애를 가진 많은 여성에게 중요함
(3) 항문올림근에 대한 맨손 신장 촉진은 상당히 효과적인 치료가 될 수 있음
(4) 협조성이 개선되면 골반바닥의 활동과 일상생활 활동, 허리 안정, 기능적 운동을 통합하는 방향으로 진행함
(5) 물리치료와 도수 치료 : 표재열, 얼음과 같은 물리적 요법과 도수치료를 사용함
(6) 경피 신경 자극치료 또는 전기자극 치료 또한 산후의 통증조절과 근수축을 자극하기 위하여 사용됨

4. 관절의 이완

1) 중요성
  (1) 모든 관절구조는 임신 기간과 출산 직후 관절손상의 위험이 증가됨
  (2) 인대의 지지 장력의 질이 감소되어 관절보호에 관한 교육을 받지 못하면 손상 위험이 큼
2) 관절 이완에 대한 중재
  (1) 관절에 대한 과도한 스트레스를 감소시키기 위한 운동을 가르쳐야 함
  (2) 분만 전 운동량이 적었던 사람에게 특별히 수영, 걷기, 자전거 타기와 같은 비체중 부하 활동 또는 스트레스가 적은 유산소 운동을 권함

5. 압박 증후군

1) 원인
  (1) 가슴문증후군, 손목굴증후군, 다리에서도 압박이 일어날 수 있음
  (2) 목과 위쪽 1/4의 자세변화, 체액의 정체, 호르몬 변화, 순환의 손상 등으로 야기됨
2) 중재
  (1) 자세 교정운동, 도수치료, 인간공학적 평가, 열, 얼음과 손목굴증후군을 위한 부목의 고려를 포함
  (2) 일반적으로 증상들이 분만 후 쉽게 사라짐

| EXPLANATION

임신 중 유산소운동의 효과

1. 유산소운동에 대한 모체의 반응

1) 혈류
  (1) 유산소운동은 뇌와 심장의 혈류를 감소시키지 않음
  (2) 항정상태(steady state)에서의 운동은 1회 박출량과 심박출량 모두를 증가시킴
2) 호흡률
  임신한 여성은 운동 시 산소요구량의 증가 때문에 임신하지 않은 여성에 비해 더 낮은 작업 수준에서도 최대 운동 용량에 도달함
3) 적혈구 용적률
  (1) 임신 동안 모체의 적혈구 용적률 수준은 낮아짐
  (2) 적혈구 용적률 수준은 활발한 운동을 시작한 이후 15분 이내에 10% 정도 증가함
4) 아래대정맥의 압박
  (1) 압박으로 정맥 회귀와 심박출량이 변화함
  (2) 누운 자세 또는 정적인 선 자세에서 가장 자주 발생함

5) 에너지 소모
   (1) 임신 중에는 좀 더 쉽게 저혈당증이 일어남
   (2) 운동을 하는 임신한 여성은 적절한 탄수화물 섭취가 중요함
6) 중심체온
   (1) 활발한 신체적 활동과 발한을 통한 탈수는 신체 중심체온의 증가를 야기할 수 있음
   (2) 신체적으로 건강한 임신한 여성의 중심체온은 운동 시 감소함
7) 자궁수축
   (1) 운동 시 노르에피네프린과 에피네프린의 수준이 증가함
   (2) 노르에피네프린은 자궁수축이 강도와 횟수를 증가시킴

2. 모체의 유산소 운동에 대한 태아의 반응

1) 자궁 혈류량의 50% 또는 그 이상의 감소는 태아의 안녕에 영향을 미침
2) 단시간의 최대하 모체운동은 태아 심박수에 나쁜 영향을 주지 않음
3) 태아 심박수는 보통 모체운동이 시작되면 1분당 10~30회 증가함
4) 태아는 열방산에 의한 발한 또는 호흡과 같은 기전이 없음

EXPLANATION

임신과 출산 후 운동

1. 운동 교육을 위한 치료계획과 중재

1) 임신과 출산 후 자세의 조절과 지각의 발달 : 자세 근육의 신장, 훈련과 강화
2) 안전한 신체기전 학습 : 분만과 출산 위한 자세 선택
3) 아기 돌보기에 요구되는 팔 근력의 발달 : 적절한 근육의 저항운동
4) 체중지지와 순환의 절충 충진에 요구되는 다리의 준비 : 탄력성지지 스타킹 사용, 신장 운동
5) 골반바닥 근육의 인식과 조절의 발달 : 근 조절을 위한 훈련 강화

2. 지나친 노력이나 합병증 관찰

1) 통증
2) 출혈
3) 헐떡임
4) 불규칙한 심박동
5) 현기증
6) 기절
7) 빈맥

3. 운동을 위한 순서

1) 준비운동으로 신체 전반의 율동적인 활동
2) 자세정렬과 샅, 모음근 유연성을 위한 부드러운 선택적 신장
3) 심혈관 조절을 위한 유산소 운동
4) 자세운동 : 팔다리와 팔다리의 근력 그리고 배근운동
5) 정리운동
6) 골반바닥 운동
7) 이완기법
8) 분만과 출산기법
9) 교육정보
10) 출산 후 운동교육

임신과 출산 후 운동의 주의점과 금기증

절대금기	주의점
• 자궁목 능력 저하 • 양에 관계없는 질 출혈 • 전치태반 • 양막의 파열 • 조기분만 • 모체의 심장질환 • 모체의 당뇨병이나 고혈압 • 자궁 내 발육부전	• 빈혈 : 적혈구 수의 감소, 헤모글로빈 양의 감소 → 혈액의 산소운반능력 감소의 원인 • 온몸의 감염 • 극심한 피로 • 근육뼈대계통 통증 • 고열 • 정맥염 • 배곧은근분리 • 자궁수축

4. 강조할 부분과 선택적 운동기법

1) 자세 운동
   - 성장하는 태아는 중력 중심이 앞쪽과 위쪽으로 이동되고 척주가 이동할 때 자세 근육에 대한 부가적인 스트레스가 가해짐
   - 출산 후 아기를 안거나 돌보기를 포함하는 활동들은 자세 근육에 스트레스를 가함

   (1) 신장
   ① 위목 폄근과 목갈비근
   ② 어깨 들임근, 어깨관절 안쪽돌림근, 어깨올림근
   ③ 허리 폄근
   ④ 엉덩관절 모음근과 뒤넙다리근
   ⑤ 발목 발바닥굽힘근

   (2) 근력 강화
   ① 위목 굽힘근, 아래목과 위가슴 폄근
   ② 어깨 내밈근과 내림근

③ 어깨관절 가쪽돌림근
④ 몸통 굽힘근
⑤ 엉덩관절 폄근
⑥ 무릎관절 폄근
⑦ 발목 발등굽힘근

2) **배근 운동**

- 임신이 진행되면 배근은 극심하게 과신장됨
- 운동은 개인의 요구에 맞도록 적응하여야 하고 4주마다 운동을 수정하도록 함
- 임신 기간 동안 복부 운동을 처방할 때 바로 누운 자세는 5분으로 제한함

(1) **배곧은근분리에 대한 교정 운동**

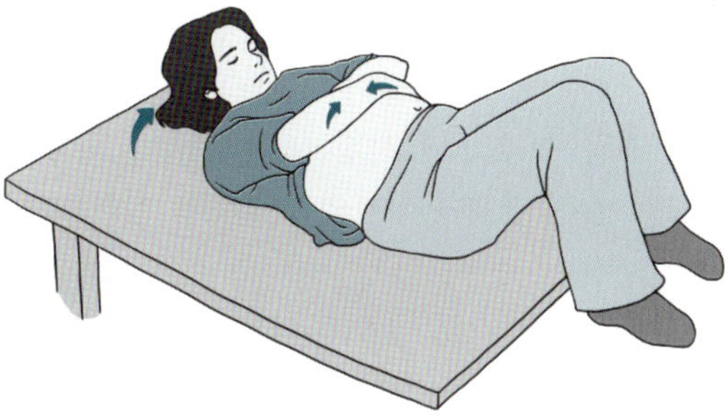

배곧은근분리(diastasis recti)의 교정운동
환자는 양 팔을 올려놓고 중심선을 향해 잡아당긴다.

① 머리 들기
- 배곧은근분리 부위에 양 손을 교차시키고 갈고리 누운 자세를 취함
- 숨을 내쉬게 하고 머리만 들어 올리거나 배가 부풀어 오르기 직전까지 머리를 들어 올림
- 손으로 배곧은근을 부드럽게 중앙을 향하여 당김
- 머리를 천천히 내리고 이완하도록 함

② 골반 기울임과 함께 머리 들기
- 배곧은근분리위에 팔을 교차시키고 중앙을 향하여 당김
- 골반을 뒤기울임 시키면서 머리를 들어 올린 다음 머리를 천천히 내려놓고 이완함
- 모든 배근육의 수축은 날숨과 함께 일어남으로서 복강 내압이 최소화됨

(2) **다리 미끄러뜨리기**

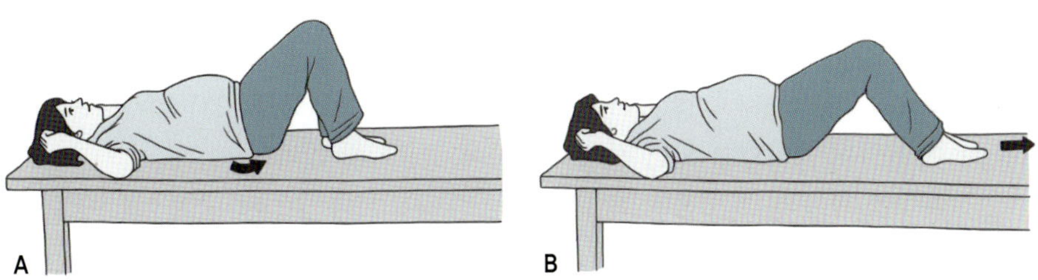

다리 미끄러뜨리기
A, 무릎을 세우고 누운 자세에서 골반 뒤기울임. **B**, 발이 마룻바닥을 따라 미끄러질 때 골반기울임을 유지한다.

① 골반을 뒤기울임시킴
② 골반 기울임을 유지한 상태에서 한 다리를 바닥을 따라 다리가 펴질 때까지 미끄러뜨리도록 함
③ 다리를 천천히 들어 올려 시작위치로 돌아온 다음 반대쪽 다리도 반복함
④ 배근이 운동 전체를 통하여 골반 기울임을 유지할 수 있다면 동시에 두 다리에서 수행될 수 있음

(3) **골반 기울임 운동**
① 네발기기 자세에서 골반을 뒤기울임 시키도록 함
② 등을 곧게 유지하는 동안 배를 당겨서 팽팽하게 유지함
③ 이완하여 부분적으로 골반이 앞기울임 되도록 함
④ 옆으로 누운 자세와 선 자세를 포함한 다양한 자세에서 골반 기울임 운동을 함

(4) **몸통 말기**
① 배곧은근분리가 견딜 수 없으면 시행하기 어려움
② 한쪽 어깨를 들어 올려 반대편 무릎의 바깥쪽을 향하도록 몸통을 말아 올리거나 내림

(5) **수정된 자전거 타기**
① 바로 누운 자세에서 한 다리는 굽히고 다른 다리는 부분적으로 폄
② 아래배근은 자전거 타기와 같은 교대패턴으로 굽힘과 폄을 할 때 다리의 체중변화에 대항하여 골반을 고정함
③ 등에 스트레인이 일어나지 않도록 자전거의 활(arc)을 조절하여 등을 바닥에 편평하게 붙임

3) 안정성 운동
(1) 안정되어 있는 동안 몸통 근육은 등척성 수축을 하기 때문에 숨을 참는 경향이 있어 혈압과 심박수에 해로움
(2) 환자에게 이완된 호흡패턴을 유지하도록 주의를 환기시키고 힘을 주는 동안 숨을 내쉬게 함
(3) 임신과 출산 후에 실행할 수 있음

4) **골반 동작 훈련**
- **자세성 허리통증에 도움이 됨**
- 고유수용성 인지를 증진시키는데 뿐 아니라 허리, 골반 그리고 엉덩관절의 운동성에 좋음

(1) **골반시계**
① 아래배가 시계인 것처럼 머릿속에 그리도록 함. 배꼽이 12시, 두덩결합은 6시를 가리킴
② 12시부터 6시까지 부드러운 움직임으로 시작함(기본 골반기울임 운동)
③ 다음 3시(왼쪽 엉덩관절로 체중이동)부터 9시(오른쪽 엉덩관절로 체중이동)까지 움직임
④ 다음 12시부터 시계 방향으로 3시, 6시, 9시 그리고 다시 12시 위치로 돌아오도록 함
⑤ 이 운동이 부드럽게 되면 시계의 숫자에 집중하지 않아도 됨
⑥ 운동을 하는 동안 이완된 호흡을 계속 하도록 하며 운동의 어떤 부분에서도 힘을 가하지 않음

(2) 골반시계 운동의 진행
① 시계의 면을 좌우, 상하로 자른다고 가정함
② 골반을 한쪽으로 호를 그리면서 움직였다가 중앙으로 돌아옴
③ 다시 반대편으로 호를 그리면서 움직였다가 중앙으로 돌아옴
④ 시계 반대방향으로도 이 운동을 수행하며 앉은 자세에서도 수행할 수 있음

5) **골반바닥 인지 훈련과 강화운동**

(1) **수축 – 이완(contract – relax)**
① 운동 시 방광을 비움
② 환자에게 소변을 참거나 방귀를 참는 것처럼 골반바닥을 꼭 조이도록 함
③ 3~5초 동안 수축 상태를 유지한 후 이완함
④ 골반바닥 근육은 피로에 무척 민감하여 5초 이상, 최대 10회 이상 반복하지 않도록 함

(2) **빠른 수축(quick contractions)**
① 정상 호흡률을 유지하고 보조 근육을 이완시킨 상태에서 골반바닥 근육에 빠른, 반복적인 수축을 하도록 함
② 한 세트에 15~20회 반복하도록 함
③ 김치이나 재채기를 했을 때 발생되는 압력을 견디기 위하여 근육섬유(type Ⅱ)의 반응을 발달시켜야 함

(3) **승강기 운동(elevator exercise)**
① 환자가 승강기에 타고 있다고 상상하도록 함
② 승강기가 1층에서부터 다음 층으로 갈 때 골반바닥 근육을 조금 더 수축함
③ 승강기가 한번에 1개 층을 내려오는 것처럼 점진적으로 근육을 이완시킴
④ 이러한 운동은 원심성 수축을 필요로 함

(4) **과긴장성(hypertonus)**
과긴장성의 치료 시에 골반바닥 수축과 수축 사이, 세트와 세트 사이에 쉬는 시간을 길게 함

(5) 골반저근 강화운동(케겔 운동, Kegel exercise)

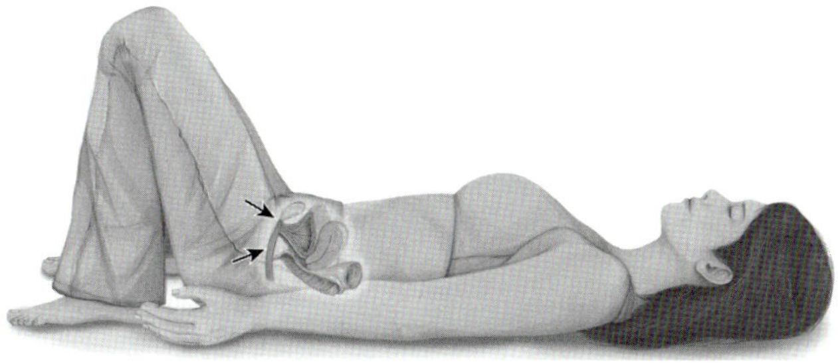

Kegel exercise

① 하루 3회 이상, 1회에 10번 이상 수축과 이완 반복
② 매일 꾸준히, 점차 횟수 늘리는 것이 효과적

6) 팔과 다리의 수정된 근력 강화

배가 팽창될 때 편안하게 엎드린 자세를 취한다는 것은 불가능함

(1) 서서 팔굽혀 펴기

① 벽을 보고 선 자세에서 발가락이 앞쪽을 향하게 하고 다리는 어깨 넓이만큼 벌리고 벽으로부터 팔 길이만큼 떨어져 섬

② 양 손바닥을 어깨 높이에서 벽에 댐

③ 안정적 골반 기울임을 유지하고 발꿈치를 바닥에 붙인 상태에서 팔을 천천히 구부려 얼굴이 벽을 향하여 접근하도록 함

④ 팔을 천천히 밀어서 원래 자세로 돌아감

(2) 엉덩관절 폄

① 바로 누운 자세에서 교각 자세 만들기

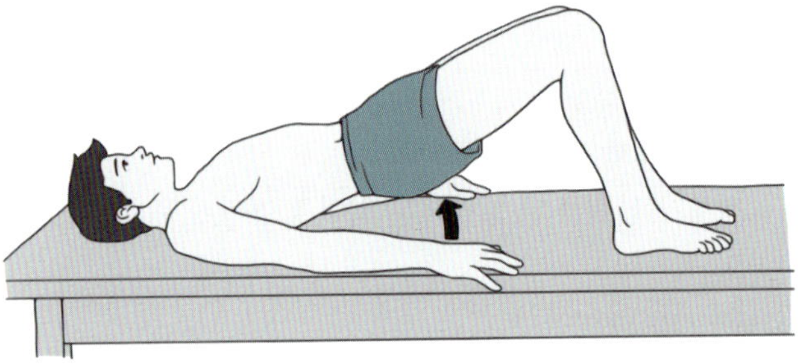

교각 운동을 이용하여 엉덩관절 폄 근육의 훈련과 근력강화. 저항은 골반에 대항하여 추가될 수 있다.

② 네발기기 자세에서 다리 들기

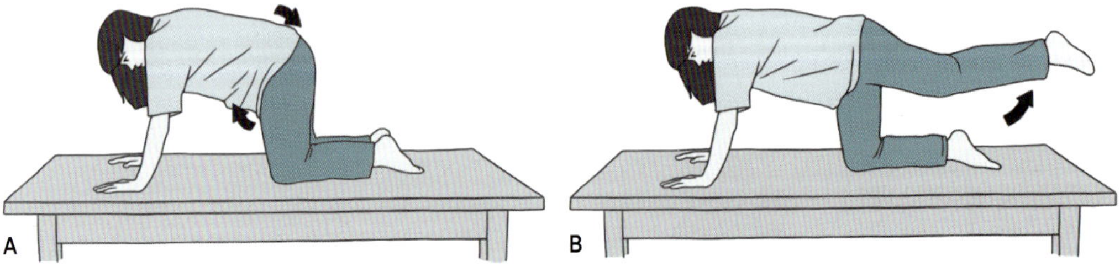

A B

네발기기 자세에서 다리-들기

A, 환자는 네발기기자세에서 골반을 뒤기울임시킨다. **B**, 다리는 몸통과 일직선이 될 때까지만 들어올린다.

- 손은 주먹을 쥐거나 손바닥을 펴서 네발기기 자세를 만듦
- 먼저 골반뒤기울임을 교육시킨 다음 골반 뒤기울임을 유지한 채 엉덩관절이 골반보다 높지 않게 한 다리를 천천히 듦
- 이 운동을 하는 동안 무릎관절은 굽히거나 곧게 펼 수 있음
- 이 운동 중 엉치엉덩관절이나 인대에 스트레스를 받으면 중단함

(3) 수정된 쪼그려 앉기

① 효과적 신체 역학을 위한 엉덩관절과 무릎관절 폄근 강화에 사용됨

② 분만이 진행 동안 유연성을 위한 샅부위 신장을 돕기 위하여 이용됨

③ 환자에게 양 손을 놓고 지지할 수 있는 계산대, 의자, 또는 벽을 마주보고 발을 벌려 서도록 함

④ 등을 곧게 유지하고 무릎을 발 위에서 벌어지게 하고 편안한 한계에서 천천히 쪼그려 앉음

⑤ 무릎관절 문제를 갖고 있다면 부분적으로만 쪼그려 앉도록 함

7) 샅부위와 모음근 유연성 운동 → 출산을 위한 골반과 다리의 유연성을 대비함

(1) 자가-신장

① 바로 누운 자세나 옆으로 누운 자세로 취하도록 함

② 낮은 의자에 앉아 발을 바닥에 붙이고 엉덩관절을 최대로 벌림시키는 방법도 있음

③ 엉덩관절을 벌림하고 무릎관절을 가슴 옆쪽으로 끌어당겨 편안한 한계 이내에서 자세를 유지함

8) 이완과 호흡

- 이완 능력을 발달시키기 위해서는 스트레스와 근육긴장의 의식이 필요함
- 의식적 이완 기술은 개별적 조절을 가능하게 하고 활동에 있어 불필요한 근육의 긴장을 이완하고 부과된 스트레스를 극복하도록 함

(1) 마음에 시각적 상상하기

① 음악과 구두 안내를 이용함

② 이완훈련 동안 이미지를 중점으로 연상하여 이완이 필요하다고 생각할 때 이미지를 상기시킴

(2) 근 등척 운동

① 편안한 자세로 눕게 함

② 신체 아래부터 시작함

③ 먼저 발 근육을 부드럽게 수축한 다음 이완하고, 다음 다리, 넙다리, 골반바닥, 볼기로 진행함

④ 다음은 팔과 몸통, 그 다음엔 머리로 진행함

⑤ 근수축과 이완의 감각을 인식시키는 것이 중요함을 강조함

⑥ 깊고 느리며 이완된 호흡을 기본으로 함

(3) 선택적 긴장

① 몸의 다른 부분이 이완되어 있는 동안 한 부분의 근 수축을 인지하는 것에 강조를 두는 훈련으로 진행함

② 주먹을 쥐고 팔을 긴장하는 한편, 발과 다리는 이완하여야 함

③ 긴장과 이완을 조절할 수 있는 능력과 두 감각을 강화함

(4) 호흡

① 천천히 깊은 가로막 호흡은 분만 시 호흡 조절을 위하여 그리고 이완기법과 함께 사용하기 위한 공기의 교환을 위한 가장 효과적인 방법

② 들숨 시 마치 배안(복강)이 채워지는 느낌이 생기도록 배근을 이완하게 함

③ 과호흡을 피하기 위하여 깊고 빠른 호흡은 피하도록 함

(5) 골반바닥 이완

① 근력강화 운동에서와 같이 골반바닥 수축을 교육한 다음 전체적으로 수의적 이완을 하도록 함

② 천천히, 심호흡에 집중하도록 하며 골반바닥의 완전한 이완이 허용되도록 교육함

③ 골반바닥의 이완은 질 분만뿐 아니라 장과 방광의 내용물을 배설하기 위해서도 중요함

(6) 진통 시 이완과 호흡

① 첫 번째 단계

- 진통이 시작될 때 자궁의 수축이 진행됨
- 수축하고 있는 동안 이완이 더욱 필요하게 됨
- 걷거나 베개를 베고 눕기를 포함한 편안한 자세를 찾음 → 골반 흔들기와 같은 부드러운 동작을 포함함
- 숨을 참는 것을 방지하고 느린 호흡을 하도록 함
- 거의 첫 단계 끝에서 밀어내고 싶은 충동을 느낌 밀어내고픈 욕구를 극복하기 위해 배근을 이용하지 않고 볼의 근육을 이용한 빠르게 불기 기법을 가르침
- 허리와 같이 아픈 부위에 마사지나 압박을 적용함
- 국소적 증상을 위하여 열이나 냉을 적용하며 젖은 물수건으로 얼굴을 닦음

② 두 번째 단계

- 자궁목 확장이 일어날 때 산도를 따라 아이를 밀어내는데 있어 수축이 일어나는 동안 자궁을 보조함으로써 분만을 능동적으로 할 수 있음
- 밀어내는 동안 잠시 한숨 돌리고 배벽을 수축시킨 다음 천천히 숨을 내쉼
- 골반바닥의 이완과 함께 복부내압이 증가됨
- 최대의 효율성을 위하여 팔다리, 특히 다리와 샅의 이완을 유지함 → 얼굴과 턱을 이완시켜 보조함
- 수축과 수축 사이에 온몸이 이완되도록 함
- 아기가 분만될 때 골반바닥이 신장되는 것을 이완시키기 위하여 "힘 빼세요."하며 가볍게 숨을 헐떡이고 신음 소리를 내면서 호흡하도록 함

치료적 마사지

1. 마사지의 개요

신경 및 근육계통에 대한 치료적 목적과 전신 혹은 국소의 순환증진을 목적으로 인체의 연부조직을 손이나 진동기, 롤러, 수치료 터빈 등을 이용하여 조직적이면서도 과학적으로 조작하는 기술

2. 마사지의 목적

1) 연부조직에 대사불균형이 있을 때 개선
2) 생리적, 역학적, 정신적 효과 유도
3) 경련의 이완이나 동통감소
4) 전신과 국소의 부종 감소 혹은 제거
5) 건강한 근육이나 조직의 스포츠 손상을 방지하기 위한 운동준비의 목적
6) 손상조직의 치유촉진
7) 운동범위를 제한하는 요인을 감소하여 운동범위의 증진

3. 마사지의 효과

1) 역학적 효과
   (1) 정맥순환의 보조
   (2) 림프순환의 보조
   (3) 신장
   (4) 반흔조직의 풀림
2) 생리적 효과
   (1) 대사작용의 증진
   (2) 정맥울혈체의 개선
   (3) 부종의 감소
3) 반사효과

4. 마사지의 적응증과 금기증

적응증	금기증
1. 골절이나 탈구	1. 악성종양
2. 관절 손상	2. 혈전성 정맥염
3. 삠이나 좌상	3. 관절결핵
4. 검이나 신경손상	4. 전염성 질환
5. 관절염	5. 화농성 피부염
6. 윤활주머니염	6. 심장질환
7. 신경염	7. 뼈속질염
8. 섬유소염	8. 안정을 요하는 환자
9. 허리통증	9. 급성염증
10. 마비성 질환들	10. 피부염
11. 다발성 경화증	
12. 신경증 환자	

5. 윤활제(lumbricants)

치료사의 손과 환자의 피부 사이에서 일어나는 불쾌한 마찰을 피하기 위하여 사용

1) Cocoa butter : 화상에 의한 반흔조직이나 피부의 영양공급을 위해 가끔 사용
2) Oil : 건조한 피부나 영양을 제공해 주어야 할 피부에 많이 쓰임
3) Powder : 닦아내기가 쉽기 때문에 매우 많이 이용
4) 연고 : 피부충혈을 동반하는 연고형 윤활제는 심부열 효과를 얻기 위해 사용

6. 종류 (기출)

종류	내용
쓰다듬기 (경찰법)	• 가장 많이 이용됨 • 각 치료의 초기에 사용 • 환자의 연부조직을 검사함으로써 확실하게 환자의 상태를 평가할 수 있음 • 모든 마사지의 처음과 끝 혹은 다른 stroke의 사이에서 이용됨 • 근경련 부위나 궤양부의 검사에 이용됨 • 심부 경찰법은 근육이나 근군의 수동신장을 위해 이용됨
주무르기 (유날법)	• 경찰법과는 반대로 좀 더 심부의 마사지이며 근육의 덩어리를 들어 올리거나 가볍게 옷을 짜듯이 짜거나, 비트는 방법으로 실시 • 근육의 약화가 있을 때 근육 내에 생성된 노폐물을 제거하기 위해 이용됨 • 정맥혈의 환원을 보조하기 위해 이용됨 • 유착조직을 제거하기 위해 적용됨
문지르기 (마찰법)	• 손의 heel이나 손가락, 엄지의 끝(tips)부분을 이용하여 작은 원형을 그리면서 실시 • 마사지할 때는 피부를 움직이는 것처럼 해서는 안 되고 좀 더 깊은조직인 피부 아래조직을 움직이는 느낌으로 하여야 함 • 피부와 피부 바로 아래의 조직이 서로 유착되어 있을 때 깨뜨려 치유하고자 할 때 많이 사용 • 관절공간에 대한 심부마찰 마사지나 무릎뼈와 같은 뼈 돌출부 주위의 마사지 시에도 많이 사용 • 근육의 국소부위에 강한 충혈을 유도하거나 힘줄염 등에 사용
두드리기 (경타법)	• 다른 마사지 기술에 비하여 사용빈도 수가 적으며 용어 자체가 광범위하기 때문에 적용기술에 따라 hacking, cupping, slapping, beating, pincement, tapping 등으로 나눔 • 자극을 목적으로 할 때 많이 사용 • 말초마비나 이완성 마비에서 근수축의 증진을 위해 사용
흔들기 (진동법)	• 손 혹은 손가락을 이용하여 치료할 부위에 율동적이면서도 부드럽고 미세하게 주어져야 함 • 말초신경염의 치료 시 진정효과를 얻기 위해 적용되며 이때 신경의 통로를 따라 진동이 주어짐

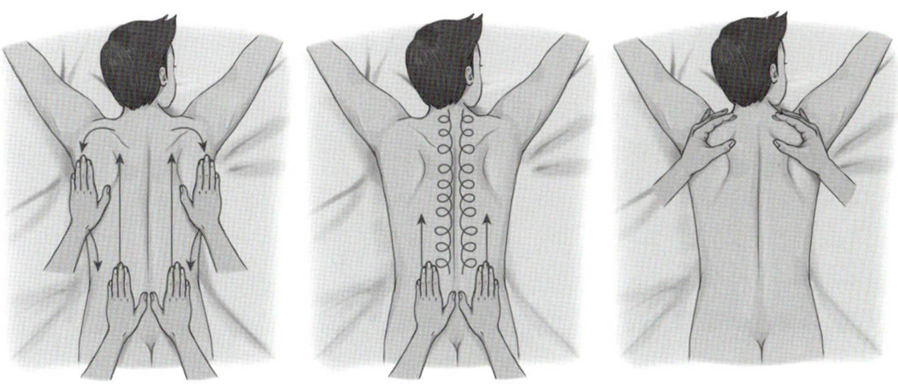

경찰법 지압법 유날법

등 마사지

PHYSICAL THERAPY

신경계 중재

퍼시픽 물리치료학 개념서

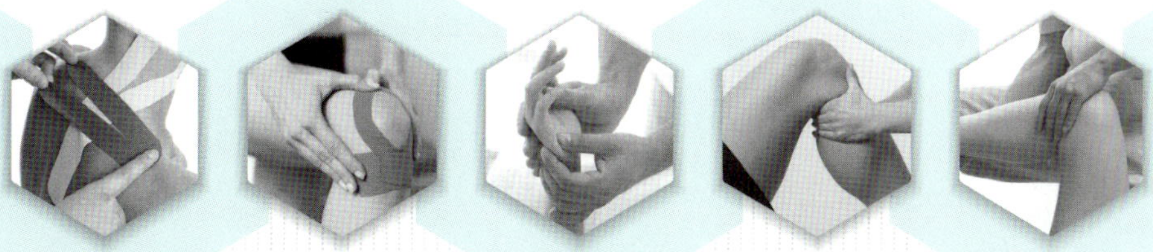

PHYSICAL THERAPY

PHYSICAL THERAPY

뇌졸중

EXPLANATION

뇌혈관 개요

1. 대뇌동맥고리(Willis circle)

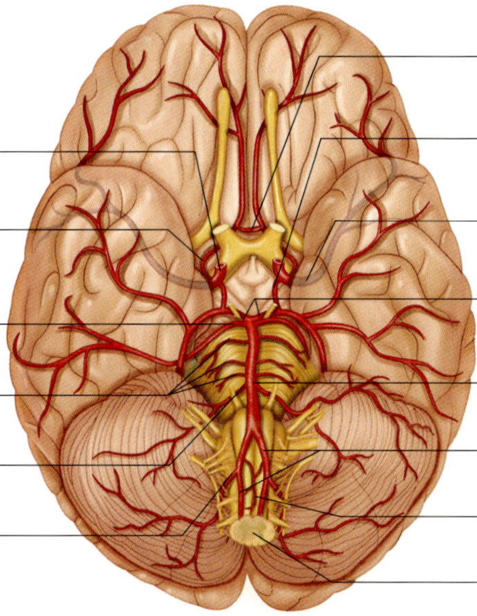

2. 대뇌동맥

1) 앞대뇌동맥(anterior cerebral artery)
   (1) 경로 : 속목동맥 → 뇌들보(겉질지 분지) → 이마엽, 마루엽 안쪽면 겉질에 분포
   (2) 앞교통동맥과 연결
2) 중간대뇌동맥(middle cerebral artery)
   (1) 속목동맥의 종말지 → 대뇌가쪽고랑 뒤쪽으로 상행 → 대뇌가쪽겉질 → 뇌바닥의 앞관통질 → 바닥핵 분포
   (2) 뇌출혈을 일으키는 원인 : 줄무늬체 및 거짓낭에 분포하는 중심지
   (3) 뇌출혈 호발 부위

3) 뒤대뇌동맥(posterior cerebral artery)
   (1) 경로 : 빗장밑동맥 → 척추동맥 → 뇌바닥동맥 → 대뇌동맥고리
   (2) 뒤교통동맥과 연결
4) 앞교통동맥(anterior communicating artery)
   좌우 앞대뇌동맥이 시신경 교차부 앞에서 교통하는 가지
5) 뒤교통동맥(posterior communicating artery)
   (1) 속목동맥에서 분지한 작은 가지
   (2) 뇌바닥동맥 분지
   (3) 뒤대뇌동맥과 연결하여 대뇌동맥고리 형성

3. 뇌혈관 증후군(증상)

1) **앞대뇌동맥 폐색**
   (1) 침범된 뇌의 반대쪽 편마비
   (2) **다리 침범이 심함**
   (3) 겉질감각상실
   (4) 실어증
   (5) 정신혼란
2) **중간대뇌동맥 폐색** (기출)
   (1) 침범된 뇌의 반대쪽 편마비
   (2) **얼굴, 팔 침범이 심함**
   (3) 편측 무감각증
   (4) 의식운동성 실행증
   (5) 실인증
   (6) 같은쪽 반맹증
   (7) 실독증
3) **뒤대뇌동맥 폐색** (기출)
   (1) 같은쪽 반맹증
   (2) **시상 증후군**
   (3) 일시적 편마비
   (4) 떨림
   (5) 무도 곰지락운동
   (6) 실조증
4) **바닥동맥 폐색**
   (1) 의식 상실
   (2) **동공 이상**
   (3) 눈 동작 장애
   (4) 얼굴마비
   (5) 반대편 편마비 및 팔다리마비

EXPLANATION

뇌졸중

1. 뇌졸중의 원인과 예후

1) **원인**

(1) 뇌경색(cerebral infarction)

① 혈전증(thrombosis) ② 색전증(embolism)

(2) 뇌출혈(intracranial hemorrhage)

① 동맥류 ② 외상

2) **예후**

(1) 뇌출혈이 뇌경색에 비해 예후가 나쁨

(2) 9% : 완전회복

73% : 어떤 형태로든 장애 남음

18% : 사망

2. 뇌졸중의 일반적인 문제

1) **인지 능력 장애**

(1) 왼쪽 대뇌반구 : 신체 오른쪽 지배, 언어기능 주관

(2) 오른쪽 대뇌반구 : 신체 왼쪽 지배, 인지능력 및 지정능력 통합

(3) 기억, 판단, 추상적 사고, 통찰력, 문제해결 등 인지능력의 장애를 보임

	• 편마비에서 나타나는 공동운동패턴	
	• 굽힘 공동운동패턴	• 폄 공동운동패턴
팔 (upper extremity)	• 팔이음뼈 – 올림 – 들임(retraction) • 어깨관절 – 과다폄 – 벌림 – 가쪽돌림 • 팔꿉관절 – 굽힘 • 아래팔 – 뒤침	• 팔이음뼈 – 내밈(protraction) • 어깨관절 – 모음 – 안쪽돌림 • 팔꿉관절 – 폄 • 아래팔 – 엎침
손 (hand)	• 손목관절 – 굽힘 혹은 폄 • 손가락 – 굽힘 및 모음 • 엄지 – 굽힘 및 모음	
다리 (lower extremity)	• 엉덩관절 – 굽힘 – 벌림 – 가쪽돌림 • 무릎관절 – 굽힘	• 엉덩관절 – 폄 – 모음 – 안쪽돌림 • 무릎관절 – 폄
발 (foot)	• 발목관절 – 발등굽힘 및 안쪽번짐 • 엄지발가락 – 폄 • 발가락 – 발등굽힘	• 발목관절 – 발바닥굽힘 및 안쪽번짐 • 발가락 – 발바닥굽힘

2) **근긴장도의 변화**

(1) 초기 : 저긴장증 → 환자가 어떤 자세 일정하게 유지할 수 없고, 수동운동에 대한 저항력이 없으며 심하면 운동 자체를 일으킬 수 없음

(2) 긴장도 변화

① 환자 활동성이 증가될수록 커짐

② 18개월 혹은 그 이상 기간 거치면서 서서히 변함

③ 증가 : 일정한 패턴 가짐(뇌손상 부위에 따라 약간의 차이 있음) → 공동운동패턴

3) **운동장애**

(1) 회복단계

수의 동작이 불가능한 이완과 같은 저긴장 상태가 되지만, 점차 경직과 같은 과긴장 및 반사항진이 나타남

(2) 마비 : 마비와 약화는 뇌졸중의 주요 증상

(3) 운동실조

(4) 운동프로그램 장애

① 왼쪽 뇌반구 : 동작 순서를 실행하는 데 중요한 역할

질환 시 순서를 시작하거나 실행하는 데 어려움

움직임이 전체적으로 느린 편

② 오른쪽 뇌반구 : 동작과 자세 유지에 중요한 역할

움직임과 자세 유지의 장애

4) **감각장애**

(1) 시상 : 감각 신경계의 핵이 집중되어 있는 곳

→ 손상 시 : 신체의 모든 자극이 통증으로 인지됨 → 시상통증(Thalamic pain)

(2) 지각 운동장애로 인해 신체상 결함 발생

→ 좌우측 구별 혼동 발생, 마비된 것 알지 못하거나 물건을 보고 만져서 구별 못함

(3) 다리 < 팔

5) **언어장애**

(1) 우세 반구의 마루뒤통수 걸질 손상 시 나타남

(2) 실어증은 뇌손상으로 인하여 발생한 의사소통장애로, 언어의 이해, 표현, 사용에 장애를 말함

(3) **실어증** : 운동성 실어증, 감각성 실어증, 완전 실어증 (기출)

	유창성	복창능력	이해력
Broca 실어증	비유창	−	+
초겉질성 운동실어증		+	+
전실어증	유창	−	−
Wernicke 실어증		−	−
초겉질성 감각실어증		+	−
전도실어증		−	+

6) **시야결손**

(1) 주원인 : 뒤대뇌동맥 손상 → 시각로 차단

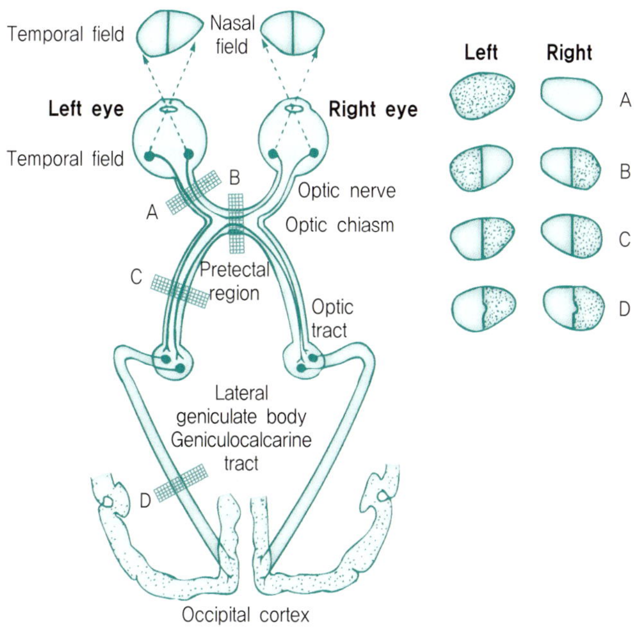

7) **감정장애**

뇌졸중 증후군(stroke syndrome) : 우울증, 근심, 자존심의 결함

8) 기타

(1) 연하곤란

(2) 어깨관절 통증, 아탈구

3. 합병증

1) 깊은정맥염과 폐부종
2) 경기(seizure)
3) 연하장애
4) 어깨관절 아탈구
5) 반사성 교감이영양증
6) 딴곳뼈되기 : 근육에 발생하는 것을 화골성 근염이라 함

| EXPLANATION

뇌졸중의 검사 및 평가

1. 운동패턴의 평가

Upper Motor neuron reflex	배근 반사, 고환올림근 반사, 항문 반사, 병적 반사
Lower Motor neuron reflex	무릎힘줄 반사, 아킬레스힘줄 반사
척수나 궁둥신경을 신장하기 위한 검사	SLR, Hoover test, Kernig test
척수 내압 상승 검사	Milgram test, Naffziger test, Valsalva test
경질막징후 검사	SLR, Kernig test, Milgram test, Naffziger test, Valsalva test

1) 병적 반사 (기출)

DTR	항진
바빈스키 반사	발바닥을 발꿈치뼈 부위에서 가쪽면을 따라 발앞부를 향하여 자극
Hoffman sign	가운데 손가락 손톱을 꼭 집음 → 엄지손가락의 끝마디와 다른 손가락의 둘째, 셋째 마디가 구부러짐
Oppenheim sign	손톱으로 환자의 정강뼈능선을 따라 무릎 위로 향하여 긁어 자극

2) 근긴장과 자세반사

근긴장과 자세반사	경련성	• 근의 신장자극에 대해서 저항항진을 특징 • 힘줄반사 항진, 간대성 경련, 병적반사 출현
	자세반사이상	• 연합반응

3) 편마비환자의 운동패턴

(1) 중추성 마비의 의미

① 중추성 마비 : 근수축력에는 변화 × (경련성 마비)
운동패턴에서 질적 변화

② 말초성 마비 : 근력의 저하라는 양적변화(이완성 마비)

(2) 음성징후와 양성징후

<table>
<tr><td rowspan="1">음성징후</td><td>정상 운동기능의 장애·결여</td><td>① 눈 운동의 장애－공동편시
② 머리운동의 장애
③ 얼굴운동의 장애
④ 아래턱, 물렁입천장 및 혀의 장애
⑤ 팔다리의 운동장애 : 팔은 굽힘공동운동, 다리는 폄공동운동
⑥ 보행의 이상 : 휘돌림보행, 안쪽들린휜발증</td></tr>
<tr><td>양성징후</td><td>정상인 때에는 볼 수 없었던 현상군의 출현</td><td>① 공동운동
┌ 하나의 운동에서 일정한 틀에 박힌 것만 하고 벗어난 동작은 하지 않음
├ 어느 하나의 근만 움직일 수 없고 몇 개의 근 군이 동시 작용
└ 중추성 마비에서 대표적인 예
② 연합운동
┌ 신체일부운동이 다른 부위의 자세반응을 불수의적으로 유발하는 것
└ 대측성 연합운동, 같은쪽 연합운동
③ 근긴장
④ 자세 변화
⑤ 자세반사 이상</td></tr>
</table>

■ 신경학적 평가

1) **보바스에 의한 성인 편마비의 평가**

(1) 편마비 운동패턴의 평가에 대한 기본적 개념

① 질적평가를 통해 경련성의 성질 파악

② 근력 저하와 관절운동범위 제한은 2차적 변화로 취급

③ 비정상적인 운동협조 기전 중심으로 평가

④ 경련성 환자의 비정상적인 운동패턴은 여러 가지 비정상적인 반사가 종합된 것으로 간주

(2) 평가로부터 확인해야 할 사항

① 긴장 증가가 있는지 없는지, 아니면 감소되어 있는지 안정되어 있는지 여부

② 만일 비정상 패턴이 있다면 억제가 필요한지, 반대로 정상적인 패턴이 있다면 촉진해야 할 필요성이 있는지 여부

③ 환자의 기능적 숙련이 학습과 재학습을 위해 필요 한지 여부

(3) 감각 검사

① 근감각

② 고유감각

③ 압각

④ 가벼운 촉각

⑤ 입체인지

2) **브룬스트롬에 의한 성인 편마비의 평가**

(1) 치료원리

편마비의 평가를 위하여 원시적인 척수반사, 뇌줄기 수준의 긴장성 반사, 연합반응 등을 응용

(2) **회복단계**

① **1단계** : 발병 직후 이완성 마비가 나타남, 마비부위의 수의적인 움직임은 불가능

② **2단계** : 회복이 시작되는 시기로, 초기 단계의 시너지 패턴이 연합반응이나 미미할 정도의 수의동작과 동반하여 나타남, 경직이 처음 일어남

③ **3단계** : 경직이 최고조에 도달하는 시기로, 완전하지는 않지만 시너지 패턴을 이용해 동작이 가능

④ **4단계** : 경직이 점차 감소하기 시작하면서 시너지 패턴에서 벗어나 동작을 시작

⑤ **5단계** : 회복이 계속 이루어질 경우, 동작 시 우선하던 팔다리의 시너지 패턴이 점차 감소하면서 다양하고 복잡한 동작패턴이 가능

⑥ **6단계** : 경직이 사라지면서 단일 관절의 동작이 가능해지고, 협응 능력도 정상에 가깝게 이루어짐, 회복이 정상수준으로 이루어지나 모든 환자가 이 단계에 도달할 수 있는 것은 아니며, 위의 모든 단계에서 정점에 도달할 수 있음

(3) 목표

반사자극을 반복적으로 주어 근기능 조절이 겉질하 수준에서 겉질수준으로 발달시키는 것

3) **Rood 치료법**

(1) 치료원리

적절한 감각자극은 특정 동작을 유발시킬 수 있으며, 여기에다 개체발생학적 운동발달 단계를 접목시켜 필요한 근 반응을 이끌어내는 것

(2) 치료목표

① 근긴장도 정상화

② 발달단계에 따른 치료

③ 치료목표와 동작의 일치

④ 근기능 훈련을 위한 반복

(3) **운동발달 단계**

① 집단운동 패턴 발생 : 이 동작은 주로 phasic type으로 주동근 수축과 길항근 이완이 동시에 나타남

② 자세 안정성 획득 : 동시수축에 의해 얻어지며, 긴장성 패턴으로 자세를 유지하는 능력을 부여

③ 안정성이 얻어지면 먼쪽부분 지지를 통한 무게중심 이동 가능 : 기는 동작과 같은 형태

④ 정상동작 패턴으로 팔다리의 자유로운 동작이 가능함 : 동작조절의 가장 높은 단계이면서 가동과 안정성이 결합된 상태

4) **고유수용성 신경근 촉진법(proprioceptive neuromuscular facilitation)**

(1) 자극 : 촉각, 음성, 시각, 신장, 견인과 압축, 저항, 등의 자극을 사용

(2) 패턴 : 폄과 굽힘, 벌림과 모음, 가쪽돌림과 안쪽돌림 등의 운동패턴은 일종의 집단동작임

(3) 가중효과 : 하나의 요소가 개별적으로 작용할 때보다 여러 요소가 동시에 작용하면 가중효과가 나타난다고 하여 여러 자극을 동시에 사용하도록 권장

EXPLANATION

뇌졸중의 중재

1. 뇌졸중의 중재

1) 목적
   (1) 뇌졸중의 영향 최소화
   (2) 가능한 최대한의 기능적 독립 얻게 함
2) 조기치료를 원칙으로 함
3) 발병 : 72시간 이내에 치료를 실시하는 것이 바람직함

2. 운동치료

1) 바로 누운 자세에서의 운동
   (1) 바로 누운 자세에서 팔의 가동운동
      ① **강직된 동통성 팔(stiff painful arm)** : 신체 전체의 운동과 균형을 방해, 일상생활과 치료에서 제한적 요소로 작용
      ② 이러한 현상을 방지하기 위하여 완전 수동 팔 올림운동(full passive elevation of the arm)을 매일 규칙적으로 실시
      - 몸통의 신장운동
      - 어깨뼈의 운동
      - 팔의 올림운동
      - 팔의 벌림운동
      - 건측 보조에 의한 팔 운동
   (2) 바로 누운 자세에서 다리의 가동운동
      ① 침대 가장자리에서의 엉덩관절 및 무릎관절 굽힘운동
      ② 발 발등굽힘 상태에서의 무릎관절 폄운동
      ③ 침대 위에서 발과 엉덩관절의 조절운동
      ④ 엉덩관절 폄상태에서의 엉덩관절 조절운동
      ⑤ 독립적인 무릎관절 폄운동
2) **교각운동(bridging exercise)**
   (1) 운동 실시 방법
      ① 환자에게 골반을 위쪽으로 들어 올리도록 지시
      ② 치료사는 약간의 저항을 골반 아래쪽으로 가하여 엉덩관절 폄근에 동심성 수축을 유도
      ③ 치료사는 다시 골반을 침대 쪽으로 내리도록 지시
      ④ 저항을 천천히 부가하여 편심성 수축(eccentric contraction)을 유도하도록 함
   (2) 교각운동을 실시하는 목적 및 효과
      ① 일상생활 동작(옷 입기, 침대에서의 활동)의 원활을 촉진시킴

신경계 중재

② 보행 시 디딤기(stance phase)에 필요한 조절능력을 증진시킴
③ 골반의 앞·뒤 혹은 옆기울임에 대한 조절능력을 증진시킴
④ 교번 등척성 수축(alternating isometric contraction)이나 율동적 안정(rhythmic stabilization)을 통해 안정성(stability)을 획득됨
⑤ 중력중심(COG)이 높아지고 기저면(BOS)이 작아져 균형(balance)의 요구가 증가됨
⑥ 다리가 체중지지 자세에 놓이게 되어 많은 관절들이 활동하게 됨
⑦ 정상 보행(normal gait)을 할 때의 중요한 원심성 조절력은 주동근을 교대로 작용시키는 주동근 반전(agonistic reversal)에 의해서 획득됨

3) 구르기(rolling)
(1) 구르기 운동을 실시하는 목적 및 효과
① 일상생활 동작(침상생활이나 옷입기 등)을 원활하게 함
② 골반을 고정, 어깨를 앞뒤쪽으로 돌림시키거나 어깨를 바닥에 고정한 상태에서 골반을 앞뒤쪽 방향으로 돌림시킴으로써 몸통 윗부분이나 아랫부분의 운동성을 증진시킴
③ 보행을 위한 기초 동작 중의 하나로 이용됨
④ 아래몸통(lower trunk)을 돌림시키는 운동을 반복하게 함으로써 보행 시 골반의 원활한 돌림이 도모됨
⑤ 경련성(spasticity)이나 경직성(rigidity)을 감소시킬 수 있음
⑥ 허리 전체의 협력수축(co-contraction)으로 안정성(stability)이 증진됨
⑦ 몸통 위·아랫부분의 긴장력을 조절, 옷입기, 침상 안정(bed test) 시 욕창(pressure sores)을 예방하기 위해 매우 중요한 운동
(2) 환측으로 구르기
① 환측의 감각을 일깨움
② 팔이음뼈(shoulder girdle)와 골반(pelvis) 사이의 돌림에 의해 경직(spasticity)을 감소시킴
③ 팔다리의 능동운동이 촉진됨
④ 환측으로 구르는 동작은 환자가 쉽게 수행할 수 있음
(3) 건측으로 구르기
① 최소의 보조로 환자 스스로 운동이 가능한 지점까지 건측다리 위로 환측다리를 유도함
② 건측 손으로 환측 손을 잡고 깍지 끼게 함
③ 손과 몸통 윗부분을 함께 건측으로 돌림시킴
④ 머리부터 몸통, 엉덩이, 다리 순서로 신체를 분절돌림시켜 2, 3회 이상 구름

4) 자세조절 훈련
(1) 양호한 운동조절과 균형반응을 위해 실시함
(2) 앉은 자세에서 척행자세(plantigrade posture) 그리고 바로 선 자세 순으로 진행하며 체중부하를 습득하게 함
① 선 자세에서 훈련은 골반을 이용하여 앞쪽 및 뒤쪽, 왼쪽 및 오른쪽 그리고 돌림운동으로 체중심이동을 먼저 함
② 다음은 건측다리를 이용하여 앞쪽 및 뒤쪽, 왼쪽 및 오른쪽 운동을 하여 체중부하를 함

(3) 선 자세에서 체중심을 위아래로 이동하는 훈련과 기저면의 크기를 조절하는 평형훈련을 실시하고 다음에 균형훈련으로 진행함

(4) 환측을 이용하여 걸음에 필요한 동작을 유도함. 특히 선 자세에서 환측 다리가 뒤쪽에 위치하면 환측에 체중부하가 되면서 걸음의 디딤기 말기와 흔듦기 초기에 도움이 됨

편마비의 운동치료 기법

	교각운동	구르기	
운동 실시 방법	• 골반을 위쪽으로 들어올리도록 함 • 치료사는 약간의 저항을 골반 아래쪽으로 가하여 엉덩관절 폄근에 동심성 수축시킴 • 치료사는 다시 골반을 침대 쪽으로 내리도록 지시함 • 저항을 천천히 부가하여 편심성 수축을 유도시킴	환측으로 구르기	• 환측의 감각을 일깨움 • 팔이음뼈와 골반 사이의 돌림에 의해 경직을 감소시킴 • 팔다리의 능동운동이 촉진됨
		건측으로 구르기	• 최소 보조로 환자 스스로 운동 가능한 지점까지 건측 다리 위로 환측 다리를 유도함 • 손을 깍지 끼게 함 • 손과 몸통 윗부분을 함께 건측으로 돌림시킴
목적 및 효과	• 일상생활 동작을 촉진시킴 • 보행 시 디딤기에 필요한 조절능력을 증진시킴 • 골반의 앞·뒤·옆기울임에 대한 조절능력을 증진시킴 • 중력중심이 높아지고 기저면이 작아져 균형의 요구가 증가됨 • 많은 관절들이 활동하게 됨	• 일상생활 동작을 촉진시킴 • 몸통 윗부분이나 아랫부분의 운동성 증진 • 보행을 위한 기초 동작 중의 하나 • 보행 시 골반의 원활한 회선 • 경련성이나 경직성 감소 • 허리 전체 협력수축으로 안정성 증진 • 몸통 위·아랫부분의 긴장력을 조절 • 욕창 방지에 매우 중요한 운동	

5) 걸음훈련

(1) 평행봉 걸음

① 평행봉의 높이를 넙다리큰돌기(대퇴부 대전자) 위치에 오도록 조절

② 평행봉 앞에서 체중 앞쪽 및 뒤쪽, 왼쪽 및 오른쪽 이동 등의 선 자세 균형을 유지. 이때 거울이 있으면 자세를 교정하는 데 도움이 됨

③ 충분히 선 자세 균형을 갖춘 후 걸음을 시작함

(2) 지팡이 걸음 **(기출)**

① 지팡이는 건측 손에 잡고, 높이는 넙다리큰돌기 위치에 오도록 조절함

② 팔꿉관절이 약 20~30도 굽힘되는 위치가 좋다. 걸음 전 충분히 균형을 유지하도록 함

③ 지팡이 착지 지점은 건측 신발 앞 약 20cm와 옆 20cm의 대각선 위치에 고정

④ 걸음 방법은 건측 발, 지팡이, 환측 발 순

(3) 계단 걸음

① 지팡이 걸음과 동일한 방법으로 함

② 올라갈 때는 건측발이 먼저 올라가고 내려올 때는 환측 발이 먼저 내려와야 함

③ 계단 걸음에서는 그 어느 때보다 안전이 중요시됨

신경계 중재

(4) 독립 걸음

① 선 자세에서의 충분한 균형이 이루어진 후 물리치료사의 지도 및 보호 아래 실시함

② 환측에서 환자를 부축하여 건측 다리에서 환측 다리 순으로 이동하여 앞쪽 및 뒤쪽 또한 왼쪽 및 오른쪽 그리고 측방으로 걸음 훈련을 실시함

6) 편마비의 침상자세

- 치료방법을 결정하는 가장 최초의 단계로서 매우 중요한 의미를 가짐
- 환자의 자세에 따라 각종 반사의 촉진과 억제 패턴이 달라짐
- 환자의 예후와 관련되어 있음
- 편마비 환자의 침상자세는 특별한 경우를 제외하고 엎드려 누운 자세를 사용하지 않음
- 침대는 견고한 바닥 위에 딱딱한 매트리스(firm mattress)를 얹어 사용함
- 침대의 높이는 환자의 이동이나 활동에 적합한 높이를 가져야 함
- 5~6개 정도의 베개를 준비해야 함(머리, 몸통, 팔다리 등의 바른 정렬을 위해 필요)
- 초기 단계에는 보통 2~3시간마다 자세를 바꾸어 주어야 함
- 가슴합병증(chest complications)이나 욕창(pressure sores) 등의 발생을 주의해야 함

(1) 옆으로 누운 자세

① 환측으로 누울 때

- 머리와 몸통이 일직선이 되도록 한 상태에서 앞을 보게 함
- 아래쪽에 있는 어깨관절은 아래팔 뒤침(supination)과 함께 내밈(protraction) 시킴
- 아래쪽에 있는 엉덩관절은 폄(hip extension)하고 무릎관절은 약간 굽히도록 함
- 위쪽에 있는 다리에 베개를 받쳐서 약간 앞쪽에 위치하게 함
- 발바닥이나 손바닥에는 아무런 물체도 접촉되지 않도록 해야 함
- 만일 물체가 닿게 되면 이것이 자극이 되어 손에서는 굽힘 그리고 다리에서는 폄근밀기반사가 출현하게 됨

② 건측으로 누울 때

- 머리와 몸통이 일직선이 되게 한 상태에서 앞을 보게 함
- 환측(affected side) 어깨관절은 베개를 받혀서 팔과 함께 내밈(protraction) 시킴
- 위쪽의 다리는 베개를 받혀서 약간 앞쪽에 위치하게 하고 등쪽에는 베개를 받쳐줌
- 발바닥이나 손바닥에는 아무런 물체도 접촉되지 않도록 해줌

(2) 바로 누운 자세 **(기출)**

① 머리를 환측(affected side)으로 돌림하고 목은 건측으로 굽히도록 함

② 몸통은 환측(affected side)이 약간 늘어난 상태에 있도록 함

③ 환측 어깨관절(팔)은 몸통 옆에 위치하게 하거나 베개를 받쳐서 팔 올림(elevation)과 함께 내밈(protraction) 시킴

④ 볼기 아래에 베개를 받쳐서 골반의 들임(retraction)을 방지해줌

⑤ 발목에는 발바닥굽힘을 예방하기 위해 발판(foot board)을 적용함

(3) 앉은 자세

① 침대에서의 앉은 자세

- 환자를 앉힐 때 반 누운 자세(half-lying position)는 절대로 피해야 함
- 가능한 머리와 몸통이 반듯하게 되도록 앉힘
- 체중이 양쪽 볼기에 고르게 분포되어야 함
- 환측(affected side) 팔은 정상인 손과 깍지를 끼어서 앞쪽으로 향하게 함
- 다리는 가쪽돌림(external rotation) 되지 않도록 해줌

② 의자에서의 앉은 자세

- 앉았을 경우 환자의 엉덩관절, 무릎관절, 발목관절이 90°를 이룰 수 있는 높이여야 함
- 등받이가 있어야 함
- 머리와 몸통이 직선이 되도록 하고 손은 깍지를 끼어 책상 위에 올려놓음

7) 침대에서 의자로 환자의 이동

(1) 의자를 환자의 환측(affected side)에 놓음

(2) 한 손은 환자의 환측 어깨 아래에 그리고 다른 한 손은 침대 모서리에 위치한 다리를 보조하여 앉은 자세로 만듦

(3) 이때 환자는 환측 팔꿉관절을 지주(prop)처럼 하여 체중지지가 가능하도록 해줌

(4) 앉은 자세가 되면 보조자의 손을 어깨 아래로 넣어 양쪽 어깨뼈 위에 놓이게 함

(5) 발과 발, 무릎과 무릎이 서로 맞닿게 함

(6) 환자의 손은 치료사의 어깨 위에 놓이게 하거나 허리를 껴안게 함

(7) 환자를 약간 앞으로 끌면서 치료사와 환자의 무릎이 서로 반작용을 하도록 함

(8) 환자가 일어서면 의자에 앉히기 위해 어깨와 무릎을 서로 고정시킴

(9) 축돌림(pivoted round)을 서서히 하면서 의자에 앉힘

8) 환자 방의 배치

(1) 환측(affected side)에 환자가 관심을 유발할 수 있는 것들을 배치

(2) 보호자와 출입문의 위치 : 환자의 환측에 두어 무의식적으로 환측으로 사람을 쳐다보게 함

(3) 텔레비전의 위치 : 환측에 두어 수시로 환측으로 눕거나 환측을 사용하게 함

9) 침대에서의 목욕 또는 대·소변 처리

(1) 환자의 참여를 자연스럽게 유도하면서 치료적 효과를 얻을 수 있음

(2) 교각운동(bridging exercise)은 매우 의미가 있는 운동

(3) 교각운동(bridging exercise) 시 물리치료사 혹은 보호자는 환자의 환측(affected side) 발바닥이 바닥에 닿게 한 상태에서 미끄러지지 않도록 지지해줌

10) 편마비 환자의 옷 입고 벗기

(1) 상의 입고 벗기

① 마비된 쪽 먼저 입기

② 마비된 쪽 나중에 벗기

신경계 중재

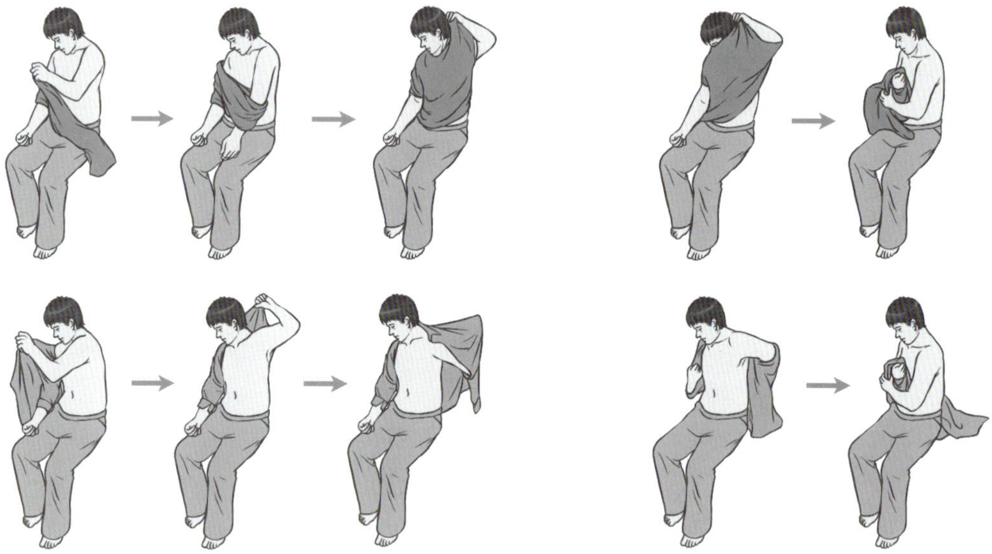

상의 입고 벗기

(2) 하의 입고 벗기

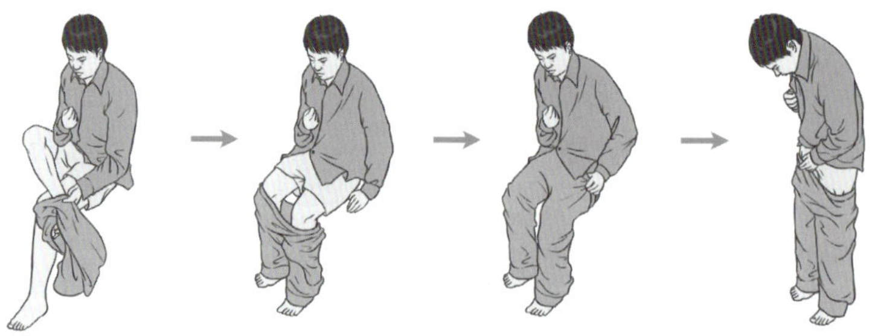

하의 입고 벗기

3. 신경학적 운동치료

1) **루드(Rood)의 접근법**

(1) **정의**

① 물리치료사이면서 작업치료사인 마가레드 루드(Margaret Rood)가 제시

② 뇌성마비의 치료를 위해 고안되었으나 운동 조절에 문제가 있는 다른 환자들에게도 적용할 수 있을 것이라 하였음

③ 원시 반사패턴 → 발달 → 운동패턴 → 겉질 수준의 고위중추 획득 전까지 수정되며 이용

(2) 운동조절 단계

① 운동패턴의 발달

- 개개의 근육들이 계통발생학적 순서를 밟아가며 수축하는 능력을 습득하면 신경근 통합(neuromusular integration)은 정상

- 굽힘 이후 폄, 모음 이후 벌림, 자뼈패턴 이후 노뼈패턴, 돌림(rotation)이 가장 마지막으로 발달
- 안정수축(stabilizing contraction) : 근육의 첫 번째 반응, 운동성 패턴(mobilizing pattern) 내에서는 촉진되지 않음

② **운동조절 발달의 4단계**

- 운동성 : 길항근의 상호억제(reciprocal inhibition)에 의해 근 고유범위 내에서 수축하는 단계
- 안정성 : 관절 주위 근육들이 안정성을 위해 동시에 협력수축을 일으키는 단계
- 조절된 운동성 : 먼쪽부분이 고정되고 몸쪽부분이 움직이는 단계
- 숙련 : 몸쪽부분이 안정되고 먼쪽부분이 자유롭게 움직이는 단계

(3) 생명기능 발달단계

① 들숨(inspiration)

- 숨뇌의 들숨 중추의 긴장성 활동이 지속되어 일어나는 것
- 들숨이 강제날숨에 의해 깨어져 상성(phasic)이 일어나면 호흡(respiration)이라고 함

② 날숨(expiration)

- 날숨은 들숨의 깊이, 목의 굽힘근과 폄근의 협력수축, 배근과 허리근의 협력수축에 의해 영향을 받음
- 울기(crying), 재채기(sneezing), 기침(coughing) 등은 모두 호기성 현상에 속함

③ 빨기(sucking)

- 중일빨기(heavy work sucking) : 목뿔위근(suprahyoid)과 목뿔아래근(infrahyoid)의 안정작용 및 목의 협력수축, 입둘레근(orbicularis oris)의 작용에 대항하는 얼굴근육의 협력수축
- 호흡과 포유(feeding)도 중일빨기의 하나
- 빨기반사는 움켜잡기반사(grasping response)의 일종, 음식물 섭취를 위해 필요
- 압력을 혀의 끝(tip)에 적용하면 빨기가 촉진됨

④ 액체연하(swalling of fluids)

- 구개(palate), 혀, 목젖(uvula), 점막의 경피자극에 의해서 활성화
- 빨기와 연하의 단계들은 호흡기능과 관계가 있음
- 연하는 삼차신경에 의해 지배되는 부위를 음식물로 자극하면 활성화됨

⑤ 발성(phonation)

- 조절된 날숨(controlled expiration)의 하나
- 좋은 빨기패턴(sucking pattern)이 이루어지면 축상 엎드린자세 패턴에서 촉진됨

⑥ 씹기(chewing)

- 중력에 대항하여 아래턱(mandible)을 적당한 위치에 유지할 수 있는 씹기근육이 활성화되어야 함
- 자세 기능(postural function)의 하나이며 매우 중요한 행위

⑦ 말(speech)

- 알아들을 수 있는 단어의 합성
- 숙련 수준의 활동에 속함

(4) 치료에 대한 접근법 (기출)

① 근 반응의 유도를 위한 감각자극법

• 촉진법(facilitation methods)

- 중추신경계 손상환자에게 연접부의 역치가 낮아지도록 조치하는 것
- 감각자극법 : fast brushing, light stroking, icing 등

– 운동성(mobility) 촉진법

- 근의 긴장력이 부족하거나 운동성이 상실된 경우에 주로 사용하는 방법
- 가벼운 촉지(light touch) → 저역치 수용기의 활성화 → 운동성 근(mobilizing muscle)의 수축 촉진
- 손, 발의 갈퀴 등쪽을 가볍게 문지름 → 자극된 팔다리에 위상성 움츠림동작(phasic withdrawal motion) 유도 → 계속 반복 시 교차폄근반사 패턴(crossed extensor reflex pattern)이 유도
- 얼음을 입술에 접촉 → 움츠림 반응에 의해 입을 벌림
- 얼음을 입술 안쪽, 혀에 적용 → 입을 닫음

– 안정성(stability) 촉진법

- 척주에 인접한 뒤가지 분포 부위 위 피부에 빠른 솔질 → 깊은배근(deep back muscle)의 긴장성 촉진
- 앞가지에 의해 지배되는 근육 피판에 빠른 솔질 → 얕은근의 긴장성 반응 촉진
- 촉진 부위에 얼음 조각으로 3~5초 문지름 → 얼음물로 닦아냄 → C섬유 자극, 긴장성 반응 촉진

– 특수 감각기를 통한 자극

- 뼈대근육의 촉진이나 억제를 위해 특수감각을 자극하거나 혹은 더 특별한 생명기능 이용
- 청각과 시각의 자극 : 중추신경계 손상환자의 운동 억제나 촉진을 위해 사용
- 중추신경계 손상환자 치료 시 : 치료사의 목소리와 말의 태도 중요
- 보통은 큰 소리가 자극적
- 단조로우면서 옅은 색의 환경은 긴장의 이완이나 잠을 촉진함
- 원색적이면서 자극적인 환경은 촉진의 효과가 있음

– 자극 시 주의점

- 특히 빠른 솔질(fast brushing), 얼리기(icing) 실시 시에 유의해야 함
- 미주 신경은 부교감 신경계의 한 부분이므로 활성화 시 심장을 느리게 뛰게 하고 기관지 수축과 기관지 분비 등을 일으킴
- L_1~L_2의 뒤가지 바로 위 빠르게 손질 시 : 배뇨의 원인
- S_2~S_4 : 방광잔류(bladder retention)의 원인
- 상성 반응의 촉진 : A섬유에 대한 솔질, 얼리기, 빠르고 가벼운 근육 신장, 근이나 힘줄에 대한 타진 등이 이용

◦ 긴장성 반응의 촉진 : C섬유에 대한 솔질, 얼리기, 중관절 압박, 강한 저항, 이차신장 (secondary stretch) 등이 이용

• 억제법(inhibition methods)
  - 경관절 압박(light joint compression) : 관절접근(joint approximation)이라고도 하며 경련성이 있는 근육의 억제를 위해 사용됨
  - 바로 누운 자세에서 옆으로 천천히 구르게 함. 치료사는 환자가 천천히 구를 수 있도록 환자의 어깨와 골반 부위를 잡아줌
  - 근육의 힘줄이 뼈에 부착하는 닿는곳을 압박하면 근 닿는곳 아래에 있는 파시니안소체를 자극하여 근육을 억제시킴

② 루드가 제시한 두 종류의 패턴

• 패턴 Ⅰ(pattern Ⅰ- toward pattern)
  - 위상성 굽힘근 패턴(phasic flexor pattern)
  - 입의 윗부분(upper mouth) 중앙(5번째 뇌신경 지배 부위)을 가볍게 누르면 손을 입으로 가져가는 반사적인 동작
  - 이때 손목관절과 손은 폄되고 팔꿉관절과 어깨관절은 굽혀짐
• 패턴 Ⅱ(pattern Ⅱ- away from pattern)
  - 긴장성 폄근 패턴(tonic extensor pattern)
  - 근육 내의 신장감수기에 반복적으로 빠른 솔질을 가했을 때 나타남
  - 미로(labyrinth)에 대한 자극도 긴장성 폄근패턴을 촉진하는데 미로는 긴장성 미로 역자세에 의해 자극됨
  - 신장감수기는 솔질 외에 진동이나 압력 등에 의해 활성화됨

③ 혀 운동의 촉진과 억제법

• 혀의 아래쪽올림과 연하패턴 발달을 위한 촉진
  - 혀의 윗부분(뒤쪽 1/3 부위)을 3~5초 정도 지속적으로 누름
  - 처음에는 구토반응이나 교합반응을 보임
  - 계속해서 자극을 주면 내성이 생겨 혀의 뒤쪽이 올림되고 연하패턴이 발달하게 됨
• 혀 운동 패턴의 정상화를 위한 구토반응 촉진
  - 숨뇌 손상으로 구토 반응이 저하된 경우에 적용
  - 인두 입천장활, 설입천장활을 신장하거나 혀의 위면, 뺨의 안쪽 부위, 인두입천장활을 자극하면 구토반응이 촉진됨
• 혀의 들임(retraction) 발달을 위한 촉진
  - 혀를 뒤로 끌어 들이는 근 구조물들에 대하여 압력을 가함
  - 양측 주름띠(frenulum) 위, 혀 아래 부위를 수동적으로 진동시킴
  - 혀를 앞쪽으로 잡아당겨 혀를 빠르게 신장시킴
• 씹기를 위한 촉진
  - 혀의 편측(tongue lateralization)을 촉진시키기 위해 압력을 혀의 가쪽면에 대항해서 적용함

- 혀를 가볍고 빠르게 입의 한쪽으로 밈
- 같은 방법으로 반대쪽도 실시함

• 혀내밀기(tongue protraction) 발달을 위한 촉진
- 혀의 끝 뒤쪽에 압력을 적용하면 혀 내밀기가 촉진됨
- 앞이 뒤쪽의 입천장을 가볍게 문지르면 혀의 올림이 동시에 촉진됨

2) **브룬스트롬(Brunnstrom)의 접근법**

(1) **정의**

① Signe Brunnstrom, 물리치료사
② 편마비 환자의 자발적 운동을 복제하여 치료와 일상생활훈련에 적용했음
③ 경련성 단계의 편마비에서는 기본적 팔다리공동운동, 원시자세반사, 연합반응이 다시 출현하게 되는데 이것은 고위중추가 손상 받아 제기능을 발휘하지 못하기 때문
④ 고유수용성 및 외수용성 자극 : 협력을 유도하는데 보조적으로 이용함
⑤ 저항 : 한 근육의 수의적 수축에 의해 다른 근육의 운동을 촉진하는 수단으로 적용함
⑥ 피부의 자극 : 중요한 근육의 보강을 위해 필요
⑦ 지각과 시각의 피드백(feedback) : 수의적 운동을 촉진하는 데에 매우 자극적

(2) 편마비 평가

① 자세반사(postural reflex)의 평가
• 긴장성 반사(tonic reflex)
• 긴장성 허리반사(tonic lumbar reflex)
- 골반의 위치가 몸통 윗부분의 운동에 영향을 미침
- 골반 위에서 상반신이 돌림, 가쪽굽힘, 앞쪽 및 뒤쪽굽힘을 할 때 팔다리의 근긴장 분포에 변화가 일어남

② 연합반응(associated reactions)의 평가
• 연합반응 : 침범된 팔다리의 반대편 팔다리에 저항운동을 실시할 때 편마비 환자의 침범된 팔다리에서 관찰되는 불수의적 동작 혹은 반사적 근긴장의 증가
• 같은쪽 공동운동(homolateral synkinesis) : 신체의 편측 팔과 다리의 상호의존성
• 같은쪽 공동운동은 반사적으로 유발된 운동 중에서 가장 확실하게 나타남
• **Raimist 현상** : 환자를 바로 눕게 한 상태에서 침범되지 않은 쪽의 넙다리에 저항을 주면서 벌림을 하게 되면 침범된 쪽 다리에서 벌림이 일어나고 반대로 모음을 하게하면 반대쪽 다리에서도 모음이 일어나는 연합반응
• Raimist 반응은 히스테리성 편마비(hysteric hemiplegia)와는 차이가 있는 기질적 편마비(organic hemiplegia)의 징후라 하였음

③ 기본적 팔다리 공동운동의 평가 (기출)
초기 이완성 단계가 지나면 서서히 경련성이 발달하게 되어 팔다리의 공동운동(synergies)을 갖게 됨

	굽힘근 공동운동의 요소	폄근 공동운동의 요소
팔	• 예각에 가까운 팔꿉관절 굽힘 • 아래팔의 완전범위 뒤침 • 어깨관절 90° 벌림 • 어깨관절의 가쪽돌림 • 팔이음뼈의 내밈과 올림 • 손목관절 및 손 굽힘	• 팔꿉관절의 완전 폄 • 아래팔의 완전범위 엎침 • 신체 정면에서의 팔 모음 • 팔의 안쪽돌림 • 앞쪽수축에서의 팔이음뼈 고정
다리	• 발가락의 발등굽힘 • 발목관절의 발등굽힘과 안쪽번짐 • 무릎관절 굽힘 • 엉덩관절 굽힘 • 엉덩관절의 벌림과 가쪽돌림	• 발가락의 발바닥굽힘 • 발목관절의 발바닥굽힘과 안쪽번짐 • 무릎관절 폄 • 엉덩관절 폄 • 엉덩관절 모음과 안쪽돌림

④ 회복단계(recovery stages)의 평가

기능의 회복여부 : 환자의 회복단계에서 평가를 결정하는 기본적 요소

편마비 환자의 일반적인 회복단계 (기출)

단계	특징
stage 1	발병 직후의 이완성 단계로 전체 팔다리의 수의적 운동이 불가능함
stage 2	경련성이 서서히 발달하면서 연합반응이나 기본적 팔다리공동운동이 나타나 약간의 수의적 운동이 가능해짐
stage 3	경련성 가장 강한 단계로 환자는 공동운동을 수의적으로 할 수 있음
stage 4	경련성이 서서히 감소되면서 공동운동으로부터 분리된 몇 가지 수의적 운동이 가능해짐
stage 5	기본적인 팔다리공동운동이 상실되어가면서 좀 더 어려운 동작들을 수행할 수 있음
stage 6	경련성이 없어지고 개별적인 관절운동이 회복되어 협조운동(coordination)이 정상에 가까워짐

⑤ 감각의 평가

- 평가의 결과는 치료계획을 세우는 데 매우 중요한 정보를 제공하므로 정확한 평가가 필요
- 항목 : 촉각(touch), 압각(pressure), 운동감각(kinesthesia), 고유감각(proprioception)

(3) 편마비 치료

① 몸통의 기능훈련

- 앉은 자세에서 몸통의 균형훈련
  - 경사훈련
    - 앉은 자세에서 환자를 한쪽으로 기울이거나 경사지게 함으로써 바로잡기반응을 촉진하여 획득하게 함
    - 정상인 쪽 몸통근의 수축증진을 위하여 침범된 쪽으로 환자를 미는 운동
  - 몸통의 앞쪽굽힘 훈련
    - 환자의 팔을 교차하여 침범된 쪽의 팔꿉관절 아래 부분을 침범되지 않은 쪽의 손으로 그리고 침범된 쪽의 아래팔을 침범되지 않은 쪽의 아래팔로 지지하게 함

◦ 치료사는 환자의 앞에 앉아서 팔꿉관절 아래 부분을 지지하여 앞쪽굽힘 하는 것을 보조해 주는데 이때 어깨가 끌리는 것을 피하여야 함

– 몸통의 돌림 훈련

◦ 팔과 몸통이 움직이는 반대방향으로 머리를 돌림시켜 줌

◦ 몸통의 돌림은 처음에는 천천히 그리고 부드럽게 시행하고 환자는 앞쪽을 똑바로 본 상태에서 정상인 쪽의 팔로 침범된 쪽의 팔을 지지하게 함

② 팔의 기능훈련

• 1~3단계에서의 훈련

– 치료목표 : 공통작용의 수의적 조절증진과 목적 있는 활동을 강조

– 치료원리 : 수의적 운동을 위한 근육의 긴장을 발달시키기 위해 긴장성 반사와 연합반응 혹은 고유수용기나 외수용기를 자극함

– 연합반응은 보통 근수축을 촉진하기 위해 사용됨

– 자극에 의한 근수축보다 수의적 노력에 의한 근수축이 효과적일 때는 자극을 점차적으로 줄여감

• 4~5단계에서의 훈련

– 치료목표 : 공동운동으로부터 분리된 수의적 운동의 증진

– 치료원리 : 여러 가지 다양한 동작들을 연합하여 이용함으로써 운동이 공동운동패턴에서 분리되어 일어나도록 함

– 강한 요소가 포함된 쉬운 것 → 약한 요소들이 포함된 어려운 것

• 6단계에서의 훈련

– 공동운동의 영향이 소실되거나 적어도 쉽게 나타나지 않음. 단계 5에서 제시된 것을 포함하여 운동결합은 비교적 쉽게 조절하여 수행할 수 있음

– 수동운동에 대한 저항감은 더 이상 느껴지지 않음. 즉, 경련성은 소실되어 있음

– 어깨관절, 팔꿉관절, 앞팔 및 손목관절의 개별적인 관절운동은 정상이거나 정상에 가까운 형태로 이루어짐. 그러나 손의 회복은 보통 다른 부분보다 늦어짐

③ 손의 기능훈련

• 어떤 특정한 단계에서만 이루어지는 것은 아니며 회복의 여러 단계들에서 팔 기능의 회복과 병행하여 또는 분리하여 실시함

• 손은 대뇌겉질의 여러 영역에서 조절을 받고 있으므로 완전히 회복되기는 어려움

3) 보바스(Bobath)의 신경발달학적 접근법 (기출)

(1) 정의

① 이용한 기본 패턴 : 바로잡기반응과 평형반응

② 바로잡기반응과 평형반응의 촉진은 비정상적인 패턴을 억제하는 방법으로도 이용됨

③ 바로잡기반응과 평형반응을 이용한 치료에서는 정상적인 운동조절의 촉진과 비정상적인 근긴장의 분포를 억제하는 방향으로 해야 함

④ 비정상적 자세와 근긴장은 핵심부위를 적당히 조절함으로써 달성될 수 있음

⑤ 핵심부위(key-point) : 머리, 목, 몸통, 엄지, 손가락 등

(2) 반신마비 환자의 회복단계 분류

① 이완기

- 바로 누운 자세를 피하고 환측을 밑으로 한 옆으로 누운 자세가 권장됨. 이완기 시기에 근긴장도를 증가시키기 위한 방법
- 몸통의 가장 원시적인 동작, 뒤집기를 초기에 수행함. 인간발달을 하는 동안 초기에 나타나는 동작이기 때문에 모든 동작의 기초가 될 수 있음
- 침상에서 각종 동작의 연습을 통하여 근긴장도를 증가시키고 정상 움직임을 배움.
- 앉은 자세에서 체중지지 및 서기 전 단계를 배움

② 경련기

- 바로 누운 자세에서의 팔꿉관절 굽힘과 폄을 시행하면서 근긴장도 조절을 시행하고 움직임 재학습을 시행함
- 옆으로 누운 자세에서 어깨관절 벌림과 내밈을 하고 팔꿉관절 굽힘과 폄을 실시함
- 바로 누운 자세에서 걸음 준비 훈련을 함
  - 무릎을 뻗은 채로 엉덩관절 굽힘(옆으로, 바로 누운 자세)
  - 무릎을 굽힌 채로 엉덩관절 폄(옆으로, 엎드린 자세)
  - 등쪽 굽힘과 바닥쪽 굽힘
  - 네발기기 자세
  - 앉은 자세에서 선 자세(일어서는 연습)
  - 선 자세에서 선 자세로
  - 걸음 준비

③ 회복기

- 치료 목표는 국소적인 분리운동
- 손가락 쥐고 펴기, 굽힘과 폄 및 대립 운동 등 관절 및 모든 동작에서 분리운동이 이루어지도록 함

(3) 신경발달학적 치료를 위한 신경생리학

① 정상자세반응(normal postural reaction)

반응을 유지하고 있는 3요소 : 정상자세 긴장력(normal postural tone), 정상 상반신경지배(normal reciprocal innervation), 패턴의 다양성(variety of patterns)

- 정상자세 긴장력(normal postural tone)
  - 동작 : 자세(posture)의 연속적인 변화과정
  - 긴장력(tone) : 자세를 유지하기 위해 큰 근육이 가지고 있는 독특한 성질
  - 자세 긴장력(postural tone) : 개개의 근육은 단일 작용 하는 것이 아니라 그룹으로 작용
  - 안정성(stability) : 근육이 충분한 긴장력을 유지하고 있는 상태, 어떤 것을 지지(support)하려고 하는 자세를 취했을 때 필요한 충분한 긴장력
- 정상 상반신경지배(normal reciprocal innervation)
  - 상반억제 : 주동근(agonist)이 수축할 때 길항근(antagonist)이 이완되는 현상
  - 주동근의 수축 시 길항근의 이완은 한꺼번에 일어나지 않고 서서히 일어남

신경계 중재

- 패턴의 다양성(variety of patterns)
  - 중추신경계가 장애를 일으켜 조절기능을 상실하면 수축 및 이완범위가 극단적으로 되어 비정상적인 움직임을 나타내게 됨
  - 중추신경계의 조절기능은 긴장력과 다양한 패턴들을 통하여 외부에서 관찰이 가능

바로잡기반응 (Righting Reaction)	1. 바로잡기반응은 자동반응이며 공간에서의 머리의 정상적인 위치와 몸통과 더불어 몸통 및 팔다리의 정상적인 선상배열(alignment)과 몸통과 머리의 정상적인 관계를 유지하고 복귀시키는 데 적용함 2. 영아기에서 발달하면 5개월쯤에는 잘 발달되어 있음
평형반응 (Equilibrium Reaction)	1. 평형반응은 모든 동작에서(특히 넘어지려는 위험에 처해있을 때 균형을 유지하고 회복하는데 기여하는 자동반응임 2. 넘어지려고 할 때처럼 무게중심의 변화가 생기면 평형반응은 깨어진 균형을 유지하려고 반대운동을 일으킴 3. 손상에 대한 1차 방어선을 형성함
파라슈트 반응 (Parachute Reaction)	1. 균형을 잃어 넘어지려는 순간에 머리와 얼굴이 손상되지 않도록 보호하기 위하여 팔과 손을 사용하게 되는 반응임 2. 인간의 2차 방어선으로서 기여함
자세변화에 대한 근육의 자동적응 (Automatic Adaptation)	1. 정상적인 사람에 있어서는 중력 방향으로 또는 중력을 이겨내어 운동을 할 때 자세반사 기전은 팔다리의 무게를 조절하는데, 이러한 기전을 'K중력에 대한 자세적용' C이라고 부름 2. 예를 들어 몸이 앞으로 넘어지면 의지와는 관계없이 척주세움근(erector spinalis)이 자동적으로 수축됨

② 병적 현상

연합반응 (Associated Reaction)	1. 근육의 수의적인 조절이 안 되는 자세반응임 2. 경련성이 심할수록 연합반응은 더욱 강해지고 오래 지속됨 3. 편마비 환자의 연합반응은 경련성을 환측 전체로 퍼지게 하여 편마비의 전형적인 자세를 더욱 두드러지게 함 4. 연합반응은 건측의 작용으로 환측에서 나타날 뿐 아니라 환측 다리를 들어 올리거나 팔을 사용하려고 할 때에도 환측 팔에서 나타남
비대칭성 긴장성목반사 (Asymmetrical Tonic Neck Reflex: ATNR)	1. 머리를 한쪽으로 돌림시키면 얼굴쪽 팔다리는 폄근긴장이 증가되고 뒤통수쪽 팔다리는 굽힘근 긴장이 증가됨 2. 머리를 환측으로 돌림시키면 얼굴쪽 다리는 뻣뻣하게 펴되고, 건측으로 돌림시키면 얼굴쪽 다리는 굽혀짐 3. 환자는 주로 건측으로 고개를 돌리려고 하는 것이 특징임
양성 지지반응 (Positive Supporting Reaction)	1. 발바닥에 갑자기 압력을 가하는 자극에 의하여 유발되는 폄근 반응임 2. 길항근이 이완되어 있는 팔다리의 모든 폄근에 영향을 줌 3. 굽힘근과 폄근이 동시에 수축하는 것이 특징임 4. 영향을 주는 자극요소 • 발의 내재근 신장에 의한 고유수용성 자극 • 발바닥의 지면 접촉에 의하여 유발되는 외수용성 자극

(4) 치료에 이용되는 기술

① **핵심부위(key point)의 조절법**

• 머리(head)

대칭성 긴장성목반사의 영향 아래 있을 때

– 머리를 들어 올리면 엉덩관절과 다리의 굽힘근 경련성이 증가하여 엉덩관절과 다리가 굽혀지고 목과 척추는 폄되어 앞굽음증 등이 유발됨

– 팔이음뼈와 머리를 앞쪽굽힘하면 엉덩관절과 다리의 폄근 경련성이 증가하여 머리의 조절이 어느 정도 증가한다 하더라도 앉는데 어려움이 따르게 됨

• 팔과 팔이음뼈(arm and shoulder girdle)

– 아래팔 엎침(pronation)+어깨관절 안쪽돌림(inward rotation) → 폄근 경련이 억제됨

– 팔꿉관절 폄+아래팔 뒤침(supination)+어깨관절 가쪽돌림(outward rotation) → 굽힘이 억제되고 신체의 나머지 부분에서 폄이 촉진됨

– 팔꿉관절 폄+아래팔 뒤침(supination)+어깨관절 가쪽돌림(outward rotation) 상태에서 팔을 수평 벌림(horizontal abduction) → 굽힘근 경련성이 억제됨

– 팔을 가쪽돌림 상태에서 올림(elevation) → 경련성 팔다리마비와 양지마비 환자의 다리 및 엉덩관절, 척추 등에서 폄이 용이해짐

• 골반과 다리(leg and pelvic)

– 다리의 굽힘은 발목관절의 발등굽힘(dorsi flexion), 가쪽돌림과 벌림을 촉진함

– 다리의 폄상태에서 가쪽돌림 하면 발목관절의 발등굽힘과 벌림이 촉진됨

– 발가락의 발등굽힘은 다리의 벌림과 가쪽돌림, 발목관절의 발등굽힘을 촉진하고 다리의 폄근 경련성을 억제함

② 자발적 운동의 촉진과 자극 기술

• 운동 촉진의 시기와 방법

– 모든 신생아와 어린아이 : 곰지락형보다는 경련형에 더 많이 사용함

– 모든 경련형 환자 : 기초적 운동패턴의 성취와 발달을 위해 사용함

– 곰지락형과 실조형 환자

◦ 비정상적이고 변동(fluctuating)이 심한 긴장력 때문에 행동은 비정상적이 됨

◦ 반응에 대한 확실성이 없으므로 반복하는 것이 매우 중요함

• 기술

– 치료용 공 위에서의 여러 가지 반사패턴

– 미로반사, 바로잡기반사, 평형반사 등의 유도를 위한 기술

– 미로반사와 고유수용성 반사의 유도를 위한 기술

– 보호폄근밀기 반사 유도를 위한 기술

(5) 고유수용기와 촉각을 자극하기 위한 기술

① 기술의 적용

• 저긴장증 후 명백한 혹은 실질적인 근육의 약화가 있을 때 사용

• 경련성이나 간헐적 경축(intermittent spasms)은 완전하게 억제하거나 감소시킴

- 감각유입(sensory input)의 부족 때문에 기인된 근육의 약화가 있을 때 사용함
- 실질적인 감각 결함은 아니지만 어린이가 감각운동 경험이 부족으로 인하여 어떻게 움직여야 할지 잘 모를 때 사용함

② 경련 증가를 피하는 방법

- 자극이 원하는 경로를 통하여 유입되도록 하기 위하여 반사억제패턴과 함께 항상 연합하여 자극을 적용함
- 자극은 신중하게 적용하고 단지 자세 긴장력이 낮았을 때만 이 방법을 이용함
- 국소반응 유발에 목표를 두어야 하며 광범위하게 연합반응이 나타나지 않도록 해야 함

③ 중요한 자극기술

- 체중부하(weight bearing), 압력(pressure compression), 저항(resistance)
- 배치와 유지(placing and holding)
- 타진(tapping)

4) 보이타(Vojta)의 접근법

(1) 정의

① 독일 뮌헨대학교 소아센터에 근무하는 보이타 박사가 개발했음

② 뇌성마비에 대한 조기진단과 조기치료를 특히 강조함

③ 조기평가의 기준은 영아에게 자세 변화를 주어 나타난 영아의 반응을 종합해서 만듦

(2) 진단방법

각 발달단계에서의 반응들

종류	검사방법
Vojta 반응	어린아이의 등이 검사자 쪽으로 향하게 하여 몸통을 잡고 수직 위를 취한 상태에서 갑자기 수평이 되게 함
견인반응	어린아이를 바로 누운 자세로 위치하게 하여 고개를 중립위로 한 다음 천천히 지면과 45°가 될 때까지 잡아 당김
Peiper의 역수직위 반응	처음 4~5개월에는 시작 자세로 바로 누운 자세를, 그리고 나중에는 엎드려 누운 자세를 사용하는 데 반응을 유발하기 위하여 어린아이의 무릎을 잡고 머리가 아래쪽으로 향하게 하여 갑자기 수직으로 들어 올림
Collis의 역수직위 반응	바로 누운 자세에서 어린아이의 한쪽 무릎을 잡고 반응을 유발하기 위하여 머리가 아래쪽으로 향하도록 갑자기 들어올림
Collis에 의한 수평 현수운동	어린아이가 옆으로 누운 자세에서 한쪽 위팔과 넙다리를 붙잡고 그대로 들어올림
Landau 반응	어린아이를 손바닥 위에 엎드린 자세로 위치하게 하는데, 이때 정확하게 수평을 유지하여야 함
겨드랑이 걸치기 반응	어린아이의 등이 검사자 쪽을 향하도록 하여 몸통을 붙잡고 머리가 위로 가도록 하여 똑바로 세우는데, 이때 주의하여야 할 것은 겨드랑이에 걸치지 말고 그 밑의 몸통을 붙잡아야 하며, 검사자의 엄지손가락으로 등세모근 아랫부분을 자극하지 않도록 해야 함

(3) 보이타의 치료법 (기출)

① 중추성 협조운동장애아나 뇌성마비아에 대한 보이타 치료를 결정하는 자세반사 검사의 기준

- 6~7개의 이상반응이 존재하고 근긴장에 이상이 있을 때

- 4~5개의 이상반응이 존재하고 한쪽에 비정상중추성 협조운동장애가 있으며 긴장성 반사가 병적일 때
- 1~5개의 이상반응이 있고 한쪽이 비정상일 때
- 1~5개의 이상반응이 있고 한쪽의 비정상징후와 경련성이 보일 때 혹은 1~3개의 이상반응이 있고 자세 반사가 정상적인 영아의 발생연령보다 3개월 이상 지연되었을 때

② **반사적 기기(reflex creeping)**

- 출발자세(starting position)

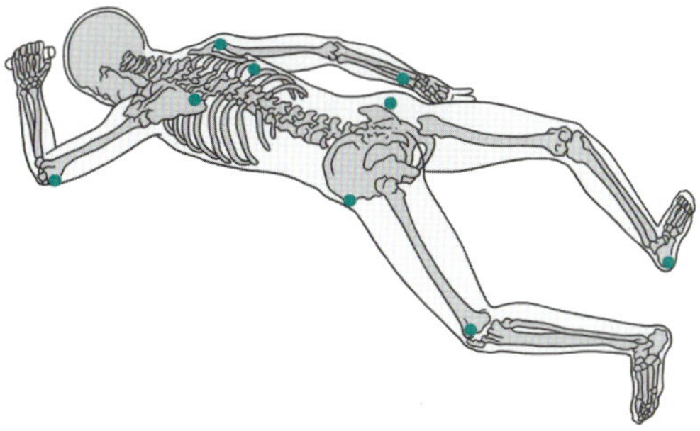

  - 엎드려 누운 자세를 취함
  - 얼굴은 약간 구부려 왼쪽 또는 오른쪽으로 30°로 돌림
  - 얼굴이 돌아가 있는 쪽의 팔은 어깨관절을 120~130° 굽히고 손목이 어깨와 일직선이 되도록 함
  - 반대쪽 팔은 엎침 상태로 하여 다리쪽으로 내려놓음
  - 양쪽 다리는 반굽힘(semi-flexion)시키고 엉덩관절은 가쪽돌림 상태에 있도록 함
- 유발점 (기출)
  - 반사를 일으키는 주요 유발대(principal zone) : 팔다리에 위치
  - 보조 유발대(auxiliary zone) : 각 팔다리의 몸쪽부분, 몸통에서는 어깨뼈 아래각(inferior angle)에 위치
  - 신생아 시기에는 한 개의 유발대로부터 전체 협조운동 복합체(coordination complex)를 활성화시킴
- 반응(운동학적인 관점에서 나타난 반응)

③ **반사적 뒤집기(reflex turning)**

- 출발자세(starting position)

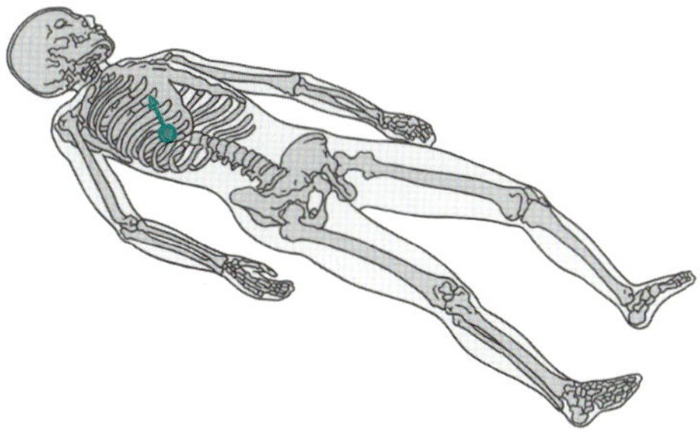

- 바로 누운 자세에서 팔다리는 자유롭게 함
- 머리는 치료사 쪽(왼쪽 또는 오른쪽)으로 30°를 유지하도록 함
- 누르는 방향은 반대쪽 어깨를 향하여 누름

• 유발점 : 유발자극

효과	구심(들)성 입구
직접적으로 갈비사이근이 신장(7, 8번째 갈비뼈 사이가 최대로 신장됨)	중간 가슴영역의 뒤신경뿌리
갈비가로돌기근이 간접적으로 신장(6, 7, 8번째 갈비뼈에서 최대로 신장됨)	$T_6 \sim T_8$ 뒤신경뿌리
가로막이 간접적으로 신장(뒤통수쪽이 약간 더 신장됨)	$C_1 \sim C_4$ 뒤신경뿌리
허파의 간접적인 압박과 세로칸의 밀림에 의해 허파와 가슴막의 내수용기가 자극됨	숨뇌의 미주신경핵
얼굴쪽의 허리네모근과 뒤통수쪽의 배바깥빗근이 간접적으로 신장됨	$T_{12} \sim L_4$ 및 $T_5 \sim T_{12}$의 뒤신경뿌리

5) **고유수용성 신경근(PNF) 접근법**

(1) 정의

① Herman Kabat, 의사이며 신경생리학자

② 환자에게 필요한 반응을 유도하기 위하여 특정한 요구(demand)를 신체에 가하는 것

③ 고유수용기를 자극하여 신경 근육계의 반응을 촉진 또는 증대시키는 치료방법

④ 고유수용성(proprioceptive) : 비교적 인체의 심부에 있는 고유수용기

⑤ 신경근(neuromuscular) : 신경과 근육에 관한 것을 의미함

⑥ 촉진(facilitation) : 신경조직 내의 활동(효과)을 원활하게 함

(2) 운동의 패턴들(patterns of motion)

① 개요

• PNF에 이용되는 운동의 패턴들은 집단 운동패턴(mass movement patterns)임

• 집단 운동패턴은 나선적(spinal)이며 회선적인 것과 일치함

- **팔(upper extremity)**

	D1	D2
flexion	scapular elevation, abduction, and upward rotation, shoulder flexion, abduction, external rotation. forearm supination. wrist and finger flexion to the radial side with thumb abduction(self-feeding)	scapular elevation, abduction, and upward rotation, shoulder flexion, abduction, external rotation. forearm supination. wrist and finger extension to the radial side with thumb extension(draw sword)
extension	scapular depression, abduction, and downward rotation, shoulder extension, abduction, internal rotation. forearm supination. wrist and finger extension to the radial side with thumb extension(swimmer's stretch)	scapular depression, abduction, and downward rotation, shoulder extension, abduction, internal rotation. forearm pronation. wrist and finger flexion to the ulnar side with thumb opposition(sheath sword)

– **다리(lower extremity)**

	D1	D2
flexion	pelvic protraction. hip flexion, abduction, external rotation. ankle and foot dorsi flexion with inversion. toe extension(soccer kick)	pelvic elevation. hip flexion abduction, internal rotation. ankle and foot dorsi flexion with eversion. toe extension(snow plow)
extension	pelvic retraction. hip extension, abduction, internal rotation. ankle and foot plantar flexion with eversion. toe flexion(toe-off)	pelvic depression. hip extension, abduction, external rotation. ankle and foot plantar flexion with inversion. toe flexion(turn out)

② 운동의 요소들(motion components)

- 세 가지 요소의 운동(three component motion)이 있음
- 세 가지 운동요소
  - **굽힘 혹은 폄(flexion or extension)**
  - **모음 혹은 벌림(adduction or abduction)** : 정중선에 접근하여 이 선을 가로지르거나 멀어지는 운동
  - **돌림(rotation)**

③ 운동의 선(line of movement)

- 나선적(spinal)인 것과 대각선적 패턴(diagonal pattern)은 주요근(major muscle)의 최적 수축을 촉진할 수 있도록 되어 있음
- 어느 패턴이나 일반적으로 출발 자세는 주된 근육이 완전 신장된 상태에 있도록 함
- 출발 자세를 신장역(stretch range), 연장역(lengthened range), 초기역(range of initiation) 등으로 부름
- 운동의 선(line of movement)은 보통 연장역으로부터 단축역을 향하여 일어남
- 연장역과 단축역의 중간지점을 중간역(middle range)이라고 함
- 패턴운동이 시작될 때 나선적 특징을 가진 돌림운동이 나타나고 후에 이 운동의 대각 선 방향의 요소가 첨가됨

④ 근수축의 종류

- 근수축의 종류
  - **등장성 수축(isotonic contraction)**
    - 환자의 노력에 의해 능동운동을 일으키는 수축
    - 운동과 관계가 있음
    - 등장성(isotonic), 동적(dynamic), 운동(movement)
    - 단축(shortening), 동심성(concentric), 양성 일(positive work)
    - 연장(lengthening), 편심성(eccentric), 음성 일(negative work)
  - **등척성 수축(isometric contraction)**
    - 어떤 자세를 계속 유지(holding)하는 수축
    - 자세의 유지와 관계가 있음

◦ 등척성(isometric), 정적(static), 안정 자세(stable position)
- 운동발달단계에서는 운동성이 안정성에 선행하여 일어남
- 등장성 수축은 등척성 수축보다 원시적이라고 할 수 있음
- 성숙한 신경계에서는 이 두 수축이 서로 원활하게 조절되어 정상적인 운동이 일어남

(3) 촉진을 위한 기술(techniques for facilitation)

① 저항(resistance)

- 저항(resistance)의 목적
  - 근 수축력의 촉진
  - 운동조절력 증가
  - 운동 인식력 도모
  - 근력 증가
- 고유수용성 신경근 촉진법에서의 저항(resistance)
  - 환자가 적극적인 의지로 참여하여 최대의 노력이 일어나도록 하기 위해 필요한 저항
  - 환자가 치료사의 저항에 견디면서 움직임을 일으킬 수 있는 알맞은 저항의 양을 말함
  - 환자가 치료사의 과도한 저항에 대항하여 움직임을 일으키면 이로 인하여 대상작용이나 비정상적인 공동운동(abnormal synergy)이 나타날 수도 있음
  - 모든 저항은 통증이나 근피로가 발생되지 않도록 제공되어야 함
  - 저항을 주었을 때 일어나는 수축은 단일근에 한정되지 않고 방산(irradiation)의 과정을 통하여 다른 근육들에도 광범위하게 전달되어 협력근의 수축을 촉진함
- 저항을 적용하여 운동시키는 방법
  - 등장성 수축(isotonic contraction)을 유도하기 위한 것, 수의적 운동이 일어날 수 있는 범위 내에서 최대한의 저항을 적용함
  - 등척성 수축(isometric contraction)을 유도하기 위한 것, 환자가 일으키는 근수축력 보다 큰 저항을 적용하여 관절의 운동이 일어나지 않도록 함

② 방산(irradiation) (기출)

- 매우 큰 자극을 어떤 근육에 주면 좀 더 멀리 떨어진 근육에까지 영향을 주어 반사적 수축을 하게 하는 것을 말함
- 우연히 일어나는 것이 아니고 근수축의 특별한 패턴 안에서만 일어남
- 협력근 군을 통하여 흥분이 전파되는 것과 동일한 특이한 패턴
- 치료사는 강한 근육에 저항을 주어 약한 근육의 강화를 유도함

③ 맨손접촉(manual contact)

- 맨손으로 환자를 잡을 때에는 환자의 피부감수기와 다른 압력감수기를 자극함
- 맨손접촉(manual contact)은 환자에게 정확한 운동의 방향을 암시 또는 유도함
- 근육에 가해진 압력은 근수축력을 보조함
- 치료사는 벌레근 잡기(Lumbrical grip)로 환자를 잡으면 치료 효과를 극대화 할 수 있음

④ 시각적 자극

- 환자의 자세와 동작을 조절하고 교정하거나 조절할 때 이용함

- 눈의 움직임은 머리와 몸통 운동에 영향을 미침
- 시각은 환자가 움직이려는 방향에 대한 인식을 고조시킴
- 치료 시 환자의 시선은 치료 부위의 운동방향을 따라서 함께 움직이도록 함
- 시각적인 자극에 의한 피드백(feedback)은 보다 강한 근수축을 유발시킴
- 치료사와 환자 사이에 시선을 맞추는 것은 또 하나의 대화방법

⑤ **구두명령(verbal commands)**

- 치료사의 구두명령은 환자에게 무엇을 할 것인지 알려줌
- 음성은 청각을 자극하여 환자의 근수축에 큰 영향을 미침
- 치료사는 환자에 따라 음성의 크기와 속도를 조절해야 함
- 구두명령은 3가지로 구분함
  - 예령(preparation) : 환자에게 동작을 준비시키는 명령
  - 본령(action) : 동작을 시작하게 만드는 명령
  - 교정령(correction) : 동작이 수정되거나 교정될 필요가 있을 때의 명령
- 구두명령의 예 : 다리의 무릎관절을 굽히면서 엉덩관절 굽힘－모음－가쪽돌림 패턴을 실시
  - 예령(preparation) : "자"
  - 본령(action) : "다리를 올리세요."
  - 교정령(correction) : "발가락은 계속 당기세요."
- 음성의 강도
  - 강한 음성 : 환자에게 능동 운동 시 강력한 근수축을 유발시키기 위해 사용함
  - 부드러운 음성 : 환자를 이완시키거나 통증을 감소시키기 위해 사용함

⑥ **견인(traction)**

- 관절면(joint surface)을 서로 떨어뜨리는 것
- 관절면(joint surface)에 있는 고유수용기를 직접 자극함으로써 운동에 영향을 줌
- 운동을 촉진함
- 적응증 : 관절통증(joint Pain)을 가진 환자에게 환측의 견인은 적응증이 됨
- 금기증
  - 급성 관절염과 같은 증상이 있는 환자
  - 정형외과적인 문제(골절, 인대파열, 탈구 등)
  - 통증을 유발 혹은 증가시킬 경우에는 견인(traction)을 하지 않음

⑦ **접근(approximation)**

- 관절면(joint surface)을 서로 밀착시키는 것
- 관절면(joint surface)에 있는 고유수용기를 직접 자극함으로써 운동에 영향을 줌
- 자세의 안정(stability)과 유지를 촉진함
- 자세반사의 자극을 위하여 사용할 수 있음
- 체중부하와 항중력 근육의 수축을 촉진
- 금기증
  - 관절에 염증이 있거나 통증이 있는 환자

- 정형외과적인 문제(골절, 유합되지 않는 뼈의 체중부하)

⑧ **신장(stretch)**

- 신장자극(stretch stimulus)은 근육이 최대로 길어졌을 때(elongated)에 일어남
- 길어진 근육, 동일한 관절을 지나는 협력근, 그리고 다른 연관된 협력근을 촉진함
- 가장 큰 촉진은 팔다리나 몸통의 모든 협력근들이 최대로 늘어났을 때 일어남

예) 앞정강근(tibialis anterior)의 최대신장은 앞정강근(tibialis anterior)을 촉진할 뿐만 아니라, 엉덩관절 굽힘근-모음근-가쪽돌림근군을 촉진함

- 빠른 신장(quick stretched)은 근력 강화를 목적으로, 지연 신장(prolonged stretched)은 과긴장 억제와 동작을 유도하는 데 사용된다. 관절염이나 통증이 있는 환자에게는 금하고 있음

⑨ **타이밍(timing)**

- 동작의 연속적인 진행을 말함
- 협응 동작은 운동단계의 정확한 타이밍(timing)이 요구됨
- 가장 잘 협응하고 효율적인 동작의 정상 타이밍(normal timing)은 먼쪽부분(distal)에서부터 몸쪽부분(proximal)으로 일어남
- 협응이 발달하면서 머리쪽에서 꼬리쪽으로, 몸쪽에서 먼쪽으로 진행됨
- 정상 타이밍(normal timing)을 회복하는 것이 치료의 목표가 되기도 함
- 강조를 위한 타이밍(timing for emphasis)을 적용할 때는 근력이 우(good) 이상일 때가 가장 좋음

(4) 부가적인 방법

① 반복수축(repeated contraction)

- pavlow의 고전적 조건 반사를 응용한 이론
- 목적 : 주동근의 근력강화와 협조성의 향상
- 가동범위 초기와 중간범위에서 시행함

② 느린 반전(slow reversal)

- Sherrington의 연속유도를 응용한 원리로 길항근 수축 후에는 주동근이 흥분된다는 원리
- 목적 : 근력 증강, 협조성과 지구력 향상

③ 느린 반전 유지(slow reversal hold)

- 느린 반전에 동작을 정지하여 등척성 수축으로 유도
- 목적 : 관절의 안정성 증강, 근력 증강

④ 율동적 안정화(rhythmic stabilization)

- 교차성 형태의 등척성 운동을 포함시켜 운동을 실시하는 것이다. 가능하면 네 방향으로 교대로 시행
- 목적 : 안정성과 협응 능력 증진

⑤ 율동적 개시(rhythmic initiation)

- 운동을 시작할 때에 율동을 시작하면 강직 등이 유연해질 수 있음
- 의식저하와 위치감각이 저하된 환자에게도 실시할 수 있음

⑥ 유지 이완(hold relax)

- 근육의 이완을 유도하기 위하여 실시함
- 특정 근육에 2~3초 동안 최대 등척성 운동을 실시하면 그 근육은 근긴장이 감소됨

⑦ 수축 이완(contract relax)

- 유지 이완과 유사한 동작으로 돌림운동을 포함시켜 실시함
- 목적 : 근육 이완과 관절가동범위 증대

6) 기타 신경학적 운동치료

(1) 과제지향접근법(Task oriented approach)

① 정의

- 인간의 신경근을 효율적으로 활성화하는 기능적 과제에 초점을 맞춘 훈련 프로그램
- 트레드밀 혹은 지면에서의 걸음, 고정자전거 타기, 지구력 운동, 순환 운동, 물체 잡기, 연상훈련 및 제한유도성 운동치료(constraint-induced movement therapy)를 포함하고 있음

② 접근방법

- 집중적이고 의미 있고 또 진보적인 훈련 방법
- 신경가역성과 운동학습에 관한 지식을 반영하고 있음
- 환경과 과제분석, 되먹임, 훈련에 관한 연구들의 의미를 고려하고 있음

③ 효과

- 이 접근법은 반신마비 환자들에게 역동적이고 기능적 활동과 함께 그들의 운동장애를 직접적으로 개선시켜줌
- 자기효능감(self-efficacy)과 같은 심리적 요인에도 분명한 효과가 있음

(2) **제한유도성 운동치료**

① 정의

- 최근 몇 년간 학계와 대중매체의 주목을 받고 있는 재활치료방법의 하나
- 단기간 동안의 강도 높은 훈련을 받는 것이 특징

② 적용

- 활동하는 시간의 거의 대부분을 건측을 제한하는 동시에 환측을 활동할 수 있도록 유도하는 치료방법
- 이 기법은 만성 그리고 아급성기 뇌졸중 환자와 만성적 뇌손상 환자의 팔치료에 주로 이용되고 있음
- 뇌졸중 환자의 다리치료, 불완전 척수손상 그리고 손의 국소적 근긴장 이상 치료에도 적용되고 있으며 엉덩관절 골절 등 다양한 환자의 기능적 신경생리학적 증진을 위해 적용되고 있음

4. 물리적 인자 치료

1) 핫팩

면으로 감싼 물을 흡수하는 규산 겔로 만들어지며 팩을 핫팩 욕조에서 끓여 치료부위에 타월 등으로 감싸서 적용함

2) 만성기 뇌졸중 환자에게 적용 시 근긴장도를 줄여주거나 통증을 경감시켜 줌
   (1) 냉치료
   (2) 냉습포 또는 얼음물 마사지와 같이 한랭을 국소적으로 사용하는 방법
   (3) 근육 혹은 신경의 전도지연이 일어나게 되어 근방추 활동이 억제되므로 경직이 감소됨
   (4) 뇌졸중 환자에게는 잘 사용되지 않으나 갑작스러운 국소부위의 열 발생 시 경직 억제와 통증조절에 사용됨
3) 적외선
   표면열이며 통증과 경직 억제를 위해 적용함
4) 심부투열치료
   (1) 초음파, 극초단파, 초단파 등이 적용됨
   (2) 열 효과는 혈류량을 증가시키고 만성염증의 치유를 촉진하며 심부 콜라겐 조직의 확장을 도움
   (3) 관절 경직이 감소되고 심부 근육 통증과 경련을 경감시킴
5) 신경근 전기자극
   운동기능을 향상시키고 근력을 증가시키며 뇌졸중 환자의 어깨관절 아탈구에 적용할 수 있음
6) 경피신경 전기자극
   (1) 간단하고 비침습적인 치료방법으로 널리 사용되고 있음
   (2) 통증완화를 위해 적용함
7) 간섭전류치료
   (1) 저주파에 의해 발생하는 단점인 피부저항이 최소화되어 있으면서 여전히 치료하는 조직 안에서는 저주파로 작용한다는 장점이 있음
   (2) 깊은 조직을 치료하기 위해 간섭전류를 적용함
8) 기능적 전기자극 (기출)
   (1) 기능적 전기자극은 정상 조절이 되지 않는 근육에 기능적으로 유용한 수축을 만들기 위한 전기자극
   (2) 마비된 근육의 수축을 자극하고 감각 경로에 영향을 주는 역할을 하며 기본적인 반사운동 활동을 정상화하는 데 도움을 줌
   (3) 환자가 일어나고, 이동하고, 평지에서 걷고, 계단을 오르는 데에 도움을 줌
   (4) 다채널 저극을 사용하면 마비된 손이나 아래팔의 근육이 자극되므로 쥐기 동작을 훈련할 수 있음

5. 보조도구

1) 발목 보조기
   발목 보조기(ankle foot orthosis, AFO)의 사용 목적은 발목과 목말아래 관절을 조절하고 발바닥이 지면에 완전히 닿게 하거나 약간 배측굽힘 자세로 발을 유지시켜 주는 데 있음
2) 사점 지팡이
   (1) 사점 지팡이(quadri cane)는 바닥에 닿는 부분이 네 개의 다리를 가짐
   (2) 일반 지팡이에 비해 더욱 향상된 지지와 균형을 제공함
   (3) 걸음 속도가 빠르지 않은 반신마비 환자에게 특히 유용하게 이용됨

3) 걸음형 지팡이
   (1) 걸음형 지팡이(hemi walker)의 외형은 걸음기(walker)와 유사하며 기저부가 매우 넓어 사점 지팡이보다 더 큰 안정성을 제공함
   (2) 사용이 불편하고 계단에서는 적용할 수 없는 단점이 있음

4) 어깨 보조기
   (1) 뇌졸중 환자에게서 빈번히 발생하는 어깨의 부분탈구(subluxation)는 통증과 추가적인 기능손상을 일으키는 위험 요인이 됨
   (2) 보조기를 착용하면 어깨 정렬에 도움을 받을 수 있음
   (3) 대부분의 팔걸이는 근위부를 받쳐줄 수 있으며 환자에 따라 팔걸이를 했을 때 균형이 좋아지거나 팔의 통증이 줄어드는 경우도 있음
   (4) 반신마비 환자 중 무시, 주의 집중력 저하 또는 인지 장애로 인해 자신의 팔을 인식하기 어려운 환자들과 어깨에 심한 부분탈구가 있는 경우 도움이 됨
   (5) 단점은 보조기에 따라 팔을 고정된 굽힘패턴이 되게 하여 어깨의 동작을 저해한다는 것이다. 또 착용 시 다른 사람의 도움이 필요하다는 것도 단점이 됨
   (6) 어떠한 보조기도 부분탈구를 완벽하게 해결하지는 못함

6. 의학적 처치

1) 기도 유지
   (1) 뇌졸중으로 뇌줄기가 압박된 환자, 간질 중첩증을 동반한 뇌졸중 환자 등에서 기도 유지가 어려운 경우가 많음
   (2) 기도 유지의 가장 큰 목적은 저산소증으로 인한 뇌손상 예방
   (3) 저산소증의 원인으로는 기도 폐쇄 외에도 환기저하, 흡인폐렴, 무기폐 등이 있음

2) 수액 치료
   (1) 적혈구 응집, 백혈구 활성, 섬유소원의 증가 등으로 혈액의 점도가 높아질 수 있음
   (2) 혈액 희석 방법이 혈액흐름을 증가시켜 뇌허혈 부위의 기능회복에 도움이 될 수 있음

3) 체온
   (1) 고열은 대사량과 신경전달물질의 유리를 증가시키고 산소 자유기를 생성시켜 예후를 나쁘게 함
   (2) 발열은 뇌경색 환자뿐 아니라 뇌출혈, 거미막밑 출혈 환자에게도 예후를 나쁘게 함
   (3) 발열의 원인을 찾기 위해 자세한 검사와 적극적인 치료가 필요함

4) 심장 관찰 및 치료
   (1) 뇌경색 발생 이후 15~30%까지 심장 리듬의 이상이 발견됨
   (2) 특히 오른쪽 대뇌반구의 뇌섬겉질에 이상이 있는 경우 자율신경계 장애로 인한 이차적 현상으로 많이 발생함
   (3) 뇌졸중으로 인한 심전도의 이상은 ST분절의 확장, QT 분산, T파 역전, 현저한 U파 등이 있음

5) 고혈압
   (1) 일차성 고혈압의 원인은 확실히 알려지지 않았으며 완치가 없기에 치료로 경과를 조절함
   (2) 여가 생활, 장기간의 휴식, 적절한 체중감량, 식염 제한 식이가 생활요법으로 제시됨

(3) 항고혈압제 치료가 가장 효과적

6) 저혈압

급성기 뇌졸중 환자에게 지속적인 저혈압은 드물게 나타나지만 고혈압처럼 예후에 나쁜 영향을 미치며 사망, 신경학적 악화 등과 연관이 있음

7) 고혈당

(1) 뇌졸중 환자의 약 1/3 정도에서 고혈당이 나타남

(2) 고혈당은 뇌경색의 병변이 크고 특히 뇌섬엽을 침범하여 신경내분비 기능에 이상이 생긴 경우 보일 수 있음

8) 정맥의 혈전증 및 색전증

(1) 뇌졸중 환자에게 심부정맥 혈전증의 경우 40～50%, 폐색전은 10%의 발생빈도를 가지고 있음

(2) 출혈성 뇌졸중 환자를 제외하고 항응고제 또는 헤파린은 안전함

9) 폐렴

(1) 뇌졸중 환자의 1/3에서 나타나며 특히 지주막하출혈 환자에게서 발생빈도가 높음

(2) 삼킨곤란이 모든 뇌졸중 환자의 1/3～1/2에서 발생하며 흡인과 폐렴의 원인이 될 수 있음

외상성 뇌손상

EXPLANATION

외상성 뇌손상

1. 정의와 원인

1) 외상성 뇌손상의 정의와 원인
   (1) 퇴행에 의한 변성이나 선천적인 특성이 아닌 외적, 신체적 외력에 의해 발생하는 뇌의 손상
   (2) 의식이 감소되거나 소실되어 인지 또는 신체적 기능장애를 일으킨다.
   (3) 자동차 사고, 추락 및 낙상, 폭행, 스포츠 손상, 산업재해, 총상 등이 원인이다.
   (4) 대부분의 외상성 뇌손상은 폐쇄성의 형태로 발생한다. 이 경우 뇌는 다발성 및 미만성 손상을 받게 되므로 다양한 신체적, 신경행동학적인 장애를 나타낸다.
   (5) 청장년층의 젊은 남자 환자들에서 많이 발생하므로 사회경제적 관점에서도 적극적인 중재가 필요한 실정이다.
2) 분류
   (1) 일반적인 분류기준
      ① 뇌머리뼈 골절 유무에 따라 : 개방성, 폐쇄성
      ② 뇌손상 속도에 따라 : 빠른 속도 손상(교통사고), 느린 속도 손상(낙상)
      ③ 손상기전에 따라 : 일차적 손상(뇌의 외상에 따른 발생), 이차적 손상(일차적 외상에 의한 대사 및 생리적 결과)
   (2) **손상 정도에 따른 분류**
      ① 경도 뇌손상(mild)
         • 발생 빈도가 가장 높은 뇌손상. 일명 뇌진탕 증후군(cerebral concussion)
         • 짧은 시간의 의식소실이 동반될 수 있다.
         • 미세한 신경심리학적, 행동적 결함이 나타날 수 있다.
         • 뇌줄기 망상체와 대뇌의 전단력에 2차적으로 일어나는 축삭 손상 때문에 발생한다.
         • 두통, 어지러움(빙빙 도는 듯한 현기증, 현훈), 집중력 저하, 기억 상실, 피로 및 과민성의 자극적 증상
         • 20분 미만의 짧은 의식소실
         • 글래스고우 혼수척도 13점 이상

- 국소신경학적인 증상이 없고, 뇌단층촬영영상(CT)의 이상소견이 없다.

② 중등도 뇌손상(moderate)
- 경도와 중증 분류 사이에 해당하는 환자 군
- 글래스고우 혼수척도 9~12점
- 외상 후 기억상실이 1~24시간 사이 지속된 경우

③ 중증 뇌손상(severe)
- 글래스고우 혼수척도 8점 이하
- 의식은 회복했으나 의식적으로 명확한 장애를 갖는 환자군
- 최소 6시간 이상의 의식소실
- 전체 외상성뇌손상 환자의 약 10% 차지
- 적극적인 물리치료 중재가 요구된다.

④ 식물인간(persistent vegetative state)
- 글래스고우 혼수척도 5점 이하
- 의식을 회복하지 못하고 식물인간 상태가 된 환자군
- 주위 환경을 인지하지 못하고 말과 능동적인 움직임을 하지 못한다.
- 수면, 각성, 입맛 다시기, 하품, 통증자극에 대한 회피 및 기타 하부 뇌조직의 손상에 의한 반응이 나타난다.

(3) 손상 부위에 따른 분류

① 국소성 뇌손상
- 충격이 가해진 뇌머리뼈 부위에 손상이 발생
- 좌상이나 열상 또는 두 가지 모두가 나타난다.
- 손상받은 부위의 증상이 더 심해지면 국소적인 신경학적 징후가 나타난다.
- 이차적 손상이 발생하기 전까지 뚜렷하게 나타나지 않을 수도 있다.

② 확산성 뇌손상
- 감속에 의한 물리적 파열로 뇌신경 말이집(myelin sheath) 안에 있는 겉질밑 축삭 절단이 광범위하게 나타난다.
- 어느 한 부위에 집중되지 않고 점증적인 효과를 나타낸다.
- 중등도 손상은 겉질밑(subcortical) 백샐질에서 나타난다.
- 호발 부위는 뇌들보(corpus callosum)와 위쪽 소뇌다리(cerebellar peduncl)이다.
- 악화되면 병변이 뇌의 아래쪽과 안쪽으로 넓게 심화되어 중간뇌와 뇌줄기까지 손상된다.
- 보통 팔다리의 자세 및 위치조절 이상과 자율신경계 기능 이상이 동반된다.

2. 손상 기전

1) 일차적 뇌손상

(1) 충격 당시에 발생하는 뇌손상을 의미한다.

① 가속손상
- 머리가 자유로이 움직일 수 있는 상태에서 머리에 타격이 가해져 일어나는 손상

- 타격이 가해진 쪽과 손상이 일어난 쪽이 일치하는 타격손상(충격손상, coup injury)이 주로 발생

② 감속손상

- 머리가 자유로이 움직일 수 없는 상태에서 가격되어 발생하는 손상
- 타격이 가해진 쪽과 머리 손상이 일어난 쪽이 반대가 되는 반대편 타격손상(반충손상, countercoup injury)이 발생

③ 변형

머리뼈 골절과 같이 머리의 밀착된 구조에 통합성의 파열과 기형을 초래하는 것

(2) 손상 부위에 따른 일차적 뇌손상의 분류

① 머리덮개 손상

- 열상, 표피의 박리, 결출 혹은 뇌의 좌상 및 혈종의 형성 등을 일으킨다.
- 머리 덮개에 분포하는 많은 혈관들로 인해 심한 출혈이 발생할 수 있다.
- 다른 부분의 손상이 없는 한 커다란 이상 증상은 나타나지 않는다.

② 머리뼈 손상

- 선골절과 함몰골절, 머리뼈 바닥 골절로 나타난다.
  - 선골절 : X-선 상의 가는 선으로 보이는 골절
  - 함몰골절 : 24시간 이내에 외과적 처치가 요구되는 골절
  - 머리뼈 바닥골절 : 머리의 바닥 부위를 따라 골절된 것. X-선 상에 의해 진단되는 경우는 드물다. 뇌척수액이 귀와 코로 흘러나오거나 뇌신경 손상 증세가 나타나고, 귀의 고막 뒷면, 코에서 출혈이 발생하거나 눈 주위의 점출혈(너구리눈 징후)이 있을 경우 진단 기준이 된다.
- 머리뼈 골절에 따라 개방성과 폐쇄성으로 구분한다.
  - 개방성 손상 : 머리뼈 골절과 뇌경막 파열로 뇌의 일부 또는 전체가 외부로 유출된 것이며 머리 안 감염과 외상 후 간질이 나타난다.
  - 폐쇄성 손상 : 머리뼈의 골절 손상 없이 외력에 의해 머리뼈와 뇌경질막이 파열된 것

③ 뇌내 손상

- 뇌좌상
  - 손상 부위와 상관없이 주로 이마엽 및 관자엽의 아래부위에서 발생한다.
  - 국소적으로 지적 능력이나 감각-운동 기능 장애를 일으킨다.
  - 간질의 위험 인자로 작용할 수 있다.
  - 추락, 타격 등 비교적 저속의 충격에 의해 초래된다.
- 확산성 뇌손상
  - 교통사고와 같은 외적 충격으로 인한 감속, 가속, 회전력에 의해 발생
  - 손상 정도에 따라 미세 병변에서부터 서로 융합된 거대 병변까지 다양하다.
  - 주로 중간뇌 및 다리뇌, 뇌들보, 대뇌반구의 백색질에서 발생한다.
  - 사고 당시 의식소실과 연관이 있고 치매의 위험인자로 작용하기도 한다.

2) 이차적 뇌손상

(1) 정의 : 일차적 손상에 의해 다양한 2차적 병태생리학적인 변화가 일어나 환자의 상태를 급속히 악화시키는 경우

(2) 종류

① 허혈성 손상 : 머리 속 압력을 증가시키는 여러 원인에 의해 뇌관류압이 감소하여 발생

② 뇌부종

- 뇌좌상으로 손상을 입은 부위와 주위 조직에 머리 속 압력의 증가와 혈관 충혈, 혈관의 만성적 부종이 발생한 것
- 뇌혈류량의 증가와 이로 인한 머리 속 압력의 증가가 저산소증, 과탄산혈증, 정맥폐색 등에 동반된다.
- 머리 속 압력이 증가하면 뇌관류가 저해되어 세포독성 부종이 더 진행된다.

③ 뇌이탈 : 비교적 큰 뇌병변과 증가된 뇌압으로 인해 뇌의 변위가 발생한다.

④ 뇌혈종 : 머리뼈의 함몰골절로 인해 뇌혈관이나 겉질, 정맥 등의 파열과 출혈이 발생하여 경질막 위 혈종, 뇌내 혈종이 유발된다.

⑤ 뇌감염 : 개방성 머리뼈 골절로 감염이 발생하여 뇌막염이나 뇌농양으로 진행할 수 있다.

⑥ 목동맥폐색 : 직·간접적 원인으로 동맥의 완전 또는 부분적인 폐색이 급격하게 발생할 수 있다.

⑦ 요붕증

- 요붕증은 뇌하수체에서 항이뇨호르몬(ADH)의 분비를 감소시키고 신장에서 소변 농축 능력의 변화를 일으킨다.
- 이로 인해 수분과 전해질 불균형 상태가 초래된다.
- 결과적으로 뇌부종은 더욱 심해지며 경련이 발생한다.

⑧ 급성 뇌수종 : 뇌실질 내에서 뇌척수액의 축적이 발생한 경우. 머리 손상으로 인해 뇌척수액의 순환로 폐색이 나타나서 발생한 것. 이로 인해 뇌압이 올라간다.

⑨ 동정맥 꽈리 : 관통손상 또는 나비뼈 골절로 인해 속목동맥이 파열되어 발생. 눈돌출증, 팽창된 눈 주위의 정맥혈관, 뇌신경 마비가 동반된다.

3. 임상증상

1) 신경계 증상

(1) 경직

① 뇌졸중 환자의 경직과 유사하다.

② 뇌성경직은 척추손상에 의한 경직과 달리 다리 폄근의 경직이 심하지만 경련의 발생은 극히 적다.

③ 심부정맥혈전증의 발생 위험성을 낮춘다.

④ 경직에 의한 변형을 유발하거나 통증을 발생시키는 등 재활에 방해가 된다.

(2) 외상성 간질

① 관통성 손상인 경우 경질 발생이 유의한 증가를 나타낸다.

② 위험 인자 : 조기 간질, 함몰골절, 급성 뇌내 혈종, 경질막 파열, 이물질, 말못함증(dysphasia)

또는 반쪽마비 같은 국소 증상, 24시간 이상의 의식 소실, 외상 후 24시간 이상 속되는 기억상실, 65세 이상

(3) 외상성 물뇌증

① 자주 보고되는 외상성 뇌손상의 합병증

② 성인에게서 자주 나타나는 물뇌증

- 정상압 물뇌증 : 노인들에게 일반적으로 일어나며 기억력 감퇴, 정신장애, 보행장애, 의식저하, 요실금 등의 임상증상이 나타난다.
- 진공성 물뇌증 : 뇌조직의 위축 현상으로 인해 중풍이나 뇌 부상이 이차적으로 발생된 것

(4) 의식 수준의 감소

① 혼수상태

- 손상 후 대뇌기능의 완전마비로 인해 자극에 의한 반응이 없거나 구두 및 운동명령을 따르지 못하고 자발적으로 눈을 뜨지 못하는 상태
- 글래스고우 혼수척도 점수가 8점 이하일 때 혼수상태로 결정
- 팔 또는 다리에 손을 접촉하거나 손을 꽉 쥐며 악수할 때 반응이 없다.
- 짧거나 또는 수 시간, 하루, 일주일, 월 심지어 1년 동안 지속될 수 있다.

② 지속성 식물상태

- 계속적인 치료에도 더 이상 호전되지 않으면서 3개월 이상 지속될 경우의 환자
- 수면－각성 주기 동안 눈을 뜨거나 눈동자가 따라가는 등 다양한 반응을 보이지만 의식은 회복되지 않는다.
- 자발적으로 말을 하지 못한다.
- 목표 지향적인 행동 혹은 의미 있는 어떤 유형의 행동도 표현하지 못한다.

③ 외상 후 기억상실증

- 외상성 건망증이라고도 하며 깨어난 직후의 일과 에피소드, 또는 손상받은 순간에 일어난 일에 대한 기억을 잃어버린 것이다.
- 목적을 가진 자발적 움직임을 지시하거나 의미있는 응답을 요구할 때, 그리고 의사소통을 시도했을 때 반응이 없다.
- 외상 후 기억상실이 60분 이내일 경우 경도 뇌손상, 1～24시간 지속되었다며 중등도 뇌손상, 1주일 이상 기억상실이 나타난다면 심각한 중증 뇌손상으로 본다.
- 환자는 조용하고 수동적이며 때에 따라 공격적이고 격정적인 면이 나타날 수 있다.
- 지남력 및 기억상실증 검사(GOAT)가 개발되어 있어 비교적 객관적으로 외상 후 기억상실 상태를 측정할 수 있다.
- GOAT 검사 점수가 75점 이상이면 외상 후 기억상실증이 초래되었다고 평가한다.

④ 급성 혼란상태

- 외상 후 기억상실 장애는 급성 혼란상태를 초래할 수 있다.
- 중추 신경계의 대표적인 문제로서 필수적인 생역학적 과정이 차단되어 있다.
- 수의적인 생각, 인식, 기억 그리고 지남력의 어려움 등을 동반한다.
- 안절부절 못하고 이해력이 부족하며 흥분성이 증가되어 있다.

- 무감정이 함께 나타나고 섬망, 독물정신병 또는 급성 뇌증후군이 연관되어 발생한다.
- 이 단계의 환자들은 장기간 동안 기억 속에 아무것도 저장되지 않는 인지장애가 나타난다.

(5) 기타 신경학적 임상증상

① 운동 및 감각기능의 결손

② 인지 및 지각기능의 심한 결손

③ 심리적 결손

④ 삼킴곤란, 언어장애

2) 근골격계 문제

(1) 장기간 고정에 의한 구축과 변형은 이차적 문제를 유발한다.

(2) 1개월 이상 장기간의 혼수상태 및 고정상태, 경직 등이 위험인자이다.

(3) 팔꿉관절, 어깨관절, 엉덩관절, 무릎관절 같은 주요 관절 주변에 호발한다.

(4) 관절가동범위의 제한, 변형, 통증 등의 증상을 일으킨다.

(5) 딴곳 뼈되기(heterotopic ossification) : 성숙된 뼈층판 뼈가 연부조직과 관절 주위 조직에 생성됨

3) 호흡계 문제

(1) 공기 가슴증 등 외상에 의한 직접적인 손상, 기관지 삽관 같은 기계적 손상, 동반된 신경 손상에 의해 발생

(2) 폐렴은 손상 후 7일 이내에 80%의 환자에게서 발생할 정도로 많다.

4) 소화기 및 영양장애

(1) 영양장애

① 뇌손상 시 대사 작용이 증가하여 에너지 소모도가 증가한다.

② 에너지 생성을 위한 단백질 분해 비율이 증가하여 질소가 소실되고 포도당 회전율의 증가 및 인슐린 내성에 의한 과혈당증이 발생한다.

(2) 삼킴곤란

① 외상성 뇌손상 환자의 삼킴곤란 발생률은 약 27%

② 묽은 유동식은 삼키기 매우 어려워 흡인폐렴의 위험을 높인다. 급성기에는 피한다.

③ 자연적으로 호전되는 경우가 많다.

(3) 위장출혈

급성기 동안 스트레스 궤양에 따른 위장출혈의 위험이 높다.

(4) 배변장애

① 뇌손상 후 특히 인지기능장애가 있는 경우 대변 실금이 흔하다.

② 주로 비억제성 신경인성 장애에 기인한다.

③ 고섬유질 식이나 경구 보조제 및 글리세린 항문좌제가 도움이 된다.

5) 심장혈관계 문제

(1) 심부정맥혈전증(deep vein thrombosis, DVT)이 뇌손상 환자의 40% 정도에서 주로 발생

(2) 위험인자 : 고정, 근약증, 동반 골절, 직접적인 혈관 손상, 정맥 카테터 삽입

(3) 장딴지 통증이나 다리 종창 같은 심부정맥혈전증의 전형적 증상은 나타나지 않는다.

(4) 80%에서 폐색전 증상이 나타나고 치명적 폐색전증이 약 1% 정도에서 발생한다.

4. 합병증

1) 내과계통 문제
   (1) 사이뇌의 시상하부 손상 시 내분비계통의 기능이상이 동반될 수 있다.
   (2) 가슴 손상 동반 시 심장허파 기능에 이차적 문제가 나타날 수 있다.
   (3) 장기간 침상에 누워 있게 되면 기립성 저혈압이 나타날 가능성이 크다.
   (4) 음식이 삼키기 힘든 환자들의 경우 위루나 공장루술 시행 후 위산과다나 위장출혈이 일어날 수 있다.
   (5) 기도에 음식물이 들어가는 폐렴이나 초기 합병증인 패혈증도 유의해야 한다.
2) 신경계통 문제
   (1) 외상성 간질
   (2) 간질
   (3) 외상성 물뇌증
3) 근골격계통 문제
   (1) 강한 수동적인 관절가동범위 운동에도 발과 발목 관절에 변형 또는 기형을 유발될 수 있다.
   (2) 딴 곳 뼈되기 : 연부조직에 칼슘이 뭉쳐 뼈가 생기는 것. 조직에 대한 산소전달이 부족해지고 결체조직, 연부조직의 미세한 손상 등으로 인해 결체조직이나 연부조직에 뼈가 되는 현상
   (3) 신체 정렬이 올바르지 못해 척주 옆굽음증 및 몸통과 골반의 비정상 자세가 발생하기도 한다.
4) 심장혈관계통 문제
   (1) 심부정맥혈전증 : 뇌손상 환자의 40~54% 정도에서 발생
   (2) 폐색전증 : 80% 정도에서 발생
5) 호흡계통 문제
   (1) 외상에 의한 직접 손상, 기관지 삽관술에 의한 기계적 손상, 동반된 신경 손상 등이 나타날 수 있다.
   (2) 기관지 삽관술을 하고 있는 환자, 글래스고우 혼수척도가 5이하인 환자, 연하곤란증이 있는 환자에게서 폐렴의 위험성이 높다.
6) 이비인후과적 문제
   (1) 장기간 기관절개를 하여 기관을 삽관하는 경우 기도 협착의 합병증이 유발될 수 있다.
   (2) 뇌간의 수질이 침범되었을 때 삼키기 장애, 즉 연하장애가 일반적으로 발생된다.
   (3) 연하반사 유발이 지연되는 것이 가장 큰 문제로 인두의 연하운동 감소, 혀의 조절 감소 등이 나타난다.
7) 언어적 문제
   (1) 실어증보다 비실어증 언어손상이 대부분이다.
   (2) 표현이나 수용언어의 결손을 보이며 자신이 말하고자 하는 단어를 찾는데 어려움을 느낀다.
   (3) 말하는 속도가 느려진다.
8) 비뇨기관적 문제
   (1) 비뇨기계의 오줌찔끔증(urinary incontinence)으로 인해 장기간의 도뇨관이 필요하고 이어서 요로감염이 발생된다.
   (2) 대뇌겉질 손상으로 신경인성 방광유형이 비억제 유형으로 나타나기도 한다.

(3) 아래부위 뇌줄기의 손상으로 배뇨근, 괄약근 실조증이 발생한다.
(4) 감염의 예방을 위해 도뇨관은 빠른 시간 안에 제거해줘야 한다.
(5) 대변을 부드럽게 하는 약물이나 장에서의 정체 시간이 짧은 식이를 하도록 조절한다.

| EXPLANATION

외상성 뇌손상의 중재

1. 운동치료

1) 란초아미고스 수준 Ⅰ, Ⅱ, Ⅲ 단계

(1) 이 시기의 치료 목표
① 의학적으로 최적의 상태를 유지
② 합병증 예방
③ 주기적으로 환자의 인지–지각 상태를 객관적으로 평가하여 환자의 변화 상태를 확인

(2) 감각자극을 통한 각성의 증진
① 촉각, 청각, 고유수용성 감각을 비롯하여 운동 감각 및 안뜰 자극, 시각 자극, 후각 자극 등을 주는 것
② 음식 먹기 시 입 주위에 촉각 자극을 제공하며 무반응 환자에게는 유해 자극도 제공 가능
③ 고유수용성 감각, 운동 감각 및 안뜰 자극 제공
- 관절의 가동범위 운동을 통하여 운동 감각을 제공
- 팔다리를 통한 체중지지(weight bearing) 자세
- 경사대 위에서 선 자세 유지

④ 시각 자극 제공
- 환자의 기억에 도움이 되는 가족 사진, 환자 사진, 환자와 친숙한 물건을 병실에 배치
- 다양한 밝기의 조명을 제공

⑤ 청각 자극
- 환자가 깨어 있는 동안 말을 건넨다.
- 환자의 상황에 대해 상기시켜 준다.

⑥ 후각 자극
- 향수 등과 같은 다양한 냄새로 후각을 자극시킨다.
- 환자의 반응을 주의 깊게 관찰해야 한다.
- 기관지 절개술이나 후각신경 손상 환자에게는 금지한다.

(3) 침상 자세
① 피부 손상과 폐렴 등의 이차적인 병변을 예방하기 위해 2시간마다 자세를 바꿔준다.
② 적절한 자세
- 환자가 편하게 느끼는 자세
- 비정상적인 근 긴장도를 낮추는 자세

- 다른 원시 반사를 일으키지 않는 자세

③ 옆으로 누운 자세(side-lying position)

- 옆으로 누운 자세와 엎드린 자세는 긴장성 미로반사를 감소시키는 데 영향을 준다.
- 베개를 사용하여 머리를 받치고 어깨관절과 팔꿉관절은 약간 굽혀 베개를 받쳐 감싸 안는 자세를 취하게 한다.
- 손은 경직과 구축을 예방하기 위해 손바닥 사이에 롤이나 컵을 쥐게 한다.
- 엉덩관절과 무릎관절을 약간 굽힌 상태로 유지하고 베개를 다리와 무릎 아래에 받친다.
- 몸의 정렬과 균형을 유지하기 위하여 베개를 등 뒤에 받쳐준다.

④ 엎드려 누운 자세(prone position)

- 배가 지면에 닿는 자세로 어깨가 엉덩관절과 평행하게 되고 척추가 평행하게 된다.
- 환자의 머리 밑에 작은 베개를 두거나 머리를 한쪽으로 돌린다.
- 환자의 아랫배에 베개를 놓는 것은 환자의 허리앞굽이를 감소시킨다.
- 베개 또는 수건을 환자의 발목 밑에 놓으면 뒤넙다리근 긴장을 감소시키고 골반과 허리를 이완시킨다.
- 이 자세를 너무 오랫동안 유지해서는 안 된다.

⑤ 바로 누운 자세(supine position)

- 비정상적인 자세가 있는 환자의 몸통 정렬을 맞추는 데 효과적이다.
- 환자의 양쪽 팔이 약간 바깥쪽으로 돌림을 유지하고 아래팔은 뒤침되도록 한다.
- 손은 약간 굽히고 손바닥 사이에 롤을 쥐도록 한다.
- 양쪽 다리의 모음을 방지하기 위해 다리 사이에 타월 등으로 받쳐주고 양쪽으로 정렬을 유지할 수 있도록 베개를 받쳐준다.
- 엉덩관절과 무릎관절은 폄 상태를 유지한다. 발바닥은 발판에 닿게 한다.

(4) 관절가동범위 운동

① 재활 초기 환자들의 구축 형성을 감소시켜 주는 중요한 단계이다.

② 어깨관절의 안쪽 돌림과 가쪽 돌림 시 환자의 자세는 어깨관절이 90° 가쪽 돌림, 팔꿈치 관절이 90° 굽힘이 되고 아래팔이 중립자세가 되도록 한다.

③ 엉덩관절 벌림과 모음은 위쪽 손을 환자의 무릎 아래에 두고 아래쪽 손은 발목 아래에 두어 환자의 다리를 지지한다.

④ 몸통 돌림은 환자의 반대쪽 골반이 치료대에서 떨어지도록 환자의 양 무릎을 옆으로 밀고 위쪽 손으로 환자의 가슴 우리를 고정한다.

(5) 초기 가동성 훈련

① 환자 상태가 의학적으로 안정되는 한 빨리 앉은 자세를 취해주고 휠체어나 의자로 옮긴다.

② 휠체어의 자세는 머리의 받침에 환자의 머리를 정렬하게 하고 골반은 중립자세나 약간 앞으로 기울어진 상태를 유지한다.

③ 양쪽 어깨는 정렬된 자세를 유지하도록 받침판 등의 보조도구를 사용하여 지지한다.

④ 안정성이 떨어지는 환자에게는 좌석 벨트를 이용하여 환자의 골반 아래쪽과 엉덩이에 고정하여 골반을 앞쪽으로 기울게 하고 체중이 양 엉덩이에 균등하게 분산되도록 한다.

(6) 환자와 가족 교육

① 회복 단계와 앞으로 예상할 수 있는 일들에 대해 가족에게 알려준다.

② 가족에게 수동관절의 가동범위 운동과 적절한 감각자극을 주는 방법을 가르치고 적절한 자세를 취해주는 방법도 훈련한다.

2) **란초아미고스 수준 Ⅳ 단계**

(1) 이 시기의 치료 목표

① 환자의 기능적인 능력을 유지

② 관절의 가동범위, 근력, 지구력 등의 요소를 고려해 훈련한다.

③ 새로운 학습에 필요한 어려운 기술을 증진하는 것보다 환자의 신체적 기능 수준에 가깝게 치료해야 한다.

④ 가장 중요한 목표는 흥분에 의한 폭발을 예방하는 것이며 환자가 자신의 행동을 조절하도록 도와주어야 한다.

(2) 신체 상태 향상을 위한 운동

① 자전거와 트레드밀 훈련은 비진행성 중추신경계 환자들의 유산소 능력에 대한 지구력과 신체 능력을 길러준다.

② 트레드밀을 이용한 보행훈련은 넙다리 근육들의 근력을 향상시킨다.

3) **란초아미고스 수준 Ⅴ, Ⅵ 단계**

(1) 이 시기의 치료 목표

① 새로운 학습이 어려우므로 환자의 운동학습 능력을 최대화시킬 수 있도록 계획한다.

② 환자의 지구력, 집중력, 주의집중 시간 등이 감소해 있으므로 충분한 휴식 시간을 준다.

③ 피드백은 매우 중요하며 운동학습 능력을 증진시켜줄 뿐 아니라 인지능력도 향상시켜 준다.

(2) 기능적 움직임 훈련

① 근 긴장도 억제

- 기능적 움직임을 훈련하기 전에 비정상적인 긴장도 또는 자세를 억제해야 한다.
- 신장(prolonged stretch), 체중지지(weight bearing), 압축(approximation), 느린 율동적 회전(slow rhythmic rotation), 힘줄 압박(tendon pressure)이 시행될 것이다.
- 비정상적 근 긴장도가 감소되면 운동 재학습을 하려는 정상적인 움직임 패턴이 촉진된다.

② 돌아눕기

- 가능한 한 빨리 좌우로 구르기를 시작하는 것이 중요하다.
- 돌아눕고자 하는 방향을 향해 머리를 돌리는 것부터 시작한다. 머리의 회전은 반대쪽 팔다리뼈의 체중을 감소시키고 몸통의 회전을 촉진시킨다.
- 다른 방법은 무릎세워 누운 자세 후 돌아눕게 하는 방법이다.
- 고유수용성 신경근 촉진법 기술들을 사용하여 구르기를 할 수도 있다.

③ 교각 자세 만들기

- 압축 또는 압박(compression)은 관절 면이 서로 가까워지면서 관절 수용체를 활성화시키고 자세를 유지하는 것을 촉진시킨다.

- 치료사의 손으로 환자의 무릎을 아래 방향으로 압박시키면 가능한 빠르게 하지로 체중지지를 할 수 있도록 준비된다.
- 큰볼기근이 약하거나 팔다리뼈 조절이 부적절하다면 반시트를 사용하여 교각운동을 도울 수 있다.

④ 누운 자세에서 앉기

- 앉기는 환자가 치료를 받는 동안 강조되어야 하는 중요 자세이다.
- 앉기는 환자의 자세를 정렬하게 하고 바로잡기 반사(righting reaction)와 평형반응을 할 수 있도록 해준다.
- 바로누운자세에서 앉을 때 환자를 한쪽으로 구르게 한 후 도와주면 환자는 위팔을 아래로 밀면서 일어날 수 있다.

⑤ 앉은 자세에서 골반 및 체중이동 훈련

- 마비측 자세를 교정하고 몸통 대칭성을 회복하여 적절한 몸통 정렬을 유지하도록 한다.
- 환자를 치료대에 앉게 한 후 넙다리관절과 무릎이 90° 굽힘되고 발바닥이 바닥면에 편평하게 닿을 수 있는 자세를 취한다.
- 치료사의 양손은 환자의 골반 가쪽을 잡고 골반을 앞쪽기울임되게 한다.
- 환자의 몸통과 골반이 매우 경직이 심하거나 뻣뻣할 때 치료사의 머리는 환자의 복장뼈에 저항을 가하고 양손을 환자의 허리엉치 부위에 대고 골반이 앞쪽기울임되도록 가동운동을 한다.

⑥ 앉은 자세에서 일어서기

- 앉은 자세에서 일어서기를 할 때에는 높은 의자에서부터 시작하여 의자의 높이를 점차 낮추어 준다.
- 의자의 높이가 높으면 몸통의 앞쪽 굽힘 모멘트와 앞쪽 골반 기울임이 수월하게 일어날 수 있다.
- 일어서기를 할 때 환자에게 앞으로 팔을 뻗게 함으로써 일어서기를 쉽게 적용할 수 있다.

⑦ 일어선 자세

- 일어선 자세에서 처음 해야 할 일은 환자의 중력 중심을 이동하는 훈련이다.
- 초기에는 너무 많은 체중 이동보다는 전, 후, 좌, 우에서 조절된 체중이동이 중요하다.
- 선 자세에서 치료사는 환자의 골반이 중립 또는 폄이 되도록 한다.

(3) 보행

① 보행 훈련

- 초기에는 건측 다리의 전방 전진을 유도하여 환측 다리의 체중지지 시간을 증진시키는 것이 중요하다.
- 건측 다리의 전방 전진이 가능해지면 환측 다리의 전방 전진이 이루어져야 한다.
- 환자가 환측 다리로 앞뒤 방향으로 발걸음을 옮길 수 있다면 몇 걸음을 동시에 걷는 훈련이 필요하다.

② 현수장치를 이용한 보행 훈련

- 비진행성 뇌손상 환자가 현수에 체중을 지지한 상태에서 트레이드밀을 이용하여 보행하는 훈련은 보행 기능을 향상하는데 효과적이다.

- 발처짐 걸음(steppage gait)을 하는 환자에게는 유각기(swing phase) 동안 FES를 이용하여 환자의 발등 굽힘(배측굴곡, dorsiflextion)을 도와줄 수 있다.

(4) 인지적 훈련

① 인지 재활치료는 주의력과 집중력에 관련한 치료에 초점을 둔다.

② 주의, 집중, 시각 처리, 언어, 기억, 추리, 문제 해결 등의 실행상의 기능 결함을 재훈련 혹은 완화하기 위한 인지적 전략을 사용한다.

(5) 입안 운동 증진 치료

① 환자의 볼과 입술을 가볍게 치거나 빠르게 신장하는 감각을 제공하여 입 주변의 근육의 긴장성을 변화시킬 수 있다.

② 환자의 볼과 입술 주변에 대칭적으로 다양한 감각을 제공한다.

③ 아래턱의 지속적인 압력은 턱 당김 자세를 촉진하게 된다.

④ 얼음막대를 이용하여 환자의 입안과 혀에 율동적인 압력을 가하여 빨기를 촉진할 수 있다.

4) **란초아미고스 수준 Ⅶ, Ⅷ 단계**

(1) 이 시기의 치료 목표

① 실제 생활에서 필요한 인지, 신체, 감정 기술을 통합할 수 있도록 돕는다.

② 판단력, 문제해결능력, 계획성 등을 심어줄 수 있도록 한다.

③ 현실 생활 적응을 위해 공동체 기술, 사회적 기술, 일상생활 기술 등에 초점을 맞춘다.

④ 치료의 초점은 체계나 관리를 감소시키면서 수행능력을 유지하는 것이다.

⑤ Ⅶ 단계에 접어들면 정기적인 신체활동 프로그램에 참여하여 움직임 능력을 증진하거나 운동을 즐겁게 경험해야 한다.

(2) 외상성 뇌손상 환자의 일상생활활동 훈련

① 회전칼, 접시방어대, 미끄럼 방지 매트 등과 같은 보조도구의 사용을 고려해야 한다.

② 일상생활활동 훈련을 할 때에는 동기 부여를 위해 환자와 함께 목표를 세우는 것이 중요하다.

2. 물리적 인자 치료

1) 초음파 치료

(1) 관절 구축에 가장 좋은 치료 방법은 신장운동이나 무리하면 역효과가 발생할 수 있다.

(2) 특히 외상성 뇌손상 환자는 관절의 구축이 올 수 있으므로 초음파를 이용하여 조직 내의 온도를 상승시킨 후 신장운동을 하는 것이 바람직하다.

(3) 다른 열적 적용보다 초음파적용이 구축조직의 신장에 가장 효과적이다.

2) 신경근육 전기자극

(1) **발처짐의 기능적 전기자극**

① 발처짐(foot drop) 증상

- 종아리 신경 또는 앞정강근을 자극한다.
- 발목에서 발등굽힘, 안쪽번짐, 가쪽번짐을 유발해 발처짐을 개선한다.

② 치료 시간은 15~30분, 치료 빈도는 1일 2회, 주당 5회, 6~12주간 치료한다.

(2) 팔 기능 회복의 기능적 전기자극

① 외상성 뇌손상 환자의 말초신경 및 근육에 전기를 자극시켜 손목 폄, 물건 잡기, 들기, 운반하기 등의 동작을 반복하여 손의 기능을 증진하기 위해 기능적 전기자극을 시행한다.

② 손가락과 엄지손가락의 굽힘근을 자극하여 움켜잡기 동작을 유발하여 손가락 폄근과 엄지손가락의 폄근을 자극하여 주먹 펴기 동작을 유발한다.

③ 환자들이 물건을 집고 놓기를 반복하면서 능동적인 폄근의 작용을 할 수 있게 된다.

(3) **보행 훈련을 위한 기능적 전기자극**

① 발처짐을 치료하기 위해 종아리 신경에 기능적 전기자극(FES)을 적용한다.

② 보장구대체 효과 및 보행훈련을 위하여 사용된다.

③ 발처짐이 발생할 환자에게 보행시 유각기 동안 발목의 발등 굽힘을 돕는다.

(4) 경직성 근이완을 위한 전기자극

① 외상성 뇌손상으로 인한 상운동신경원 병변으로 유발되는 근 약증이나 마비, 경직성 또는 강직성 이상근긴장의 조절에 사용된다.

② 경직성 근육에 신경근 전기자극(NMES)을 적용하면 최소 30분에서 6시간 정도의 근긴장 억제 효과가 있다.

③ 경직성 근육의 작용근(agonist)에 대한 전기자극 적용 방법은 맥동전류의 신경근 전기자극(대칭 사각파, 비대칭 직사각형파)을 이용한다. 전류의 강도는 환자가 편안한 감을 느끼는 한도 내에서 천천히 증가시키고 약간의 저린 감이 느껴지도록 한다.

(5) 삼킴장애의 기능적 전기자극

① 삼킴곤란의 방법으로 신경근 전기자극 치료를 적용할 수 있다.

② 치료 시간은 30～60분이며 1일 1회 또는 격일로 시행한다.

③ 심한 삼킴곤란과 대부분의 삼킴곤란 시 목 수직 중앙 배치법을 많이 사용한다.

④ 채널 1의 전극을 목뿔뼈 뒤와 방패패임 위에 부착하여 목뿔 위근육과 목뿔 아래근육을 자극하고 채널 2의 전극은 앞 채널 전극과 같은 거리로 아래에 배치하여 목뿔 아래근육을 자극한다.

⑤ 제일 아래 전극은 반지연골보다 낮은 곳에 배치하지 않는다.

3) 한랭 적용

(1) 국소 및 일반적 한랭 적용 모두 경련성의 이완에 효과적이다.

(2) 국소 부위에 35～40°F의 한랭을 3초씩 반복적으로 적용하거나 70～80°F의 냉에 20분간 일반적으로 적용하기도 한다.

4) 국소 열 적용

(1) 고온습포는 습열을 인체 표면에 국소적으로 적용하는 방법이다.

(2) 신경계의 긴장을 완화해 경련을 이완할 수 있다.

5) 수중 물리치료

바닥핵 병변 및 소뇌실조

EXPLANATION

파킨슨병

1. 바닥핵(basal ganglia)

1) **바닥핵의 기능**

기능	병변이 있을 때
의도적인 움직임 조절	운동이 느리거나 서투름
자동운동	불수의적이고 불필요한 운동
자세조정	자세와 근육긴장의 변화

2) 바닥핵 병변에 따른 일반적인 질환
   (1) Parkinson's disease(파킨슨병)
   (2) Huntington's disease(헌팅턴병)
   (3) Wilson's disease(윌슨병)

3) **바닥핵의 기능부전**
   (1) **운동완서(bradykinesia)**
      ① 느리고 감소된 운동현상
      ② 팔의 움직임 감소
      ③ 느리고 질질 끌리는 보행
      ④ 운동의 시작이나 운동할 때 방향 전환이 어렵다.
      ⑤ 얼굴표정의 감소
      ⑥ 한번 시작된 움직임을 정지하기 어렵다.
   (2) **강직(rigidity)**
      ① 수동운동에 대해 보다 더 큰 저항을 나타내는 근긴장의 항진된 상태
      ② 납파이프 현상(lead pipe) : 수동관절범위 운동(PROM)으로 움직일 때 계속적으로 동일한 저항을 느끼는 현상
      ③ 톱니바퀴 현상(cogwheel) : 떨림과 납파이프 현상이 혼합된 상태

(3) **운동불능(akinesia)**

운동의 시작을 수행할 수 없는 것으로 파킨슨 질환의 마지막 단계에서 나타난다.

(4) **곰지락증(Athetosis)**

① 느리고, 불수의적이며 꿈틀거리고, 비트는 듯한 벌레와 같은 운동이 특징이다.

② 주로 먼쪽 팔 부위에서 더 많이 나타난다.

③ 곰지락증은 뇌성마비의 임상적인 특징이다.

(5) **근긴장이상(dystonia)**

비트는 듯한, 때로는 진기한 운동이 팔다리의 축이 되는 몸쪽부분 근육에서 불수의적인 수축으로 나타난다.

2. 파킨슨병(Parkinson's disease) (기출)

1) **정의**

(1) 진전마비(paralysis agitans, shaking palsy)

(2) **도파민 결핍**으로 피라미드바깥길의 억제작용이 약해져 해리 현상이 비정상적이고 불수의적인 운동이 출현

2) **원인**

(1) 정확한 병인은 밝혀지지 않았음

(2) 창백핵과 줄무늬체 흑색질의 손상

(3) 뇌혈류 감소로 인한 뇌의 변성

(4) 도파민의 결핍과 아세틸콜린의 과활동

(5) 뇌염, 외상, 매독, 일산화탄소 중독, 약물중독, 충격, 사고

3) **발생빈도**

(1) 50~60세에서 호발(노인에서 호발)

(2) 남자 ≥ 여자

4) **특징**

(1) 진행성, 퇴행성

(2) 비유전성, 비전염성, 비치명적

(3) **4대 징후** : 떨림(tremor), 강직(rigidity), 운동완서(bradykinesia), 불량한 자세 반사(poor posture)

5) 증상

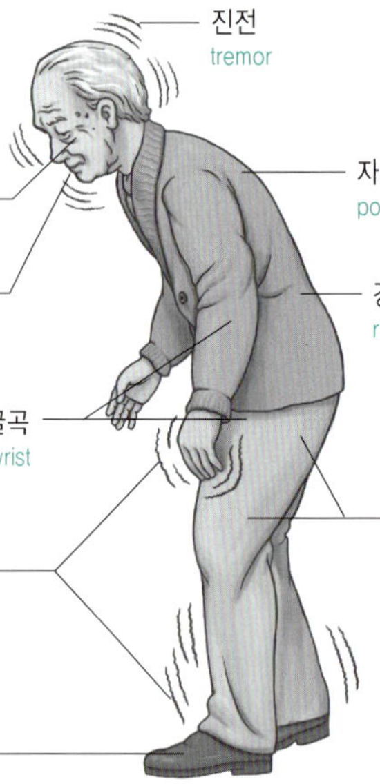

파킨슨 질환의 증상

떨림 (tremor)	• 안정떨림(resting tremor) • 소실 : 수의적 운동 시, 수면 시 출현 : 쉬고 있을 때, 지지하고 있지 않을 때, 정신적 스트레스나 깊은 생각을 할 때 • pill rolling현상 : 엄지·집게손가락에서 호발(특히 MP joint), 한손에서 시작 → 굽힘펌 교대 반복 • 같은 쪽 팔다리로 확산 • 눈의 침범 × • 초기증상이고 약 20%에서는 나타나지 않음	
강직 (rigidity)	• ROM 제한의 원인 • 가장 흔한 침범부위 : neck, shoulder, hip, knee • 보행 중 팔 흔드는 동작 상실 • 경련성(spasticity)에서의 접칼현상과는 다름	
	톱니바퀴형(cogwheel)	활동떨림+강직 : 수동적 관절운동 시 Jerky movement가 나타남
	연관형(leadpipe)	수동적 운동시 파동이 없고, 부드러우며, 균일한 저항이 나타나는 강직
운동완서 (bradykinesia)	• 운동시작이 어렵고, 운동속도가 느림 • 수의적, 자동적 운동의 운동속도와 범위가 감소 • 정교한 운동 시 협조성이 어려움 • 운동완서가 아주 심하면 무운동증(akinesia)이 나타날 수 있음	
근력변화	• 근력은 크게 문제가 되지 않으나 근장력의 조절결함으로 저긴장증이 올 수 있음 • 배근 길이의 단축 : 몸통의 구부정한 자세에 의해	

자세 (gorilla position)	• 몸통 : 앞쪽굽힘 • 무릎관절, 엉덩관절 : 굽힘 • 머리 : 앞쪽 이동 • 팔 : 벌림 • 팔꿉관절 : 90° 굽힘 상태에서 약간 벌림 • 손목관절 : 약간폄 • 손목손허리관절 : 손가락관절이 폄되어 있는 동안 굽힘
보행 (gait)	• short step : 보폭이 매우 짧음 • faster and faster의 보행형태 • 팔의 손 흔들림이 없음 • 발을 잘 들어 올리지 못하고 질질 끄는 형태 • 첫 발자국 떼기가 힘들어짐 • 방향을 바꾸거나 돌기가 힘들어짐 • 진행 시 가속 보행
얼굴표정 (facial expression)	• Parkinsonian mask(무표정) : 표정근 강직 • 깜짝반사(blinking reflex) 소실 • 한 점을 응시하는 모양 출현(복시)
언어 (speech)	• 말이 느리고, 톤 낮고, 부정확함 • 씹기와 연하곤란 동반 • 말을 머뭇거리듯이 반복
감각변화 (sensory changes)	• 국소온도 상승 • 발한, 열감 • 말기단계 : 강직, 동통
균형 (balance)	• 보호반사, 바로잡기반사의 감소 혹은 상실 • 균형반응 감소로 쉽게 넘어짐 • 윗부분 몸통이 원활하지 못해서 보행 시 문제가 됨
기타	• 우울증, 기억력감소, 치매, 발한증가, 변비, 다리부종, 식욕상실 등

6) 평가

문진시 관찰	물리치료 계획을 위한 평가
• 보행 • 얼굴표정 • 배우자와의 관계 • 최근 기억 • 정신 상태	• 팔다리·몸통의 굽힘에 대항하는 폄력 • 몸통 돌림 • 상반 동작 • 체중이동의 유무 • 얼굴의 운동성 • 손의 민첩성 • ADL

7) 치료

(1) 물리치료

① 이완

- 파킨슨 환자의 이완은 경직(rigidity)에 대한 중요한 치료적 중재방안이다.
- 움직임을 증가시키기 위해서는 근육 경직을 감소시켜야 한다.
- 효과적인 이완 기술들은 팔다리와 몸통을 부드럽고 천천히 흔들거나 돌림시키며 신체분절의 분리에 초점을 둔다.
- 이완기술의 사용은 먼저 먼쪽 움직임으로부터 시작하여 점차적으로 운동을 증가시키면서 몸쪽 근육들과 몸통 근육들로 실시하는 것이 효과적이다.

② 유연성 운동

- 기능적 과제를 수행하는 동안 신체의 정상 범위를 수행하기 위해 가동범위와 유연성을 유지
- 몸통과 팔다리의 굽힘 구축을 예방하기 위해 고유감각신경근육촉진(PNF)을 이용하여 초기에 손상되는 운동 요소인 돌림운동을 시행한다.
- 유연성 운동을 향상시키기 위해서는 수동관절가동범위 운동이나 가동성 기술을 사용한다.

③ **균형 및 협조운동**

- 파킨슨 환자는 매우 느리게 움직이고 자세가 불안정하여 균형을 기르는 중재를 필요로 한다.
- 시각과 청각적 암시를 통해 적절한 협력반응을 사용하도록 환자에게 자세조절 요구에 맞는 과제를 제시한다.
- 운동협응과 자동적이고 선행적인 자세 조절을 강조하는 과제지향적 치료를 시행한다.

④ 유산소 운동

- 기능적 활동을 수행하는 파킨슨 환자가 증상악화, 지구력 감소, 피로의 증가가 있는 경우 유산소 운동을 시행할 수 있다.
- 수중 운동은 환자의 관절에 가해지는 압박력을 줄이면서 신체의 활동을 수행할 수 있게 해준다.
- 운동 도중 기립성 저혈압, 과도한 발한, 과도한 피로, 비정상적인 심혈관 반응이 유발되지 않도록 세심하게 관찰해야 한다.

⑤ **보행과 이동운동**

- 짧은 보폭과 발을 질질 끌며 보행감소증을 보이는 환자의 보행을 조절하기 위해 머리는 똑바로 세우고 등은 곧게 펴고 가능한 큰 걸음을 내딛도록 훈련한다.
- 보폭만큼 발 딛는 위치에 발바닥 그림이 그려진 바닥을 걷게 하거나 사다리를 이용해 다리를 들면서 걷게 하는 등 시각적인 단서를 제공한다.
- 박수나 음악 등의 청각 신호에 맞추어 느린 발걸음을 크게 내딛도록 한다.
- 팔 흔들기 훈련을 위해 치료사가 두 개의 막대기를 앞이나 뒤에서 함께 잡고 걷는다.
- 보행이 불가능한 경우 워커나 지팡이 등 보조도구를 안전하고 독립적으로 사용하도록 교육한다.

⑥ 호흡운동

- 파킨슨의 호흡 문제는 운동못함증, 경축, 노화 등이 원인이다.

- 근경축이나 불량한 자세가 지속되어 척추나 어깨, 가슴우리의 가동성이 저하되어 있다.
- 대부분 얕은 복식호흡을 하며 배근육이 저하되어 있어 기도 분비물이 고여 객출 곤란을 겪기도 한다.
- 폐활량이 낮으며 구속성의 양상을 나타내기도 한다.
- 율동적 호흡 운동은 유연성과 지구력을 증진시켜주며 가슴이 확장되어 삼키기와 말하기가 향상된다.

<table>
<tr><td>목표</td><td colspan="2">• 관절 가동성 유지 및 증가
• 구축예방과 자세교정
• 무용성 위축과 근약화 예방
• 운동기능 촉진 및 가동성 증진
• 보행패턴 향상
• 언어, 호흡패턴, 가슴부위 확장 및 가동성의 증진
• 일상생활동작의 독립성 증진
• 변화된 환경에 대한 적응 및 정신적 안정</td></tr>
<tr><td rowspan="4">운동치료</td><td>순서</td><td>① 침대 위 바로 누운 자세
② 침대 위 엎드려 누운 자세
③ 침대 모서리에 앉은 자세
④ 의자에 앉은 자세
⑤ 기립자세
⑥ 매트 운동</td></tr>
<tr><td>수동운동</td><td>• slowly and rhythmically
• ROM 운동, 모든 관절의 이완 유도</td></tr>
<tr><td>이완운동</td><td>• rhythmical
• 고유수용성 신경근 촉진법</td></tr>
<tr><td>능동운동</td><td>• 수의적인 운동조절, 협조운동 강조
• Frenkel 운동
• 보행의 재교육</td></tr>
</table>

(2) 의학적 처치

① 레보도파와 같은 도파민 전구물질이나 셀레질린과 같은 도파민 효능제를 사용하여 상실된 도파민의 기능을 회복시키고 운동못함증이나 운동완만증을 경감시키도록 한다.

- Levodopa : 도파민 생성
- 항콜린성제 : 경직 감소
- 항히스타민제 : 근육통증 감소

② 바닥핵의 창백핵 내측핵을 파괴하는 창백핵 절제술은 이 핵의 과도한 활동을 감소시켜 시상의 긴장성 저활동을 일으킨다.

소뇌와 바닥핵의 기능부전

소뇌		바닥핵	
저긴장증	• 근긴장의 감소	운동완서	• 느리고 감소된 운동현상 • 운동의 시작이나 운동할 때 방향 전환이 어렵고 한번 시작된 움직임을 정지하기 어려움
운동거리이상	• 수의적으로 목적한 곳에서 중지할 수 없는 현상		
교호운동 기능장애	• 빠르게 교대로 움직이는 능력의 손상		
떨림	• 반대편 근육군의 교대수축으로 나타나는 불수의적인 진동운동	강직	• 수동운동에 대해 보다 더 큰 저항을 나타내는 근긴장의 항진된 상태
운동소모증	• 연속적으로 많은 관절부위를 움직이는 운동	운동불능	• 운동의 시작을 할 수 없는 것
보행장애	• 전형적으로 기저면이 넓음	곰지락증	• 느리고, 불수의적, 꿈틀거리고, 비트는 듯한 벌레와 같은 운동
반발현상	• 억제반사의 감소		
실조증	• 소뇌장애의 복합적인 작용	근긴장 이상	• 비트는 듯하고 진기한 운동
무력증	• 소뇌병변과 관련된 근육약화		

EXPLANATION

소뇌실조

1. 협응장애

1) 협조성

(1) 정의

부드럽고, 정확하고, 조절된 운동을 수행하는 능력

(2) 협조성을 이룰 수 있는 요인

① 신경근육계가 완전히 정상적이어야 한다.

② 협조된 운동은 적절한 속도, 거리, 방향, 리듬과 근긴장이 요구된다.

③ 적절한 공동근의 역할, 반대로 움직일 수 있는 길항근의 작용이 필요하다.

④ 먼쪽부분과 운동을 위한 몸쪽부분의 고정과 자세유지가 요구된다.

⑤ 중추신경계가 정상이어야 한다.

(3) **협조성 장애를 일으키는 질환**

① Parkinson's disease(파킨슨병)

② Huntington's disease(헌팅턴병)

③ Sydenham's chorea(시덴함 무도병)

④ Multiple sclerosis(다발성 경화증)

⑤ Cerebral palsy(뇌성마비)

⑥ Cerebellar tumors(소뇌성 종양)

⑦ Learning disabilities(학습장애)

(4) 협조성 평가의 목적

① 과제 또는 기능적인 활동을 수행하는 근육 또는 근육군의 능력을 평가하기 위해서이다.

② 협조성을 증가시키기 위한 치료적 운동 계획의 일정표를 작성하는데 기초를 제공한다.

③ 협조성 운동을 쉽게 적용시키기 위한 지도방법을 결정하는데 도움을 준다.

④ 협조성에 도움을 주는 기구를 선택하기 위해서이다.

2) 협조성 장애와 중추신경계 병변

(1) 소뇌(cerebellum)

① **소뇌의 기능**

기능	병변이 있을 때
비교측정기능	비협조성 패턴
오류－교정기능	균형 상실
운동 활동의 협조성, 평형, 근긴장	근긴장의 감소

② **소뇌의 기능부전**

- **저긴장증(hypotonia)**
  - 근긴장의 감소
  - 근방추운동계에 대한 소뇌의 원심성 촉진의 결여, 신장 감수기로부터의 구심(들)성 투입에 대한 파괴 때문이다.
  - 수동운동에 대한 저항이 감소된다.
  - 깊은힘줄반사도 감소된다.
- **운동거리이상(dysmetria)**
  - 수의적으로 운동을 하여 목적한 곳에서 중지할 수 없는 현상
  - 과대운동거리이상(hypermetria) : 목표물 또는 목표에 이르는데 요구되는 범위를 과대 판단하는 현상
  - 과소운동거리이상(hypometria) : 목표물 또는 목표에 이르는데 요구되는 범위를 과소 판단하는 현상
- **교호운동 기능장애(dysdiadochokinesia)**
  - 빠르게 교대로 움직이는 능력의 손상을 의미한다.
  - 방법 : 아래팔의 뒤침운동과 엎침운동을 빠르게 교대로 실시하여 점차 불규칙해지고 운동리듬과 운동범위가 빠르게 감소됨이 관찰되면 이상이 있다고 본다.
- **떨림(tremor)**
  - 반대편 근육군의 교대수축으로 나타나는 불수의적인 진동운동을 의미한다.
  - 소뇌와 관련이 있는 떨림이다.
  - 의도성 또는 운동성 떨림 : 수의적인 동작을 실시할 때 진동운동이 나타난다.
  - 자세 또는 정적 떨림 : 기립자세를 유지하는 동안에 신체가 앞뒤로 흔들리는 진동운동이 나타난다.

- **운동소모증(movement decomposition)**
  - 단순하고 부드러운 활동이라기보다는 연속적으로 많은 관절부위를 움직이는 운동이다.
  - 방법
    - 환자에게서는 팔꿉관절을 굽히고, 손목을 굽히면서 손가락의 위치를 조정하며 어깨관절을 굽히는 것과 같은 연속적인 활동이 아닌 각 관절의 움직임이 따로 나타난다.
    - 손가락을 코에 갖다 대라고 지시한다.
- **보행장애**
  - 전형적으로 기저면을 넓게 유지하면서 걷는다.
  - 양팔은 균형을 유지하기 위해서 벌림된 상태로 걷는다.
  - 초기에는 천천히 시작하지만, 나중에는 바닥을 치는 소리가 날 정도로 힘차게 내딛는다.
  - 보행형태는 불안정하고, 불규칙적이며 질질 끌고 줄을 따라 걸어보라고 하면 벗어난다.
- **반발현상(rebound phenomenon)**
  강력한 능동운동을 정지시키기 위한 기능인 억제반사의 감소를 의미한다.
- **실조증(ataxia)**
  보행, 자세 및 운동 시 나타나는 소뇌장애의 복합적인 작용으로 나타나는 일반적이고 전반적인 현상
- **무력증(asthenia)**
  - 소뇌병변과 관련된 근육약화를 의미한다.
  - 수의 운동을 시작할 때 소요되는 시간이 길어진다.
  - 운동의 방향, 속도, 힘을 변화시키거나 멈추는 것이 어렵다.

2. 소뇌성 실조증(cerebellar ataxia)

1) 정의 : 선천적·후천적 결함, 질병으로 인한 소뇌 손상으로 근육의 공동운동조절 문제

2) 증상 (기출)

(1) 자세의 긴장 상실

(2) 협동불능

(3) 소뇌성 보행=동요성 보행=Sway gait

(4) 정상적 연합운동 해리(dissociation)

(5) 공동운동 장애

(6) 활동떨림(머리, 목, 팔다리)

(7) 눈떨림, scanning, 언어차질

(8) 반사 : 정상

(9) 정신적 상태 : 정상

(10) Pendular knee-jerk 현상

(11) rebounding 현상

(12) past pointing

3) 치료

(1) 목표

대뇌에 있는 고위중추를 통하여 수의적 운동을 조절하여 협조운동을 원활하게 조정하는 것

(2) **Frenkel's exercise**

동일한 운동을 같은 규칙에 의해 반복적으로 실시하는 것만으로도 의의가 있는 것

(3) PNF

① 소뇌실조 환자는 몸쪽의 고정에 관여하는 근 수축의 시간적, 공간적 타이밍이 손상되어 먼쪽의 움직임에 간섭이 일어나 동작 전체가 비효율적이고 원활하지 않게 되는 일이 많다.

② 근력 불균형을 잡는 저항운동(최대저항)을 실시한다.

③ 고유감각 신경근육촉진법 중 역동적 반전(dynamic reversal)은 운동의 변환과 반복을 강조하며 효율적 안정성(rhythmic stabilization)은 동시수축에 의한 안정성을 추구한다.

(4) 등척성 수축시 근력과 지구력 향상을 위한 저항운동

(5) 균형·협조운동

① 소뇌실조 환자는 동적 움직임 시 떨림(tremor)의 증상이 악화되므로 작은 범위에서 부드럽게 자극하여 점진적으로 증가시킨다.

② 안정된 체중지지 면에서 균형운동을 실시하여 몸쪽의 균형과 자세 안전성을 발달시킨다. 척추는 곧게 펴고 엉덩관절은 90도를 유지하며 머리는 몸통과 일직선이 되게 한다. 이때 허리에 척추앞굽이(lordosis)가 증가되지 않도록 아랫배에 힘을 주도록 한다.

③ 몸통 조절이 좋아져서 머리를 바로 유지할 수 있게 되면 점차적으로 선 자세로 진전하여 균형을 잡을 수 있도록 한다.

(6) 보행과 이동 운동 (기출)

① 선 자세 활동들은 안정성 증가와 환자의 불안감 해소를 위해 평행봉에서 실시한다.

② 보조도구(워커, 지팡이)를 이용하면 추가적인 안정성을 제공하게 되어 보행 시 환자가 지지면 내에서 무게 중심을 효과적으로 이동할 수 있다.

③ 균형 잡힌 보행조절을 위해 환자는 시각 정보를 이용하여 바닥에 보폭마다 표시한 시각 목표에 발을 위치하도록 훈련한다.

④ 현기증이 악화될 수 있으므로 휠체어보다는 좌, 우면이 견고한 플랫폼 등에서 훈련한다.

⑤ 몸통 실조가 심한 환자는 몸통이 앞, 뒤 방향으로 흔들리는 운동이 일어나 이 때문에 골반이 당겨져서 무릎 관절이 과하게 폄된다. 탄력붕대를 위앞엉덩뼈가시 부근에 장착하고 보행기에 접하면서 걷도록 유도해 몸통과 다리의 협응이 이루어지도록 한다.

뇌성마비

EXPLANATION

뇌성마비의 분류

1. 정의

뇌신경 조직의 병변이나 기능부전으로 인한 운동장애, 감각이상, 지능저하, 청력 및 시력, 언어장애 등을 동반하는 비진행성 뇌손상 증후군

2. 원인

> **❋ 발생 빈도**
> 출생 시 > 출생 전 > 출생 후

1) **출생 전(Prenatal)**
  (1) 유전적-발생학적 요인
    ① 인종, 가족력, 성
    ② 뇌성 발육부전
  (2) 자궁 내 요인
    ① 출생 전 뇌출혈 : 출생 전 감염, 풍진, 기타 모성감염, 출생 전 산소결핍증(일산화탄소 중독 등), 모성 빈혈, 저혈압, 모성 중독증, 직접적인 외상, 모성 출혈성 당뇨병 등
    ② Rh 인자에 의한 자가면역반응
    ③ 대사성 장애, 당뇨병, 모성 영양불량
2) **출생 시(Natal)**
  (1) 산소결핍증(anoxia)
    ① 기계적 호흡차단
    ② 무기폐
    ③ 약물에 의한 마취중독
    ④ 태반 전치 혹은 태반 조기박리
    ⑤ 모성 산소 결핍 혹은 저혈압

⑥ 난산 혹은 둔위분만

(2) 출생 시 외상

① 난산에 의한 뇌손상

② 겸자 분만 시 : 실수로 인한 외상

3) **출생 후(Postnatal)**

(1) 외상 : 경질막밑 출혈, 머리뼈 골절, 뇌의 타박상

(2) 감염 : 뇌막염, 뇌염, 뇌농양

(3) 중독 : 납, 비소, 코르탈 유도체들, 스트렙토마이신 등

(4) 뇌혈관 사고(CVA)

(5) 일산화탄소 중독

(6) 신생물 : 뇌종양 등

3. 분류

1) 미국 뇌성마비학회

(1) **신경운동학적 분류**(기출)

느린비틀림 운동형 (athetoid type)	• 원인 : 대뇌 **바닥핵이나 줄무늬체 손상** • 뇌성마비의 20~25% 차지	• 운동 특성 : 목적이 없는 빠르거나 느린 운동패턴 or 비패턴형 휴식시 불수의적 동작 일어남(jerky, writhing) • 떨림동반 • 얼굴 찡그리고 침 흘리며 내재근 연축 일으킴 • 눈의 운동 : 위쪽운동 결함 • 균형 : 불량한 자세-균형 기전 • 지능 : 정상 • 깊은힘줄반사·발바닥굽힘반사 : 정상 • 구축·관절변형 : 드문 편임
경직형 (spastic type)	• 원인 – **대뇌겉질의 운동영역 손상** – 중간뇌와 뇌줄기, 그물체 내에 있는 억제 및 촉진중추 사이의 부조화 • 뇌성마비의 60~70% 차지	• 과신장반사 : 운동 시작할 때나 끝부분에서 발생 • 간대경련(clonus) • Babinski 반응 양성 • 연합반응 • 지능 : 곰지락형보다 낮음, 공간 상관관계의 인식장애 • 간질 : 곰지락형보다 3배 많음 • 경직성을 주로 나타내는 근육 – 어깨관절 굽힘근, 들임근(retractor), 모음근, 안쪽돌림근 – 팔꿉관절 굽힘근, 아래팔 엎침근 – 손목관절 굽힘근, 손가락굽힘근, 엄지굽힘근 – 엉덩관절굽힘근, 안쪽돌림근, 모음근 – 무릎관절굽힘근 – 발목관절 발바닥굽힘근, 발 가·안쪽번짐근

경직형 (spastic type)	경직형 편마비	• 생후 6개월~1년 전후로 발견 • 지능장애 ×, 독립적인 생활 가능
	경직형 양하지마비	• 가장 흔함 • 출생 직후 : 긴장도 저하 → 6개월~1년 전후 : 경직형 • 폄근 경련 우세 → 굽힘근 경직 강해짐 • 팔의 신경학적 침범 경미 • 독립적 생활 가능
	경직형 팔다리마비	• 다리 > 팔 • 저긴장기(6주~6개월) → 운동장애기(2개월~12개월) → 경직기 • 양측 대뇌반구의 광범위한 손상
실조형 (ataxic type)	• 원인 : **소뇌병변**	• 평형반응 감소·결핍 : 균형·협조운동 장애 • 운동시 떨림 동반 • 수의적 운동 존재하나 비협조적임 • 저긴장증 • 눈떨림 • 지능 : 낮음 • 발음이 명확하지 않은 말
떨림형 (tremor type)	• 스스로 억제할 수 없는 불수의적이며 상반적인 운동이 규칙적인 리듬으로 나타남	
강직형 (rigidity type)	• 운동하려고 할 때 주동근과 길항근 모두 저항 증가 → Lead pipes, Cogwheel 느낌 • 깊은힘줄반사 : 정상	
혼합형 (mixed type)	• 약 1% 발생 • 위 유형의 특징을 가진 것 하나 혹은 그 이상 혼합된 유형	

(2) 신경손상이 나타나는 마디별 분류

편마비 (hemiplegia)	• 신체 같은쪽 팔다리 장애 • 경직형, 곰지락형에서 흔함
팔다리마비 (quadriplegia)	• 양측성 편마비(bilateral hemiplegia) • 팔다리전체 마비 • 상지마비 > 다리마비 • 곰지락형에서 흔함
양측마비 (diplegia)	• 팔다리전체 마비 • 팔마비 < 다리마비
삼지마비 (triplegia)	• 신체의 삼지마비(양 다리+한쪽 팔) • 경직형에서 흔함
하반신마비 (paraplegia)	• 다리 장애 • 경직형에서 흔함
단지마비 (monoplegia)	• 한쪽팔다리의 국소적인 마비 • 매우 드묾

(3) **장애정도에 따른 분류** : 일상생활동작의 독립성과 신경운동 장애의 정도에 따라

경증 (mild)	• 독립적인 일상생활 가능 • 보조장구 착용 없이 보행 가능 • 특별한 운동장애 별로 없음
중등도 (moderate)	• 일상생활, 보행, 언어 등 완전하게 독립적이지 못함 • 보조장구 착용 필요
중증 (severe)	• 독립적인 일상생활 불가능 • 항상 보조기 착용과 보조자 도움 필요

2) **보바스** : 자세 긴장력(postural tone)의 질(quality)에 의해

(1) 중증 경직형(severe spastic type)

(2) 중등도 경직형(moderate spastic type)

(3) 느린비틀림운동형(athetoid type)

① 경직성을 동반한 느린비틀림형

② 긴장성 경축(tonic spasm)을 동반한 느린비틀림운동형

③ 무도 느린비틀림운동형(choreo-athetoids)

④ 순수한 느린비틀림운동형(pure athetoids)

(4) 실조형(ataxia type)

(5) 이완형(flaccid type)

(6) 과운동형(hyperkinetic type)

EXPLANATION

뇌성마비의 진단

1. 뇌성마비의 평가

Semans의 평가
0 : 검사자세를 취하게 하는 것이 불가능함
1 : 검사자세를 취하게 하는 것은 가능하나 유지하게 할 수는 없음
2 : 검사자세를 취하게 한 후 잠시 동안 그 자세를 유지할 수 있음
3 : 도움이 없이 적당한 검사자세를 취할 수 있음
4 : 거의 정상에 가까운 방법으로 검사자세를 취하고 유지할 수 있음
5 : 정상

1) **임상적 지표에 의한 평가**

진단하고자 하는 어린아이와 정상적인 발달을 하고 있는 어린아이와의 행동발달 혹은 신경학적 증상 비교를 통한 비정상의 유무를 진단

유아(infant)	어린아이(young child)	나이든 어린아이(older child)
• 4주가 지난 후에도 목을 잘 조절하지 못함 • 젖을 잘 빨지 못함 • 음식물을 잘 삼키지 못하고 자주 토함 • 지나치게 많이 움 • 4개월 정도 지났을 때도 손을 잘 펴지 못함 • 6개월 후에도 긴장성목반사 나타남 • 생후 1개월 후에도 혀를 내밀거나 안으로 말아 들여 숟가락으로 음식물 먹이기가 어려움 • 밤에 자주 깨고 깊은 잠을 자지 못함 • 특별한 이유 없는 성장 지연 • 옷을 입히거나 벗길 때 팔다리 뻣뻣함 • 어떤 소리에 대해 지나치게 과민하여 몸을 뒤틀거나 무감각하여 무반응 나타남	• 경련성(convulsions)이 심함 • 과활동(hyperactivity) • 앉기, 기기, 걷기와 같은 정상 발달운동 지연 • 근육 저긴장(hypotonicity)	• 경련성 • 과활동 • 집중력이 없고 산만함 • 현저한 발달지연 • 언어장애, 잘 듣지 못함 • 사시, 시각장애 • 이완성이 지속됨

2) **반사운동의 발달에 의한 평가**

일정한 시간의 경과 과정에서 출현 혹은 소실되는 반사들을 발생연령과 발달연령으로 비교하여 진단

(1) **척수 수준의 반사**

① 평가 ┌ 정상 : 생후 2개월까지의 양성반응 : 정상
　　　└ 비정상(반사성숙의 지연) : 생후 2개월 후의 양성반응

	검사자세	자극	음성반응	양성반응
굽힘근 움츠림 반사 (flexor withdrawal reflex)	supine • 머리 : 중위 • 다리 : 폄	발바닥	자극받은 다리 폄 상태 조절 유지	자극받은 다리는 조절 없이 굽힘
폄근밀기반사 (extensor thrust reflex)	supine • 머리 : 중위 • 다리 : 한쪽은 굽힘, 반대쪽은 폄	굽혀진 다리의 발바닥을 자극	굽혀진 상태에서 다리 조절하여 유지	
교차성 폄반사 1 (cross extension reflex 1)	supine • 머리 : 중위 • 다리 : 한쪽은 굽힘, 반대쪽은 폄	폄된 다리를 굽힘시킴	폄된 다리 굽힘시 굽혀진 반대쪽 다리 그대로 있음	폄된 다리 굽힘시 굽혀진 반대쪽 다리 폄
교차성 폄반사 2 (dross extension reflex 2)	supine • 머리 : 중위 • 다리 : 폄	한쪽 다리 안쪽을 가볍게 두드림	반대쪽 다리 반응 없음	반대쪽 다리 모음·안쪽돌림·발바닥굽힘

(2) **뇌줄기수준의 반사**

① ⓐ, ⓑ, ⓒ, ⓓ, ⓔ의 평가
- 정상 : 생후 4~6개월까지의 양성반응
- 비정상(반사성숙의 지연) : 생후 4~6개월 후의 양성반응

② ⓕ의 평가
- 정상 : 음성반응
- 비정상(반사성숙의 지연) : 양성반응

③ ⓖ의 평가
- 정상 : 생후 3~8개월까지의 양성반응
- 비정상(반사성숙의 지연) : 생후 3~8개월 후의 양성반응

		검사자세	자극	음성반응	양성반응
ⓐ	비대칭성 긴장성목반사 (asymmetrical Tonic Neck Reflex)	supine • 머리 : 중위 • 팔다리 : 폄	한쪽으로 머리 돌림	팔다리의 긴장 변화 없음	• 펜싱자세 • 얼굴이 향한 쪽 : 팔다리 폄 or 폄근 긴장↑
ⓑ	대칭성 긴장성목반사 1 (symmetrical Tonic Neck Reflex 1)	네발기기 자세 or 검사자 무릎에 걸침	목 굽힘		• 팔 : 굽힘 or 긴장↑ • 다리 : 폄 or 긴장↑
	대칭성 긴장성목반사 2 (symmetrical Tonic Neck Reflex 2)		목 폄		• 팔 : 폄 or 폄근 긴장↑ • 다리 : 굽힘 or 굽힘근 긴장↑
ⓒ	긴장성 미로반사 1 (tonic Labyrinthine Reflex 1)	supine • 머리 : 중위 • 팔다리 : 폄	바로 눕힘		• 팔다리 수동 굽힘시 폄근긴장↑
ⓓ	긴장성 미로반사 2 (Tonic Labyrinthine Reflex 2)	prone 머리 : 중위	엎드림		
ⓔ	연합 반응 (Associated Reaction)	supine	물체를 꽉 쥐게 함		
ⓕ	양성지지반응	기립자세에서 붙잡아 줌	발바닥을 몇 차례 바닥에 튀김	폄근 긴장 증가× (다리의 수의적 굽힘)	• 다리 : 폄근 긴장↑ • 발목관절 발바닥굽힘, 젖힌무릎
ⓖ	음성지지반응	기립자세	체중지지 자세		

(3) **중간뇌수준의 반사** : 전정기관 파괴 시 바로잡기반사 소실 됨

① 목바로잡기반사
- 머리가 돌아간 방향으로 몸통이 돌아감(양성)
- 정상 : 양성반응 → 생후 6개월까지
- 성숙지연 : 6개월 이후 양성, 생후 1개월 이후 음성

② 몸에 작용하는 몸바로잡기반사
- 머리가 돌아간 방향으로 어깨와 골반 사이의 몸통이 부분적으로 돌아감(양성)
- 정상 : 양성반응 → 6~18개월까지
- 성숙지연 : 6개월 이후 음성

③ 머리에 작용하는 미로바로잡기반사
- 눈감고 실시
- 정상자세로 고개 들어 올려 얼굴은 수직, 입은 수평유지(양성)
- Prone : 2개월 ~ 평생지속
  Supine, Standing : 6개월~평생지속

④ 시각바로잡기반사
- 눈뜨고 실시
- 정상자세로 고개 들어 올려 얼굴은 수직, 입은 수평유지(양성)
- Prone(2개월), Supine(6개월), Standing(8개월)~평생지속

⑤ 양서류반응

3) **Vojta의 진단방법**

6개월 이전의 뇌성마비 조기진단을 위한 반사검사법

반사검사법	방법	진단		그림
Vojta 반응	영아의 등을 검사자 쪽을 향하게 하여 몸통 잡고 수직 위를 취함 → 영아 몸을 갑자기 수평이 되게 함	정상	모로반사와 비슷하게 양팔을 포옹하는 동작 두손 펴지면서 위쪽 엉덩관절과 무릎관절 굽힘, 동시에 발목관절 발등굽힘	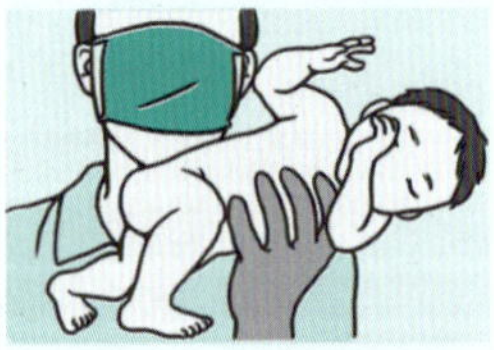
		비정상	위쪽의 팔 주먹 쥔 채로 뻣뻣하게 굽힘됨	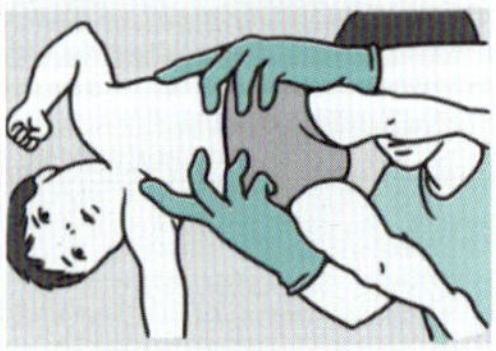
견인반응	영아를 바로 눕힌 상태에서 지면과 45°가 되도록 갑자기 잡아당김	정상	턱을 가슴까지 끌어당기고 양다리를 배까지 굽힘	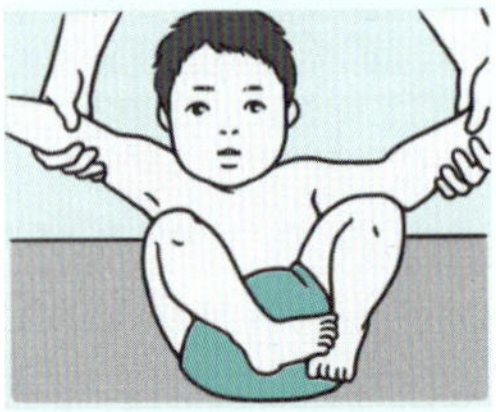
		비정상	다리 굽힘되면서 심한 넙다리 벌림	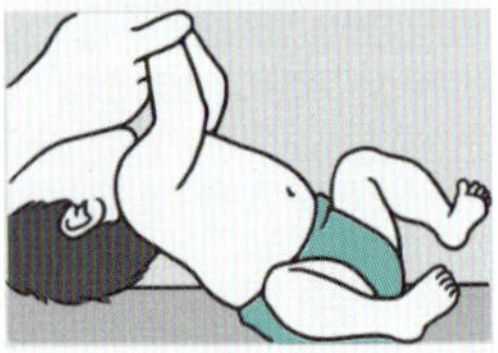

반사검사법	방법	진단		그림
Peiper-Isbert 반응	영아를 옆으로 눕힌 상태에서 양쪽 무릎을 잡고 머리가 아래로 향하도록 수직으로 들어 올림 (4~5개월 : 바로 누운 자세, 5개월 이후 : 엎드려 누운 자세)	정상	팔 벌림, 두 손 펴지면서 목과 몸통 대칭적	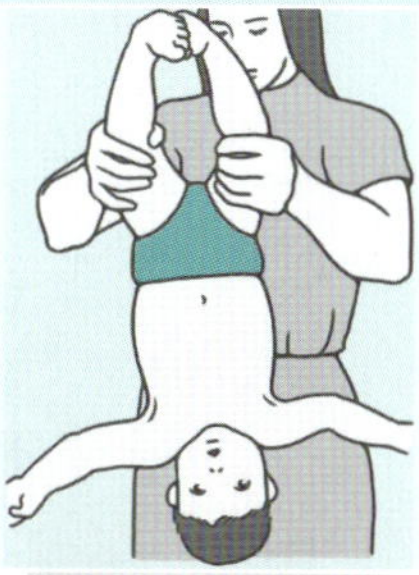
		비정상	한쪽 혹은 양 팔이 주먹 쥔 채로 굽힘 상태유지	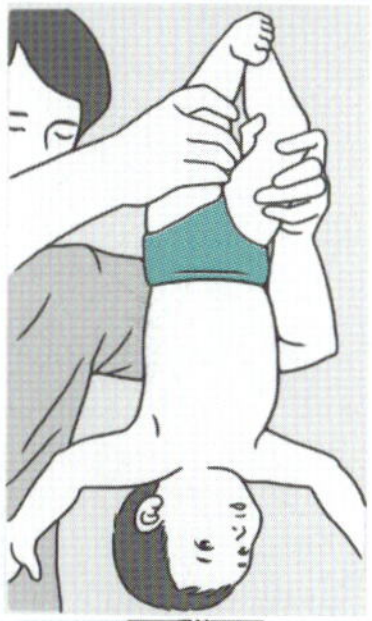
Collis의 역수직위 반응	바로 누운 자세에서 영아 한쪽 무릎 잡고 거꾸로 갑자기 들어 올림	정상	0~6/7개월 사이 나타남 붙잡지 않은 쪽의 엉덩관절·무릎관절·발목관절 굽힘	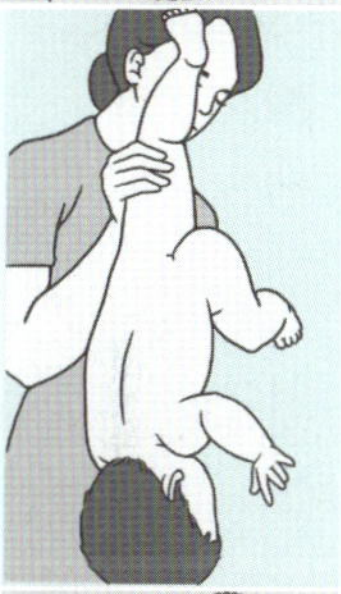
		비정상	붙잡고 있는 다리와 평행하게 자유롭게 놓아둔 다리도 꿈치들리휜발증 상태 되면서 폄	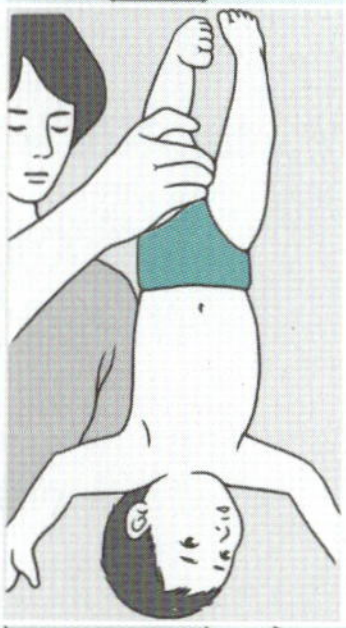
Collis에 의한 수평현수반응	영아를 옆으로 눕히고 같은 쪽 위팔과 넙다리를 잡고 갑자기 들어 올림	정상	자유롭게 놓아둔 팔이 모로반사와 비슷하게 펴짐	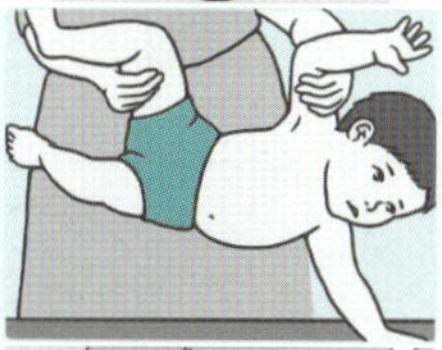
		비정상	자유롭게 놓아둔 팔이 뻣뻣하고 주먹 쥔 상태	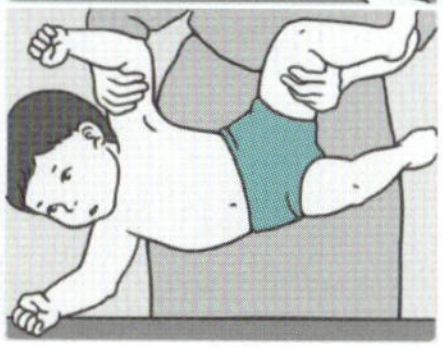

반사검사법	방법	진단		그림
Landau 반응	영아를 손바닥에 엎드리게 한 다음 지면으로부터 들어 올림	정상	머리 약간 구부리고 몸통 굽힘, 팔다리는 느슨한 굽힘 자세 취함	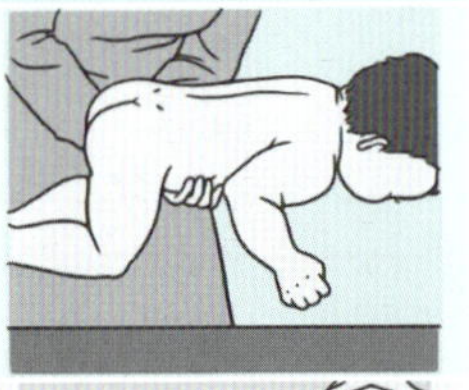
		비정상	고개를 전혀 펴지 못하고 팔 앞으로 뻗치면서 다리 폄 자세 취함	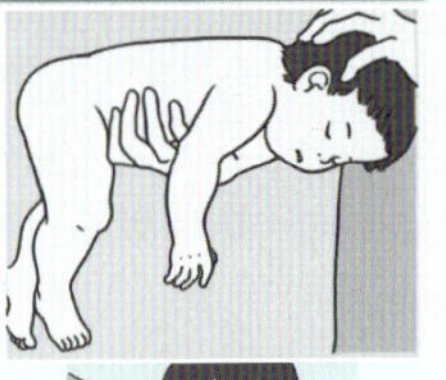
겨드랑이 걸치기 반응	영아의 뒤에 서서 몸통을 잡고 머리 곧게 세우도록 하여 들어 올림	정상	3, 4개월에 시작되어 7개월 말에 사라짐 다리 굽힘공동운동 감소	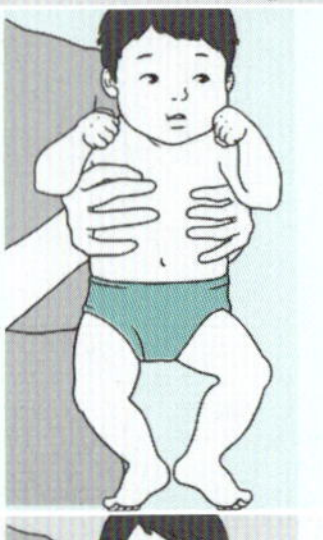
		비정상	다리 뻣뻣하게 폄되어 평행하게 되거나, 서로 교차하며 꿈치들린휜발증 보이고 한쪽이 계속 폄된 자세 취함	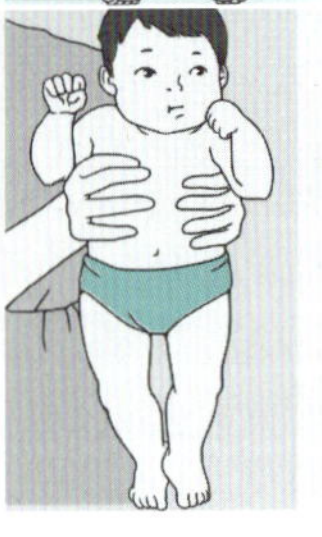

2. 뇌성마비 관련 장애

1) 운동장애
   (1) 정상발달 단계에서 출현 및 소실되어야 할 반사들이 비정상적인 단계를 밟거나 파행적이기 때문에 장애를 가져옴
   (2) supine시 폄근의 긴장이 증가하고, prone 시 굽힘근의 긴장이 증가하여 정상적인 팔다리 운동을 방해함
2) 간질 발작
   (1) 뇌성마비의 약 1/3에서 발생
   (2) 경련성 뇌성마비 > 곰지락성 뇌성마비(3배)
   (3) 뇌나 신체의 외상, 머리뼈안 맥관압 상승으로 인한 두뇌 손상 촉진 위험
3) 청력 장애
4) 시력 장애
   (1) 증상 : 사시(strabismus), 경련성 편마비의 같은쪽반맹증(homonymous hemianospia)
   (2) 눈 – 손 협조운동, 입체감각 분별하는데 문제 일으킴

5) 일반적 감각 장애
   (1) 출현 순서 : 입체인지(stereognosis) → 두점분별능력(two point discrimination) → 위치 및 진동 감각(position & vibration) → 통각 → 온도감각
   (2) 경련성 편마비에서 호발
6) 지각 문제(perception problems)
7) 의사전달 장애(communication defects)
   (1) 언어발달의 지연과 정신장애의 정도가 비례
   (2) 조음장애(dysarthria) : 팔다리마비(quadriplegia) > 양측마비(diplegia) > 편마비(hemiplegia)
   (3) 경직형 – 언어불능, 심한 곰지락형 – 눌어증, 운동실조(ataxia) – 언어장애
8) 정신박약(mental retardation)
9) 감정장애(emotional disturbances)
   'excessive emotionality'
10) 학습능력 이상

EXPLANATION

뇌성마비의 중재

1. 치료기술과 관계있는 용어

1) **억제패턴(inhibitory pattern)**
   유리된 긴장성 반사활동에서 기인된 병적자세패턴을 깨뜨리거나 변화시키는 패턴
2) **핵심부위 조절(key-point of control)**
   (1) 핵심 부위(key-points)는 대부분 신체의 몸쪽부분이다.
   (2) 핵심 부위를 움직여 신체의 나머지 부분에서 병적반사 활동이나 근긴장력의 분포 및 강도(strength and distribution)를 조절하는 것이다.
3) **억제적 조절(inhibitory control)**
   (1) 어떤 것을 억제하여 다른 동작들이 유리하게 작용하도록 하는 능력을 이용하는 조절
   (2) 자극에 대한 바로잡기반응(righting reaction)과 평형반응(equilibrium reaction)이 포함된다.
4) **자발적 운동의 촉진(facilitation of spontaneous movements)**
   자발적 운동반응의 자극에는 환자를 조절하는 특별한 기술에 반응하는 바로잡기반응과 평형반응들이 포함된다.
5) **수의적 운동의 촉진(facilitation of voluntary movements)**
   (1) 환자의 자세(특별한 수의적 동작을 위한 준비)
   (2) 어떤 운동들은 특별히 설정된 자세에서 실시하는 것이 훨씬 쉽다.
6) **타진(tapping)**
   (1) 고유수용기와 피부자극에 의해 근긴장력을 증가시키는 방법

(2) 몸통과 팔다리에 규칙적 혹은 불규칙적 간격으로 교번 타진(alternating tapping)을 실시하면 계속적 유도와 보강(successive induction and recruiting)에 의해 팔다리 혹은 몸통에 지속적인 수축이 형성된다.

(3) 타진은 원하는 자세를 중력에 대항해서 자동적으로 유지하기 위하여 사용한다.

7) **배치(placing)**

정상운동범위의 어떤 단계에서 팔다리의 한 부분을 자동적으로 혹은 수의적으로 잠시 동안 공간에서 유지(hold)할 수 있는 환자의 능력을 말한다.

8) **수동운동(passive movement)**

(1) 통상적인 일반 물리치료에서 사용하는 것과 같은 개념으로 사용하지 않는다.

(2) 보바스 치료에서는 환자를 조정하는 방법으로 사용한다.

① 결코 어떤 시간에 단일 관절의 운동을 목적으로 하지 않는다.

② 완전범위의 관절운동을 시키지 않으며 경련성 운동패턴을 유발하는 운동은 피한다.

③ 환자는 이완되어 있지 않기 때문에 경련조절을 도울 수도 있으며 언제든지 능동적인 보조 혹은 조절을 위한 강조가 가능하다.

9) **잡기(grips)**

(1) 일반적인 물리치료에서 잡기는 통상적인 수동운동을 위한 것이다.

(2) 보바스 치료에서 잡기는 조정을 위한 것이다.

(3) 조정을 위한 잡기에서는 통상적인 수동운동에서와 같이 관절 한 개 혹은 두 개를 대상으로 하는 것이 아니라 한 번에 몸 전체의 조절을 대상으로 한다.

(4) 보바스 치료에서의 잡기는 관절의 위나 아래를 고정하지 않는다.

10) **문합(shunting)**

(1) 근육 및 관절로부터 오는 구심(들)성 자극이 중추신경계의 억제와 흥분에 영향을 주는 것

(2) 신체의 자세(반사-억제패턴)에 의해 예견되는 통로(channel) 내로 유입되어 직접 원심성 자극으로 전환될 수도 있다.

11) **원시운동(primitive movements)**

초기 어린이의 운동패턴과 원시적 자세(primitive posture) 그리고 수정(modification)의 결함과 지연이 있는 운동을 말한다.

12) **원시패턴(primitive pattern)**

출생부터 약 4개월까지의 정상발달아동에서 나타나는 조잡한(roughly) 운동패턴

13) **병적 반사활동(pathological reflex-activity)**

다양한 척수반사(spinal reflex)와 긴장성 반사들의 상호작용(interplay)에 의해 형성되는 운동반응과 비정상적인 자세반응을 말한다.

14) **병적패턴(pathological pattern)**

정상적인 어린이의 발달단계에서 나타나서는 안 되는 비정상적인 운동패턴

2. 뇌성마비 형태에 따른 치료(기출)

중증 경련형	• 과긴장력을 감소시켜 보다 정상적인 긴장력을 회복하도록 노력함 • 정적반사 : 억제자세를 사용하지 않도록 하고 반사억제 패턴에서 환자가 움직일 수 있도록 자세를 취해 줌 • 모든 자세에서 일반적인 운동과 운동의 범위를 넓힐 수 있도록 함 • 환자를 움직이게 하기 위해서는 많은 자극을 필요로 함 • 바로잡기반응과 평형반응 그리고 그 외의 보호반응들을 촉진시킴 • 어느 정도 정상적인 긴장력이 남아 있다면 운동의 수의적 시작을 강조함
중등도 경련형	• 과긴장을 감소시키기 위해 반사억제 패턴을 사용함 • 전체 반사억제 패턴보다는 핵심부위 조절을 이용하는 것이 좋다. • 알맞은 단계적 발달 내에서 점진적으로 정상 운동패턴이 확립되도록 함 • 현재 존재하는 패턴과 없는 패턴이 무엇인지를 발견함 • 연합반응을 중단시키고 신체부위의 독립적 운동이 획득되도록 함 • 긴장력이 너무 낮아지면 타진을 실시하고 연이어 배치를 실시함
경련을 동반한 느린비틀림운동형	• 치료는 중등도 경련형과 유사함 • 반사억제 패턴을 사용하여 경련성과 경축을 감소시킴 • 팔의 강조와 함께 항상 신체 전체의 조절을 실시함 • 머리 중립위 자세와 대칭성자세 그리고 신체의 좋은 정렬을 유지하도록 함 • 바로잡기반응, 평형반응 그리고 기타 보호반응들을 촉진시킴
긴장성 경축을 동반한 느린비틀림운동형	• 반사억제 패턴을 이용하여 경축을 감소시킴 • 체중지지, 압력, 가벼운 억제타진 등을 이용해 정상적인 근긴장 회복 • 팔의 강조와 함께 항상 신체 전체의 조절을 실시함 • 머리 중립위 자세와 대칭성자세 그리고 신체의 좋은 정렬을 유지하도록 함 • 바로잡기반응, 평형반응 그리고 기타 보호반응들을 촉진시킴
무도 및 순수한 느린비틀림운동형	• 반사억제 패턴을 이용하여 경축을 억제시킴 • 자극을 약간 높게 사용하지만 과도한 자극은 피함 • 체중지지, 압력, 저항 등의 방법에 의해 정상적인 근긴장력을 증가시킴 • 고정 및 지속적인 자세 긴장력(postural tone)이 획득되도록 한다. • 팔의 강조와 함께 항상 신체 전체의 조절을 실시함 • 압력타진에 의해 고유수용기와 피부수용기를 자극함 • 교번타진과 압력타진(pressure tapping)을 이용해 바로잡기반응과 평형반응 그리고 보호반응(protective reaction)을 조정하고 촉진시킨다. • 모든 범위를 통하여 운동의 조절을 획득하도록 하고 특별하게 늘어난 근군의 수축과 중재단계의 유지에서 조절을 잘하도록 한다.
실조형	• 반사억제 패턴을 사용하여 경련성을 감소시키고 근긴장력을 증가시킴 • 유지자세에 의해 지속적인 수축을 훈련시킴 • 안정된 긴장력과 긴장력의 증가를 위해 중타진을 실시함
이완형	• 머리를 조절하는 방법을 가르침 • 심호흡을 하게 하는데 울거나 큰 소리를 지르는 것은 목소리 자극에 도움 • 발달척도를 사용 • 좋은 반사억제 패턴 내에서 자극을 주고 반응을 기다린다.

3. 신경발달학적 운동치료

1) 신경발달학적 치료(NDT)

(1) 치료원칙

비정상적인 반사를 억제하고 정상적인 반사를 촉진

(정상적인 반사 : 중간뇌 일부와 겉질에서 나타나는 바로잡기반응과 평형반응)

(2) 치료단계

실제 치료 시 이들을 따로 구별하는 정적반사억제패턴을 사용하는 것보다 동적반사 억제패턴을 사용하여 종합적인 치료를 실시하여야 함

① 1단계 : 경련성의 억제를 통한 근 긴장 분포의 정상화

② 2단계 : 바로잡기반응과 평형반응 촉진

③ 3단계 : 수의적인 동작의 유도를 도모

(3) 정상적인 근 긴장 발달과 수의적 운동 조절

① 핵심부위(key point) 조정 : 머리, 목, 팔이음뼈, 다리이음뼈, 몸통

② 경련성이 있을 때 반사억제패턴 유도하기 위해 신체 몸쪽부분을 핵심부위로 선택

③ 경련이 심한 곳 접촉해서는 안 됨

(4) 치료진전의 단계(운동의 확립순서)

① 머리의 조절(head control)

② 구르기(rolling)

③ 옆으로 앉은 자세(side sitting)

④ 보호 폄반응(extended arm protective reaction)

⑤ 앉은 자세를 위한 바로잡기반응(righting reaction for sitting position)

⑥ 기기(crawling)

⑦ 무릎서기(kneeling standing)

⑧ 균형반응(balance reaction)

⑨ 반무릎서기(half kneeling)

⑩ 서기(standing)

⑪ 보행(walking)

⑫ 계단오르기(stair climbing)

2) Vojta의 방법

(1) 치료원칙

신체의 운동유발을 일으키는 자극점에 압력을 가해 반사적 포복반응과 반사적 뒤집기 등을 자동적으로 유발하여 아동의 뇌가 정상운동패턴을 경험하고, 정상발달단계에 도움을 주고자하는 것

(2) 치료를 결정하는 기준

① 6~7개의 비정상 반응이 있고, 근긴장에 이상이 있을 때

② 4~5개의 비정상 반응이 있고, 한쪽에 비정상적인 중추성 협조운동장애가 있으면서 긴장성 반사가 병적일 때

③ 1~5개의 비정상 반응이 있고, 한쪽이 비정상 자세를 보일 때

④ 1~5개의 비정상 반응이 있고, 한쪽에 비정상 징후와 경련성이 보일 때

⑤ 1~5개의 비정상 반응이 있고, 자세반사가 정상적인 영아의 생연령보다 3개월 이상 지연될 때

(3) 치료

① 가능한 조기에 실시

② 진행 과정 중 일정한 간격의 재평가

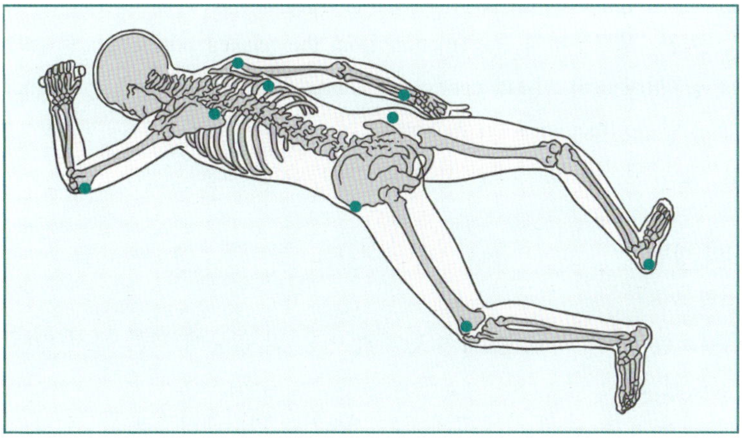

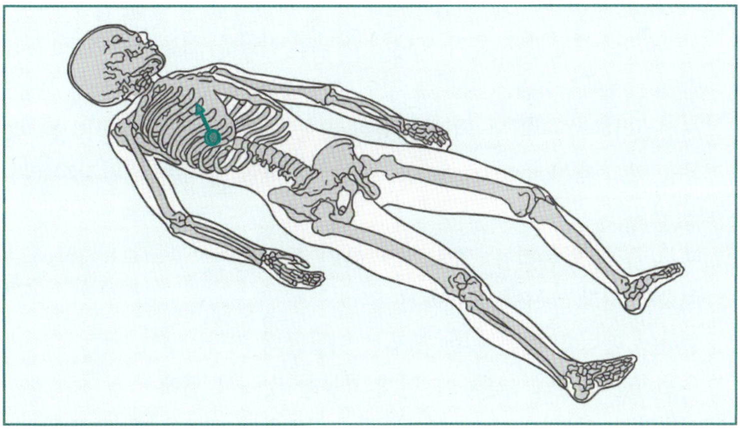

3) W.M. Phelps의 방법

(1) 치료원칙

① 개체발생학적 과정에 기초한 치료법

② Pavlov의 원리와 Sherrington의 법칙, Jacobson의 원리 등이 응용

③ 15개 과정의 치료양식, 보조기, 투약, 외과적 수술

(2) 치료과정

① 마사지(massage) : 근긴장 유지, 순환 증진, 수축성 유지

② 수동운동(passive motion) : 경련성－천천히, 강직성－빠르게

③ 능동보조운동(active assisted motion)

④ 능동운동(active motion)
⑤ 저항운동(resisted motion)
⑥ 조건운동(conditioned motion)
⑦ 혼동 혹은 공동운동(confused or synergistic motion)
⑧ 혼합운동(combined motion)
⑨ 안정(rest)
⑩ 이완기술(relaxation technique) : 근긴장, 불수의적 운동 감소
⑪ 이완자세로부터의 운동(motion from the relaxed position) : 불수의 운동이 있을 때 사용
⑫ 균형(balance) : head control → sitting balance → kneeling balance → standing balance
⑬ 상반운동(reciprocation motion)
⑭ 손을 뻗거나, 잡고, 놓기(reach, grasp and release)
⑮ 숙련(skills)

4) **Rood의 방법**

(1) 정의

감각조절자극과 개체발생학적 단계의 이용 및 활동에 의한 목적 있는 반응의 유도

(2) 치료 원리

① 운동패턴은 출생 시에 존재하는 기본적인 반사패턴으로부터 발달되고, 이들은 의식이 있는 고위수준의 조절이 얻어질 때까지는 감각자극을 통하여 점차적으로 수정되고 이용되기 때문에 만일 특정한 수용기에 대해 적당한 자극을 적용하는 것이 가능하다면 이 자극이 정상발달 단계에서처럼 이용되는 것이 가능하고 또 그것이 반사적 운동반응의 유도가 가능하며 신경생리학적 원리에 의해 적당한 운동 엔그램이 성취되리라는 것
② 운동 엔그램(Motor engram) : 자극에 의하여 생기는 지워지지 않는 인상

(3) 치료방법

① 빠른 솔질, 얼음적용, 압력, 쓰다듬기 등 이용
② 치료의 시작 : 이환근의 촉진
③ 원하는 패턴을 얻기 위한 방법 : 이환근의 자극
④ 운동패턴의 선택 : 환자가 현재 가능한 것에서 선택
⑤ 진행과정 : 하위 수준의 숙련운동이 완전하게 되었을 때 상위수준의 숙련운동으로 옮겨 나가는 방법

5) **Herman Kabat의 방법**

(1) 정의

고유수용기를 이용한 치료법

(2) 고유수용성 신경근 촉진법에서 이용되는 신경생리학적 기전들

① 최대 저항(maximal resistance)
② 반사(reflex)
③ 방산(irradiation)
④ 연속적인 유도(successive induction)

⑤ 상반지배(reciprocal innervation)

6) **Temple Fay의 방법**

(1) 개요

① 계통발생학적 과정에 근거를 둔 것으로 계통발생학적 방법 아래에서는 어류나 파충류 등의 양식과 유아의 운동양상이 서로 비슷하다는데 초점을 둔 것

② 긴장성목반사와 같은 병적반사라도 도움이 되면 사용

(2) Fay의 기본적 패턴

① 양서류(amphibia) 수영형태, 굽힘과 폄 반복 패턴 : 하위중추

② 교차 파충류(crossed reptilian) 형태 : 하위중추

③ 연합반응(associated response) : 시상 혹은 중간뇌

④ 상동성 양서류(homologous amphibian) 형태의 운동 : 그물체, 다리뇌, 숨뇌

(3) 치료

① 상통성 패턴

- 자세 : 엎드려 누운 자세에서 실시
- 고개 오른쪽 돌림 : 오른쪽 손, 입 근처로 가져감
  (시작자세) : 엄지 벌림, 손가락 폄
  팔꿉관절 90° 굽힘
  팔을 어깨관절 수준까지 벌림
  : 오른쪽 다리 벌림 및 굽힘, 배 옆에 놓임
  발목관절 발등굽힘
  : 왼쪽 팔 손등이 오른쪽 볼기에 이를 때 모음 및 안쪽돌림
  : 왼쪽 다리 폄
- 고개 왼쪽 돌림 : 왼쪽 팔 손을 입 근처로 가져감(sweeping 운동)
  (치료) : 왼쪽 다리를 위와 같은 방법으로 굽힘
  동시에 오른쪽 팔·다리 고개가 중간지점 통과, 왼쪽돌림되면 폄됨
  (결과) : 손과 손가락이 손을 볼기 위에 놓았을 때 쉽게 펴짐
  ⇒ “Unlocking technique”

7) **George Deaver의 방법**

(1) 일상생활에서 중요한 신체적 활동들을 어린이에게 훈련시키는 방법

(2) 치료목표

① 자조활동에 도달하도록 하는 것

② 보행훈련

③ 손의 최대한 활용

④ 적당한 언어

8) **Pohl의 방법**

(1) 뇌성마비의 문제 중 일차적인 것은 근활동의 장애라는 관점의 치료법

(2) 훈련 시 : 단일 관절의 조절훈련 실시 → 성취 → 많은 관절에서의 조절훈련 시행

(3) 기본 원리

① 의식적인 근 이완

② 수의적 근 조절

③ 발달학적 패턴의 증진

4. 정형외과적 치료

1) 다리의 변형에 대한 정형외과적 치료

(1) 엉덩관절 모음변형 : 모음근힘줄 절단술, 폐쇄신경 절제술

(2) 엉덩관절 굽힘변형 : Soutter, Campbell 수술법, iliopsoas recession

(3) 엉덩관절 안쪽돌림 변형 : 반힘줄모양근을 부착부에서 절단하여 넙다리가쪽관절융기의 앞가쪽에 전위하여 고정시킴으로써 뒤넙다리근의 작용에서 벌림근의 작용으로 전환하는 방법

(4) 무릎관절 굽힘변형 : 안/가쪽뒤넙다리근 힘줄을 각각 같은쪽의 넙다리뼈관절융기로 전위 고정시키고 무릎 지지띠에 절개를 가하는 수술법

(5) 꿈치들린휜발증 변형 : 아킬레스힘줄 연장술

(6) 가쪽들린휜발증 변형 : Crice-Green 수술

(7) 안쪽들린휜발증 변형 : 뒤정강근 연장술 또는 전위술

2) 팔의 변형에 대한 정형외과적 치료

(1) 자쪽손목굽힘근힘줄 전위술

(2) 손목관절 고정술

5. 보조기

변형 정도가 심하지 않거나 변형에 대하여 수술을 시행한 후에 변형 재발 방지할 목적으로 착용

1) 짧은다리 보조기(SLB)

(1) 발목관절 90° 이상 발바닥굽힘되지 않도록 처방

(2) 꿈치들린휜발증에 안쪽들린휜발증 변형 함께 있을 때 : 구두 가쪽에 T strap 달도록 처방

(3) 가쪽들린휜발증 변형 : 구두 안쪽에 T strap 달도록 처방

2) 긴다리 보조기(LLB)

꿈치들린휜발증 변형이 장딴지근의 단축에 의한 것이어서 무릎관절을 굽힐 때 교정이 될 경우 착용

3) 야간용 보조기

양측 엉덩관절 모음 및 안쪽돌림 변형이 있는 어린이의 양측 긴다리 보조기 안쪽 지주 사이에 Spreader bar 부착

4) 유소아의 경우 보조기 적용 피함

정상적인 자세반사 기능의 발달장애 가져오고, 이상보행 초래

척수손상

EXPLANATION

척수의 손상

1. 개요

1) 척수손상의 일반적인 원인 : 골절, 탈구, 외상, 출혈
2) 약 70%는 외상(교통사고 50%), 30%는 질병
3) 호발 연령 : 40세 미만이 약 80%

2. 척추의 골절

1) **목뼈의 골절**

C_5∼C_6과 C_6∼C_7에서 빈발하며 목뼈골절과 함께 목척수 손상 시 팔다리마비의 원인이 됨

(1) **손상기전**

① 굽힘 손상 : 과도한 굽힘은 1∼2개의 척추뼈몸통의 설상골절을 유발, 제2목뼈 이하에서 볼 수 있는 안정골절

② 굽힘/돌림 손상 : 돌림운동범위가 큰 목뼈에서 유발되며 불안정 골절

③ 과다폄 손상 : 차가 급정거하거나 낙상 시 발생되는 손상으로 앞세로인대가 늘어나거나 파열되나 뒤인대군은 건재

④ 수직압박 손상 : 위에서 물체가 떨어지거나 다이빙할 때로 목뼈와 허리뼈에 발생

⑤ 가쪽굽힘 손상

(2) **부위별 손상**

① 스트레인 및 삠 : 목이 갑자기 돌아가거나 비꼬일 때 발생하며 국소동통, 목뼈운동장애, 팔 방사통 등이 나타남

② **Whiplash Injury** : 차량사고 시 뒤쪽추돌에 의해 발생되는 일종의 가속폄 및 감속손상으로 머리와 목은 과다폄되고 곧이어 굽힘이 일어나게 되어 발생

③ 고리뼈골절 : 머리의 지상충돌, 물체낙하로 인한 머리손상 등으로 발생하는 1번째 목뼈의 환골절로 Jefferson 골절이 대표적, 동통과 목의 경축이 나타남

④ 고리중쇠 골절 및 탈구

- 앞쪽 : 과다굽힘 시 발생, 뒤쪽－과다폄 시 발생

- 돌림성 아탈구, 치아돌기 골절 : 목의 과다굽힘과 과다폄에 의해 발생하며 앞쪽 전위가 뒤쪽 전위보다 흔함

⑤ 중쇠뼈 외상성 전위증 : 교통사고로 인한 과다폄이 주된 원인으로 중쇠뼈몸통이 앞쪽으로 전위되며 교수형 골절이라고도 함

⑥ 3~7번째 목뼈의 골절 및 탈구 : 신연굽힘에 의해 뒤쪽인대 손상, 편측 및 양측돌기 관절탈구

- 척추뼈몸통골절은 압박 굽힘력에 의해 발생되며 중간주까지 손상되면 눈물방울형 골절을 유발
- 찢김골절은 가시돌기에 부착된 근육의 갑작스런 수축이나 굽힘력에 의해 발생되며 제7목뼈 가시돌기의 바닥쪽에서 골절
- 가쪽관절융기 골절은 편측의 압박폄 및 가쪽굽힘에 의해 발생

2) **등뼈 및 허리뼈의 골절**

(1) **손상기전**

① 굽힘 손상 : 가장 흔한 손상의 원인으로 뒤인대군 손상 없이 척추뼈몸통만 설상골절을 일으키는 안정골절

② 폄 손상 : 척추뼈몸통 앞부분의 찢김골절 혹은 협부골절을 유발

③ 가쪽굽힘 손상 : 허리중간부에 호발하는 안정골절

④ 돌림 손상 : 10번째 등뼈~1번째 허리뼈 사이에 호발되며 단순한 회전력에 의한 손상보다는 굽힘, 돌림손상이 흔하며 이 경우 '박편골절탈구'란 불안정 골절을 유발

⑤ 전단력 손상 : 허리뼈에서 흔하며 척추뼈몸통가 전위되는 불안정골절

⑥ 신연력 손상 : 1~4번째 허리뼈에 호발하며 척추뼈몸통과 뒤고리에 장력을 받아 chance골절을 유발

⑦ 근력에 의한 손상 : 갑작스런 근육 수축 시 특히 허리네모근에 의해서 허리뼈 가로돌기가 골절

(2) 부위별 손상 양상

등뼈는 아래부위에서 압박골절이 잘 일어나 척추뒤굽음증의 증가를 보이고 허리뼈는 압박골절, 복합골절, 아탈구가 동반된 골절, 신경구멍 침범 또는 완전골절 및 탈구증이 많이 발생

3. 척수의 손상

1) 기능의 일시적인 장애

(1) 척추뼈몸통의 압박이나 방사선 상에 나타나지 않은 골절 등에 의한 것

(2) 척수에 기계적 압박이나 척추 내에 전체 해부학적 변화는 일어나지 않는 것으로 알려짐

2) **척추결핵**

Pott씨 병이라 불리며 호발부위는 아래등뼈 및 위허리뼈이며 다른 원발 병소로부터 혈행성 전파에 의해 발생

(1) 결핵성 하반신마비

척추결핵 시 발병될 수 있는 가장 심각한 합병증이며 초기 증상은 발목관절 간대성경련

(2) 결핵성 척주뒤굽음증

등뼈 또는 등허리부위의 심한 척추결핵을 방치하면 심한 척주뒤굽음증이 발생

3) **척수종양**

가슴부분에서 호발하며 신경섬유아종과 수막종이 많이 발생

4) **척수농양**

세균감염(폐렴, 심내막염, 폐혈성 유산 등의 원거리 감염)으로 일차성으로 발생되거나 경질막바깥 농양, 엉치꼬리뼈 샛길이나 외상으로 직접 감염되어 이차적으로 발생

(1) 척수 경질막바깥 농양 : 원인균은 포도상 구균이며 농은 주로 척수의 뒤쪽에 모이며 위아래쪽으로 파급되어 하지마비를 일으킴

(2) 척수 경질막밑 농양 : 신체 타 부위에 염증이 있는 당뇨병 환자에서 발생

5) **척추갈림증**

주된 선천성 기형의 가장 흔한 경우 중의 하나로 척추결손은 태생기 때 일어나며 허리엉치부분에서 호발, 척수수막류가 가장 심한 형태로 신경계의 손상을 동반

4. 분류 및 증상

1) **Complete transection의 증상**

(1) 감각의 완전마비

(2) 경련성 마비

2) **Hemisection의 증상**

(1) 병변이하의 양측이 각기 다른 증상을 보임

같은쪽은 Motor weakness와 Long tract sign. 반대쪽은 감각의 마비가 옴

3) **Anterior involvement**

(1) Motor weakness

(2) pain

(3) Temperature sensation의 둔화

(4) Light touch 및 Position sensation은 남아 있음

4) **Posterior cord involvement**

(1) Motor weakness는 없음

(2) 주요감각의 상실로 운동실조, neurotrophic joint라 하는 관절의 파양변형을 유발

5. 진단 및 평가

- 진단 : 환자의 병리적 상태를 말해 주는 것으로, 그 질병의 예후에 중요함
- 평가 : 병력, 의학력 진찰, 검사소견, 환자의 인품, 가족상황, 직업, 환경, 태도, 적응력 등의 평가가 이루어져야 함
- 평가방법 : 신경학적 평가, 척수조영법, 근전도, SCF 검사, 방사선 촬영이 있으나 물리치료사와 관계 있는 신경학적 평가를 중심으로 함

1) 일반적인 검사

(1) 감각 검사 : 가벼운 촉각, 표피통증, 고유감각

(2) 긴장도 검사

(3) 도수근력검사

(4) 관절가동범위 검사

(5) 기능적 검사

2) **위운동신경세포 반사를 이용한 검사**

(1) 병적 반사

① **Babinski 반사**

- 방법 : 발바닥 가쪽모서리를 따라 발꿈치뼈에서부터 엄지발가락 바로 아래 부분까지 날카로운 기구를 사용하여 자극
- 정상 : 엄지발가락 폄, 나머지 발가락 굽힘
  → 신생아에서는 양성 반응 정상
- 비정상 : 반응 없음
  → 12~18개월 이후 양성반응 출현 시 비정상임, 출생 후 성장함에 따라 음성 반응으로 이행

② **Oppenheim 징후**

- 방법 : 검사자의 손가락으로 환자의 정강뼈능선을 따라 내려가면서 자극
- 정상 : 반응 없음, 통증 호소
- 비정상 : 엄지발가락 폄, 나머지 발가락 굽힘
- Babinski 반사 결과가 양성일 때 더욱 확실히 하기 위해서 실시함

③ **Hoffmann의 징후**

- 방법 : 가운데손가락 손톱을 압박
- 정상 : 무반응
- 비정상 : 엄지, 집게손가락, 가운데손가락 굽힘

(2) 정상적인 반사

① **고환올림근 반사(cremasteric reflex)**

- 방법 : 넙다리 안쪽면을 자극하였을 때 고환올림근의 수축에 의해 같은쪽 음낭이 위쪽으로 올라가는 반사
- 양측 소실 : 위운동신경세포 병변을 의심
- 편측 소실 : 소실된 쪽의 L_1, L_2 사이의 아래운동신경세포 병변

② **망울해면체 반사(bulocavernosus reflex)**

- 방법 : 음경의 귀두 부분 압박하였을 때 항문 조임근이 반사적으로 수축하는 반사
- 반사 있으면 방광과 장의 반사적 지배가 존재하는 것임

③ **Sacral sparing**

- 척수손상의 회복 가능성을 추측
- 운동, 감각, 반사지배에 의해 평가

- 운동 : 엄지발가락 굽힘(S_1 지배) 평가
- 감각 : 항문 주위(S_2, S_3, S_4 지배) 자극
- 반사 : 항문 조임근 반사(S_2, S_3, S_4 지배)

3) **손상 level별 검사**

(1) **목척수손상**

① **C_2~C_3 손상**

- 운동기능 : 없음, 호흡유지를 위해 항구적인 인공호흡기 사용
- 감각 : 팔감각, 유두 위 3인치 선까지 감각손실
- 반사 : 충격 시에는 모든 DTR소실
  충격 후에는 일반적으로 DTR이 증가되어 병적반사 출현

② **C_4 손상**

- 운동기능 : 목빗근, 등세모근, 위목뼈, 부척추근의 기능은 있으나 팔다리마비, 팔과 몸통, 다리의 수의적 가능상실, 휠체어 사용 불가능, 갈비사이근과 배근의 기능 결여로 호흡이 약화됨
- 감각 : 가슴벽 앞위쪽의 감각 존재
- 반사 : 초기에는 DTR 상실, 나중에는 병적반사 출현

③ **C_5 손상**

- 운동기능 : 어깨세모근과 위팔두갈래근의 기능이 남아있음, 근기능이 약하기 때문에 Feeder를 사용해야 하며 혼자서 휠체어를 움직일 수 없음

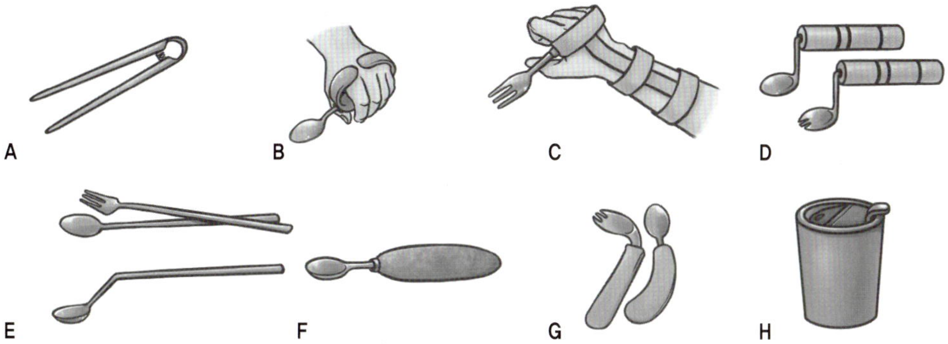

식사 시 사용되는 보조 도구

A, 스프링 부착 젓가락. **B,** 유텐실 홀더. **C,** 수근관절 신전을 유지하면서 스푼을 쥘 수 있는 장치. **D,** 회전고리 스푼. **E,** 자루가 긴 스푼·포크. **F,** 코르크자루 스푼. **G,** 휘어진 스푼. **H,** 유동식을 흘리지 않게 하는 컵

- 감각 : 가슴 앞위쪽, 어깨에서 팔꿉관절 가쪽면까지의 감각 존재
- 반사 : 위팔두갈래근 반사가 정상이거나 약간 감소

④ **C_6 손상**

- 운동기능 : 어깨세모근, 위팔두갈래근, 가시위근, 가시아래근, 작은원근, 어깨밑근 등은 정상
- 손목관절 폄근 중 긴/짧은노쪽손목폄근은 정상(자쪽손목근 제외), 어깨관절의 모든 운동, 팔꿉관절의 완전한 굽힘, 아래팔의 가쪽돌림과 부분적인 안쪽돌림 운동이 가능, 물건을 잡는 힘이 약하고 호흡도 약함, 휠체어 생활 가능

- 감각 : 팔 전체 가쪽면, 엄지, 집게, 가운데손가락의 절반 감각 존재
- 반사 : 위팔노근 반사, 위팔두갈래근반사 정상으로 나타남

⑤ **C_7 손상**

- 운동기능 : C_6 수준에서 사용가능 근육 외에도 위팔세갈래근, 손가락굽힘근 등이 사용가능(push up), 보조기 보행과 평행봉 내에서 보조기 보행훈련가능, 돌림근군이 강하며 넓은등근, 큰가슴근이 부분적 작용
- 감각 : 팔 전체 가쪽면, 엄지, 집게, 가운데손가락의 절반 감각 존재
- 반사 : 위팔노근 반사, 위팔두갈래근반사 정상으로 나타남

⑥ **C_8 손상**

- 운동기능 : 손의 모음근을 제외하고는 모두 정상
- 감각 : 팔 가쪽면 전체, 손 전체는 정상적인 감각, 아래팔 안쪽은 팔꿉관절에서 몇 인치 아래까지 감각은 정상

(2) **등척수손상**

① **T_1 손상**

- 운동기능 : 팔기능, 위팔신경얼기의 기능은 정상이나 하반신 마비를 일으킴
  교정보조기의 사용으로 보행은 가능하나, 의자차를 많이 사용, 몸통 안정성의 결핍으로 보행의 에너지 증가가 현저함
- 감각 : 전체팔, 유두부위 가슴 앞면 감각 정상
- 반사 : 팔 모두 반사 정상

② **T_6 손상**

- 운동기능 : 호흡기능 증가로 인해 ADL을 독자적으로 수행, 보조기로 보행이 가능하나 에너지 소모가 많아 보행은 어려움
- 반사 : 팔 반사 정상이나 다리 반사는 없음

③ **T_{12} 손상**

- 운동기능 : 호흡운동이 완전, 배와 등을 세울 수 있고 완전한 ADL수행가능, 보행은 현실적이 아니고 기능적 보행을 위해서 보조기 착용

(3) **허리·엉치척수 손상**

① **L_1 손상**

- 운동기능 : 약간의 엉덩관절 굽힘을 제외한 완전한 다리 마비
- 반사 : 무릎힘줄, 아킬레스힘줄 반사는 소실되나 쇼크 후 병적반사가 나타남
- 감각 : L_2 감각대 이하 감각손실
- 방광·장기능 : 방광기능, 소변 줄기는 없고 항문은 개방, 쇼크 후 항문반사는 수축되고 과도하게 나타남

② **L_2 손상**

- 운동기능 : 엉덩관절 굽힘, 모음 약화, 넙다리네갈래근은 임상적 기능은 없음
- 반사 : 무릎힘줄 반사 감소, 아킬레스힘줄 반사 없음
- 감각 : L_2 감각대 이하 감각 없음

③ L_3 **손상**

- 운동기능 : 엉덩관절 굽힘, 모음은 정상, 넙다리네갈래근은 약하나 임상적 의의는 있음
- 반사 : 무릎힘줄 반사 약간감소, 아킬레스 반사 없음
- 감각 : 무릎관절 위 감각정상
- 방광·장기능 : 수의적 조절 불가능

④ L_4 **손상**

- 운동기능 : 엉덩관절 굽힘근, 모음근, 넙다리네갈래근 정상, 앞정강근의 운동가능
- 반사 : 무릎힘줄 반사 정상, 아킬레스힘줄 반사 없음
- 감각 : 넙다리부분 모두, 종아리의 안쪽, 발의 감각 정상
- 방광·장기능 : 수의적 조절 불가능

⑤ L_5 **손상**

- 운동기능 : 중간볼기근, 안쪽뒤넙다리근은 부분적 기능 가능, 큰볼기근은 기능상실로 엉덩관절 굽힘 변형 초래
- 반사 : 무릎힘줄 반사 정상, 아킬레스힘줄 반사 없음
- 감각 : 종아리 가쪽, 발의 발바닥면을 제외하고 정상
- 방광·장기능 : 수의적 조절 불가능

⑥ S_1 **손상** (기출)

- 운동기능 : 엉덩관절근, 무릎관절근은 정상이나 큰볼기근, 장딴지근, 가자미근의 약화, 발의 모음근 약화
- 반사 : 무릎힘줄, 아킬레스힘줄 반사 모두 정상
- 감각 : 항문주위 제외, 다리감각 정상
- 방광·장기능 : 수의적 조절 불가능

⑦ S_1~S_3 신경은 방광과 발의 모음근을 지배하는 신경으로 깊은반사, 운동기능은 없고 항문주위 피부절의 감각을 담당함

EXPLANATION

합병증

1. 욕창

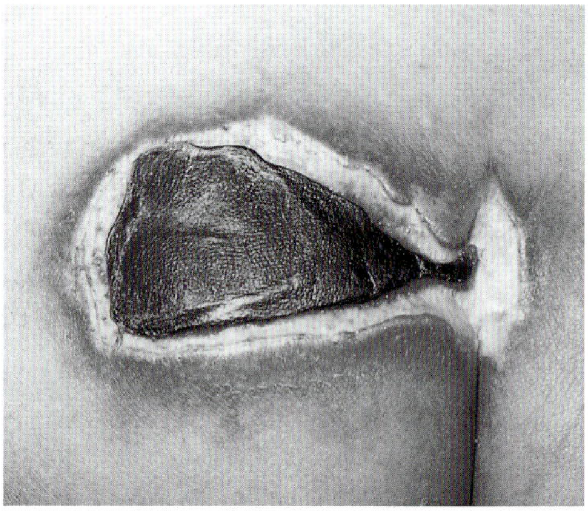

1) **원인**
   (1) 뼈의 돌출부와 연부 조직 사이에 가해지는 지속적 압박
   (2) 산소결핍증이나 혈전증 등을 유도하여 괴사에 빠뜨림
   (3) 척수손상 환자의 25~85%에서 발생, 사망원인의 8%
   (4) 압박 이외 원인 : 영양불량이나 연부 조직의 타박상, 피부침연, 피부의 심한 마찰, 근육의 조절되지 않는 경련, 2차적 감염
   (5) 자주 침범하는 병원균 : 황색 포도상구균, 백색 포도상구균, 화농성 연쇄상구균, 대장균, 녹농균, 심상변형균, 폐염간균
   (6) 욕창방지 : 자세를 1~2시간마다 바꿔 줌, circulatic bed 사용
2) **<u>욕창의 호발 부위</u>**
   (1) 뒤통수(occipital)
   (2) 어깨뼈(shoulder)
   (3) 팔꿈치머리(olecranon process)
   (4) 엉치뼈(sacral)
   (5) 발꿈치뼈(heel, calcaneal)
   (6) 큰돌기(trochanteric)
   (7) 가쪽복사(lateral malleolus)
   (8) 무릎뼈(patella)
   (9) 위앞엉덩뼈가시(anterior superior iliac spine)

3) **욕창의 치료**

(1) 가장 중요한 치료 : 궤양부위의 압박을 완전 제거

(2) 영양상태 호전

(3) 단백질 공급 → 질소대사 균형유지

(4) hemoglobin과 hematocrit의 혈중치를 정상으로 유지

(5) 손상 부위의 부종 감소

(6) 식사는 고칼로리(4,000kcal), 고단백질(150mg)식을 공급

(7) 적어도 하루 1회 항생제를 탄 물이나 비누로 세척

(8) 괴사조직은 제거, 특히 건초가피가 있으면 반드시 제거

(9) 창상이 너무 광범위하거나 깊으면 수술적 치료를 실시

(10) 허바드 탱크 : 염수(5%의 식염용액에 2.5%의 황화마그네슘을 혼합한 용액)를 이용하여 94~98%°F의 온도에서 1~30분 정도 치료

2. 방광의 문제

1) 방광

(1) 정상 방광의 용량 : 400~500ml

(2) 최대용량 : 800ml, 여성은 남성의 5/6

(3) 벽의 두께 : 3~15ml

(4) 구분 : 방광꼭대기, 방광몸통, 방광바닥, 방광목

2) **방광의 기능**

(1) 정상적인 방광기능

① 배뇨근 : 요도위끝에서 속요도 조임근(불수의근)형성, 방광 민무늬근육(방광 비움)

② 바깥요도 조임근 : 뼈대근육, 수의근

→ 배뇨근, 바깥요도 조임근 : 방광몸통나 방광바닥의 벽

③ 부요도근 : 골반바닥 주위의 먼쪽 요도

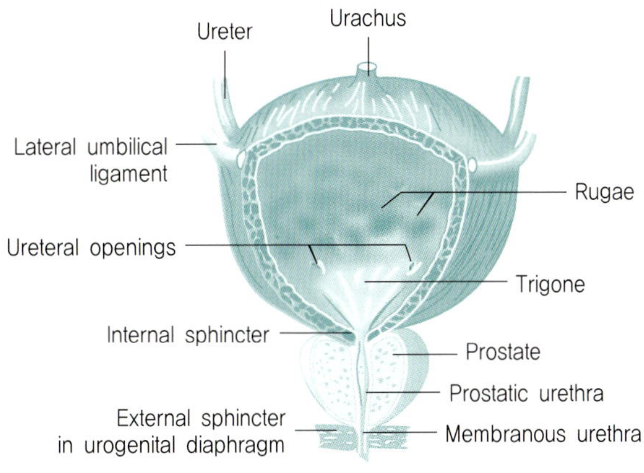

3) 정상 방광의 조절

(1) 자율체계(autonomic system)

① 부교감 신경성 지배(골반신경)

- S_2~S_4의 엉치척수 구획(sacral cord segment) 신경세포체로부터 시작
- 배뇨근의 수축 → 배뇨

② 교감성 지배(아랫배신경)

- T_{11}부터 L_1 사이에서 일어나 지배
- 배뇨근의 이완

③ 부교감 골반신경(parasympathetic pelvic nerve)

- 배뇨중추 S_2~S_4와 방광벽 사이를 연결하는 감각 및 운동자극 작용
- 운동신경 : 배뇨근 지배
- 감각신경 : 방광 내 신장수용기 분포

④ 아랫배신경(hypogastric nerve)

T_{10}~T_{12}의 교감신경섬유이며 방광과 요도의 운동 및 감각 섬유

⑤ 엉치숨뇌로와 그물척수로(sacrobulbar tract, reticulospinal tract)

척수에서 고위의 중추신경을 연결하는 복잡한 반사 계통을 통합

(2) 체성체계(somatic system)

① 바깥요도조임근과 부요도골반바닥 근육

- 가로무늬근육섬유로 구성
- S_2~S_4 엉치척수 구획으로부터 체성지배를 받음
- 음부신경을 통해 몸쪽부분 요도, 바깥요도조임근, 요생식 격막을 지배

② 음부신경

- 음부신경총의 한 가지로 혼합신경
- S_2~S_4에서 나와 바깥조임근과 골반바닥 근육의 운동 및 감각을 지배

(3) 배뇨에 관계있는 반사들

① 방광에 소변이 차면 교감성 긴장 우세
→ 배뇨근 이완, 방광 내 소변 낮은 압력 유지

② 방광 내 소변이 한계용량에 이르면 자동성자극이 방광에 도달
→ 교감성 억제 중단, 부교감성자극이 배뇨근 수축, 긴장증가, 방광 내 압력증가

③ 방광의 한계용량 : 400~450ml

④ 방광 내 압력증가는 방광벽 내의 신장감수기 활성화로 배뇨반사(micturition reflex) 유발(부교감성 입력 : 배뇨근 수축의 원인)

⑤ 배뇨근 수축 : 방광 내 신장감수기의 활성화 촉진(배뇨반사 자극)

⑥ 배뇨반사는 곧 피로를 일으켜 방광은 이전의 상태로 되돌아감

⑦ 배뇨반사의 흥분과 소멸의 주기는 방광에 소변이 충만되는 시간과 관계

⑧ 방광 내 압력이 높아지면 방광목이 강제로 열림
(신장감수기활동은 배뇨반사 강도를 높이고 바깥조임근의 반사적 이완을 일으킴)

(4) **배뇨억제와 배뇨**

① 방광벽 주름은 요도의 몸쪽부분을 압박, 소변 흐름 차단

② 방광 내 압력 증가로 바깥조임근과 부요도 골반바닥근들이 소변차단

③ 반사적 조절 : 방광이 소변으로 가득 차게 되면 골반바닥근들이 반사적 수축
수의적 조절 : 감각유입에 의존

④ 방광으로부터 감각이 엉치척수로 유입되면 뒤기둥에 있는 상행로, 가쪽척수시상로를 상행하여 수질, 시상, 대뇌겉질에 이름

⑤ 뇌에서의 배뇨조절은 대뇌겉질과 뇌줄기에서 시작하여 겉질척수로와 그물척수로를 하행, S_2 ~S_4에 이름

⑥ 배뇨를 원하지 않는 시간에는 바깥조임근과 골반바닥근육들은 수축하여 배뇨반사의 억제를 통하여 수의적으로 배뇨를 방지

⑦ 시간과 장소가 배뇨하기에 적당할 때는 대뇌겉질로부터 엉치척수반사활로 직접 신호를 보내 배뇨를 촉진

⑧ 배뇨근 수축으로 방광 내 압력이 증가되면 요도와 접해있는 방광 내 주름이 끌어 당겨져 요도가 열리고 소변이 요도 내로 이동

⑨ 골반바닥 근육이 수의적으로 이완되었을 때 배뇨반사를 촉진하는 원인

⑩ 배근은 방광에 압력을 가함으로써 배뇨에 보조적인 도움

(5) **배뇨의 생리적 기전**

① 뇌줄기의 상호 억제 작용 : 배뇨근이 수축하는 동안 방광목은 열리고 조임근이 이완되어 배뇨를 하는 것

② 엉치척수의 원심(날)성 구심(들)성 반사활동 : 배뇨가 진행되는 동안 배뇨근이 수축하여 방광내압을 올리고, 흘러 내려가는 오줌의 기계적 자극이 반사적으로 배뇨근을 수축시키게 하여 방광이 다 비어질 때 까지 배뇨가 계속되는 현상

③ 중간뇌와 대뇌의 수의적 조절 : 배뇨를 원하지 않는 시간에는 바깥조임근과 골반바닥근육들이 수축하여 배뇨를 방지하고, 원하는 시간에는 근육을 이완하여 배뇨를 촉진시키는 역할
→ 배뇨의 생리적 기전은 ①, ②, ③이 이루어내는 종합적인 결과

4) **척수손상에 따른 방광기능**

- 척수손상이 완전히 일어나면 방광의 수의적 조절이 상실되고 반사성 조절에 혼란
- 엉치척수반사활의 손상부위가 높을 때 엉치척수의 기능유지로 척수반사활도 정상
- 엉치척수의 기능이 붕괴되는 하위 수준의 손상일 경우 엉치척수반사활의 기능이 붕괴됨(허리 병변이 있는 사람은 반사성이 일부 남아 있거나 아니면 완전히 상실)
- 척수손상 환자의 방광조절을 결정하는 요소는 병변의 수준이 아니고 엉치척수반사활의 완전성에 있음
- 엉치척수반사활의 붕괴는 방광으로 유입되는 부교감성 자극의 상실을 가져와 방광에 소변지체의 원인이 됨

(1) **무반사성 방광(areflexive bladder)** : 반사활의 손상

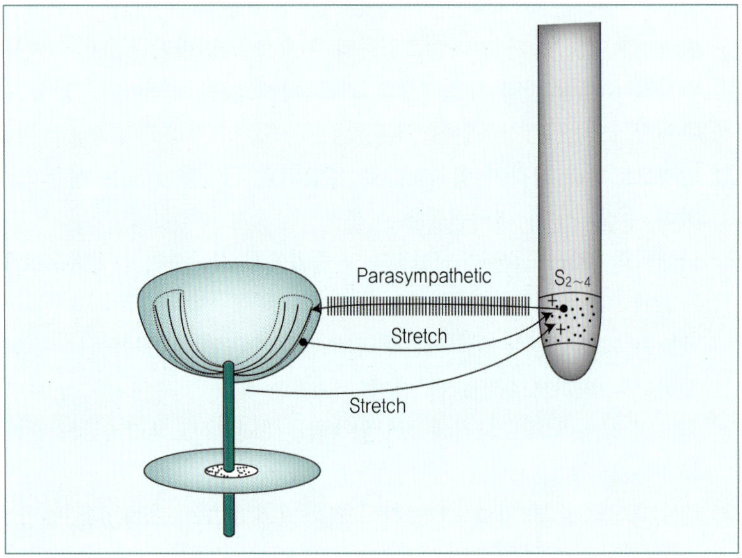

① 척수충격 기간 동안은 방광반사활동이 없는 이완성으로 남음(보통 손상 후 3~6주)

② 엉치척수(S_2~S_4)로부터의 자극의 유입 없이는 부교감성 자극을 받지 못함
→ 배뇨근 이완상태 → 방광벽 내의 주름은 요도 입구에서 소변 흐름 차단 → 침수배뇨

③ 실금 : 무반사성 방광에서 일어나는 소변의 무절제(방광 내에 압력이 충분했을 때 작은 양의 소변이 요도를 통해서 강제적으로 배출되는 현상)

④ 엉치척수반사활의 붕괴 : 방광으로 유입되는 부교감성자극 상실, 소변지체

(2) **반사성 방광(reflexive bladder)** : 엉치척수반사

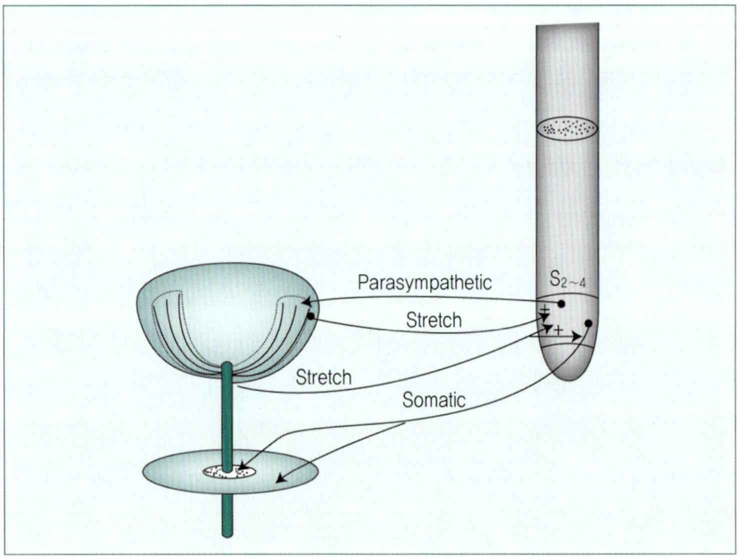

① 엉치척수반사는 남아 있으나 고위중추로부터의 입력이 없는 상태에서 발생
② 수의적 조절은 상실되어 있지만 반사적으로 방광을 비우는 것은 가능
③ 반사활의 건재가 필요
④ S_2~S_4 구획의 기능이 정상적이고 고위수준으로부터 내려오는 압력이 붕괴된 척수손상에서 발견
⑤ 방광벽이 신장될 만큼 소변이 모여지면 반사적으로 배출
⑥ 반사적으로 방광을 비우는 방법 : 두덩결합 위의 배 쓰다듬기, 압박, 톡톡치기, 넙다리안쪽 쓰다듬기, 엉치뼈모 잡아당기기 등

5) **신경인성 방광의 분류**

- S_1 그 이상 부위 신경손상 : 반사성 방광(reflex bladder)
- S_2~S_4 그 이하 손상 : 이완성 무반사성 방광(flaccid areflexia bladder)

(1) **경련성 신경인성 방광**(automatic neuropathic bladder)
① 위운동신경세포의 병변 시 : 다발성 경화증, 척수종양 등
② 문제점 : 배뇨근의 지나친 수축 → 방광용적 감소 → 방광 내압 상승
③ 바깥조임근의 경련 : 배뇨근의 비후나 방광벽의 비후 시
④ 척수 완전 병변 시 : 방광내압 상승을 느끼지 못하여 배뇨장애

(2) **이완성 신경인성 방광**(atonic neuropathic bladder)
① 아래운동신경세포 병변 시
② 문제점 : 방광근의 지나친 이완으로 방광 확장
③ 이완성 방광을 가져오는 질환 : 소아마비, 수막척수류, 척추원반탈출증, 말총 손상, 배뇨 반사중추(S_2~S_4)의 손상
④ 샅과 바깥조임근의 긴장이 감소되어 완전한 방광수축이 안됨
⑤ 골반바닥의 이완은 요실금의 원인
⑥ 방광확장으로 인한 방광용적 증대로 방광 내압이 낮아짐

(3) **경증의 경련성 신경인성 방광**(uninhibited neuropathic bladder)
① 경련성 방광의 약증
② 뇌혈관 사고(CVA), 척수신경의 동맥경련성 변성
③ 대뇌의 억제작용이 약해지거나 상실되어 배뇨반사를 잘 통제하지 못한 결과로서 일어난 것이므로 배뇨반사는 정상
④ 방광내압의 감지기전이나 소변의 배출은 정상적임
⑤ 경련에 의한 방광용적은 약간 감소하는 경향을 보임

6) **방광기능의 검사**

(1) 방광 기능 검사법의 종류
① 누운 자세나 앉은 자세에서의 잔뇨량 측정법
② 소변검사(비중력 검사, 단백 전해질, 신기능 검사 등)
③ 요도에 대한 방사선 촬영
④ 방광내압 검사

⑤ 콩팥깔때기 촬영
⑥ 방광요도 촬영법
⑦ 배뇨 방광요도 촬영법
⑧ 방광목 검사법
⑨ 마취를 통한 관련 신경검사법
⑩ 방사선 동위원소 검사법
⑪ 근전도 검사법
⑫ 전기자극 검사법

7) **방광관리**

(1) **충격 시기의 방광 관리**

① 이완성 방광의 상태
② 방광의 자율적 긴장 보존이 중요
③ 도뇨관(catheter) 이용으로 일정한 시간마다 배뇨
- 배뇨시키지 않으면 방광벽 탄력성 상실
- 다른 기능 정상으로 돌아와도 방광은 이완된 채로 남게 됨

(2) **인위적 배뇨에 의한 방광관리**

① 주기적 배뇨법(tidal drainage)
- 도뇨관을 막아 방광에 소변이 차게 한 다음 도뇨관을 열어 방광을 비우게 하는 방법
- 방광벽의 자극과 요로에 샛길 형성 등의 합병증 동반

② 간헐적 배뇨법(intermittent catheterization)
- 1948년 영국의 Guttman에 의해서 처음 시도
- 음료수 섭취량을 제한하고 1일에 4~6시간마다 도뇨관을 삽입하여 배뇨
- 잔뇨가 100ml 이하(방광용적의 10~15% 이하)가 되기까지 자립방광이 되도록 하는 방법
- 합병증이 비교적 덜함
- 여자는 실금이 있을 경우 간헐적 배뇨법을 계속
- 방광벽의 자유능력, 자동능력이 생기면 도뇨관 없이 배뇨

③ 도뇨관의 교환이나 세척은 완전한 멸균 상태로 해야 함
④ 알칼리성 방광염이나 가피형성 시 : G액(G. solution), 1% acetic acid 50ml 주입 후 30분쯤 두었다가 배출시키는 방법으로 세척
⑤ 혈뇨가 있으면 세척을 중지

(3) **하반신 마비 환자의 방광관리**

① 손상 후 2년 이내에 요로에 결석 형성
② 침상에서 적당한 운동으로 요울체 방지
③ 발병 후 2년 이내에는 3개월 간격으로 방사선 촬영을 통해 검사
④ 방광침범 병원균 : coli-aerogenens group, streptococcus faecalis, yeast staphylococci, pseudomonas, pyocyanea, preteus와 caligenes group

(4) **합병증**

① 위 요로의 합병증 : 신우신염, 결석, 신수종

② 아래 요로의 합병증 : 말초감염, 샛길(fistula)

③ 깔때기콩팥염의 특징 : 고열, 오한, 신체의 쇠약과 고름뇨, 한번 침범을 받을 때마다 다소간의 신장기능에 영향을 줌

④ 결석형성 : 손상 후 2년 이내 발생, 다량의 액체섭취, 감염 예방 중요

⑤ 신수종(수신증, 요신증) : 요울체에 의한 콩팥잔, 깔때기 확장, 실질위축

⑥ 역류 발생 : 비뇨기계 재활의 말기 신호

⑦ 하반신 마비환자에 대한 비뇨 재활의 기본 목적 : 잔뇨 감소

⑧ 외과적 교정 : 요도목 절제술, 음부신경절제술, 척수신경뿌리 절제술 등

3. 구축(contracture)의 문제

1) **원인**

(1) 의자차나 침상에서의 잘못된 자세

(2) 부적절한 물리치료

(3) 심한 근의 경련

2) **물리치료**

(1) 수동운동, 장시간의 수동신장 : 20~30분

(2) 허바드 탱크 : 적용 후 신장, 능동, 관절운동 실시

(3) 물속에서의 수동 및 능동운동 : 이완성 90°F, 경련성 100°F

(4) 얼음치료 → 근방추에 대한 억제작용으로 근경련 감소

(5) 초음파치료 → 열 작용, 마이크로 마사지효과, 기계적 작용에 의한 구축조직 신장

3) 외과적 치료 : 엉덩허리근 절개술, 아킬레스힘줄 신장술

4. 경련성(spasticity)의 문제

1) **원인**

(1) 잘못된 운동이나 신장

(2) 알파 및 감마계의 과도한 흥분

(3) 손상부위에서 전달되는 자극에 의해 증가

(4) 척수의 목과 등의 손상으로 인한 하지마비
→ 마비된 다리의 경련이 심하며, 약 40%에서 재활에 지장을 줌

(5) 경도, 중등도의 경련은 뼈엉성증(골다공증) 감소, 근위축 방지, 순환 증진 효과 있음

2) **물리치료**

(1) 온냉치료

(2) 한냉치료

(3) 전기치료

5. 자세성 저혈압(orthostatic hypotension)의 문제

1) 정의 : 승압 반사보다는 감압 반사에 신체적 리듬이 적용되어 일어나는 현상
   승압 반사 : 대정맥과 오른심방에 정맥혈의 환류가 늘어나면 이들 혈관이 팽창함으로써 그 곳에 있는 들신경을 자극하여 일어나는 것
2) **물리치료**
   (1) **경사 침대(tilt table) 사용** (기출)
      ① 20~30° 정도에서 시작하여 점차적으로 90°에 이르도록 함
      ② 팔다리마비 : 무릎관절, 골반, 가슴을 벨트로 고정
      ③ 하반신 마비 : 양쪽 무릎관절과 골반 고정
      ④ 경사침대를 이용한 기립훈련은 대개 수술 후 10일에서 2주 사이에 시작
      ⑤ 뼈엉성증(골다공증), 요로 감염의 예방
   (2) 방지 : **복대, 고무양말, 체위를 앉은 자세로 바꿔주기, 다리 올리기**

6. 자율성 반사부전증(autonomic dysreflexia)의 문제 (기출)

1) **원인**
   척수뒤뿔로 전달되는 자극이 등척수의 중간/가쪽기둥에서 신경세포와 연접하여 주로 내장상에서 맥관수축을 일으킴으로써 발생
2) **증상**
   (1) 고혈압, 두통, 발한, 털이 서고 얼굴이 화끈거림, 동공확대, 코가 막히고 눈이 흐려짐
   (2) 5 및 6 등척수보다 고위 척수손상이 있는 환자들에게 잘 나타남
   (3) 척수손상 후 수개월 후에 발생 : 팔다리마비 환자의 약 85%에서 발생

7. 관절의 골성화(heterotopic ossification)의 문제

1) **개요**
   (1) 정의 : 하반신 마비나 척수손상 환자에게 발생하는 합병증의 하나로 연부 조직에 뼈조직이 형성되는 것
   (2) 관절 조직 자체에 손상이 없음에도 관절외적 형성으로 관절운동 제한 발생
   (3) 관절주위 조직이나 넙다리뼈몸통을 따라 발생
   (4) 마비 발생 후 1~4개월 후에 나타남
   (5) 특정 근육에 한하여 발생
   (6) 발생부위 : 골반 윗부분~무릎까지, 척주 주위근
2) **치료**
   (1) 예방이 최선의 방법
   (2) 약물 : Etidronate disodium－염증물질의 골성화방지, 예방적 치료로 3~6개월 지속
   (3) 뼈형성이 완성된 경우 : 외과적 수술요법이 적용

EXPLANATION

척수손상의 중재

1. 운동치료

1) 치료목표 : 관절 가동력의 유지
2) 관절 가동력 운동
   마비 시 발병 때부터 self ROM 운동을 실시
3) 전신상태 안정 후의 치료 : 적극적인 기능 훈련을 실시
   (1) 기능 훈련에 장애가 되는 요소
      ① 신체적 인자 : 요로감염, 욕창, 관절 구축, 이소성골화증, 통증, 경련성
      ② 척수에 손상이 있는 경우 : 연부조직의 치료가 완료되는 시기, 즉 손상 후 6주간부터 코르셋을 착용하고 훈련, 손상 후 3개월부터는 코르셋 없이 행동이 가능
4) 운동
   (1) **전신조절운동**
      ① 활동에 대한 전신기능의 적응훈련이므로 잔존근을 사용한 모든 훈련을 이용하여 wheel chair 나 보행에 의한 충분한 활동성을 획득할 때까지 시행
      ② 척수손상에서는 뼈 위축, 요 속의 칼슘량의 증가 및 요로결석과 이소성골화가 나타남
      ③ Tilt table은 전신기능의 재조절에 이용되며 서있는 체위에 있어서의 순환계통의 긴장 저하, 배뇨 배변의 촉진, 요로결석의 예방에 효력이 있으며 척추골절이 있으면 코르셋을 착용하고 손상 후 6주간에서 시작하고 골절이 없는 경우는 전신상태가 안정되면 곧 시작함, 서 있는 자세를 30분 유지할 수 있게 되면 wheel chair 훈련으로 옮김
   (2) **잔존근의 훈련**
      척수손상에서는 비마비근에 의하여 마비 부위의 기능을 대신해야 하므로, 잔존근은 모두 최대 기능을 발휘할 때까지 훈련시킴
   (3) **호흡훈련**
      ① 배근마비 시 복부에서 하위 갈비뼈에 걸친 코르셋으로 호흡기능과 기립성 저혈압을 예방하고 몸통을 지탱함
      ② 목척수 손상 환자는 거의 가로막의 작용에 의존하므로 폐활량 2,000~2,500ml의 획득을 목표로 하고 해수가 곤란하면 해수 시 손으로 복부를 압박하여 복압을 가하는 훈련실시
      ③ C_5, C_6에 손상 시 배를 압박해 줄 필요 있음
   (4) **침상 및 매트훈련**
      ① 목적
         • 근력, 운동성, 균형, 속력을 발달시키기 위하여 시행
         • 침상이나 휠체어에서의 자조활동을 수행하는 능력을 기르기 위해 시행
         • 목발보행을 준비하기 위해 시행

신경계 중재

(5) **휠체어 훈련**

① L_3 이하 척수손상 : 혼자 목욕 가능

② T_1 이하 척수손상 : 휠체어 옮겨 타기
동작의 대상, 화장실, 침대, 자동차 자립 이동 가능

③ C_7 이하 척수손상 : 옮겨 타기 동작 가능(push-up을 위한 넓은등근, 위팔세갈래근은 정상임)

④ C_6 척수손상 : sliding board 이용

⑤ C_5 척수손상 : 보조자 필요

(6) **보행훈련**

매트훈련에 의해 앉은 자세에서의 정적, 동적 balance 및 이동 동작이 완성되면 평행봉 안에서 서기 훈련을 시작하며 이후 목발보행 훈련실시

① 평행봉 내에서의 보행훈련 : 목발 보행의 준비운동으로 초기운동은 균형유지와 자세교정을 위해 기립훈련을 실시하며 균형유지가 되면 보행훈련 실시

② 목발보행 훈련 : 척수손상환자가 가능한 목발보행은 4점 보행, 소폭보행이며, 4점 보행은 느리지만 안정성이 있고, 대폭보행은 속도는 최고이나 넓은 공간을 필요로 함

2. 전기치료

1) **전기자극치료(EST)**

아래운동신경세포 질환인 경우 적용하며 척수손상 환자의 경우 근 재교육을 위해 실시함

2) **기능적 전기자극치료(FES)**

구축이나 경련 시 적용하여 ROM을 증가시키고, 근력증가, sensory awareness 증가 효과

3) **간섭치료파 치료(ICT)**

동통 완화와 신경손상 없이 발생되는 근수축의 장애, 순환장애와 locomotor system의 염증성 및 종창성 기능장애에 효과를 나타냄

4) 초음파 치료

혈관 확장과 가속 현상을 발생시키고, 구축이나 침출물을 기계적으로 제거하며 노폐물이나 침출물의 흡수를 촉진하여 대사활동을 자극하고 마사지 효과와 진통효과를 가짐

3. 수치료

척수손상 환자에게 적용되는 수치료는 온습포와 whirlpool, hubbard tank, 침수욕, 압주욕 등이며 이 중 Hubbard tank가 가장 효과적임

1) 온습포

혈관 확장, 피부충혈, 통증과 근육의 경직을 이완시키는 효과와 외상, 근육섬유소염, 신경근 질환, 관절염, 근경련에 적용됨

2) 와류욕

마사지 효과, 진정효과 및 신장, 운동전의 준비, 유착분해, 화농제거 등의 효과가 있음

3) 하바드 탱크

이완작용, 청결의 효과 신장촉진, 순환증진, 화상과 욕창에 염수 효과

4. 재활치료

1) **배뇨재활(bowel rehabilitation)**

(1) 기본목적 : 잔뇨 감소

(2) 합병증

① 위 요로 : 깔때기콩팥염, 결석, 신수종

② 아래 요로 : catheter의 삽입으로 말초신경 감염이 발생

2) **방광관리**

(1) 체계적 방광관리의 목적

요로 유치, 도뇨관 없이 적은 잔뇨량으로 배뇨가 가능한 자립방광의 획득 및 요로감염의 예방과 치료를 통하여 윗부분 요로계를 보호

(2) 초기의 방광관리 목적

방광의 과대팽창으로 인한 배뇨근의 손상 예방

(3) 배뇨기능이 마비되었으므로 초기에는 Foley 카테터로 배뇨를 하며 상태가 안정되면 간헐적 도뇨법(1일 4~6시간마다 catheter를 삽입하여 배뇨시킴)으로 방광 훈련

(4) 대장처치

초기에 마비성 장폐색이 발생하므로 levin 튜브나 항문 튜브를 삽입

3) **전신적 재활**

전신적 재활치료는 일상생활동작을 가능하게 하기 위해 수행되는 것으로 이를 위해 관절운동의 유지와 근력 증강의 치료적 운동과 보행을 위한 조기 기립자세와 자세감각 훈련 등을 실시함

(1) 관절가동범위 운동

손상당한 모든 관절을 1일에 2회씩 완전운동 범위로 움직여 주며 관절운동 유지를 위해서 수동적 운동을 초기에 실시하여 구축을 예방하며 관절가동범위를 유지시켜 줌

(2) 치료적 운동

근육의 힘과 지구력 증가 및 관절 운동의 유지와 증가, 조절운동과 스피드의 증가를 위한 목적으로 시행

(3) 팔 근력 운동

보조기나 목발을 사용하여 보행하는데 필요한 것으로 손상 후 6~8주 내에 시작하며 어깨관절 내림근, 위팔세갈래근, 넓은등근 등의 근력을 유지

(4) 기립자세

① Tilt-table을 이용하여 수술 후 10일에서 2주일 사이에서 기립자세 훈련을 시작

② 서 있는 자세를 유지하는 것은 뼈엉성증(골다공증), 요로결석, 요로감염을 방지

(5) **Tilt-table**

① 처음에는 20~30° 정도에서 시작하여 점차적으로 90°에 이르도록 하며 사지 마비에서는 무릎관절과 골반 및 가슴, 하반신 마비에서는 무릎관절과 골반을 고정하여 사용

② 사용목적

- 직립을 점차적으로 익히기 위해

- 다리의 긴장도 유지와 서는 감각 보존
- 무릎관절의 기형, 근육 협착, foot drop 방지
- 누운 자세의 바꿈과 욕창방지

(6) 자세감각훈련

새로운 자세 감각을 발달시켜 일상생활 동작을 하게 하는 것이 중요

① 자세조절 : 위쪽에 근육의 이는점에 있으면서 아래쪽인 먼쪽에 부착되어 있는 근육들을 통해서 하게 됨

② 가장 중요한 근육 : 넓은등근

- C_7 이하의 모든 손상에서 마비측과 비마비측을 연결하여 아래목척수와 위등척수에 손상이 있을 때 균형과 조절능력을 회복시키는 역할을 함
- 목발 보행 시 중요한 근육으로 강직을 일으킨 운동범위를 증진시키기 위해 강제수동운동, 즉 신장운동을 실시함

4) 기능훈련

(1) 훈련목적 : 손상된 기능을 회복시키거나 잔여기능을 훈련시켜 일상생활에 적응하도록 함

(2) 기능평가 : 운동계획 및 활동계획을 세우기 위하여 평가

(3) 질적검사 : 일상생활동작을 수행할 수 있는 능력을 측정

(4) 양적검사 : 관절운동범위, 근력, 근지구력, 협조성 및 감각검사

5) ADL(Active of Daily Living)

ADL은 크게 Self care activities와 Ambulation, Elevation과 Hand activities로 나눌 수 있다.

(1) Self care activities : 위생, 착탈의 동작, 식사동작, 배뇨관리

(2) Ambulation, Elevation : 휠체어로 장소이동, 목발보행, 교통수단 이용

(3) Hand activities : 의사소통(글씨 쓰기, 전화기 사용 등), 가구와 부속품의 조종

5. 시기에 따른 치료

1) 초기치료

(1) 초기

① 팔운동 강화운동

② 목, 몸통, 배 근육 강화

③ 호흡운동

④ 방광, 배변조절

⑤ 구축, 변형, 욕창방지

⑥ 의욕증가

⑦ 심리상태 안정

(2) 한달 후

① 기능훈련

② 앉기

③ 몸통 구부리기

④ 몸들어 올리기
⑤ 이동 훈련
⑥ 의자차 이동
⑦ 화장실 사용법
⑧ 의자차에서 바닥으로 내려가기
⑨ 보조기 입고 벗기, 착용하고 목발보행
⑩ 계단 오르내리기
⑪ 자동차 타기

2) **물리치료**

(1) 목적
① 깊은정맥 혈전증의 형성을 예방
② 다리 순환 유지
③ 욕창의 방지
④ 관절가동범위의 유지
⑤ 팔의 근력증가
⑥ 호흡기능의 유지 및 증강
⑦ 척추나 팔다리의 기형예방

(2) **완전한 하위 하반신 마비**

① **초기단계의 물리치료**
- 다리에 대한 수동운동을 3~6주 동안 매일 2회 이상 실시
- 운동은 반드시 정상적인 패턴 안에서 실시
- 근육과 힘줄, 인대, 근막 등에 대한 신장운동은 기능적 길이의 범위 내에서만 신장
- 순환증진을 목적으로 수동운동을 실시할 때는 3분 정도는 반복
- 척수 충격시기가 끝나면 팔다리 촉지를 할 때 경련성이 증가되지 않도록 함
- 손상 후 6~8주가 지나면 팔의 운동을 증가
- 팔 근력의 증강 운동 실시
- 8~12주 후 척추에 수직으로 체중을 주는 것이 허용되므로 보조기를 이용한 운동을 시작
- 소실된 운동기능이나 감각기능에 대한 검사를 일정 간격으로 실시하여 기능의 변화를 관찰
- 병적인 굽힘근 움츠림 반사에 대한 적절한 조치가 필요

② 척추를 통한 체중부하가 허용되는 단계의 물리치료
매트에서 일어나 앉고 균형을 잡는 훈련으로부터 시작 → 의자차 사용을 위한 기능훈련과 보조기 착용 상태에서의 평행봉 내 보행훈련 및 목발보행운동 실시

(3) **불완전한 하위 하반신 마비**

① 완전한 하위 하반신 마비와 손상수준은 같으나 척수가 불완전손상을 당한 것
② T_{12}~$L_{1,2}$의 부분적인 병변으로 여러 가지 증후군이 나타남
③ 피부감각은 약간 남아 있으나 완전히 무감각증이며 방광반사의 수의적 조절과 배뇨의 조절에 장애

신경계 중재

④ 엉덩관절굽힘근과 모음근, 아래배근은 이완성 마비를 나타내며, 다른 종아리 근육들은 경련성마비를 나타냄

⑤ 불완전한 하위 하반신 마비의 치료는 완전한 하위 하반신마비에서의 치료와 거의 비슷함

(4) **완전한 상위 하반신 마비**

① T_3, T_4에 손상이 있을 때

② 감각의 상실 : 유두 아래쪽으로 나타남

③ 자동 운동기능의 침범 : 혈관 운동기능의 마비를 가져와 저혈압을 유발

④ 운동장애 : 갈비사이근에 대해 이완성 마비를 나타내는 아래운동신경세포 병변과 아래몸통 및 배근, 모든 종아리근에 경련을 나타내는 경련성 마비가 나타남

⑤ 방광반사 : 초기에는 결손되나 방광과 장의 반사중추가 허리척수와 엉치척수에 있으므로 성취되기도 하는데 이는 수의적 바깥조임근의 조절상실과 실금의 원인이 됨

⑥ 척수 충격시기가 끝난 후 배근에 심한 경련이 있으면 굽힘근 움츠림 경련이 나타나 양측다리와 허리가 동시에 굽혀짐

감각신경원 질환

EXPLANATION

척수로(Tabes dorsalis)

1. 정의

1) 운동 실조증(locomotor ataxia)
2) 감각신경세포의 장애를 초래하고, 뒤신경뿌리, 뒤신경절, 널판다발, 쐐기다발의 진행성 변성을 수반하는 질환

2. 원인

1) 중추신경계의 Treponema pollidum의 감염 : **매독균(syphilis)**
2) 독소(toxin)

3. 발생빈도

1) 남자 > 여자
2) 20~50세에 호발
3) 감각신경 > 운동신경

4. 증상

1) **병리적 변화**
   (1) 뒤신경뿌리와 뒤신경절의 만성적 변성이 척수뒤기둥까지 퍼짐
   (2) 신경섬유 파괴, 신경교질 증가
   (3) 경화증이 구심(들)성 척수(앞척수시상로, 가쪽척수시상로, 뒤척수소뇌로)로 확산
   (4) 시신경의 침범
   (5) 눈의 운동신경 침범
   (6) 발병 : 잠행성, 느리게 진행

2) **질병경과의 3단계**

실조전 단계 (pre-ataxic stage)	지각증상	• 동통 : 뒤신경뿌리, 신경절, 갈비사이신경의 감각섬유 흥분에 의해 lightning pain, sharp pain, 몸통에 대하여 팔다리가 수직을 이루거나 몸을 끌어당길 때 심함 • 발바닥의 혼몽, 지각이상
	눈 증상	• Argyll-robertson pupil : 폭주반사(+), 동공반사(−) • 복시(diplopia) : 이중시, 외부의 물체가 이중으로 겹쳐서 보이는 현상 • 눈꺼풀처짐증(ptosis) : 눈돌림신경이 지배하는 위눈꺼풀올림근의 마비 • 동공축소(miosis) : 동공조임근 수축, 동공확대근의 이완 • 실명(blindness) : 시신경마비 • 사시(squint) : 한 눈의 시선이 목표를 바로 향하지 못하는 안구의 변위
마비단계 (paralytic stage)	• 여러 증상이 광범위하게 출현 • 방광염, 신장질환 • 합병증과 폐렴 등에 의해 사망	
실조 단계 (ataxic stage)	뒤기둥의 변성으로 근과 관절감각의 인식상실이 일어나 병적 부조화 혹은 실조가 일어나는 단계	
	Romberg's sign	• 두 발 모으고 서 있는 자세 : eye open(가능), eye close(넘어짐) • 눈으로 보지 않고는 근육이나 관절감각에 의해 운동을 조절하지 못하는 현상
	실조보행	• 보행 시 발을 높이 들고, 힘을 들여 앞으로 움직여 무겁게 발뒤꿈치를 내려놓음 • 발의 기저면을 넓혀 양 발의 간격을 넓게 뗌 • 후기단계 : 어두운 곳에서 잘 걷지 못하고, Turning round가 특히 어려움
	감각변화	• 저긴장증, 무긴장증 : 근육·관절의 감각 상실 때문(근력상실과는 무관) • 팔다리의 이상자세 : ROM을 증가시켜 탈구 유발함 • 반사소실 : 반사활의 동심성 부위 파괴
	영양성 변화	• 발의 관통성 궤양 : 감각상실 • 뼈의 취약 : 골절이 쉽게 발생
	장기 발작	• 내장기관의 발작, 발작성기침, 후두경련, 곧창자경련, 방광경련, 호흡곤란 • 방광에 잔뇨가 있음 • 불완전한 조임근 조절

5. 치료

1) 기본원칙

(1) wassermann 반응(매독에 대한 혈액검사) 양성일 때 치료

(2) 매독균 치료 : pathological treatment

2) 물리치료

(1) 치료목표 : 실조감소, 관절·근육 감각 유지

(2) **운동치료**

① slowly and rhythmically

② 건측 팔다리 → 침범이 가벼운 팔다리 → 침범이 심한 팔다리

③ 호흡운동, 몸통운동

3) **Frenkel's exercise** (기출)

목적	3요소	원칙
• 척수로의 협조운동 증진 • 상실되거나 저하된 근 감각을 손상당하지 않은 다른 감각을 집중적으로 훈련하여 대체하는 것	• 환자의 집중 • 정확한 운동 • 반복	• 지시 간단명료 • 환자에게 운동법 교육 • 다양성 • 쉬운 운동 → 어렵고 복잡한 운동 • 심한 근피로를 주는 운동은 제외 • 떨림(tremor)은 근력의 강도가 아닌 복잡성에 의해 • 전 범위 운동 → 작은 범위 운동 • 빠른 속도 → 느린 속도 • eye open → eye close • 운동 사이에 휴식 필요 • 매일 진전 상황 기록

(1) 원칙

① 보통 하루에 2번, 각각 30분 정도 실시한다.

② 모든 운동은 천천히 그리고 리듬있게 실행한다.

③ 침범되지 않은 팔다리부터 시작하여 침범이 가벼운 팔다리, 그리고 침범이 심한 팔다리 순으로 진행한다.

④ 근육긴장 저하증이 심하면 운동 시 다리에 체중을 부하할 때 관절을 우선 보호해야 한다.

⑤ 운동은 가능한 조기에 시작하는 것이 좋으며 간단하게 시작해 점차 복잡하게 구성한다.

⑥ 주된 목적이 관절이나 근육의 감각훈련이므로 운동 중 환자가 피로를 느낄만한 강한 근력을 요구하는 운동은 포함시키지 않아야 한다.

⑦ 작은 범위 운동보다 전범위(full range) 운동이 먼저 실시되어야 한다.

⑧ 처음에는 빠른 속도로 실시하고 좀 더 진전되면 느리게 시행한다.

(2) 초기의 프렌켈 운동

① 환자를 눕게 한 다음 환자가 자신의 발을 잘 볼 수 있도록 고개를 들어준다.

② 환자의 발이 침대의 바닥에 닿은 상태에서 한쪽다리를 굽힌한 후 폄한다.

③ 동일한 자세에서 벌림, 모음을 추가한 운동 실시 후 폄한다.

④ 동일 운동을 실시할 때 환자 스스로 일정한 순간에 수의적으로 정지운동을 추가한 후 폄한다.

⑤ 동일한 운동을 치료사의 구두 명령에 의해 정지하였다가 폄한다.

⑥ 위와 같은 운동들을 양쪽 발을 교대로 3~4회 정도 실시한다. 저긴장성 앞정강근이 신장되지 않도록 실시하는 발은 발등굽힘을 유지한다.

(3) 복잡한 프렌켈 운동

① 환자는 침대에서 발을 천천히 들어올리면서 엉덩관절과 한쪽 무릎관절을 굽힘한 다음 폄한다.

② 환자의 한쪽 발뒤꿈치를 반대쪽 다리의 무릎 위에 놓았다가 다시 원래 위치로 둔다.

③ 한쪽 발의 뒤꿈치를 반대쪽 발의 정강뼈 위에 위치한 다음 다시 들었다가 옆으로 벌린 후 원위치하여 폄한다.

④ 발뒤꿈치를 무릎 위에 올려놓은 다음 정강뼈를 따라서 발목관절까지 천천히 편다.
⑤ 동일 운동을 발목관절에서 무릎까지 다시 돌아온 후 편다.
⑥ 발뒤꿈치를 올린 상태에서 양쪽 다리의 굽힘과 폄을 반복한다.

4) 상해중심 중재

(1) 감각훈련

① 시각, 안뜰감각, 몸감각으로부터 들어온 정보를 최적화시켜 중추신경계가 이를 통합하여 균형조절에 이용할 수 있게 만드는 것
② 시각되먹임을 높이기 위해 환자가 힘판 위에 서서 압력변화를 모니터링한다.

(2) 근력훈련

① 근력 강화운동은 균형과 보행을 향상시키며 낙상위험을 줄인다.
② 특정 근육을 개별적으로 강화하는 것보다는 기능적인 근육집단을 함께 강화하는 것이 효과적이다.
③ 체중이동, 발판 위로 올라서기와 장애물 건너가기, 한발 서기, 일렬서기 같은 특정 과제운동과 발목과 엉덩이근육에 초점을 두고 훈련한다.
④ 평평하지 않은 바닥에서 서기는 발목주변의 근육을 강화시켜준다.

(3) 수중물리치료

① 물의 부력과 장력을 이용하여 치료하는 형태
② 압력에 의한 마사지 효과가 있어 혈액순환을 증가시키고 부종을 감소시킨다.
③ 표피신경 말단을 지속적으로 자극함으로써 연조직의 긴장과 경직을 감소시키고 관절운동범위를 증가시킬 수 있다.
④ 감각기능이 저하된 환자에게 수동적, 능동적, 능동보조운동을 실시하여 팔다리의 조절능력과 균형감각을 증진 시킬 수 있다.

5) 일상생활훈련

(1) 실조 이전 단계

① 움직임에 대한 장애가 크게 나타나지 않고 지각이나 시각적인 장애를 호소하는 단계
② 일상생활에서 오는 일반 감각에 대한 해석을 도와준다.
③ 통증없이 서 있을 수 있는 돌기가 있는 발판 등에 올라서게 하는 등의 방법이 있다.

(2) 실조 단계

① 근육과 관절 감각의 인식상실이 일어나 병적 부조화가 일어나는 단계이다.
② 관절의 위치나 운동의 방향, 운동의 범위 등을 인지하기 어렵기 때문에 운동기능의 문제가 발생한다.
③ 옷 입기, 양치질하기, 머리 빗기 등 목적 있는 활동에 참여하도록 해야 한다.
④ 환자가 동작 시 항상 자신의 활동을 확인할 수 있는 거울 등을 배치해두고 자신의 시각적 정보와 고유수용기 감각을 통합할 수 있도록 돕는다.

(3) 마비 단계

① 주로 침상 생활을 해야 하는 단계로서 거의 모든 일상 활동에서 보호자의 도움을 받는다.
② 구축을 방지해주어야 하므로 환자가 바른 자세를 유지하도록 침상 운동을 계획하고 보조기 사용을 고려한다.

EXPLANATION

척수물구멍증(syringomyelia)

1. 정의 (기출)

선천성 혹은 후천성으로 척수의 중심관에 근접한 부분에 공동이 생기는 만성질환

2. 원인

1) 원인불명
2) 선천적 척수발달의 결함

3. 발생빈도

1) 남자 > 여자
2) 30세 이하에서 호발
3) 목척수(cervical cord)에서 호발

4. 증상

1) 초기 : **해리성 무감각증(pain & temperature ×, taction & proprioception ○)**
2) 앞뿔 압박 시 근위축, 마비 발생
3) 마비확산 : 손 → 팔 → 몸통(진행성 근위축증과 흡사)
4) 진행되면 실조증과 함께 촉각 상실, 종아리의 경련성 마비 동반
5) 뼈와 관절에 영양성 변화(척수로와 비슷함)
6) 손가락단절증
7) claw hand, benediction hand syndrome
8) 합병증 : 척추옆굽음증, 척주뒤굽음증

5. 치료

1) 진행성 근위축증과 유사
2) 연소기 : 척주옆굽음증, 척주뒤굽음증 치료
3) 실조증 발현 : Frenkel 운동
4) 활동중심중재
   (1) 치료 목적 : 근력을 가능한 오래도록 유지
   (2) 발병 초기 : 각 관절의 운동범위 유지를 위한 운동, 관절 및 연부조직의 구축 예방
5) 상해중심중재
   (1) 프렌켈 운동 : 실조증 발견 시 시작
   (2) 탈민감화 : 과민반응 환자의 민감 반응 감소와 기능향상이 목적

(3) 보호감각재교육

① 냉각, 온각에 노출되어도 느낄 수 없는 환자에게 교육

② 날카로운 물건이나 매우 차갑고 뜨거운 물건에 대한 노출 주의

③ 물건을 부드럽게 잡는 방법 교육

④ 하나의 긴 활동보다는 도구나 과제를 변경하여 활동을 다양화

⑤ 상처 회복이 오래 걸리므로 부종이나 물집, 창상, 붉어지는 피부 등을 주의

(4) 구별감각재교육

① 신경이 손상되어 있으면 등 뒤의 지퍼 열기, 머리 묶기, 가방 속의 지갑 찾기 등 보지 않고 해야 하는 활동이 어려움

② 국소감각 증진 후 큰 자극 구분 → 작은 자극 구분 순으로 훈련

③ 같은 것과 다른 것 구분 → 공통점과 차이점 찾기 → 도구 식별하기

④ 시야 차단하고 촉감 자극 적용 후 자극 위치를 눈 뜨고 찾기

PHYSICAL THERAPY

운동신경원 질환

EXPLANATION

진행성 근위축증(progressive muscular atrophy) (기출)

	위운동신경세포(upper motor neuron)	아래운동신경세포(lower motor neuron)
마비형태	강직성 부전마비(spastic paralysis)	이완성 마비(flaccid paralysis)
근위축	×	심한위축
DTR	증가	×
바빈스키반사	○	×
얕은반사	↓	↑
섬유다발성연축과 섬유성 연축	×	○
병변	편마비, 뇌성마비, 외상성 뇌손상	소아마비, 근위축성 가쪽화증, 진행성 근위축증, 길랑-바레 증후군

1. 원인

1) 원인불명
2) 정신적인 고민
3) 경화성(sclerosis) 변화 → 척수 앞뿔세포 변성 → 피라미드로를 통해 위쪽으로 퍼짐 → 근육 지배 상실 → 근위축 → 변성

2. 발생빈도

1) 남자 > 여자
2) 중년기에 호발

3. 증상

1) 근 약화·위축(**먼쪽에서 몸쪽으로 진행**)
   (1) 팔 : 손의 작은 근육(벌레근, 뼈사이근, 새끼두덩근, 엄지두덩근)-첫 증상
   → 아래팔근, 어깨근, 배부의 근, 위등세모근 약화

(2) 다리 : 발의 근육 → 앞정강근, 종아리근

2) **손의 갈퀴 모양의 변형**

3) **마비**

(1) 가로막, 갈비사이근 → 호흡장애

(2) 말기 : 숨뇌(생명중추)마비 → 사망

(3) 배근, 골반근 → 소변저류현상

4) 반사 : 점차적 소실

5) 연하곤란증

6) 전기진단 시 부분 변성반응

7) 비대칭성, 진행성, 운동기능 장애

8) 질병경과 : 2～20년(평균 약 10년 전후)

4. 치료

1) 운동치료

(1) 치료 목적

① 구축 방지

② **가능한 오랫동안 근력 유지**(진행성이므로 호전은 기대하기 어려움)

③ 관절가동성과 보행 유지

④ 독립적 일상생활 가능

⑤ 삶의 질 향상

(2) 지속적인 능동－수동 ROM exercise : 관절가동범위 유지

(3) 관절과 주변 연부조직 구축 예방 : 올바른 자세 유지

① 척추 보조기

② 프론스탠더

③ 이지스탠드

④ 스탠딩 프레임

(4) 초기 관절수동운동 : 구축예방

(5) 지구력 운동 : 수영하기, 고정자전거 타기, 걷기

(6) 침대에 누워있을 때 발등굽힘 상태가 유지되도록 지지

(7) 체위배출 : 객담 배출

(8) 마사지 : 혈액순환과 영양을 근육에 보조해 주기 위함

(9) 삽관 : 환자의 호흡 부전이 심할 경우

(10) **호흡운동** : 호기근 및 흡기근 강화 훈련, 촛불 불기, 폐활량계(spirometer) 사용

(11) 말기 : 현수기구(활차) 사용, 탄성 밴드 운동, 모래주머니 운동

2) 물리적 요소 치료

(1) 근육의 전기 자극 : 근 수축 능력 증가, 근위축 감소

(2) 온열 치료 : 근육과 주변 조직의 온도 증가, 유연성 증진

3) 보조도구
   (1) 목발
   (2) 보행기
   (3) 스쿠터
4) 의학적 처치
   (1) 프레디니손 : 폐질환 감소 스테로이드 제제
   (2) 장딴지근, 넓다리근막긴장근 연장술
   (3) 척추옆굽음증 시 척추 보조기나 정형외과술을 통한 고정
5) 시기별 치료원칙
   (1) 걷기 단계
      ① 유전상담 및 조기 진단
      ② 목표지향적 운동, 치료적 중재 준비, 조기치료를 촉진하여 정신적 부담 최소화
      ③ 근육의 힘줄 수축력, 폐의 탄성력 조기 관리
      ④ 물리치료, 작업치료 및 다리 보조기를 착용하여 걷는 기간 연장
      ⑤ 심장 합병증 예방
   (2) 휠체어 단계
      ① 일상생활동작 중 보조장비 사용
      ② 척추기형 초기 예방 및 교정
      ③ 심장기능의 관리
      ④ 폐포의 환기와 폐의 탄성력 유지
   (3) 생존 단계
      ① 환자의 심리적 안정 격려, 보호자 교육
      ② 독립적인 일상생활 동작을 위한 보조 장비 사용
      ③ 호흡근 관리, 기도분비물 제거

	발생시기	호발근육	이환근분포	이환근 강직성	섬유속 수축	유전성	이환분포도
근위축증	청장년기	먼쪽부분근육	국소성	있음		드묾	비대칭성
근이영양증	유년기	몸쪽부분근육	확산성	없음		있음	대칭성

EXPLANATION

근위축성 가쪽경화증(amyotrophic lateral sclerosis)

1. 정의

1) 진행성 근위축증의 한 유형으로 **루게릭병**이라고도 함
2) 진행성 근위축증과의 차이점 : 피라미드로에서 변성 시작 → 척수앞뿔과 신경뿌리로 하행
3) **(시작)위운동신경세포 질병 → (끝)아래운동신경세포 질병**

2. 원인

1) 원인 불명
2) 유전·매독과도 무관

3. 발생빈도

1) 남자 ≒ 여자
2) 25~50세에 호발

4. 증상

1) 편마비와 비슷한 증상(경련 : 손가락 → 팔)
2) 근위축 : 척수 앞뿔세포의 변성에 따라 매우 느리게 나타남
3) 반사 : 증가 → 감소 → 소실
4) 초기 경련성 마비(UMND)가 나타나고 후기에 이완성 마비(LMND)가 나타남
5) 감각 : 손의 혼몽, 따끔따끔한 감각
6) 다리
   (1) 후기에 침범함
   (2) 발의 간대경련, Babinski sign : 강함 → 감소 → 소실
7) 조임근 침범×
8) 질병경과 : 1~3년
9) 사망 : 폐렴, 숨뇌마비, 심장중추의 침범, 혀와 물렁입천장의 마비로 연하장애

5. 치료

1) 치료의 중점 (기출)
   (1) 근위축, 근력 약화 최소화, 이에 따른 변형 예방
   (2) 일상생활 동작 향상 : 관절가동범위 운동, 협응력 증진운동
   (3) 몸통과 골반 안정성 증진 : 매트에서 구르기 운동, 짐볼 운동
   (4) **호흡능력 증진** : 청결한 기도 유지, 깊은 호흡운동, 가슴 스트레칭, 흡기운동, 폐활량 측정
   (5) 삼킴작용 촉진, 명확한 언어사용 교육
   (6) 통증 완화, 영양개선, 피부 관리
2) 운동치료
   (1) 경련성 시기 : 편마비의 치료
   (2) 경련성 이후 : 진행성근위축증과 비슷한 치료
   (3) 유산소 운동 : 수영하기, 걷기, 고정자전거 타기
   (4) 최대하 운동 : 근육의 비사용, 비활동성으로 인한 위축이 오지 않으면서 과부하로 인한 근육의 손상과 피로도 초래되지 않는 범위에서 근피로 유발되지 않는 최대하(submaximal)운동 실시
   (5) 질병의 경과 속도, 근력 약화, 강직, 호흡 상태, 피로감, 질병 기간 등을 모두 고려하여 계획

3) 단계별 재활운동 프로그램

(1) 수준 1(독립적 수준)

① 1단계

- 환자 특성 : 약간의 근력약화, 협응 능력 저하, 걷기와 독립적 일상생활은 가능
- 치료 : 근약화 방지, 관절가동범위 운동 시작, 과부하로 인한 피로 방지, 심리적 안정

② 2단계

- 환자 특성 : 중등도, 선택적 근력 약화, 일상생활활동 능력 약간 감소, 계단 오르기나 팔 올리기 등의 기능이 제한됨
- 치료 : 구축을 예방을 위한 스트레칭 운동, 도수근력평가 F+ 이상 등급의 근육에 대한 지속적인 근력운동, 보장구 사용

③ 3단계

- 환자 특성 : 발목과 손목에 심한 근력 약화, 독립적 일상생활활동 능력 감소 상태, 오랫동안 걸으면 쉽게 피로감 호소, 호흡능력 약간 감소, 보행 보조기구 사용하여 에너지 보존
- 치료 : 2단계 프로그램 지속, 심호흡 운동, 가슴 스트레칭, 체위 배담, 휠체어 이용

(2) 수준 2(부분적 독립수준)

① 4단계

- 환자 특성 : hanging arm syndrome으로 인한 어깨 통증과 손의 부종, 휠체어 독립사용 가능하나 다리 근력이 약화되어 있음, 일상생활 활동의 수행은 가능하지만 쉽게 피로함
- 치료 : 경련을 조절하기 위한 온열치료와 마사지, 능동보조수동 관절가동범위 운동 실시, 등척성 운동을 통한 지구력 유지, 슬링, 휠체어에 팔 지지대 설치, 전동휠체어 처방 가능

② 5단계

- 환자 특성 : 심한 다리근력 약화, 중등도 팔근력 약화, 독립적 휠체어 사용 가능하나 의존적인 일상생활활동
- 치료 : 적절한 이동법, 체위 방법, 구르기 기술 등 가족 교육, 압박 적은 매트리스 사용

(3) 수준 3(의존적 수준)

① 6단계

- 환자 특성 : 침대생활만 가능한 상태, 완전한 의존적 일상생활
- 치료 : 삼킴곤란으로 인한 부드러운 식단, 경피적 위조루술 필요. 구음 장애 동반 시 전자 음성, 확성기 등 필요. 깨끗한 기도 유지, 기관지절개술, 호흡기 처방으로 호흡장애 예방

EXPLANATION

소아마비(poliomyelitis)

1. 정의

1) **급성앞뿔척수염(acute anterior poliomyelitis)** : 척수의 회색질의 앞뿔을 침범하여 운동신경을 마비시킴

2) 바이러스 감염에 의해 중추신경계, 특히 척수의 앞뿔세포 및 뇌줄기의 일부 운동핵 침범(감각은 정상)

2. 원인

1) Enterovirus 군에 속하는 바이러스
   (1) 1형(brunhilde) : 감염이 B 가장 많이 됨, 인간이 유일한 보균자임
   (2) 2형(lansing)
   (3) 3형(leon)
2) 바이러스 침입경로
   구강·인후부·호흡기를 통해 감염 → 혈류 따라 중추신경계 이동 → 목척수 및 허리척수 팽대부 운동신경세포를 가장 흔하게 침범(잠복기 : 3~30일)

3. 분류

1) **침범부위와 정도에 따라**

<table>
<tr><td rowspan="2">비마비형
(nonparalytic type)</td><td>부전형
(abortive type)</td><td colspan="3">• CNS 증상 ×
• 감기증상, 위장증상
• 수일간 지속</td></tr>
<tr><td>수막형
(meningeal type)</td><td colspan="3">• 부전형의 경과를 취하다가 이행되거나 처음부터 시작됨
• 수막자극 증상, 수액변화</td></tr>
<tr><td rowspan="12">마비형
(paralytic type)</td><td rowspan="7">척수형
(spinal type)</td><td colspan="3">• 전형적인 소아마비
• 부전형 증상 → 열+수막염 증상+침범된 신경의 지배 근육의 경련성 동통, 피부지각과민, 근육섬유 속 경련</td></tr>
<tr><td rowspan="3">연령</td><td>5세 미만</td><td>짧은다리 마비</td></tr>
<tr><td>5~15세</td><td>양하지 마비</td></tr>
<tr><td>성인</td><td>양 팔 다리+호흡근 마비</td></tr>
<tr><td rowspan="3">침범된 척수수준</td><td>목척수</td><td>어깨, 팔, 목, 가로막 마비</td></tr>
<tr><td>등척수</td><td>가슴, 위배, 갈비사이근 마비 → 호흡장애(호흡은 규칙적)</td></tr>
<tr><td>허리척수</td><td>아래배, 하지마비, 병적반사</td></tr>
<tr><td rowspan="4">숨뇌형
(bulbar type)</td><td colspan="2">위뇌신경핵 침범
(제3~8뇌신경)</td><td>• 시신경의 부분마비, 동공장애, 씹거나 입 다물기 어려움, 귀머거리</td></tr>
<tr><td colspan="2">아래뇌신경핵 침범
(제9~12뇌신경)</td><td>• 연하장애, 비음, 물렁입천장 운동장애 → 성대문 경련, 성대 마비</td></tr>
<tr><td colspan="2">숨뇌 침범</td><td>• ABiot 호흡 : 호흡 리듬·깊이 불규칙, 무호흡과 과호흡의 지속적으로 교대로 나타남
• 딸꾹질 → 체온, 맥박, 혈압 상승 → shock</td></tr>
<tr><td colspan="2">순환작용 조절
중추 침범</td><td>• 입술 : 분홍빛, 피부 : 붉어짐, 맥박↑, 혈압↓
→ 열, 피부 : 얼룩얼룩·끈끈, 호흡 : 얕아짐, shock</td></tr>
<tr><td>뇌염형
(encephalictic type)</td><td colspan="3">• 증세 없이 지나가기도 함
• 일본뇌염 증상과 비슷함
• 숨뇌형에 포함시키기도 함</td></tr>
</table>

2) **질병의 경과와 증상에 따라**

잠복기	1~2주		
급성기	1~4주	전신증상	• 열 지속(3일경에 최대), 두통, 맥박수↑ • 위장관 증상 : 구토, 설사, 변비 • 근육 뻣뻣해짐, 근육통, 점진적인 이완성마비 • 마비 : 비대칭성, 다리>팔, 운동>감각 • Beevor sign : 비대칭성 배근 마비시
		뇌막증상	• 오심, 구토, 목경직, 경련, 연하곤란
회복기	6~12주	• 신경 회복시기 • 물리치료가 매우 중요한 시기	
잔유기		• 만성기에 돌입한 시기 • 일단 손상된 마비의 회복은 기대하기 어려움 • 변형 형성	

4. 마비형태와 변형

1) 마비형태

① 다리>팔, 운동마비>감각마비

② 다리 : 앞정강근>종아리근>넙다리네갈래근>볼기근군

③ 팔 : 어깨세모근과 호흡근

2) 변형

① 엉덩관절 : 굽힘–벌림 변형

② 무릎관절 : 굽힘구축, 젖힌무릎, 가쪽돌림 변형

③ 발목관절 : 꿈치들린휜발증 변형, 안쪽들린휜발증 변형

④ 발가락 : 갈퀴 변형

3) 소아마비 후의 기형

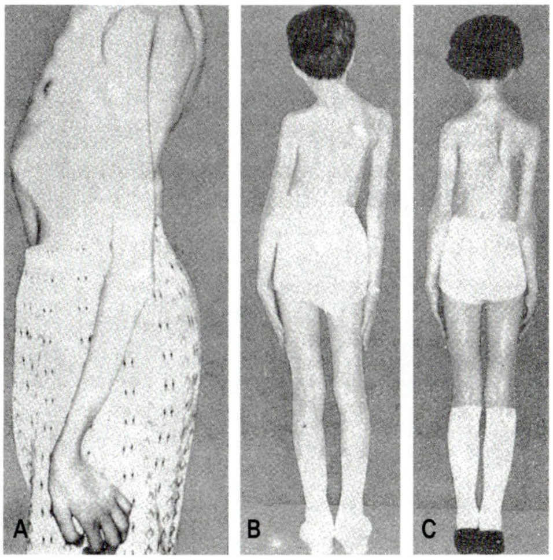

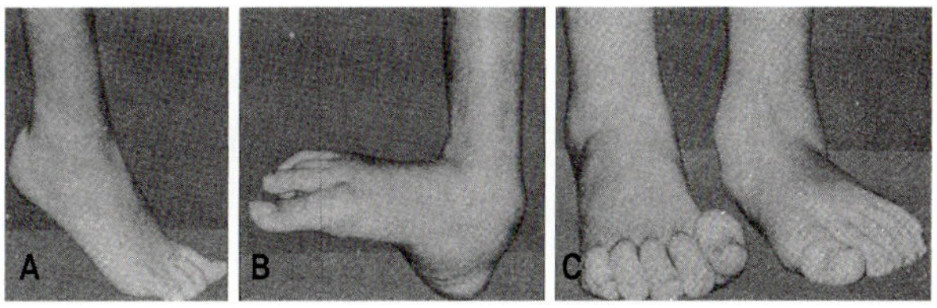

↑ **소아마비 후의 발 기형**

A, 마비성 꿈치들린휜발. **B,** 마비성 발끝들린휜발증. **C,** 마비성 안쪽번짐과 갈퀴족

← **소아마비 후의 기형**

A, 왼쪽 팔과 척추의 마비
B, 마비로 인한 척주옆굽음증
C, Harrington 견인기를 사용하여 교정한 후의 모습

5. 치료

1) 급성기가 지난 소아마비 치료에 있어서 제일 중요한 것 : 기능훈련
2) 소아마비 환자에서 근육검진(muscle testing) 결과 발목관절(ankle)의 일률(muscle power)이 없을 때(zero) : short leg brace with limited type
3) 소아마비 운동치료 목적
   (1) 마비측 근력 및 근육량 증가
   (2) 관절의 강직 방지
   (3) 생활패턴이나 활동 환경 변경
   (4) 마비측 관절과 근육에 부과되는 과도한 스트레스 완화
   (5) 바르지 못한 자세 교정, 잘못된 걸음걸이 교육
   (6) 피로관리를 위한 약물적 치료, 합병증 치료
4) 아이의 구르기(rolling)나 체중이동(weight shifting)이 의미하는 것 : controlled movement
5) 치료 중점
   (1) 잔존 근력과 관절가동범위 보존, 장시간 비사용근육에 고강도 운동은 금기
   (2) 체중조절을 위한 식단 개선
   (3) 에너지 보존기술 분석
      ① 운동형태, 운동시간, 운동량을 상세히 기록
      ② 에너지 소모를 최소화하고 중요한 일에 에너지를 집중할 수 있도록 에너지 보존기술 교육
      ③ 에너지 보존기술 : 중요 기능 시 최대한의 에너지를 사용하기 위해 기능적 활동의 손실 없이 근육의 힘을 가장 적게 쓰는 기술
      ④ 움직임 타입, 시간, 거리, 강도 등을 고려해 각 개인에게 적합한 기술을 교육
   (4) 피로와 통증을 유발하는 모든 활동과 자세 회피, 비정상적 자세를 교정
   (5) 잦은 휴식과 낮잠 필요, 휴식 기간 최대화
6) **물리치료**
   (1) 급성기
      ① 전신적 염증 증상에 대한 보존적 치료
      ② 딱딱한 침대 준비 : supine 자세로 절대안정
      ③ 다리를 바른 자세로 위치하는 것이 중요 : 다리변형의 주된 요인이 엉덩정강근막띠(iliotibial band) 작용 때문
   (2) 회복기
      ① PT가 가장 중요한 시기
      ② 치료목표 : ROM 유지, 구축방지, 운동감각의 유지, 순환증진, 근력증강
      ③ 운동치료 : 수동 → 보조 → 능동 → 저항 운동
      ④ 온열치료 : 운동 전에 실시
      ⑤ 전기치료 : 앞정강근, 넙다리네갈래근, 볼기근 등
      ⑥ 보조기 : 기립이나 보행 시 지지력 제공, 관절의 변형방지, 근육이나 인대의 신장방지

(3) 잔유기
① 보조기의 의존도를 줄이고, 가능한 사용하지 않음
② 수술

7) **예후**
(1) 발병 후 1~6개월 이내에 치료가 안 되면 완치가 어려움
(2) 팔은 치유가 잘되는 편
(3) 숨뇌형은 호흡근의 마비로 다른 형보다 사망률 높음
(4) 운동마비는 앞뿔세포의 침범정도에 따라 달라짐
① 광범위할 때 : 완전한 회복 ×
② 경할 때 : 35~60%에서 완전한 회복
③ 대부분의 환자에서는 약간의 운동마비가 남음
(5) 약 : oral poliovirus vaccine

EXPLANATION

다발성 경화증(multiple sclerosis)

1. 정의 (기출)

1) **중추신경계의 만성 염증성 탈수초 질환**(말이집탈락 : 대칭성)
2) 뇌줄기, 소뇌, 척수의 백질에 존재하는 말이집의 탈락으로 인한 신경전도장애로 세포의 부종이나 증식이 일어나 신경전달에 영향을 주어 신경아교 증식을 가져오고 경화성반응을 일으켜 여러 가지 신경병변 증상을 나타냄(축삭은 정상임)

2. 원인

1) 원인불명
2) 영향인자 : 미확인 효소, 바이러스, 모세혈관결핍, 자동면역반응, 정신적 스트레스, 충격, 고열(장티푸스, 성홍열) 등

3. 발생빈도

1) 20~40대의 젊은 층에서 호발
2) 여자(3) > 남자(2)

4. 증상

1) 병리적 변화
(1) 염증 : 작은 분사성 반점으로 척수에서 처음 나타남
(2) 신경섬유의 말이집 : 침범, 축삭 : 정상

(3) 말이집탈락 : **대뇌의 뇌실주변영역, 뇌줄기, 소뇌의 소뇌각, 후척수의 백질 등**

(4) **생명중추 : 침범 ×**, 신경계 : 침범 ○

(5) 서서히 진행되고, 증상이 시간에 따라 변화함 → 초기 진단이 어려움

2) **질병경과**

초기단계	모든 증상들은 2차적 침범이 일어날 때까지 지속되다가 점차 약해짐	
	척수 증상	• 첫 증상으로 다리가 주로 침범(경련성) • 보행시 : 쉽게 피로 호소, 한쪽 다리를 끔 • 팔 문제가 발생하기도 함 • 손과 손가락의 섬세한 운동 침범
	눈증상	• 시신경핵, 눈의 운동신경 침범 → 중요한 진단적 가치 • 눈이 침침함(blurred vision) • 복시(diplopia) : 제3, 4, 6뇌신경이 숨뇌 내의 통로에서 말이집탈락화 되면서 발생 • 일시적인 실명(transitory blindness) • Romberg's sign : (−)
	조임근 문제	• 방광과 곧창자의 일시적인 조절기능 상실
후기단계	눈떨림	• 가쪽을 응시할 때 잘 나타남 • 눈동자가 가만히 있어도 떨리는 것 • 눈동자가 편측으로 서서히 이동했다가 빠르게 건측으로 이동하는 현상
	활동떨림	• 운동시 : 떨림○, 운동중단 시 : 떨림× • 한쪽 팔이나 다리에 더 심함
	Scanning(staccato)	• 단어의 모든 음절을 분리해서 발음
	한정된 경련성의 발달	• 폄 상태에서 한쪽 다리에서 더 심함 • 다리에서 보호반사 나타나 양측 다리굽힘 일어남
	실조증	
	감각변화	• 진동감각, 관절 위치감각 : 상실 • 운동상실 > 감각상실
	보행	• 가위걸음, 실조성 보행 • 비틀거리거나 불안정
	반사	• 일반적으로 증가 • 발의 간대경련, Babinski sign : (+)
	근력의 상실	
	정신적 변화	• 정신착란 ×, 다행증 ○
	조임근 상실	• 상실 → 완전한 요실금
	영양성 변화	• 피부건조, 욕창 • 말기 합병증의 한 형태가 됨

5. 치료

1) 치료의 목표

(1) 질병 원인에 대한 이해가 부족하고 경과가 다양하므로 치료가 복잡

(2) 증상완화와 기능회복이 주요 목표

(3) **주된 증상이 강직, 의도떨림, 배변과 배뇨장애, 성기능 장애, 통증, 잦은 피로, 인지장애, 심리적 장애등이므로 이를 완화시키는 치료가 필요**

(4) 질병의 원인에 대한 치료가 아닌 기능적 움직임을 최대화시키는 치료로 접근

(5) 장기간에 걸친 환자의 기능적 목표를 반영하여 치료를 계획

(6) 치료가 진행 중일 때 일정한 간격의 반복적 평가가 필요

(7) 독립적인 개인생활을 능동적으로 수행할 수 있도록 돕고 정신적인 측면에 대해서도 고려

(8) 적절한 근 긴장도 유지, 근골격계 기능 보존, 바른 자세 유지, 보행과 기능적 활동 촉진 등을 추가적 목표로 설정 가능

2) 가동성 및 유연성 운동

(1) 오랜 침상생활이 관절 가동성의 제한을 가져오게 되면 구축을 초래하게 됨

(2) 이러한 관절가동범위의 제한을 예방하기 위해 능동적, 수동적 관절가동범위 운동이 필요

(3) 능동적 운동이 가능하다면 주동근을 강화하고 비정상적인 변형이나 반사 의존적 운동을 제한함

(4) 고유수용성 신경근 촉진법(PNF)의 유지–이완(hold-relax technique) 기법 : 근육 단축 시 적용

(5) 관절 가동술(joint mobilization) : 근육 이외에 연부조직이나 관절주머니의 단축 시 적용

(6) 구축 시 적당한 강도의 지속적인 신장운동을 실시

3) 근력 운동

(1) 쉽게 피로를 호소하므로 적은 양의 에너지로 큰 목표를 달성하도록 계획

(2) 한 번에 많은 양의 운동<규칙적인 일정량의 운동

① 한 세트당 10~20회 정도의 프로그램 반복

② 한 세트는 20분을 초과하지 않도록 주의

③ 하루 중 피로가 가장 적은 때는 아침이므로 운동하기에 적합

(3) **호흡근 운동**

① 호흡근의 근력약화는 언어장애와 호흡기 감염으로 이어질 수 있으므로 지속적 평가 필요

② 경련이나 실조, 근력 약화가 나타나지 않도록 지속적 관찰 필요

③ 횡격막 호흡, 저항성 호흡운동, 효과적인 기침, 체위 배담법

(4) 운동 환경

① 근육이 중력에 대해 최대 효율을 발휘할 수 있는 자세 선택

② 푹신한 지면보다는 테이블처럼 딱딱한 지면 선택

③ 약화된 근육의 위치, 정도에 따라 다른 운동 프로그램을 적용

4) 신장운동

(1) 목적 : 근긴장도의 상승 예방, 관절가동범위 제한을 최소화, 강직 감소

(2) 속도는 느리게, 범위는 근육의 팽팽함을 느끼는 정도까지

(3) 근육 신장이 일어난 길이에서 천천히 셋을 세며 유지한 후 이완

5) **감각 재훈련**

(1) 감각장애가 있는 경우 욕창, 외상으로 인한 감염 등이 발생할 수 있음

① 침상은 2시간, 휠체어에서는 15분마다 자세 변경

② 하루에 두 번 이상 피부가 젖지 않았는지 깨끗하게 유지되고 있는지 여부 관찰

③ 수분과 단백질의 충분한 섭취

④ 옷은 부드럽고 환기가 잘되는 재질로 관리

(2) 감각 결손부위의 감각을 증진시키는 훈련 제공

(3) 감각 자극 요법 : 운동학습과 조절장애를 보상하기 위해 되먹임 전략과 운동조절을 사용

6) **강직 관리**

(1) 냉습포와 얼음 마사지 : 근육과 신경의 전도지연 → 근방추 활동 억제 → 강직 감소

(2) 만성적으로 짧아진 근육 신장 : 경련성 완화

(3) 신장이 필요한 근육 : 뒤넙다리근, 넙다리네갈래근, 모음근, 발바닥쪽굽힘근

(4) 과도한 신장으로 인한 대항근의 긴장유발 주의

(5) 전기자극 치료 : 상호억제(reciprocal inhibition)기전을 이용한 전기치료기 이용, 근육강직 감소

7) **운동 실조 관리**

(1) 치료 목표 : 자세 안정성, 움직임 정확도, 보행 촉진

(2) 환자가 정적인 자세나 움직임을 하는 동안 머리와 몸통의 신체 정렬을 바르게 유지하도록 유도

① 활동적 움직임이 가능하다면 동적 균형운동을 제공

② 앉기나 서기 등 간단한 움직임에서 스스로 균형을 유지할 수 없으면 정적균형운동을 제공

(3) 실조 감소 운동 : 몸쪽 부분 근육의 긴장성 유지, 협력수축 촉진

(4) 소뇌성 운동실조 환자 : 프렌켈 운동

8) **보행훈련**

(1) 다발성 경화증 환자의 보행에 영향을 미치는 인자

① 균형감각의 감소

② 팔다리근력의 약화

③ 감각 상실

④ 경련성

⑤ 실조증

(2) 정상적인 자세긴장의 회복이 필요

(3) 매트, 균형판 훈련 등의 균형, 근력 증진운동, 협응력 증진 운동

(4) 발목발 보조기(AFO)를 이용하여 발등굽힘 보조

① 발등굽힘이 정상적으로 일어나지 않는 경우 발목 처짐(foot drop) 현상 발생

② 발목 처짐 방지를 위해 엉덩관절휘돌림 걸음과 같은 보상작용 발생

③ 발등굽힘이 되지 않아 몸통이 굽혀지는 보상작용 발생

④ 보조장비를 이용해 부드러운 보행을 보조할 수 있음

EXPLANATION

길리안 바레 증후군(Guillain - Barre syndrome)

1. 원인

1) 원인불명
2) 세균감염 후에 발생률이 높음
3) **말초신경계의 급성 염증성 탈수초 다발성 신경병증**

2. 증상(기출)

1) 척수신경, 뇌신경의 퇴행성 변화
2) 역행성 변성 : 척수신경 중 운동신경과 뇌신경세포핵의 먼쪽부분에서 시작됨
3) 이상감각(초기) → 서서히 진행 → 다리 동통 → 근육과 신경의 압통 ⇒ 대칭적
4) 마비 : 다리의 먼쪽부분 → 몸쪽부분 → (심하면) 호흡근육
5) 뇌신경마비 동반 시 제7뇌신경 침범이 가장 많음 : 운동마비 > 감각소실(감각저하, 이상감각)
6) 깊은힘줄반사 : 감소 또는 소실
7) albumino-cytologic dissociation : 뇌척수액의 단백량 증가, 세포구 정상 또는 감소
8) 감별 진단 : 다발성 신경염, 소아마비, 급성상행척수염, 뇌막염, 감기, Botulum

3. 치료

1) 부신겉질호르몬 사용
2) 호흡부전 시 기관절개술

4. 예후

1) 예후 양호
2) **발병 1주일 이내 가장 심함** → 3~4주간에 걸친 회복
3) 회복이 수개월간 지속되거나 근약화의 후유증이 남기도 함
4) 사망 : 20~30%에서 호흡부전에 의함

말초신경 손상

신경손상의 개요

1. 말초신경의 구조

1) **신경조직**

(1) 신경세포(neuron) : 신경작용

① 축삭(axon, neurite) : 신경흥분 전달(원심(날)성)

② 가지돌기(dendrite) : 신경흥분 전달(구심(들)성), 짧은 돌기, 세포체로 흥분 보냄

③ 말이집(myelin sheath) : 신경을 싸고 있는 특수한 지방체 피막

- Schwann's cell에서 생성
- 일정한 단절(Ranvier node)
- 백색
- 전기적 절연장치
- 시작부분, 랑비에결절, 종말 종지부에는 말이집 없음

(2) 신경아교(neuroglia) : 지지조직, 식작용, 영양세포

① 신경속막(endoneurium) : Schwann's cell 막에 의하여 싸여 있는 신경섬유 몇 개를 싸고 있는 막

② 신경다발막(perineurium) : 신경속막에 의하여 싸여 있는 신경섬유 몇 개를 싸고 있는 막

- piamater의 연장 형태
- 기능 : 신경섬유 다발 내의 양압 유지(삼투장벽 효과 이용), 신경조직의 구조적 형태 유지

③ 신경바깥막(epineurium) : 신경다발막에 의하여 싸여 있는 신경섬유 다발을 싸고 있는 막

- 육안으로 볼 수 있는 말초신경의 형태를 만드는 막
- 기능 : 림프관과 혈관 수용, 말초신경 단면의 25~30% 차지

(3) 지각신경절(sensory ganglia) : 지각성 뇌척수 신경세포체가 모여 있는 곳(PNS)

(4) 자율신경절(autonomic ganglia) : 효과기로 주행하는 신경섬유를 내는 신경절(PNS)

(5) 연결(anastomosis) : 말초신경이 분지하여 인접한 신경섬유와 연락하는 형태

(6) 신경얼기(nervous plexus) : 다수의 신경 사이에 다수의 연결을 이루는 망상총 형태, ANS에서 뚜렷이 나타남

2. 신경손상의 분류

1) Seddon의 분류

<table>
<tr><th></th><th>신경차단(neurapraxia)</th><th>축삭절단(축삭단열 · axonotmesis)</th><th>신경절단(neurotmesis)</th></tr>
<tr><td>정의</td><td>• 신경타박상, 압박, 가벼운 견인에 의한 축삭의 차단이 없는 일시적인 전도장애</td><td>• 신경속막 결합조직, Schwann세포 손상 없이 신경세포 축삭이 차단된 상태
• 축삭집과 말이집의 연결이 끊어진 상태</td><td>• 전체 신경섬유와 섬유를 싸고 있는 모든 막이 단절된 손상</td></tr>
<tr><td>특징</td><td>• 국소적인 병변
• 축삭의 연속성 상실×
• Wallerian 변성×
• 운동마비 > 감각마비
• 신경 전도의 국소적 차단 : 회복가능
• 전기진단 시 : 비변성 반응
• 원인제거 시 완전회복 가능</td><td>• 손상부위의 완전한 축삭전도 장애
• Wallerian변성 : 손상부위 이하, 손상부위~몸쪽부분 한 Ranvier절
• 신경전도 상실 : 손상 후 3~4일, 손상부위 → 먼쪽부분
• 재생가능 : 신경속막 건재함
• 축삭재생 : 1~4mm/day</td><td>• 신경완전 절단, 견열손상, 장시간 국소 저혈증, 고농도 화공약품 주입 시 발생
• Wallerian변성 : 손상부위 이하, 손상부위~몸쪽부분 한 Ranvier절
• 신경전도 상실 : 손상 후 3~4일, 손상부위 → 몸쪽부분
• 전기진단 시 : 손상 2주 후 근전도상 변성변화
• 감각소실, 신경전도 차단
• 예후불량</td></tr>
<tr><td>임상 증상</td><td>• 손상 먼쪽부분의 근육강도 감소 · 상실
• 손상 먼쪽부분의 감각 감소 · 상실
• 신경전도 속도 : 손상부위 지나면 느려지거나 상실, 손상부위 위 · 아래는 정상
• EMG : 세동전위 · 양성극파 출현×, 운동단위 간섭패턴 감소 · 결핍</td><td colspan="2">• 손상 먼쪽부분의 근육강도 감소 · 상실
• 손상 먼쪽부분의 감각 감소 · 상실
• 신경전도 속도 : 손상 먼쪽부분 운동 · 감각 신경 반응 상실
• 부분 손상시 : 감각 · 운동신경의 진폭 감소
운동신경 전도속도는 손상부위에서 지연
• 손상 후 2~3주 EMG : 세동전위 · 양성극파 출현○</td></tr>
<tr><td>치료</td><td colspan="3">• 손상부위 ROM유지
• 손상부 근육의 잔여근력 강화
• 전기자극 : 무용성 위축 방지, 탈신경 위축 지연
• 보조기 : 기능 보호
• 환자에게 손상부 보호방법과 주의점 설명</td></tr>
</table>

2) Sunderland의 분류

1도 손상	• Seddon의 신경차단과 동일한 개념 • Wallerian 변성 × • 신경속집, 통각, 교감신경 기능 : 정상 • 전도 : 손상부의 일시적인 전도차단, 침범부위·아래는 정상 • 운동기능 손상>감각기능 손상 • 회복 : 자발적인 완전회복 가능, 손상 몸쪽부분과 먼쪽부분의 운동기능 동시 회복
2도 손상	• 신경속막이 보존된 상태에 축삭의 중등도 압박에 의한 손상 • Wallerian 변성 : 손상부위 이하, 손상부위~몸쪽부분 한두 개 결절 • 일시적인 신경섬유 손상 • 신경속집 : 정상 • 손상부 위·아래의 신경전도 속도 : 정상 • 회복 : 신경축삭 회복 가능, 불완전 회복시 신경근 재훈련 필요
3도 손상	• 축삭과 신경속막 손상으로 보통 심한 압박에 의해 발생 • Wallerion 변성 ○ • 신경속집 : 심한 손상 • 신경연속성 상실 • 운동·감각신경 장애 • 손상 신경의 본래 신경내관 존재 × : 감각·운동신경의 기능적 혼동, slow(fine) motor function 기능저하, 빠른 피로, 고역치 운동신경세포 장애, 협조운동 장애, 공동운동 발생
4도 손상	• 신경바깥막, 신경다발막의 일부만 보존된 아주 심한 손상 • Wallerion 변성 ○ • 신경속집 : 파괴 • 축삭 진행 막음 • 극도의 협조장애, 기능소실 • 수술 후 신경근 재훈련 • Tine 징후 음성, 예후 불량
5도 손상	• Seddon의 신경절단과 동일한 개념, 신경의 완전 절단 • 수술 없이는 회복 불가능 • 미세수술 : 병변부위 청결, 신경속 재접합 • 수술 후 신경근 재훈련

3. 변성의 종류

Wallerian 변성 (Wallerian degeneration)	• 축삭이나 가지돌기가 세포체와 연결이 절단되면 절단 먼쪽부분은 변성하여 소실되나 세포체 가까운 부분은 정상 • 손상 → 축삭팽대 → 축삭분절 → 축삭소실(말이집은 지방과립으로 변성)
역행변성 (retrograde degeneration)	• 축삭이 절단된 후 변성이 신경세포체 쪽으로 진행되면서 발생하는 변성 • 핵 위축, Nissl소체 분절, 염색질 용해(손상 후 6~10일에 뚜렷함)
연접횡단변성 (transynaptic degeneration)	• 축삭이 절단된 후 연접을 넘어 다음 신경세포에 염색질 용해가 일어나는 변성 • 국한된 부분에서만 일어나며, 시각전도에서 잘 나타남

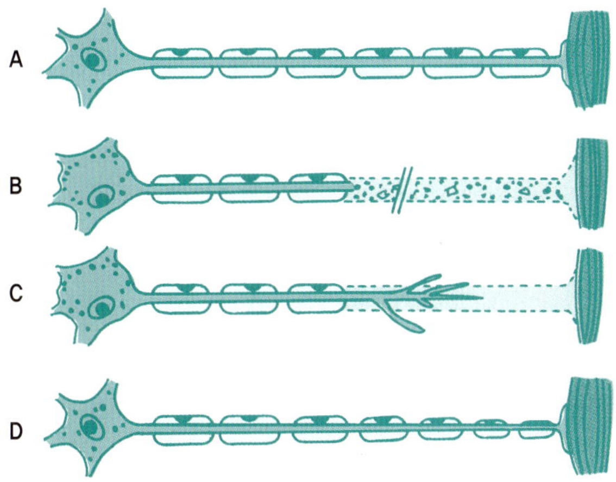

Wallerian 변성

A, 정상적인 말이집신경섬유
B, 축삭의 연속성이 국소적으로 장애를 받은 상태[손상 몸쪽부분에서는 축삭과 세포체의 구간종창(somal swelling), 염색질 용해(chromatolysis) 그리고 핵의 확장과 유주(nuclear enlargement and migration)반응이 일어난다. 손상 먼쪽부분에서는 축삭과 축삭의 말이집에서 Wallerian 변성이 일어나고 근육섬유는 급속도로 위축된다.
C, 몸쪽부분 축삭에서는 새로운 축삭 분지들(new axonal branches)이 돌출되는데 이들 중 하나가 재접속에 성공하고 나머지는 변성된다.
D, 재생이 완전하게 일어난 상태로 얇은 축삭과 짧은 절 간격(shorter internodal segment)이 보인다.

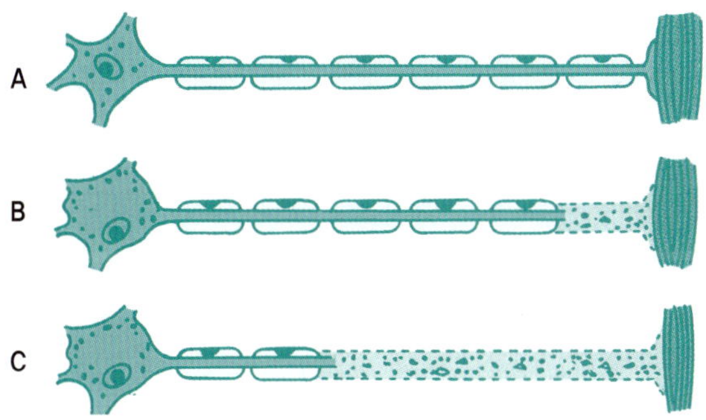

역행변성

A, 정상 말이집신경섬유
B, C, 축삭변성이 축삭의 말초부터 몸쪽부분으로 진행되고 있다. 변성이 세포체까지 확장되어 세포사(cell death)가 발생한다.

4. 손상신경의 재생

1) 회복속도

(1) 축삭 재생 속도 : 1～4mm/day

(2) 통각신경(가장 빠름) > 촉각 > 고유수용기 > 운동신경(가장 늦고 불완전)

(3) 가늘고 얇은 막의 신경 > 굵고 말이집막이 두꺼운 신경

(4) 연령이 어릴수록 빠름

(5) 신경끝부분과 손상부위 거리가 짧을수록 빠름

(6) 단순 신경손상 > 연부조직 손상 동반

(7) 손상 후 경과시간, 신경 봉합 기술 영향미침

(8) 궁둥신경이 인체에서 가장 예후가 나쁨

2) 특징

(1) Tinel's sign : 손상 축삭의 재생 먼쪽부분을 가볍게 자극 시 과민 감각을 보이는 현상

(2) 작열통(causalgia) : 불완전하고 비정상적인 감각재생이 원인

5. 신경손상 검사법

1) **근전도 검사(electromyography)**

(1) 근육의 신경지배 차단 여부 및 신경전도 여부 검사, 손상부위 판별

(2) 손상 직후 : EMG 정상

(3) 손상 5~8일 후 : 초기 신경차단 변화

(4) 손상 7~14일 후 : Wallerian 퇴행성 변화 → denervation potential, fibrillation potential 없으면 예후 양호

(5) 단점 : 정확한 손상 정도나 부위의 판별 어려움

2) **신경전도 검사(nerve conduction study)**

(1) 피부를 통한 신경주행의 전기자극으로 해당 신경의 자극 전도 검사

(2) 손상 18~72시간 후 : 손상 먼쪽부분 신경전도 반응 정상

(3) 손상 72시간 후 : 자극전도 기능 소실 → 전도속도 측정하여 손상여부 판단

3) **Tinel's sign**

(1) 손가락이나 진단용 고무망치로 손상신경의 경로를 가볍게 타진 시 나타나는 징후

(2) 신경재생 시 : tingling sense가 신경 경로에 나타남

(3) 양성 : 신경재생의 한 징후(But! 절대적 신경재생 ×)

4) **발한 검사(sweat test)**

(1) 말초신경내의 교감신경섬유

① 기계적 외상 오래 견디고, 가장 먼저 재생됨

② 자율신경대에 발한 존재 : 완전절단 아님(교감신경 기능 어느 정도 잔존함)

③ 절단신경 봉합 후 재생과정에서 교감신경 가장 먼저 회복 : 발한반응은 신경회복 초기 현상으로 어느 정도 예후를 암시함

(2) 검사

① 확대경을 이용한 육안 검사

② iodine starch test, ninhydrin test

5) **피부저항 검사(skin resistance test)**

(1) 자율신경 차단 유무 평가

(2) 피부에 땀이 없으면 전류 통전 시 피부저항이 커짐

(3) 검사 : Richter dermometer

6) **Wrinkle test**

(1) 신경기능 잔존, 회복 있는 경우 : 손상부를 더운물에 담그면 피부발한에 의해 주름 발생

(2) 마비, 회복 없는 경우 : 손상부를 더운 물에 담그면 피부 영양성 변화에 의해 주름 생기지 않음

7) **신경자극 검사(nerve stimulation test)**

(1) 질적검사 : 변성반응 검사(R-D test)

(2) 양적검사 : 시치검사(chronaxie test), 강시곡선(S-D curve)

8) 기타

팔의 신경회복 상태 검사 : Two point discrimination test, 접촉검사, 압박검사, pick up test

6. 신경손상의 치료

1) 보존적 치료

(1) 적응증

① 신경손상의 정도가 비교적 경미하며 자연회복 가능성이 있는 경우

② 신경의 불완전한 단열, 압박에 의한 생리적 차단

(2) 치료

① 손상신경과 팔다리의 기능 회복 정도를 평가, 관찰

② 물리치료

- 목적 : 관절가동범위 유지, 변형 방지, 근위축 예방
- EST : 초기 근위축 예방, 혈액순환 촉진, 근의 조직학적 변화 지연 및 방지
- 온열치료 : 순환촉진(감각마비 유무 확인 후 적용)
- 보조기 : 운동이 자유로운 역동 보조기 사용

2) 수술적 치료

(1) 적응증

신경이 완전 절단 또는 손상정도가 심하여 자연회복이 어려운 경우 시행하는 수술적 요법

(2) 신경봉합술(neurorrhaphy)

① 1차 봉합 : 손상 경미, 손상 후 6시간 이내, 감염이 없을 때 시행

② 2차 봉합 : 손상 2~3주 후 시행

③ 신경이식 : 자가신경을 이용

(3) 신경 봉합시 주의점 : 혈관보존, 과도한 신경박리 금지, 긴장방지

(4) 봉합 후 고정기간 : 팔(4주), 궁둥신경(6주)

신경계 중재

EXPLANATION

팔의 말초신경 병변

1. 개별 신경뿌리 및 신경손상에 대한 검사와 치료

1) upper arm type : **C_5~C_6 손상 → Erb 마비**
2) lower arm type : **C_8~T_1 손상 → Klumpke 마비**
3) whole arm type : C_5~T_1 손상

2. 에르브 마비(Erb's paralysis)

1) **정의**

분만마비의 전형적인 형태로 위팔신경얼기의 위신경뿌리가 C_5, C_6의 단독 또는 공동손상

2) **원인**

(1) 출생 시 : 어깨와 머리 사이의 비정상적인 견인

(2) 출생 후 : 출생 시의 비슷한 외력이 어깨와 머리에 가해질 때

(3) C_7에 부착하는 갈비뼈의 가로돌기가 과도하게 신장될 때

3) **증상**

(1) C_5, C_6 신경뿌리 손상 시

	침범부	감각상실	통증	깊은힘줄반사	증상재현
C_5	마름근, 어깨세모근, 가시위근, 가시아래근, 작은원근, 위팔두갈래근, 위팔근, 손뒤침근	가쪽어깨, 위팔	안쪽어깨뼈, 어깨	위팔두갈래근 : 상실·감소	목뼈돌림 침범측으로 폄
C_6	어깨세모근, 위팔두갈래근, 위팔노근, 노쪽손목폄근	노쪽아래팔, 노쪽손등	어깨뼈, 아래팔 노쪽 손등부	위팔두갈래근, 위팔노근 : 상실·감소	

(2) 팔의 자세 : **waiter tip position**

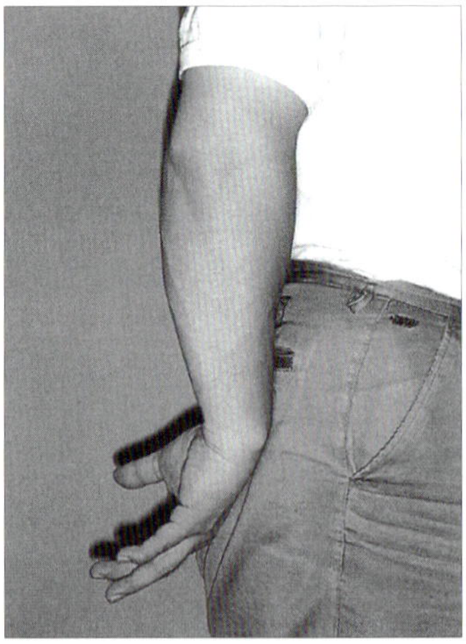

① 어깨뼈 : 모음

② 아래팔 : 엎침

③ 팔 : 안쪽돌림, 몸통 가까이 늘어뜨림

④ 손목관절 이하는 침범하지 않음

4) **물리치료**

(1) 지지

① 어린이 : **air plane splint** 사용, 출생 후 약 3~6개월이면 대부분 회복

② 성인 : 벌림자세에서 치료, 삼각끈(sling) 이용

(2) 보조기

① 어깨관절 : 벌림 및 가쪽돌림

② 팔꿉관절 : 굽힘
③ 아래팔 : 뒤침
④ 손목관절 : 폄 자세로 팔을 어깨관절 높이에서 고정

(3) 전기자극
① 파형 : 직각파(자극시간 조절용이)
② 통전시간 : 완전 변성(50～10msec), 강축 유발(50～200msec)
③ Erb's point 이용한 강축전류치료, 단속평류치료가 효과적

(4) 운동치료
① 마비가 있는 동안의 수동운동 : 구축방지, ROM 확보, 근력유지
② 근 재교육 운동 : 어깨관절 벌림과 가쪽돌림, 팔꿉관절 굽힘 기능 증진
③ 정적운동 → 능동보조운동 → 자유운동 → 저항운동

5) 정형외과적 치료
(1) Fairbank's 수술법 : 어깨밑근과 부리위팔인대 분리
(2) 기타 : 관절주머니 개방 후 위팔뼈머리를 잡아주는 방법

3. 크룸프케 마비(Klumpke's paralysis) (기출)

1) **정의** : 위팔신경얼기의 아래신경뿌리 C_8, T_1의 단독 또는 공동손상
2) 원인 : 몸통과 팔이 심하게 견인될 때
3) **증상**

	침범부	감각상실	통증		기타
C_8	긴엄지굽힘근, 손내재근, 자쪽손목굽힘근·폄근	4, 5번째 손가락 위, 자쪽 아래팔	자쪽 손	목뼈돌림, 침범 측으로 폄	
T_1	손의 내재근에 한정	안쪽 위팔	겨드랑, 안쪽위팔		Horner's syndrome : 안구함몰, 눈꺼풀처짐, 동공축소
C_8 & T_1	손의 모든 내재근, 손목관절 및 손가락의 긴굽힘근	C_8 & T_1의 지배영역			• 손허리손가락관절과 엄지폄을 제외한 모든 손기능 상실 • 아래팔 엎침 기능 잔존

4) 물리치료
(1) 지지
① **Opponens splint(정중신경) + Knuckle bender(자신경) 혼합 형태의 보조기**
② 지지 자세
- 손가락 손허리손가락 관절 : 굽힘
- 손가락관절 : 폄 혹은 약간 굽힘
- 엄지 : 벌림과 모음 중간상태에서 맞섬과 굽힘
- 손목관절 : 약간 굽힘

(2) 운동치료

① 엄지 : 굽힘 운동(손목관절, 중위자세에서 실시), 맞섬운동(opposition)

② 손가락 : 굽힘·벌림·모음 운동

③ 손목관절 : 굽힘운동

(3) 전기치료

(4) 근 재교육 : **엄지맞섬근(opponens pollicis) 중요**

4. 긴가슴신경 마비(long thoracic nerve paralysis) (기출)

1) 원인

무거운 물건을 어깨로 지거나 수술 시 사고와 같은 외상에 의한 신경손상 시 발생

2) 증상

(1) 어깨관절 굽힘 시 **날개어깨뼈(winging scapular)** 동반

(2) 2차적인 어깨뼈 부딪힘증후군 발생

(3) 어깨뼈 아래각 돌출 심함

(4) 감각상실과 깊은힘줄반사 소실은 없음

(5) **앞톱니근 약화**로 어깨뼈 운동역학 변화

(6) 어깨관절 굽힘력, 바깥굽힘력 약화 : 팔을 어깨 높이 이상 들 수 없음

(7) EMG : 앞톱니근에서 세동전위·양성극파가 나타남, 운동단위 간섭패턴 감소

3) 치료

(1) 수의적 활동이 가능하면 초기부터 운동 실시

(2) 빗장뼈와 어깨뼈의 mobilization

(3) 운동시 2차적 어깨뼈 부딪힘증후군이 나타나지 않도록 주의

(4) **앞톱니근 강화** : 어깨뼈 안정근의 운동

(5) 필요할 경우 보조기로 어깨뼈의 운동을 제한, 앞톱니근 강화운동 : single scapula orthosis, scapular fixation brace

(6) 수술 : 어깨뼈의 뒤쪽돌출이 심하면 어깨뼈를 가슴벽에 고정

5. 겨드랑신경 마비(axillary nerve paralysis)

1) 원인

(1) 어깨관절 탈구나 위팔뼈 골절

(2) 겨드랑 목발에 의한 압박

(3) 어깨관절의 갑작스러운 과다폄

(4) 사격 후유증

(5) 팔 위로 옷 걸고 장시간 운전

2) 임상적 증상
   (1) 어깨관절 굽힘과 벌림, 바깥돌림력 약화
   (2) 어깨관절 통증
   (3) **어깨세모근과 작은원근의 기능상실 또는 약화**
   (4) 감각상실 : 가쪽 어깨
   (5) 깊은힘줄반사 정상 : 위팔두갈래근, 위팔노근, 위팔세갈래근
   (6) 어깨세모근 위축
   (7) 운동신경 전도속도 검사 시 먼쪽운동 잠복시의 결핍 또는 감소
   (8) 근전도 검사 시 : 어깨세모근, 작은원근
      ① 세동전위와 양성극파 발생
      ② 운동단위 간섭패턴 감소
3) 치료 (기출)
   (1) 빗장뼈와 어깨뼈의 정형물리치료(mobilization)
   (2) 어깨세모근, 작은원근 : 근력강화 운동
   (3) 초기 단계 : 어깨끈(sling) 사용
   (4) 전기치료, 온습포, 냉치료

6. 노신경마비(radial nerve paralysis) (기출)

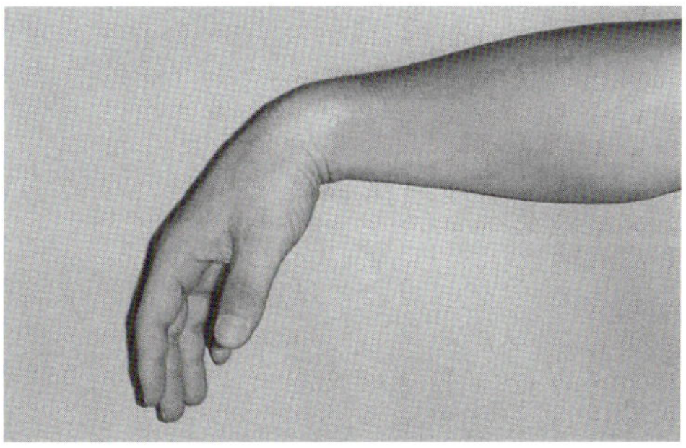

1) 원인
   (1) 위팔뼈몸통 관절융기위 골절(위팔뼈 중간 혹은 아래 1/3부위 골절) 시 생긴 날카로운 뼛조각이나 이차적인 혹은 애벌뼈에 의한 손상
   (2) 목발 같은 물체에 의한 압박으로 의한 일시적 손상
   (3) 책상에서 엎드려 잘 때
   (4) Honeymoon palsy
   (5) Saturday palsy

2) 증상

손상	침범부	기능상실	감각상실	깊은힘줄반사	검사
겨드랑부위	노신경이 지배하는 모든 근육마비	• 손가락·손목관절·팔꿉관절의 폄 • 손목관절의 굽힘변형	노쪽 손등	• 위팔노근 : 상실 • 위팔세갈래근 : 상실	Tinel's sign : 양성
위팔 나선고랑	먼쪽부분 근육(위팔세갈래근), 위팔노근	• 손가락·자쪽 손 폄		• 위팔노근 : 상실 • 위팔세갈래근 : 정상	
몸쪽부분 아래팔	먼쪽 노쪽손목폄근, 뒤침근	• 손가락·자쪽 손 폄 • 부분적 손상 : 휴식시 claw hand	없음	• 위팔노근 : 정상 • 위팔세갈래근 : 정상	
표피 감각지	없음		노쪽 손등	• 상실 없음	

3) 물리치료

(1) 지지

① **Cock-up splint(20° dorsiflexion) 적용**

② 지지자세

- 손목관절 : 완전 폄
- 손허리손가락관절 : 과다폄이 아닌 상태의 폄 위치
- 손가락 : 자유로운 상태
- 엄지 : 벌림, 폄

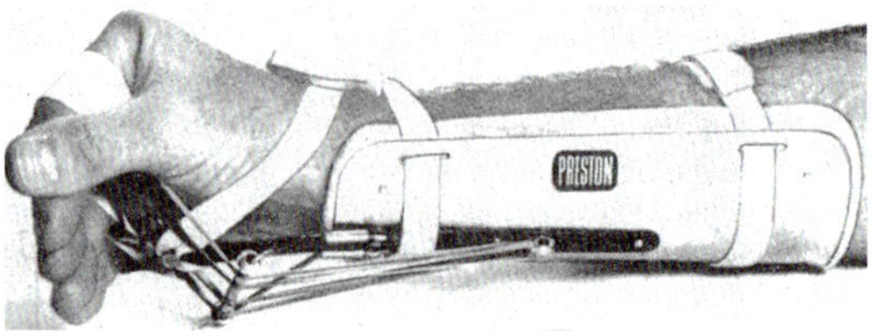

(2) 운동치료

① 통증감소에 주력

② 굽힘 구축 방지 : 손목관절과 손가락의 완전한 수동 폄 운동, 엄지 폄 운동 실시

(3) 전기치료

목적 : 근육의 수축성 유지, 탈신경 위축 방지, 무용성 위축 방지, 초기 근력 강화

7. 정중신경 마비(median nerve paralysis) (기출)

1) 원인

(1) 위팔뼈 위관절융기골절 후 동반된 이차적인 합병증

(2) 관통 자상

(3) **Volkmann 허혈성 구축**

① 아래팔의 상흔이나 원엎침근에 의한 압박

② 위팔뼈 위관절융기골절의 가장 흔한 합병증

③ 5P : 통증(pain), 피부창백(pallor), 무맥(pulseless), 마비(paralysis), 이상감각(paresthesia)

(4) Colles 골절

(5) 반달뼈의 앞쪽탈구

(6) 손목굴증후군(골절, 힘줄윤활막염, 윤활막염 등의 압박) : 심한 손목관절 굽힘·폄 피해야 함

2) 증상

손상	침범부	기능상실	감각상실	증상	깊은힘줄반사	검사
위팔	정중신경이 지배하는 모든 근육	아래팔 엎침 엄지맞섬, 집게손가락굽힘, 먼쪽엄지굽힘, 노쪽손목관절굽힘	엄지두덩, 정중신경 분포부위	• 집게손가락·가운데손가락 MCP 과다폄 • 엄지, 집게손가락 옆에 위치 • 위축 : 아래팔, 엄지근구조물	위팔세갈래근, 위팔두갈래근, 위팔노근 : 정상	Tinel's sign : 양성
팔꿉관절	먼쪽 근육, 원엎침근	아래팔 엎침 약화는 있지만 기능은 정상		• 압통점 : 원엎침근 위 • 위축 : 먼쪽아래팔근~원엎침근, 엄지두덩		
앞뼈사이 신경	긴엄지굽힘근, 깊은손가락굽힘근, 긴손가락굽힘근, 네모엎침근		없음	• 엄지와 집게손가락 이용하여 O형 못 만듦		
손목	손의 첫 세손가락의 약화, 혼몽		손가락, 엄지두덩근 위는 정상			Tinel's sign : 양성 Phalen's test : 양성

3) 검사 : **Phalen's test**

(1) 손목관절 증후군의 증상 유발 검사

(2) 양성 : 양 손등을 맞댄 상태에서 손목관절의 굽힘 정도를 증가시키면 통증

(3) **손가락의 타진통(tingling pain)**

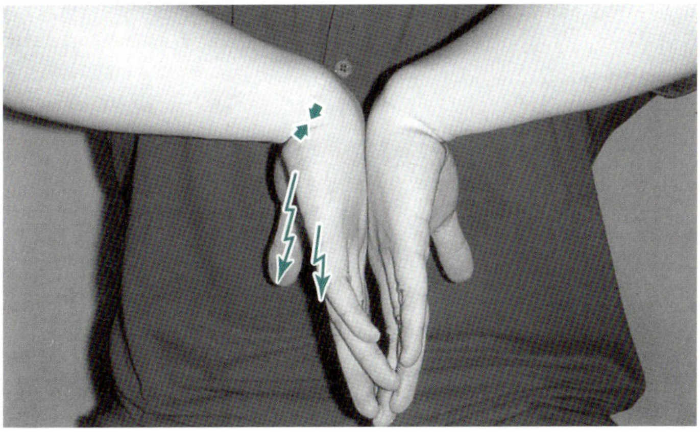

4) 물리치료

(1) 지지

① **opponens splint : ape hand에 대한 부목**(기출)

② 지지자세

- 엄지 : 맞섬과 벌림
- 손가락 : 약간 굽힘
- 손목관절 : 약간 굽힘
- 아래팔 : 엎침

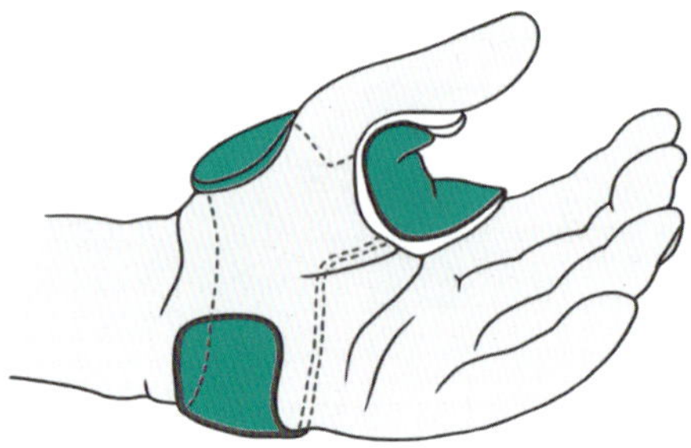

(2) **운동치료**

① 고무공을 쥐거나 집는 동작

② 여러 가지 크기의 공(동전)을 집는 운동

③ 주먹 쥐고 펴기

④ **making 'O' 운동**

⑤ 손가락의 피아노 연주 운동

⑥ 손목관절의 벌림 운동

(3) 전기치료 : 근육섬유의 수축성 유지, 변성위축 방지

(4) 마사지

8. 자신경 마비(ulnar nerve paralysis)

1) 원인

(1) 팔꿉관절 혹은 손목관절 부근의 열창

(2) 위팔뼈 또는 위팔뼈 안쪽관절융기 골절

(3) 팔꿉관절 탈구

(4) 팔꿉관절의 valgus 변형

(5) 책상에서 턱 괴고 오랜 자세를 취할 때

2) 증상

(1) **Guyon's canal syndrome(ulnar tunnel syndrome)**

① 콩알뼈와 갈고리뼈의갈고리(hook) 사이에 함몰된 부위로 인대와 함께 터널을 형성

② 자신경, 자동맥이 통과하면서 압박에 의한 손상 시 발생

손상	침범부	기능상실	감각상실	증상		깊은힘줄반사	검사
위팔	자신경의 지배근육	• 2~5번째 손가락 벌림·모음 • 4, 5번째 손가락 손가락끝마디뼈사이관절 굽힘·손목관절 자쪽 굽힘	자신경 지배부위	손의 내재근, 아래팔 위축	mild claw hand	위팔세갈래근, 위팔두갈래근, 위팔노근 : 정상	Tinel's sign : 양성 Froment's sign : 양성
팔꿉관절		• 손가락 벌림·모음 • 4, 5번째 깊은손가락굽힘근, 앞·등쪽 내재근, 새끼두덩근, 벌레근 손가락끝마디뼈사이관절 굽힘	자신경 지배부위 감각상실·이상	자쪽손목굽힘근 약화			
손목관절	손의 내재근	• 엄지모음 • 손가락벌림·모음	자쪽 손바닥, 5번째 손바닥면, 4번째 자쪽 1/2, 5번째 등쪽, 손등	손의 내재근 위축	severe claw hand		

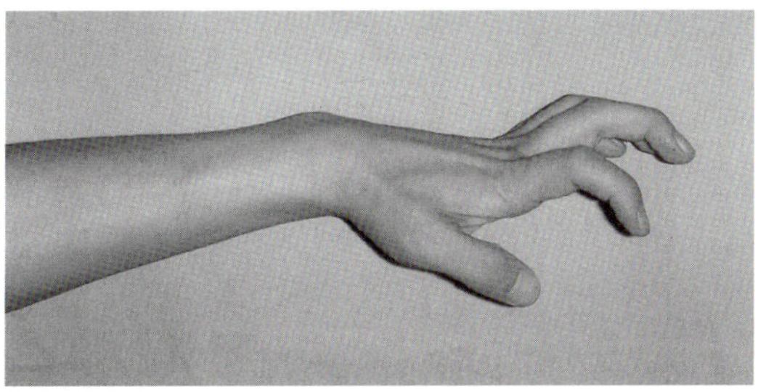

자신경과 정중신경 동시 마비시 나타나는 구수

3) 검사 : **Froment's sign**

(1) 엄지와 집게손가락 사이에 종이를 끼우고 잡아당김

(2) 양성 : 종이를 빠뜨리지 않으려는 대상작용으로 긴엄지굽힘근과 엄지맞섬근을 이용하여 엄지를 굽힘시킴

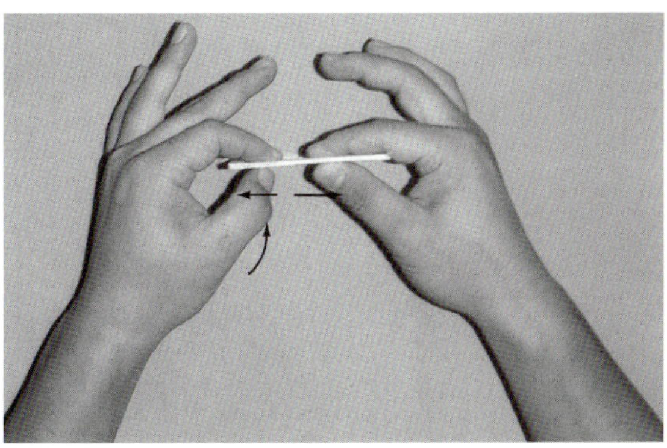

4) 물리치료

(1) 지지

① **Knuckle bender 착용**

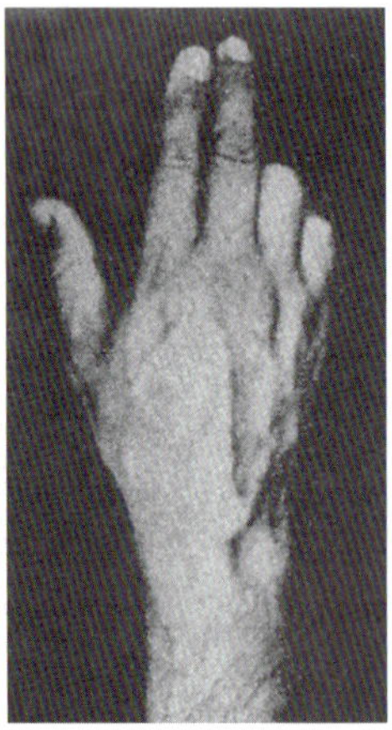

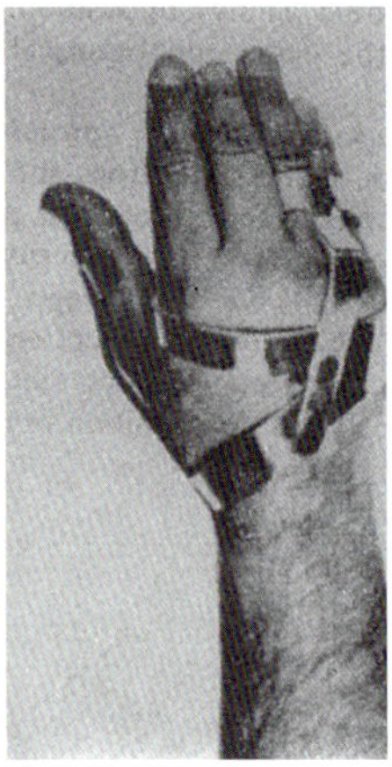

② 지지자세

- 손목관절 바로 위의 손상
  - 손가락 : 폄
  - 손허리손가락관절 : 굽힘
  - 엄지 : 모음
- 팔꿉관절 위의 손상
  - 손목관절 : 약간굽힘
  - 손 : 모음

(2) **운동치료** (기출)

① 자신경 마비 시 기능적으로 강화해야 할 운동

- 자쪽손목굽힘
- 손가락 벌림
- 손가락 모음
- 4, 5번째 손가락의 굽힘

② 종이집기 운동 : 손허리손가락관절의 굽힘과 손가락관절의 폄상태에서 엄지와 집게손가락 사이에 종이를 끼우고 실시

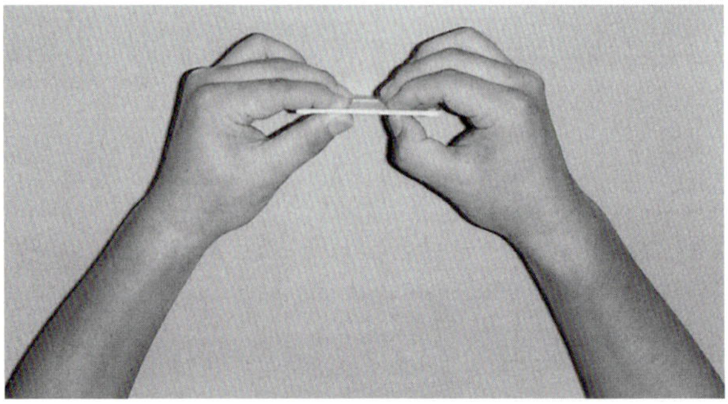

③ 노신사 운동(old gentleman exercise) : 손허리손가락관절은 굽힘, 엄지 끝은 집게손가락 쪽에 접촉되도록 운동

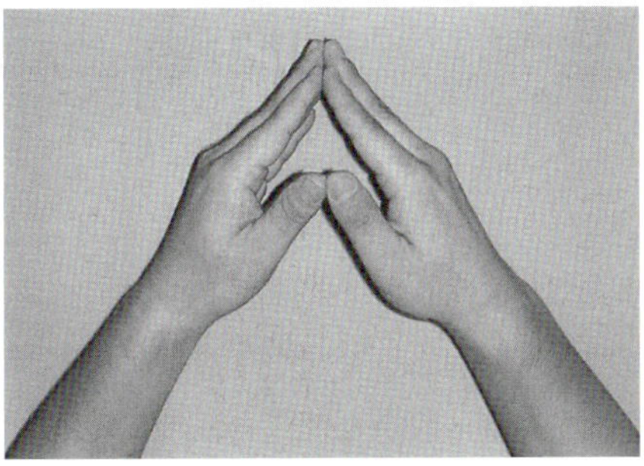

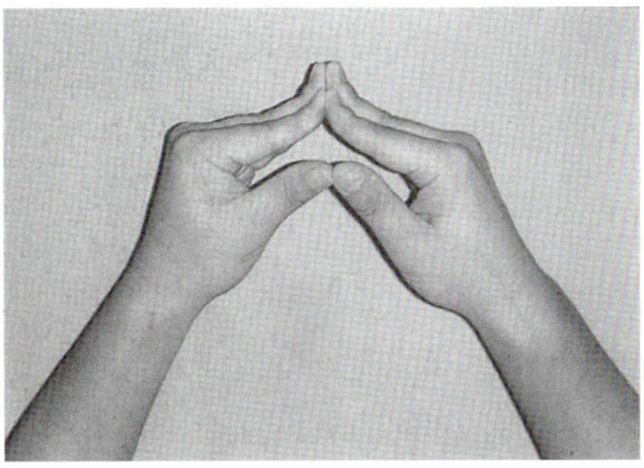

④ 집게손가락과 새끼손가락운동 : 가운데손가락과 반지손가락 앞에 집게손가락과 새끼손가락 배치하기

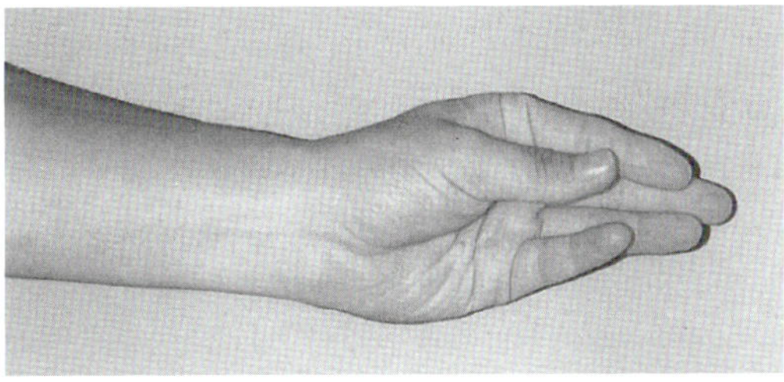

(3) 전기치료 : 근력강화, 근육섬유의 수축성 유지, 변성의 지연효과

(4) 마사지 : 손바닥근막의 섬유성 변화 예방

EXPLANATION

다리의 말초신경 병변

1. 허리엉치 신경뿌리 병변(lumbosacral nerve root disease)

1) **원인**

(1) 척추골절

(2) 척추원반의 탈출

(3) 퇴행성 관절질환

(4) 전이성 질병

(5) 골반 혹은 엉치뼈골절

(6) 당뇨성 신경병

2) **증상**

	침범부	감각상실	방사통	깊은힘줄반사	증상	특징
L_4	넙다리네갈래근 앞정강근	안쪽종아리 ~안쪽 발가락	엄지발가락	넙다리네갈래근 : 감소·상실	발처짐 디딤기 때 무릎관절 과다폄 자세가 가쪽으로 기움	넙다리신경 신장검사 : 양성
L_5	긴엄지폄근 뒤정강근 앞정강근 중간볼기근	발등	가쪽다리, 발등	뒤정강근 : 상실	중간볼기근 파행 발처짐 자세가 가쪽으로 기움	뻗은발올림 검사 : 양성
S_1	장딴지근 가자미근 긴엄지굽힘근 큰볼기근	가쪽발, 새끼발가락	넓적다리뒤부분 ~새끼발가락	아킬레스힘줄 : 감소·상실	발가락 떼기(toe off) 감소 H 반사 : 잠복시	

3) **검사** : H 반사

(1) S_1 신경병변의 진단

(2) 정강신경을 전기자극 : 단일 시냅스 반사

(3) 몸쪽부분 운동신경 및 감각신경 보호하는 검사 방법

4) **치료**

(1) 통증 감소

① 급성기 : 한냉치료(cryo-therapy), 침상안정

② 열치료 : 적외선, 단파, 초음파

③ 전기치료

④ 골반견인

(2) 자세 교정

(3) 약화근의 근력 증가

(4) 환자교육

2. 넙다리신경 병변(femoral nerve lesions) (기출)

- 넙다리신경 : 허리신경얼기 몸쪽부분에 위치

1) **원인**

(1) 관통자상

(2) 연부조직 외상, 심한 골반외상

(3) 복막 후 혈종

(4) 넙다리뼈 골절

(5) 당뇨성 신경병

2) **증상**

침범부	기능상실	감각상실	깊은힘줄반사	증상
엉덩관절굽힘근, 넙다리네갈래근	무릎관절 폄	넙다리, 종아리, 발의 앞/안쪽	넙다리네갈래근 : 감소·상실	넙다리네갈래근 위축 디딤기시 무릎관절 과다폄

3) **물리치료**

(1) 운동치료

① 관절가동범위운동 : 엉덩관절, 무릎관절

② 근력강화 운동 : 고정용 자전거가 효과적

③ 기능운동 : 엉덩관절 굽힘, 무릎관절 폄, 엉덩관절 가쪽돌림

④ 고정용 자전거 : 엉덩관절굽힘근, 무릎관절폄근

(2) 전기치료

① 통증감소

② 변성지연

③ 근수축성 유지

(3) 자세교육 : 침범된 측으로 체중지지 시 무릎관절의 안정성에 대하여 환자가 확실히 인식하게 함

(4) 보행 시 통증호소가 있을 때 지팡이, 목발 사용

3. 궁둥신경 병변(sciatic nerve lesions)

1) **원인**

(1) 총상

(2) 전위성 골반 탈구, 넙다리뼈 골절, 엉덩관절 탈구

(3) 골반 종양성 질병

(4) 압박 증후군 : 궁둥구멍근 증후군

(5) 신생아 : 엉덩관절 탈구 정복, 신경주위 근육주사

2) **증상**

침범부	뒤넙다리근, 먼쪽정강신경·종아리신경의 지배 근육
기능상실	무릎관절 굽힘, 발목관절 발등/ 발바닥굽힘, 발목관절 가쪽/안쪽번짐, 발가락 굽힘/폄
감각상실	발의 가쪽·발등쪽, 발바닥
깊은힘줄반사	아킬레스힘줄, 뒤정강근 : 감소·소실
증상	계단상 보행, 발처짐, 발가락 떼기 감소, 보행결함

3) **물리치료**

(1) 운동치료

① 관절가동범위운동

② 신장운동 : 뒤넙다리근, 아킬레스힘줄

(2) 다리올림 : 정맥혈의 환류 목적
(3) 보행시 통증 호소 : 목발이나 지팡이 사용
(4) 침상에서의 발목관절 보조기 사용
(5) 온열치료, 한냉치료, 전기치료

4. 종아리신경 병변(peroneal nerve lesions) (기출)

1) **원인**
(1) 자상
(2) 석고고정에 의한 압박
(3) 부종
(4) 종아리뼈머리 부위의 골절
(5) 종아리뼈 위끝의 골절
(6) 다리를 꼬고 오래 앉아 있을 때

2) **증상**

손상	깊은종아리신경	얕은종아리신경
침범부	앞정강근, 긴발가락폄근, 셋째종아리근, 긴·짧은엄지폄근, 짧은발가락폄근	긴·짧은종아리근
기능상실	발가락폄, 발목관절 발등굽힘, 발목관절 가쪽번짐	
감각상실	발등, 엄지발가락의 갈퀴	
증상	계단상 보행, 발처짐	
검사	Tinel's sign : 종아리뼈머리 위에서 양성	

3) **치료**
(1) 운동치료 : 구축 방지
(2) 전기치료
(3) 보조기 : 발처짐이 있을시 발목관절 발등굽힘 방지

5. 뒤정강신경 손상(posterior tibial nerve injuries)

1) **원인**
(1) 발목굴의 포착(entrapment)에 의해 손상
(2) 몸쪽부분 병변
① 먼쪽 넙다리뼈, 몸쪽부분 정강뼈의 골절
② 무릎관절 탈구
③ 오금부에 있는 연부조직의 손상

2) **증상**

손상	슬부	발목굴 올가미
침범부	가자미근, 장딴지근, 뒤정강근, 발가락굽힘근	짧은발가락폄근을 제외한 발의 내재근
기능상실	발목관절 발바닥굽힘·안쪽굽힘, 발가락굽힘	
감각상실	발의 가쪽모서리, 발바닥면	안쪽·가쪽 발바닥신경의 지배부위
깊은힘줄반사	아킬레스힘줄, 뒤정강근 : 상실	아킬레스힘줄 : 정상
증상	보행시 발가락 떼기 약화	보행시 발바닥·발가락의 통증으로 보호성 반응 일어남, 발바닥 작열통(밤에 심함)
검사		Tinel's sign : 발목관절 안쪽의 정강신경위에서 양성

3) 치료

(1) 근력강화 운동

① 발바닥굽힘근과 안쪽번짐근, 발가라 굽힘근의 능동운동 → 점진적 저항운동 순서로 진행

② 근력이 회복되면 발바닥굽힘 동작의 자가 스트레칭 동작 수행

(2) 통증완화를 위한 보존적 치료

(3) 전기자극치료(EST) : 마비근육의 근수축력 회복

(4) 지팡이의 사용, 짧은 다리 보조기(SLB, 90 anterior stop)를 착용하여 보행에 도움

EXPLANATION

얼굴신경 병변

1. 얼굴마비(facial paralysis)

1) 해부학

(1) **얼굴신경관 내에서의 가지**

① 큰바위신경

- 물렁입천장의 점막과 미주신경의 이개지와 더불어 바깥귀길 피부에 분포
- 경로 : 얼굴신경관 내의 무릎신경절 → 추체의 위앞면 → 파열구멍의 연골 관통 → 교감신경인 큰바위신경과 결합 → 날개관신경 형성 → 날개입천장 신경절로 들어감

② 고실끈신경

- 혀의 2/3 부위의 미뢰에 분포
- 턱밑샘 및 혀밑샘의 분비 신경섬유를 턱밑신경절로 보냄

③ **손상**

- 표정근 마비
- 미각장애
- 타액분비장애

- 청각장애(등자근의 마비)
- 누선분비장애

(2) **붓꼭지구멍을 나온 후의 가지**

① 경로 : 얼굴신경 붓꼭지구멍 지남 → 머리 가쪽면으로 나옴 → 이하선 내에서 귀밑샘 신경총 형성 → 다수 가지 냄 → 넓은목근 등 모든 표정근 지배, 붓목뿔근, 두힘살근의 뒤힘살 등에 분포

② 손상 : 얼굴신경 마비(Bell's palsy)

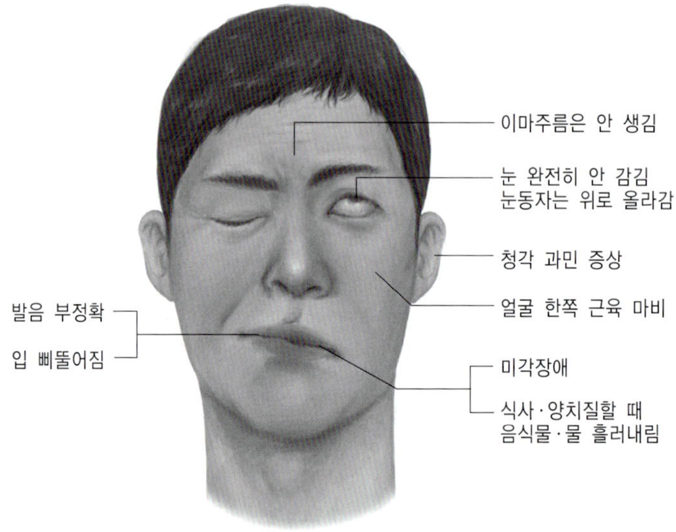

벨마비 증상(왼쪽 마비)

- 표정근 운동상실
- 얼굴지각(저작, 연하)은 정상 : 삼차신경의 지배받음

2) **얼굴신경의 손상부위와 손상원인** (기출)

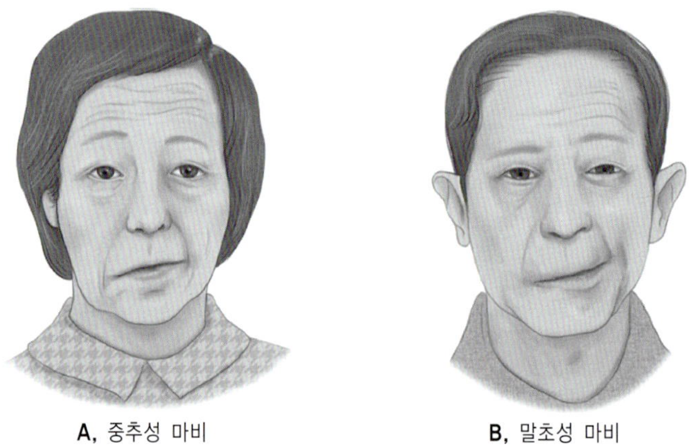

얼굴마비의 종류

	위운동신경세포, 중추성마비	아래운동신경세포, 말초성마비
원인	• 뇌출혈, 혈전증, 종양, 외상 • 보통 편마비에서 볼 수 있음	• 중이염, 상처, 머리뼈 골절, 붓꼭지구멍 압박, 귀에 대한 수술 시 사고, 신경염, 바이러스의 감염 • 얼굴신경의 핵 혹은 다리뇌 안에 있는 섬유들의 손상
증상	• 윗부분의 얼굴근육 : 눈을 감거나 이마의 근육을 움직이는 것 정상 • 아랫부분의 얼굴근육 : 병변 반대쪽 아랫부분 얼굴근육 마비	• Bell's palsy • 몸통 침범부위의 같은쪽 얼굴 위·아래 모두 침범

3) **평가 : 6가지 수의적 근활동 포함**

(1) 얼굴 찌푸리기(frowning)

(2) 눈감기(eye closure)

(3) 콧구멍 볼록하게 하기(flaring nostrils)

(4) 미소짓기(smiling)

(5) 휘파람불기(whistling)

(6) 입술 내밀기(pouting of lips)

4) **치료**

(1) 전기치료 : 논란이 많음

(2) 얼굴 재훈련

① 특정 근육의 집중된 훈련 : 비특정 혹은 대단위 얼굴운동들(gross facial exercise)은 바람직하지 못함

② **바람직하지 못한 운동지시의 예**

- 집단운동과 공동운동을 촉진하여 실제로 운동이 필요한 근육에서 적절한 운동조절이 일어나지 못함
- 입을 크게 벌리시오
- 아랫입술을 좌우로 움직이시오
- 눈을 위아래로 그리고 좌우로 움직이시오
- 크게 웃으시오
- 입을 다문 채 뺨을 볼록하게 하시오
- 윗입술로 앞 이를 누르시오
- 눈을 꼭 감으시오

(3) 느린, 긴장성 근조절을 강조하는 재훈련

① 얼굴운동 시 아주 느리고, 명료하며, 비감정적 동작으로 지시해야 함

② 얼굴운동 시 빠르고, 자동적, 반사적인 표정운동을 피해야 함

(4) 건측의 정상화 : 균형의 문제

① 편측 얼굴마비 시 건측에서도 얼굴의 과긴장이 나타남

- 큰광대근, 작은광대근, 위입술올림근 등
- 지나친 반측 미소 때문

② 환측과 동시 수축(근전도 사용), 환측 수축 후 바로 건측 수축(근전도 사용 안함)
건측의 수축 억제 노력없이 양측 동시 수축 시 : 환측은 마비상태, 건측은 신경지배가 정상이므로 건측에서만 운동이 일어나고, 환측의 무활동 상태가 되어 불균형이 더 커짐

(5) 거울운동과 자각훈련의 시행 방법

① 환자에게 문제부분의 작용과 근육 동작에 대해 충분히 설명

② 정확한 동작 가르친 후 환자 스스로 거울 보면서 반복하도록 함

(6) 마사지

① 환자에게 편안감을 주며, 실시 후 경직이 감소됨

② 경찰법(stroking) : 턱 → 관자놀이, 이마 중앙 → 귀

③ 광대근 경찰법 : 중력 반대방향으로 올림

④ 유날법(finger kneading) : 모든 침범 근육에 적용, 근육이 신장될 정도로 해서는 안 됨

⑤ 경타법(tapotement) : 앞이마, 얕은 가장자리 같은 뼈가 근육의 얇은 층으로 덮여 있는 부위에 실시

⑥ 마찰법(friction) : 염증 침착물이 있는 부위(귀의 소엽 전·아래쪽, 아래턱관절융기의 목위)에 적용

노인성 신경정신 질환

EXPLANATION

노인성 신경정신 질환

1. 치매 (기출)

1) 정의 및 특성

(1) 정의

① 기억력, 주의력, 언어기능, 시공간 능력과 판단력 등 인간이 가진 여러 인지기능에 장애가 발생하여 일상생활이나 사회생활에 어려움을 초래하는 상태

② 기억력을 포함하여 다른 인지기능 중 한 가지 이상에서 장애가 발생한 경우

- 단순히 기억력만 저하된 경우를 치매라고 진단하지는 않음
- 우울증이나 불안 등과 같은 이상행동 동반

(2) 특성

① 후천적으로 나타난 현상

② 뇌의 전반적인 정신 증상

③ 기억과 지능 및 인지기능의 전반적 장애

④ 의식 장애는 없음

2) 분류

(1) 출현빈도에 따른 분류(원인 및 질환별 치매유형)

① **알츠하이머형 치매**

- 알츠하이머병
  - 치매를 일으키는 가장 흔한 원인 질환, 비혈관성 치매의 대표적 질환
  - 원발성 퇴행성 치매
  - 전체 치매질환 중 가장 많은 비중
- **대표 증상 : 기억장애, 인지기능장애의 점진적인 시작 및 악화**
  - 느린 진행 속도
  - 말기에 신경학적 이상 및 기타 신체 증상 출현
- 아세틸콜린 결핍, 유전, 호르몬 반응 손상, 글루탄산염 결핍, 미세소관의 기능 결함, 이상 단백질, 두부 손상, 혈류 감소

- 위험요인
  - 노령 : 가장 확실한 요인
  - 가족력 : 특히 65세 이전 발병 시
  - 부모 연령, 정신과 병력, 두부 외상, 흡연과 음주 등
- 넓다리 겉질에 아밀로이드 베타단백의 응집, 타우단백의 응집 다수 관찰됨
- 경과
  - 1기(발병 1~5년) : 신변이 자립 가능
  - 2기(발병 2~10년) : 절반 보조 또는 완전 보조
  - 3기(발병 5~10년) : 완전 보조 또는 와상

② 뇌혈관성 치매 **(기출)**

- 비중이 점차 증가하는 추세
- 증상별 분류
  - 다발성 뇌경색에 의한 치매, 빈스완거형 치매 : 노령에 수반되는 유형
  - 뇌경색, 뇌출혈에 의한 치매
- 치매 증상 출현 전 한 번 이상 뇌졸중 경험
- 계단식 경과 : 증상이 갑자기 악화된 후 일정 기간 안정세를 유지하다 다시 악화
- 마비와 언어장애, 어지럼증 등 신경증상 동반
- 초기부터 중추성 신경학적 이상증상 동반
  - 팔다리 편측마비, 얼굴 하부 마비, 시야이상
  - 삼킴장애, 발음곤란
  - 팔다리 경직, 보행이상, 자세 불안정
  - 빈뇨 요실금 등
- 행동증상
  - 우울증, 무감동, 신체 증상에의 걱정
  - 감정조절 어려움
  - 불안 등의 감정변화
  - 망상 등의 정신증상

③ 혼합형 치매 : 원인이 다른 두 가지 치매 원인질환이 복합되어 발생

- 알츠하이머+혈관성 치매(뇌혈관 질환)
- 알츠하이머+파킨슨병
- 알츠하이머+수두증

(2) 기질적 발생 위치에 따른 분류

① 겉질성 치매

- 알츠하이머형 치매나 이마관자형 치매는 겉질에서의 기질적, 기능적 장애 유발
- 초기증상 : 기억장애
- 대뇌 겉질의 병소 증상
  - 느리게 진행되는 실어 등을 수반하는 지적 저하 진행

- 근력저하, 근위축, 실조는 관찰되지 않음
- 행위 상실증(apraxia), 인식불능증(agnosia)출현 → 자세 이상, 운동장애 초래

② 겉질아래 치매

- 파킨슨병, 양측시상이나 바닥핵의 장애를 보이는 겉질아래의 다발성 뇌경색 등에서 관찰 가능
- 대뇌겉질은 정상이나 지적능력이 저하된 상태
- 동작의 시작이나 수행에 시간이 소요됨
- 떨림(tremor), 근경직 등의 피라미드바깥길 증상, 불수의운동, 자세와 보행의 이상이 자주 관찰됨

3) **증상**

- 병의 진행이 느리고 초기 증상이 뚜렷하지 않으므로 조기 발견이 어려움
- 뇌신경 손상으로 인한 신경인지기능장애와 그에 따른 이차적인 정신행동 증상이 동반될 수 있음
- 말기로 갈수록 일상생활활동의 독립적 수행이 어려움

(1) 인지와 기능의 장애

① 기억장애

- 치매의 대표 증상
- 대뇌피질의 이상에 의한 경우 초기부터 기억장애 출현
- 새로운 정보를 학습하는 능력이 떨어지는 현상
- 최근에 일어난 일에 대한 기억부터 감퇴
- 기억력 감퇴 → 추리력과 판단력에도 악영향 → 사회적 인식이나 도덕감 상실 → 도벽 등 비도덕적 행위 초래

② 지남력 장애

- 지남력은 기억력과 주의력에 관련되어 있으므로 점차 시간, 장소, 사람에 대한 지남력이 상실됨
- 외출 후 도중에 길을 잃음
- 날짜, 요일, 시간 등을 제대로 파악하지 못함
- 현재 자신이 있는 위치를 모르고 화장실과 자기 방을 찾지 못함

③ 언어장애

- 치매 노인의 언어기능 손상 : 발성기관의 이상으로 인한 마비말장애와 감별진단 필요
- 이름못대기증(anomia) : 정확한 단어를 찾지 못하는 현상. 치매 시 초기부터 나타남
- 말이상증(paragrammatism) : 뜻이 유사한 단어나 발음이 비슷한 단어를 댐

④ 주의력 장애

- 산만하게 행동
- 대화 흐름이 일정하지 않음
- 혈관성 치매와 대사성 질환에 의한 치매 시 주의력 장애는 초기부터 발생

⑤ 실행 및 실인장애

- 행위상실장애(apraxia) (기출)

- 근육약화, 실조, 감각상실, 근긴장도 장애가 없음에도 목적있는 활동을 수행하지 못함
- 일상적으로 수행하던 일도 하지 못하게 되고 심화 시 음식섭취나 대소변 관리도 어려움

• 인식불능장애(agnosia)
- 알츠형 치매와 같이 겉질성 치매에서 흔히 나타나는 증상
- 지정 기능, 언어 기능, 감각 기능에 이상이 없음에도 사물 인지 어려움, 의미 파악 어려움

⑥ 시공간 기능장애
• 뇌의 오른쪽 마루엽과 관련되어 있음
• 길을 잃어버리고 필요한 물건을 적절히 배치하지 못함
• 도형이나 그림 따라 그리기 어려움

(2) 정신행동 증상

① 망상
• 현실과 이치에 맞지 아니한 잘못된 믿음과 생각
• 사실과 근거가 없는 상황을 현실이라 믿는 것
• 논리적으로 설명해도 받아들이지 않음

② 환각
• 치매에서는 비교적 흔하지 않은 증상
• 외부의 자극이 없는데도 소리가 들린다거나 어떤 사물이 있는 것처럼 지각하는 것

③ 행동이상
• 공격적인 행동과 배회, 이식 그리고 반복적인 행동
• 자해행동 : 머리털 뽑기, 자기 몸 물어뜯기, 벽에 머리를 부딪치기 등

④ 정동장애
• 불안이나 조증, 우울증, 심한 감정의 굴곡, 불안정 등
• 특히 겉질아래 치매 유형은 언어장애나 기억장애보다 정동장애를 먼저 보임
• 일반적으로 조용하고 무감동하며 우울증상을 동반

⑤ 일상생활 기능장애

4) 합병증

(1) 섬망

① 25～40% 정도에서 섬망을 경험
② 조기에 발견되지 않아 방치되는 경우가 많음
③ 갑자기 행동 변화나 불면증, 환시, 주의력 장애 등을 보일 경우 섬망을 의심
④ 조기 발견하여 제거하는 것이 최선

(2) **<u>낙상 및 골절</u>**

① 판단력 저하, 피라미드바깥길 증상 및 시야장애, 약물 부작용으로 인해 발생
② 골절 위험성이 정상의 3.6배 다발, 특히 골반 골절은 정상의 7배 다발
③ 낙상 유발 원인을 조기에 제거하여 낙상과 이로 인한 골절을 예방해야 함

(3) 요실금과 변실금

① 남자에게서 더 다발

② 원인 : 절박성 요실금, 변비, 설사나 직장 및 항문 병변 시 주로 발생

(4) 영양실조 및 경련

2. 섬망

1) 정의 및 특성

(1) 특성

① 과활동성 섬망 : 신체질환에 동반되어 나타나는 좌불안석, 불명, 기분장애, 지각장애, 인지장애

② 저활동성 섬망 : 무기력, 기면, 반응성 감소

③ 급성뇌부전, 대사성뇌증, 급성혼동상태 등의 용어가 혼용

④ 증상 : 의식장애, 주의력 장애, 정동, 사고, 언어 등 인지기능 전반의 장애, 정신병적 증상 유발하는 임상상태

⑤ 수 시간 또는 수일에 걸쳐 극심하게 발생, 증상의 기복이 큼

(2) 원인

① 취약성(소인적 요인)과 유발인자(촉진적 요인)의 상호작용으로 초래

- 취약성이 높은 경우 : 촉진적 요인 하나에도 섬망을 경험할 수 있음
- 취약성이 낮은 경우 : 유해한 요인에 복합적으로 노출된 후에만 섬망 출현

② 소인적 요인

- 이미 존재하는 인지 손상
- 치매, 고령, 심한 기저 질환과 공존하는 질병
- 기능 손상, 우울, 만성 콩팥기능부전, 탈수, 영양부족, 알코올남용, 감각(시각이나 청각) 손상

③ 촉진적 요인

- 약물사용, 부동, 유치 도뇨관 사용, 신경 억제대 사용
- 탈수, 영양부족, 내과적 질병, 감염, 대사 교란, 알코올이나 약물의 독성이나 금단, 환경적 영향, 사회심리적 요인

(3) 증상

① 주요 특성 : 급성 발병, 주의력 감퇴

- 치매는 수주에서 수개월에 걸쳐 천천히 진행, 섬망은 수 시간에서 수일 등 단기간
- 주의력 감퇴 : 간단한 과제 반복, 손가락으로 숫자 세기, 연도의 달 수 뒤로 세기 등에 어려움 (기출)
- 급격한 증상의 변화로 호전과 악화가 번갈아 반복출현

② 의식의 변화 : 잠에서 덜 깬 상태나 몹시 졸린 상태에서 행동하는 사람처럼 보임

③ 지남력 장애, 인지장애, 초조, 지각장애, 편집 망상, 정서 불안

(4) 분류

① 활동저하성 섬망(hypoactivity delirium)

- 증상
  - 기면상태, 감소된 정신운동기능

신경계 중재

- 노인에게서 더욱 흔한 형태
- 정신운동성 활동 감소로 우울증으로 오인 가능, 미발견 가능

• 전반적으로 나쁜 예후

② 활동항진성 섬망(hyperactivity delirium)

• 증상
• 정신운동성 활동 증가 → 초조
• 불면증 증가
• 환각 증상 수반

③ 복합성 섬망(mixed delirium) : 정신운동성 활동의 항진과 저하 모두 출현

(5) 중재

① 평가 : 혼돈평가(CAM), 섬망평가척도(DRS), 섬망증상인터뷰(DSI), 기억섬망평가척도(MDAS)

② 최우선 과제 : 원인 규명

③ 약물적 접근법과 비약물적 접근법으로 분류

④ 신체 균형이 깨진 경우 발생하므로 전해질 불균형의 예방이 필요

• 충분한 식사
• 충분한 수분 섭취

⑤ 통증 관리

3. 우울증

1) 정의 및 특성

(1) 특성

① 노인에게 흔히 발생하는 정신질환, 환자 스스로 자각 어려움

② 노인의 10명 중 1명 꼴로 다발하는 질환

③ 인지기능 및 일상생활 능력과 삶의 질 악화, 자살 등 사망의 원인

(2) 원인

① 뇌의 신경전달물질의 변화

② 뇌의 구조적 병변 : 뇌경색, 뇌혈관 변화, 치매 등

③ 내분비계 변화 : 부신겉질, 갑상샘, 뇌하수체 등에서 분비되는 호르몬의 변화

④ 노화에 따른 스트레스에 대한 저항력 감소

⑤ 사회경제적 변화 : 주변 사람의 죽음, 퇴직, 경제적 상실 등

⑥ 기타 : 질병, 수술 등 신체적 원인, 유전적 요인

2) 분류

(1) 주요 우울

① 다음 9가지의 증상 중 5가지 증상이 최소 2주일간 지속되는 경우

• 우울한 기분
• 모든 활동에서 흥미나 쾌감의 저하
• 체중 감소 또는 증가(체중의 5% 이상)

- 불면 또는 수면과다
- 정신운동성초조 또는 지체
- 피로, 에너지 상실
- 무가치감, 부적절한 죄책감
- 집중력 저하
- 죽음이나 자살에 대한 반복적인 생각

② 치매가 아님에도 주의력, 정신척 처리속도, 수행기능의 장애 등 인지장애 발생

③ 우울이 감소된 후에도 처리속도와 작업기억 결함이 지속

(2) 기분부전장애

① 우울이 거의 2년 내내 지속되는 상태

② 사회적, 직업적, 기타 중요한 영역에서 임상적으로 중요한 정신적 고통 초래

③ 다음 중 적어도 두 가지 이상의 증상 발생

- 식욕의 저하 혹은 증진
- 불면 혹은 수면과다
- 무반응, 만성피로
- 집중력 저하
- 의사결정의 어려움
- 절망과 자포자기

(3) 정신병적 우울

① 망상을 나타내나 환각은 거의 없음

② 우울 망상의 흔한 주제 : 죄책감, 건강염려증, 허무주의, 피해, 질투

③ 치매환자의 덜 체계적인 망상과 구별됨, 정동장애와 일치되지 않음

(4) 양극성 장애

① 경과와 가족력에 의해 분류

- Ⅰ형 : 적어도 한 번의 조증 삽화로 입원, 주요 우울삽화의 기왕력(anamnesis)을 가진 환자
- Ⅱ형 : 경조증과 우울 삽화를 가진 환자
- Ⅲ형 : 주요 우울이나 조증 없이 순환적인 기분 변동을 표출
- Ⅳ형 : 내과적 질병이나 약물로 초래된 조증 상태
- Ⅴ형 : 양극성 장애의 가족력과 함께 주요 우울 기왕력만을 가지고 있음

② 조증이나 경조증은 노인의 5～10% 가량 발생

(5) 우울 기분을 동반한 적응 장애

① 부정적인 생활 사건으로 인한 우울증상의 증가

② 재정문제, 사회 경제적 박탈, 신체 건강상태 분량, 장애, 사회적 고립 등

(6) 복합적 슬픔 : 사별한 경우 중요한 우울 증상이 발달됨

3) 증상

(1) 건망증 등 인지기능 증상이 두드러지므로 치매와의 감별진단 필요

(2) 감정을 느끼지 못하는 무감동과도 감별 필요

(3) 주요 우울증 증상
① 우울하고 슬픔
② 매사에 관심이 없고 즐겁지 않음
③ 불면 혹은 과도한 수면
④ 식욕 변화 또는 이로 인한 체중 변화
⑤ 불안과 초조 혹은 무기력감
⑥ 죄의식, 절망감, 부정적 사고
⑦ 자살에 대한 반복적 생각 혹은 시도
(4) 평가 : 한국판 노인 우울증척도, 해밀턴 우울증 평가 척도

4) **중재**
(1) 우울증의 정도를 확인하는 것이 최우선
(2) 스스로 극복이 어려우므로 주변의 긍정적인 지지가 필수적
(3) 환자의 느낌이나 분노를 인정하고 수용하는 태도 필요, 감정을 말로 표현하도록 유도
(4) 모임이나 사회적 활동 증진, 규칙적인 운동과 생활습관 권고
(5) 정신과 외래 진료 후 상담과 약물치료 병행

4. 불안장애

1) 정의 및 특성
(1) 정의
① 불안 : 뚜렷한 원인 없이 생기는 불쾌하고 모호한 두려움과 이와 더불어 각종 자율신경계통의 과민증상들
② 두려움의 대상이 분명한 공포와 다름
③ 걱정의 특성이나 임상양상은 연령이 증가함에 따라 변화
④ 정신사회적 스트레스, 신체 질환 및 불안 등이 복합적으로 작용하여 구분 모호
(2) 원인
① 명확한 원인 불명
② 신체질환이나 약물, 섬망, 주요 우울장애, 치매 등이 불안을 야기

2) 증상 : 유형별 증상
(1) 공황장애
① 다양한 신체증상과 인지증상이 동반되는 심한 불안과 공포의 반복적 삽화
② 호흡곤란, 심계항진, 흉통이나 흉부 불편감, 어지러움 호소
③ 손발이 저리거나 마비되는 느낌, 화끈거리는 열기나 오한
④ 죽음에 대한 공포, 미쳐버리거나 자제력을 잃어버릴 것 같은 공포
- 공황발작(panic attacks) : 불안이 매우 심해서 거의 죽을 것 같은 공포심이 유발됨
- 예상치 못하게 발생하거나 특별히 두려운 상황에서 발생
- 도피하기 어려운 곳에서 증상이 발생할 것 같은 두려움을 갖게 되어 광장공포증으로 발전

(2) 광장공포증
① 공황발작을 일으켰던 장소에 대한 조건화 기전에 의해 발생
② 2/3이 공황장애와 동반하나 과거력 없이 발생되는 광장공포증도 존재
③ 군중 속이나 공공장소, 집을 떠나 여행할 때, 혼자 있을 때 현저하게 발생
④ 지속적으로 공황상태에 대한 뚜렷한 회피반응

(3) 범불안장애
① 전형적으로 수개월이나 수년에 걸쳐 지속적인 불안을 가짐
② 운동성 긴장 : 떨림, 근육긴장, 안절부절, 피로
③ 자율신경계 항진 : 호흡곤란, 심계항진, 발한, 냉하고 습한 손, 빈뇨, 인후 이물감
④ 각성이나 조심성 : 긴장감, 심하게 놀람, 집중력 장애, 불면, 자극과민성

(4) 사회공포증
① 타인의 주시를 받는 상황에 대한 지속적인 공포와 회피
② 수치스럽거나 당혹스럽게 겪게 될 일이나 행동을 하게 되는 것에 대한 공포

(5) 특정공포증
① 특정한 상황이나 환경에 의해 유발된 불안과 이에 대한 회피
② 특정공포증 또는 단순공포증
③ 예) 고공, 비행기 여행, 폐쇄된 공간, 동물 등

(6) 외상후 스트레스 장애
① 심각한 외상을 목격했거나 직접 겪은 후에 나타나는 불안장애
② 외상 : 전쟁, 사고, 자연재해, 폭력 등 생명을 위협하는 충격적인 경험
③ 외상적 경험들에 대한 공포심, 아무도 도와줄 수 없다는 느낌, 반복적 기억 회피

5. 자살

1) 정의

(1) 자살은 그 자체가 질병은 아니며 신경정신과 질환의 경과로 일어나는 행동이다.
(2) 자살 기도자는 자살자의 10배가 넘으며 남자가 여자보다 실행률이 높으나 시도는 여자가 더 많다.
(3) 자해(self-mutilation)는 자살에 가까운 자기 파괴의 한 형태이며 자신 또는 내면화된 대상을 벌하고자 하는 무의식적 욕구에서 생기는 공격적 충동 때문에 일어난다.

2) 원인

(1) 생물학적 요인
① 우울증과는 독립적으로 세로토닌이 영향을 미친다.
② 뇌실이 팽창되어 있거나 대뇌가 위축되어 있기도 한다.

(2) 심리적 요인
소심함, 은둔성, 건강염려성향, 적대감, 완고함, 독립적 성향을 보이는 노인이 자살의 위험성이 높다.

(3) 사회환경적 요인
① 사회적 고립과 고독감이 자살에 영향을 미친다.

② 위험요인
- 알코올 의존성
- 분노조절 능력 저하, 잦은 폭력
- 자살 기도 경험
- 남의 도움을 거절하는 경향
- 장기간 우울증 지속, 주요 우울장애, 인격장애
- 정신과 입원치료 병력
- 최근 경험 중 물질적 손해나 중요한 인물과 이별
- 만성콩팥염, 폐기종 등의 신체적 질병
- 실직, 직장으로부터 은퇴
- 배우자와의 사별, 이혼, 혹은 독신

3) 진단

(1) 개인력 조사, 정신 상태 정기적 검사

(2) 우울 증상 여부, 자살의도나 계획 여부, 자살기도 전적 여부, 자살기도 반복 여부 확인

EXPLANATION

노인성 신경정신 질환의 중재

1. 신체적 중재

1) 뇌졸중, 치매 등과 같은 노인성 질환은 대체적으로 만성이므로 생활 제한과 그에 따른 기능성을 사정하는 것이 중요

2) 신체적 중재의 주요 목표

(1) 가능한 환자의 기능적 능력을 유지 발전시킴

(2) 집중력과 기억력 유지

(3) 신체건강과 정신건강에 효과적인 각종 활동의 참여를 유도

3) 시기 별 중재(기출)

(1) 초기

① 일상생활에의 능동적 참여를 독려

② 정신적인 안정, 충분한 영양 공급

③ 자발적으로 참여 가능하고 치료적 목적을 반영하는 동작으로 프로그램 구성

④ 놀이, 공예, 감각 및 리듬 있는 활동 : 근력, 의식 및 자각심 증진

⑤ 대근육 운동을 통한 균형증진과 기능회복
- 보행 연습
- 콩주머니 던지기
- 계단 오르내리기

⑥ 손과 눈의 협응력 및 소근육 운동을 통한 기능회복
- 글씨 쓰기
- 식사하기
- 종이 오리기
- 퍼즐 맞추기, 블록 쌓기

(2) 중기
① 지남력 장애를 보이거나 개인위생에서 어려움을 표현
② 배설의 독립성 침해는 인지기능에도 영향을 줄 수 있으므로 독립성 유지를 위한 노력 필요
③ 생활 영역에서 치료 환경을 설정하고 작음 움직임이라도 독립적으로 수행하도록 도움

(3) 말기
① 독립적 움직임이 불가능한 경우 수동운동치료
- 관절가동범위 유지
- 변형을 예방

② 욕창 등의 피부 손상을 주의하며 마사지 적용
- 물렁조직에 대사 불균형이 있는 경우 개선에 도움
- 경련의 이완이나 동통을 감소시킴
- 손상조직의 치유 촉진
- 운동범위 증진
- 스포츠 손상을 방지하기 위한 운동준비
- 국소의 부기를 제거 혹은 감소

③ 근육의 경직이 보이는 경우 수축성 조직을 신장
- 조직의 경직을 감소하고 근육과 연부조직의 길이 신장
- 결과적으로 몸통과 팔다리의 관절가동범위 증가
- 유지이완기법(HR) : 5～10초 정도 등척성 수축을 적용한 후 수동적으로 팔을 움직여 단축된 근육을 신장시킴

4) 통증 관리
(1) 냉온치료법, 경피신경자극치료(TENS), 심부열 치료
① 결합조직의 단축이나 관절의 구축을 방지 및 최소화
② 혈류량을 증가시키고 부종의 흡수를 촉진
③ 산소와 영양물질들의 순환 증진
④ 동통의 감소

(2) 간섭전류치료
① 근육의 장력 증진, 순환 증진
② 통증 감소

2. 인지기능적 중재

1) 인지기능훈련
   (1) 인지능력의 향상, 뇌기능 활성화 : 치매 진행 억제, 협응능력과 감각통합능력 향상
   (2) 그림 그리기, 찰흙 공예 모자이크, 종이접기, 퍼즐 작업, 젓가락으로 콩 고르기 등
   (3) 기억력, 지남력, 언어장애와 배회, 망각, 우울 등의 증상 완화
2) 전인치료
   (1) 회상치료
      ① 에릭슨의 발달이론에 기초한 치료방법
      ② 생에 대한 회고를 통해 신체기능과 인지기능을 평가하는 동시에 기능훈련
      ③ 장점
         - 긍정적인 기억에 초점을 둔 심리사회적 중재로서 생의 회고를 통해 자아통합을 성취
         - 치매성 고령자의 정서기능 회복, 문제행동 감소, 의지 향상
         - 발화 횟수의 증가, 표정 등의 비언어적 표현력 증진, 집중력 증가
         - 사회 교류 촉진, 공감적 대인관계 형성, 타인에 대한 관심 증대
         - 치료자의 별도 교육이나 증상의 심각성에 구애 받지 않고 들을 준비만 되어 있으면 적용 가능
   (2) 음악치료
      ① 환자가 연주를 하거나 노래를 부르는 등 자신을 표현할 기회를 주어 치료하는 방법
      ② 리듬악기 놀이와 율동을 통해 신체의 협응기술 증진
      ③ 정서적 안정과 감성적 자극으로 삶의 질 향상
   (3) 기타 여가를 이용한 치료
      ① 게임활동으로 집중력과 인지력 증진
      ② 컴퓨터를 이용하면 눈과 손의 협응 기술과 민첩도 증진에 도움
      ③ 원예치료는 코로 향기를 맡으며 손으로 식물을 만지고 인지기능을 이용하여 가꾸는 등 많은 감각기관을 자극하는 활동으로 구성됨
      ④ 장기나 바둑 등은 인지기능뿐 아니라 원활한 인간관계 형성에 도움
      ⑤ 웃음치료는 면역력을 증강시켜주고 폐를 확장시켜주며 긴장을 해소시킴
      ⑥ 책 읽기, 텔레비전 시청, 지점토 공예, 레이스 짜기, 구슬 꿰기 등의 독립적 활동도 도움

3. 사회 환경적 중재

1) 불안감이 생기지 않도록 익숙하고 친숙하게 환경을 구성
2) 자주 생활하는 동선에 장애물이 없도록 가구를 배치
3) 대조적인 색상을 이용해 배경으로부터 대상을 쉽게 구별하도록 구성
4) 상징 또는 사진과 그림 등을 이용해 찾는 물건을 쉽게 발견하도록 효율적으로 설계

유전성 및 기타 신경계질환

EXPLANATION

유전성 및 기타 신경계질환

1. 프리드리히 병변(Friedrich's disease)

1) **특징**

(1) 원인

① 원인불명

② 가족력, 유전성 질환

(2) 발생빈도 : 여자>남자

(3) 유년 시절에 시작되는 질환으로 사춘기 초나 후기까지는 증상이 나타나지 않는 경우가 많음

(4) 진행성 척수소뇌로 질환

① 척수의 뒤기둥과 가쪽기둥 모두 만성적 변성과 경화 발생

② 널판다발, 쐐기다발, 앞/뒤 척수소뇌로, 척수시상로, 가쪽뇌척수로까지 파급

2) **증상**

(1) 임상적 증상

① 실조증, 근위축

② 근약화 : (초기)불안정성 → (후기)비협조성 운동

③ 갈짓자 보행(reeling), 비틀거림(staggering gait), 비협조성 jerky 운동

④ 활동떨림 : 팔, 머리, 목

⑤ 초기부터 눈떨림이 나타남

⑥ hot-potato type : 언어를 머뭇거림, staccato 형식

⑦ 무릎힘줄반사 소실

⑧ Babinski's sign 나타남

⑨ 감각이상은 있으나 무감각증은 드묾

⑩ 기형 : 척주옆굽음증, 척주뒤굽음증, 꿈치들린휜발, 안쪽들린휜발증, 오그린휜발증

⑪ Romberg's sign

(2) 병의 경과와 진전

① 치유 불가능

② 진행성, 진행이 느리고 오랫동안 계속됨

③ 합병증으로 사망

3) **치료**

(1) 목적 : 협조운동 증진에 의한 실조의 감소, 척추와 발의 기형 감소, 환자의 안락감 증진

(2) 운동치료

① 완치를 위한 특별한 처치가 없으므로 증상의 완화가 최우선 목표

② 보행을 향상시키기 위한 훈련

③ **프렌켈 운동**을 하루 두 번, 30분씩 실시

④ 협응불능에 대한 운동치료 실시

⑤ 척주옆굽음증 치료 : 만곡 부위의 직선화 방향으로 치료, 반대방향으로 가쪽 굽힘 유도

(3) 균형 능력이 저하되어 있으므로 낙상에 주의하여 훈련

(4) 탈부하 스트랩이 낙상을 예방하도록 고안된 보행기를 이용하여 보행훈련

2. 무도증

1) 특성

(1) 무도증의 특성

① 몸통 및 팔다리의 근육에서 예측할 수 없는 불수의적이고 불규칙적인 움직임이 나타나는 것

② 먼쪽 근육에서 잘 나타나고 불안정한 상태에서 더욱 심해지며 수면 중에는 사라짐

③ 자체가 하나의 신경질환이면서 다른 질환의 증상으로도 발현 가능함

(2) 원인

① 유전, 약물, 독성, 감염성, 대사성, 면역학적 원인 등 다양

② 유전성은 헌팅톤병, 양성 유전성 무도증 등

③ 감염성은 시덴함 무도증, 뇌염 등

2) 분류

(1) **헌팅톤 무도증**

① 특성

- 상염색체 우성 유전 질환, 퇴행성
- 치매증상과 같은 정신장애 동반
- 병이 서서히 진행하여 10~15년 후 사망 가능성 높음

② 증상

- 신체적 증상 : 무도증
  - 병의 초기부터 나타나며 진행될수록 식사나 보행이 불가능
  - 갑자기 일어난 불수의적 움직임 후 다른 움직임을 취하기도 함
  - 팔 다리뿐 아니라 얼굴 찌푸림, 눈썹 올리기, 혀 내밈 등 얼굴에서 쉽게 관찰가능
  - 파악반사와 같은 원시반사 출현 가능
- 정신적 증상 : 겉질아래치매(subcortical dementia)
  - 언어능력은 크게 손상되지 않으나 신체수행에 문제를 야기
  - 판단력과 논리력의 문제로 연속적인 일과 수행에 어려움

- 건망증 심화로 우울증, 인격변화, 정서장애 야기. 심한 경우 정신분열증 초래

(2) 시덴함 무도증

① 특성

- 후천적 원인으로 발생하는 무도증 중 가장 대표적
- 10대 여성인 소녀에게서 호발
- 류머티스열이나 폐렴성 연쇄상구균 감염 후 주로 발생하므로 현대에는 드묾
- 시상, 꼬리핵, 조가비핵 등에서 괴사성 동맥염의 소견

② 증상

- 손가락 등 관절에서 비정상적인 굽힘과 벌림 출현
- 피아노를 연주하는 듯한 움직임
- 실룩실룩하는 얼굴표정
- 균형 문제로 보행장애 초래

3) 증상

(1) 저긴장증의 근긴장도

(2) 진자반사

(3) 순간적이고 예측할 수 없는 불수의적인 움직임

(4) 안면부위 침범 시 얼굴이 찡그려지고 심할 경우 입과 코 주위의 실룩거림으로 호흡문제 야기 가능

4) 치료

(1) 유전이나 감염으로 발생하므로 의학적 약물로 완치되지 않음

(2) 중재 목표는 증상 발현을 지연시키거나 호전시켜 일상생활 능력을 향상시키는 것

(3) 모래주머니 등을 이용해 불수의적인 움직임을 억제시키는 방향으로 계획

3. Charcot - Marie - Tooth 질환

1) 정의

(1) 유전성 운동감각성 신경병증(hereditary motor sensory neuropathy, HMSN)

(2) **종아리 근위축증(peroneal muscle atropy)**으로도 불림

(3) 종아리의 근육약화가 가장 큰 특징

2) **특징**

(1) 종아리근 위축증(peroneal muscular atrophy)

(2) 유전성, 대칭적 손상

(3) 병의 진행속도가 완만함, 매우 느리고 오랜 기간에 걸쳐 진행됨

(4) 신경섬유의 퇴행

(5) 늦은 아동기나 청소년기에 발병

(6) 원인

① 가족력

② 상염색체 우성이 주된 원인이나 드물게 성염색체 우성 또는 열성에 의해서도 가능

③ 말초신경의 말이집단백질에 관여하는 유전자의 변형

(7) 발생빈도
① 남자 > 여자
② 5~10세에서 호발

3) **증상**

(1) 병리적 변화
① 온종아리신경의 축삭단열과 신경말이집탈락
② 척수앞뿔세포·뒤뿔세포의 변성
③ 후기 : 가쪽피라미드로 침범

(2) 임상적 증상
① 근위축
• 양측성
• 종아리근부터 시작해서 긴발가락폄근 등으로 진행
– 발의 내재근, 엄지발가락폄근, 발가락폄근, 종아리근들의 근약화 및 근위축
– 무릎 이하의 종아리와 정강이 근육의 심한 위축(별칭 : 거꾸로 선 와인병)
• 팔다리 몸쪽부분으로 진행하나 팔꿉관절, 넙다리 중간부 이상으로 진행되지 않음
• 침범된 근육의 힘줄반사 소실
• 넙다리 부위 1/3 지점이나 팔꿉관절 위로는 진행되지 않음
② 계단상 보행 : 아킬레스힘줄의 단축, 안쪽들린휜발증, 발꿈치들린오목발, 갈퀴발가락
③ 거위다리(goose leg, fat bottle) : 종아리가 가늘고 길어짐
④ 종아리근 부위의 촉각·통각·온각 상실
⑤ 발뒤축 : 궤양
⑥ 종아리부, 발등부의 진동감각, 2점식별감각 상실
⑦ 손과 아래팔 침범 시 : 갈퀴발, 갈퀴손
• 휜 발(pes cavus), 망치 발가락(hammer toes)과 같은 기형 호발
• 종아리근 위축으로 황새다리, 또는 거위다리 모양, 후기에는 갈퀴손 변형 출현

4) **치료**

(1) 운동치료
① 유전병으로 완치 방법이 없음. 물리치료 중재로 증상을 완화하거나 지연시켜 삶의 질 향상
② 발바닥굽힘근, 발등굽힘근, 안쪽번짐근, 가쪽번짐근, 무릎굽힘근, 무릎폄근 강화운동
③ 관절가동범위 항상 유지
④ 트레드밀 운동 : 준비운동 5분, 유산소 운동 20분, 정리운동 5분
⑤ 종아리세갈래근, 뒤정강근, 긴발가락폄근과 굽힘근, 짧은발가락폄근과 굽힘근 신장운동 20분

(2) 보조기 착용과 보행훈련
① 발목의 근력저하가 심한 경우 짧은다리 보조기를 착용한 후 보행훈련
② 목발이나 보행기를 같이 이용한 보행이 적절
③ 클렌작 보조기나 부목을 이용하여 발목처짐을 예방하거나 보상

(3) 교정수술

4. 다운증후군

1) 특성

(1) 가장 흔한 염색체 이상 질환

(2) 다양한 수준의 정신지체와 특징적인 외모

(3) 출생 시 외모를 통해서 확인이 가능

(4) 원인

① **21번 염색체가 3개**로 구성되어 있어 **삼염색체 21(trisomy 21)**이라고도 함

② 산모의 초산이 35세 이상의 노산일 경우 유병률이 증가

2) 분류

(1) 표준 21 삼염색체형

① 전체 다운증후군의 95%를 차지하는 대다수의 다운증후군

② 감수분열 시 21번 염색체가 둘로 분리되지 않아 전체 염색체의 수가 47개

(2) 자리옮김형

① 21번 염색체의 한 부분이 다른 염색의 일부와 자리가 바뀜

② 유전적 원인에 의한 경우가 많고 다른 유형과는 달리 염색체의 개수는 46개

(3) 모자이크형

① 21번 염색체가 감수분열 시 비분리로 인해 3개이나 46개의 염색체를 갖는 정상세포와 혼합됨

② 다른 유형에 비해 신체적 손상이 거의 없으며 정신지체도 심하지 않음

3) 증상

(1) 신체 외형적 특징

① **특징적인 얼굴형**

- 넓고 편평한 얼굴형, 미간이 벌어진 눈, 위로 치켜 올라간 눈매, 납작한 코, 돌출된 혀
- 시상봉합이 잘 닫히지 않은 머리, 편평한 뒤통수, 홍채의 반점, 근시나 백내장 등 안구문제
- 작은 귀는 귓구멍이 좁고 작은 귓바퀴와 위쪽 귓바퀴가 접힘, 전도성 난청 동반 가능

② 목은 머리 크기에 비해 굵고 짧으며 함몰된 가슴이나 새가슴, 12번째 갈비뼈의 기형 호발

③ 복부의 근육이 축 늘어져 있으며 배꼽 탈장이 일어날 수 있음

④ 손은 넓적하고 짧으며 네번째손가락엷굽음증이 있음

(2) 정신지체를 수반하나 평균 50～60 정도는 되므로 훈련과 학습을 통해 성인이 되었을 때 독립적인 일상생활 가능

(3) 신생아 및 아동일 경우 정상보다 낮은 근긴장도

(4) 머리 조절, 몸통의 안정성이 떨어져 운동 발달이 더욱 지연됨

(5) 낮은 근긴장도, 약화된 인대 및 연부조직으로 인해 불안정한 관절과 과도한 관절가동범위가 나타남

4) 치료

(1) 운동치료

① 치료의 중점

- 근육 긴장저하에 대한 치료
- 관절 주위 인대 안정성을 증가시키는 치료

- 약화된 근력을 강화시키는 훈련
- 몸통에 비해 짧은 팔과 다리를 보상할 수 있는 훈련

② 정상 운동발달에 초점을 두고 근육 긴장도와 운동 발달을 향상시킴

(2) 작은 입과 큰 혀, 근력 약화로 발음 문제 수반+지능 및 청력 기능 저하=언어치료

(3) 항중력근의 증진, 협조성 증진, 역동적인 자세조절과 같은 기능적 움직임 패턴을 향상시키는 치료

(4) 손가락의 미세한 움직임을 향상시키는 작업치료

5. 물뇌증 (기출)

1) 특성

(1) 뇌실계 내에서 뇌척수액의 생성과 흡수의 불균형 또는 뇌척수액의 정상적인 순환이 막혀 나타나는 질병

(2) 물뇌증 원인

① 뇌척수액의 과잉생성

② 뇌척수액의 흡수장애

③ 뇌척수액 순환경로의 부분 폐쇄

2) 증상

(1) 초기 신생아

① 비정상적으로 빠른 머리 둘레의 증가

② 숫구멍의 팽창, 두피정맥의 확장

③ 봉합선 분리, 얇아진 두개골

(2) 후기 신생아

① 이마뼈가 커지거나 돌출되고 눈이 움푹 들어가 보임

② 눈의 홍채 위쪽의 공막이 보이는 일몰 징후

③ 빛에 대해 느린 동공반사

(3) 의식 수준 변화, 긴장성 반사, 다리의 경련성, 구토 등 유발 가능

(4) 물뇌증이 진행되면 젖을 빨거나 우유를 먹는 것이 어려워지고 심폐기능에 장애를 초래함

(5) **머리둘레의 증가** → 머리 무게의 증가 → 발달 상 머리 조절 지연 → 정상발달 및 균형 조절에 문제

3) 치료

(1) 운동치료

① 치료의 중점

- 근육 긴장도 정상화
- 아이들이 치료에 흥미를 느낄 수 있도록 다양한 도구 이용
- 기능적 동작 유발, 운동 발달 촉진

② 변형 예방을 위한 테이핑이나 올바른 자세 교육

③ 외과적 션트수술 이후 24~48시간 이후 실시

(2) 일상생활활동 훈련
① 머리가 무거운 상태이므로 욕창 발생 가능. 2시간 마다 체위 변경
② 비정상적 자세는 관절변형이 생기지 않도록 반대로 체위 변경
③ 머리 조절이 어려운 경우 엎드려 누운 자세는 금기

6. 척추갈림증

1) 특성
(1) 태아의 발달과정에서 척추 뒤쪽의 척추궁의 폐쇄부전이 일어나는 선천성 기형
(2) 척추의 결손만 있는 경우 증상이 드러나지 않기도 하나 척추의 결손 부위로 척수나 척수수막이 빠져나와 신경계 손상을 입기도 함
(3) 원인
① 배아기의 신경계 발달 단계에서 척추궁의 폐쇄부전
② 유전적 요인 : 유전적 질환의 증상으로 척추 갈림증을 동반하는 경우, 가족력
③ 영양 요인 : 산모의 엽산 부족, 임신 초기 산모의 알코올 섭취 등
(4) 분류
① 숨은척추갈림증 : 척추뼈고리의 결손만 존재하며 외견상으로는 정상
② 낭성척추갈림증
- 결손 부위에 불룩하게 튀어나온 낭이 존재
- 수막탈출증과 척수수막탈출증으로 나뉨

2) 증상
(1) 숨은척추갈림증과 수막탈출증은 신경학적 문제나 기능 장애가 거의 나타나지 않지만 척수수막탈출증은 **척수의 결손 부위의 수준에 따라 다양하게 출현**
(2) 요추 부위 호발 : 보행 장애 초래
(3) 운동기능 손상 : 다리 근육의 약화와 마비
(4) 감각 손상 : 손상된 병변 이하로 이완성마비, 감각마비, 무반사 출현
(5) 자세 손상
① 선천적 기형이나 자궁 안에서의 태아 자세로 인한 뼈대계의 변형
② 후천적으로 운동장애로 인한 근육 문제나 비정상적인 자세정렬이 원인이 될 수 있음
③ 거북목 머리(foward head), 둥근 어깨(round shoulder)
④ 척주뒤굽음증, 척주옆굽음증, 척추앞굽음증
⑤ 엉덩관절과 정강뼈의 돌림성 기형, 엉덩관절과 무릎관절의 관절구축, 발의 가쪽번짐
(6) 대소변 기능 장애 : 신경인성방광. S_2～S_4 수준의 손상이 포함된다면 방광의 배뇨반사 소실 수반
(7) 25%에서 물뇌증 동반 : 뇌압을 상승시켜 위험을 초래할 가능성 높음
(8) 인지기능으로 인한 언어장애 가능
(9) 피부 문제 : 자세에 의한 지속적인 피부 압박, 장시간 보조기 착용, 배뇨와 배변 문제

3) 치료

(1) 운동치료

① 다리의 감각 및 운동 기능의 소실이 명백함

② 잔존 기능을 최대화하는 방향으로 치료

③ 일상생활에 복귀시키는 것이 중점 목표임

(2) 척추갈림증의 위치에 따른 치료

① 가슴척수 수준

- 목표 : 곧은 척주, 편평한 골반, 대칭적 다리 유지
- T_{10} 이상의 레벨인 경우 목, 팔, 위쪽 가슴에 비해 다리의 근육은 약함
- 개구리 변형 : 엉덩관절 벌림, 가쪽돌림, 굽힘 및 무릎관절 굽힘
- 변형 예방을 위해 엎드린 자세
- 매일 관절가동범위 운동 실시, 탄력붕대로 반대 자세를 유지시켜 변형예방

② 위허리척수 수준

- L_1 수준 : 엉덩허리근의 기능이 약하게 남아 있어 엉덩관절 굽힘 유지 가능
- L_2 수준 : 엉덩허리근, 넙다리 빗근, 엉덩관절 모음근의 근력이 3등급 이상
- L_2 수준의 척추 갈림증 환자는 휠체어 사용
- 보행 시 긴다리보조기와 보행기를 이용할 수 있으나 에너지 소모가 크므로 실외는 어려움
- 탈부하 보행 보조기구를 이용하여 보행훈련 실시

③ 아래허리척수 수준

- 엉덩관절의 굽힘과 모음은 잘 일어나지만 돌림과 무릎관절의 항중력 폄은 약함
- 집안과 짧은 거리의 실외 이동은 짧은다리보조기(AFO) 이용해 가능
- L_4 수준 : 안쪽 뒤넙다리근, 앞정강근의 근력이 3등급 이상, 제3종아리근은 약화
- L_5 수준 : 가쪽 뒤넙다리근의 근력이 3등급 이상, 전반적인 다리 움직임 가능
- 엉덩관절 폄과 벌림, 안쪽번짐된 발목관절 발바닥 굽힘, 발가락 운동의 약증 가능

④ 엉치 수준, 소실 없음 수준

- S_1 수준 : 엉덩관절의 안정성이 높아 보조기나 팔의 지지 없이 보행가능
- S_1 수준의 경우 발의 기형을 덜한 편이며 정렬을 위해 보조기를 사용할 수 있음
- S_2, S_2～S_3 수준 : 빠르게 걷거나 달릴 때 발바닥 굽힘근의 근력 감소로 발끝 떼기 어려움
- 소실 없음 : 다리 근력이 정상이나 기능적 도움 필요. 발목－발 보조기로 근육 기능 최대화

(3) 보행훈련

① 가슴척수 수준 : 휠체어 이동, 탈부하 보행보조 기구

② 위허리척수 수준 : 긴다리 보조기, 목발, 보행기 이용

③ 아래허리척수 수준 : 짧은다리 보조기, 목발, 보행기 이용

④ 엉치 수준 : 짧은다리 보조기를 실내와 실외의 용도에 따라 사용

(4) 저항운동 : 치료사의 저항운동, 모래주머니, 점진적 저항훈련(PRE), 고무밴드

(5) 전기 치료 : 러시안 전류 치료기, 기능적 전기자극 치료기(FES)

(6) 근에너지 기법, 관절가동술, 연부조직 마사지, CPM 치료

심혈관계 질환

EXPLANATION

죽상동맥경화증

1. 순환계통 장애(circulatory dysfunction)

1) **혈관의 병리학적 현상**

(1) 혈전증(thrombosis)

① 정의 : 심장이나 동정맥, 모세혈관 등의 생체순환계통 내에 혈액이 굳어진 고형의 덩어리(혈전)가 형성되는 것

② 혈전 생성과정

- 혈관 내피의 손상, 혈류 속도가 느림 → 혈소판이 혈관벽에 부착되기 쉬움
- 혈소판, fibrinogen(혈액응고인자) 증가 → 혈액의 응고성 높아짐

③ 종류

심장성 혈전증	• 심장내의 혈전은 회백색 • 판막, 심내막에 부착되어 구형이 많음
동맥성 혈전증	• 혈류가 느린 소동맥의 혈전은 연한 회백색이고 단단함 • 대동맥의 분류궤양 부위, 혈류가 소용돌이치는 동맥류 부위에 형성
정맥성 혈전증	• 혈류 속도가 느려 혈관벽의 병변은 적으나 동맥성 혈전증보다 3~4배 많이 발생
수술 후 혈전증	• 여자 > 남자(3~4배), 30세에 호발 • 수술 후 합병증 주위 : 체위 자주 전환, 조기 가벼운 운동치료(혈액순환 촉진), 온열 찜질
모세혈관성 혈전증	• 감염병, 화상, 동상 등으로 모세혈관 장애나 괴사로 인한 현미경적 혈전

(2) 색전증(embolism)

① 정의 : 어떤 고형물체가 혈류에 의해 운반되어 혈관강을 기계적으로 막는 기전

② 분류

- 색전이 막은 부위에 의해 : 동맥성, 정맥성, 기이성, 역행성 색전증
- 색전의 종류에 의해

혈전성 색전증	• 가장 많이 발생 • 동맥성 혈전 : 혈류에 의해 찢어지기 쉬워 작은 파편으로 되기 쉬움 • 정맥성 혈전 : 비교적 큰 파편이 오른심실이 옮겨져 폐색전증 유발 • 심부 마사지는 금기증
종양 색전증	• 소수의 종양세포의 혈류유입으로 장기의 모세혈관에 색전이 된 것
지방 색전증	• 노인층에 호발 • 골절, 뼈속질염이 있을 때 지방이 상처를 입은 정맥내의 음압에 의해 유입되어 색전이 된 것
공기 색전증	• 가슴부위나 머리의 외상, 진단, 치료 등을 위해 천자를 실시할 때 부주의로 음압에 의해 공기가 정맥 중에 들어가 색전이 된 것
가스 색전증	• 압력이 높은 곳에서 혈액 중 녹아있던 질소가 압력이 갑자기 감소되면서 혈액 속에 기포가 되어 색전이 된 것 • 잠수부에게 호발(=잠함병) • 약간의 출혈, 가려움증, 근육통, 관절통

(3) 경색(infarction)

국소의 종동맥 혈관이 폐색되어 그 부위로부터 말초의 혈액순환 장애로 조직이 괴사에 빠지는 현상

2. 고콜레스테롤혈증(hypercholesterolemia)

1) 정의

콜레스테롤의 과잉섭취나 콜레스테롤 대사장애로 인해 혈액 속의 콜레스테롤이 정상치를 넘는 상태

2) 콜레스테롤의 수치상승

심근수축력, 흥분성, 전도성의 영향을 미치는 세포막 구조와 기능의 변화

민무늬근과 내피 기능이상 발생, 효소활성 및 양이온 전달 방해 → 죽상동맥경화증의 원인이 됨

3. 죽상동맥경화증의 개요

1) 정의 : 혈관의 가장 안쪽을 덮고 있는 내막(endothelium)에 콜레스테롤이 침착하고 내피세포의 증식이 일어난 결과 '죽종(atheroma, 오트밀에 우유를 부어 걸죽하게 된 형상)'이 형성되는 혈관질환

2) 생성기전

(1) 경화반(altherom) 생성 : 죽종 내부는 죽처럼 묽어지고 그 주변 부위는 단단한 섬유성 막인 '경화반'으로 둘러싸임

(2) 경화반이 불안정하게 되면 파열되어 혈관 내에 혈전(피떡, thrombus)이 발생

(3) 죽종 안으로 출혈이 일어나는 경우 혈관 내부의 지름이 감소 혹은 폐색 → 말초로의 혈액순환에 장애 발생

(4) 동맥경화증은 주로 혈관의 중간층에 퇴행성 변화가 일어나서 섬유화가 진행되고 혈관의 탄성이 줄어드는 노화현상

(5) 수축기 고혈압이 초래되어 심장근육이 두꺼워지는 심장비대 현상 초래

3) 발생빈도
   (1) 50대 이후 호발(나이와 함께 증가)
   (2) 남자 > 여자
   (3) 중등도 이상의 동맥, 대동맥 > 작은 직경의 혈관
   (4) 40세부터 대동맥의 30%에 걸쳐 발생

4. 죽상동맥경화증의 위험인자

1) 고콜레스테롤혈증
2) 낮은 고밀도 지단백 콜레스테롤(HDL－콜레스테롤)
3) 높은 저밀도 지단백 콜레스테롤(LDL－콜레스테롤)
4) 높은 중성지방
5) 고혈압(140/90mmHg 이상)
6) 흡연
7) 당뇨병
8) 심혈관 질환의 가족력
9) 연령 증가
10) 운동부족, 과체중 및 복부비만

5. 죽상동맥경화증의 증상 및 관련 질환

1) 죽상동맥경화로 인한 혈관 협착은 혈액 순환장애를 일으켜 다양한 증상이 나타남
2) 심장에 혈액을 공급하는 관상동맥(심장혈관), 뇌에 혈액을 공급하는 뇌동맥과 목동맥, 신장의 신동맥 및 말초혈관을 침범
3) 협심증, 심근경색(일명 심장마비) 등의 허혈성 심장질환, 뇌경색과 뇌출혈 등의 뇌졸중(일명 중풍), 신장의 기능이 저하되는 신부전 및 허혈성 팔다리 질환이 나타남

6. 죽상동맥경화증의 진단

1) 조기 진단 : 목동맥 초음파, 복부 초음파 및 CT, 관상동맥 석회화 검사
   (1) 목동맥 초음파 : 목동맥 죽상동맥경화반, 혈행(혈액순환)의 장애 확인
   (2) 복부 초음파나 CT(컴퓨터 촬영) : 복부 대동맥의 죽상동맥경화반이나 혈전 형성, 대동맥 확장 확인
   (3) 관상동맥 석회화 검사 : 관상동맥(심장 혈관)의 석회화된 죽상동맥경화반 확인

7. 죽상동맥경화증의 의학적 치료

1) 질환의 진행을 예방하기 위한 치료
   (1) 혈압 관리, 당뇨병 관리, 금연
   (2) 규칙적인 유산소 운동과 체중 관리 및 생활습관 관리
   (3) 약물치료(지질 강하제)

2) 혈관성형술
   (1) 혈관 조영술을 통해 좁아진 혈관 확인 → 혈관성형술
   (2) 풍선성형술 : 카테터를 통해 혈관성형풍선을 넣어서 부풀려줌으로써 동맥경화로 인해 좁아진 부분을 확장
   (3) 스텐트 시술 : 그물망처럼 생긴 스텐트라는 것을 넣어서 관상동맥의 혈관벽을 지지해 줌으로써 다시 좁아지는 것을 방지
3) 우회로이식술
   (1) 동맥 성형술이 여의치 않은 경우 실시 → 우회로이식술
   (2) 자신의 다른 혈관이나 인공 혈관을 이용하여 혈관의 좁아진 부분의 아래로 혈관을 우회하여 연결

8. 죽상동맥경화증의 예방 및 관리

1) 운동
   혈중 지질을 개선하기 위한 육체적 활동이나 유산소 운동은 중등·고강도로, 5~7일/주, 적어도 하루에 30분 이상하여야 하며 체중 감량을 목표로 하는 경우에는 하루 60분 이상의 운동이 필요하다.
2) 아스피린
   혈전을 형성하는 데 중요한 작용을 하는 것이 혈소판이라는 혈액 내의 물질이다. 75~150mg의 저용량 아스피린을 매일 또는 격일 꾸준히 복용하게 되면 혈소판의 작용을 억제하여 혈액이 응고되는 것을 막아주게 된다.
3) 금연
4) 추위 피할 것
5) 피부 청결히 하고 감염이나 압박 피할 것
6) 꽉 조이는 신발·옷 등을 피함
7) 동물성 지방과 콜레스테롤을 피한 식이요법
8) 교대욕, 목안운동
9) 다리 순환 장애 환자 : Buerger's exercise

EXPLANATION

허혈성 심장질환(ischaemic heart diseases)

1. 허혈성 심장질환의 정의

1) 부적절한 관류상태로 인해 심근에 산소가 불충분해진 상태 또는 심근의 산소요구량과 산소 공급량의 불균형으로 인해 발생하는 심장질환
2) 임상적으로는 협심증, 심근경색증 또는 급사(심장돌연사)로 나타남
   (1) 협심증 : 심장동맥의 부분적, 일시적인 차단
   (2) 심근경색 : 심장동맥의 완전한 차단

2. 협심증(angina pectoris)의 정의

1) 3개의 관상동맥 중 어느 곳에 급성이나 만성으로 협착 발생
2) 심장의 전체 또는 일부분에 혈류 공급이 감소
3) 산소 및 영양 공급이 급격하게 저하
4) 심장근육이 이차적으로 허혈 상태

3. 협심증의 형태

1) 안정형 협심증 : 신체활동 또는 스트레스에 의해 5~15분 동안 지속적으로 발생
   동맥경화증 때문에 만성적으로 협착됨
2) 불안정형 협심증 : 신체활동 또는 정신적 스트레스가 있을 때 15분 이상 자주 반복적으로 발생
   죽상경화병변이 파열되어 혈전이 생겨서 급작스럽게 협착됨
3) 이형협심증 : 휴식 동안에도 발생
   죽상경화병변이 별로 없음에도 불구하고 혈관의 연축에 의해 혈류 장애가 발생

	안정형 협심증	불안정형 협심증	이형성 협심증(변이형 협심증)
병인	• 심근허혈 • 죽상경화증	• 죽상경화반의 파열이나 미란과 이에 동반된 비폐쇄성 혈전	• 혈관의 구조적 변화 없이 관상동맥의 간헐적인 경련으로 허혈
특성	• 1~5분(20분 미만)간 지속되는 통증 촉진요인 제거시 완화 • ECG : ST 분절 하강 • 휴식이나 니트로글리세린 약물에 의해 완화 <촉진요인> • 운동, 극한 기온, 감정변화, 과식, 흡연, 성행위, 자극제, 스트레스	• 안정시 나타나는 통증이 10분 이상 지속, 점점 악화, 증상이 심함 • 안정형 협심증과 증상 비슷하나 지속시간, 강도, 빈도 모두 증가 • 예측 불가능하며 응급으로 발생 • NTG에 반응하지 않는 통증 • 20~30%가 1년 이내 심근 경색으로 진행	• 휴식 시에 일차적으로 발현 • 흡연에 의해 악화 • 관상동맥질환 유무와 관계없이 발현 • 주로 새벽시간 흉통 나타남 (midnight~오전 8시 사이) • ST분절의 상승

4. 협심증의 원인

1) 심근허혈을 유발하는 상황
   (1) 심리적 스트레스
   (2) 감정 변화
   (3) 주야변화
   (4) 식사 후
   (5) 추위에 노출
   (6) 운동
2) 협심증을 유발하는 위험인자
   (1) 고령

(2) 흡연

(3) 고혈압 : 혈압이 140/90mmHg보다 높거나 항고혈압제를 복용하고 있는 경우

(4) 당뇨병

(5) 가족력 : 부모형제 중 남자 55세 이하, 여자 65세 이하의 연령에서 허혈성 심장질환을 앓은 경우

(6) 비만, 운동부족 등

5. 협심증의 증상

1) 가슴의 정중앙 또는 약간 좌측 부위에 통증(쥐어짜는 듯한 통증)

2) 왼쪽 어깨 또는 왼쪽 팔의 안쪽으로 퍼지는 방사통

3) 소화불량

4) 호흡곤란

5) 흉통의 지속 시간은 대개 5분 이내이고, 30분 이상 지속되는 경우는 거의 없음

6) 급성 심근경색증과는 달리 니트로글리세린 설하정을 혀 밑에 투여하면 통증이 호전되거나 소실

6. 심근경색증(myocardial infarction)의 정의

1) 심장동맥이 혈전증이나 혈관연축에 의해 급성으로 막혀 심장에 산소와 영양 공급의 감소로 심장 근육의 조직이나 세포가 괴사되는 것

2) 분류

(1) 부위별로 앞벽 심근경색증, 아래벽 심근경색증

(2) 심한 정도별

① 통벽성 심근경색증(transmural myocardial infarction, 전층심근경색증)

② 심근경색증(subendocardial infarction, 심내막하경색증) – 심근내막에 국한

(3) 심전도 검사 결과를 기준

ST분절 상승 심근경색증

7. 심근경색증(myocardial infarction)의 원인

1) 심근경색의 발생

(1) 고지혈증, 당뇨병, 고혈압, 흡연 → 혈관내피세포가 손상 → 죽상경화증이 진행

(2) 심장동맥 안을 흐르던 혈액 내의 혈소판이 활성화되면서 급성으로 혈전이 생성

(3) 혈전이 혈관의 70% 이상을 막아서 심장 근육의 일부가 파괴(괴사)되는 경우가 심근경색증

(4) 괴사되지는 않지만 혈관 내 혈액의 흐름이 원활하지 않아 가슴에 통증 이 생기는 것이 협심증

2) 위험인자

(1) 고령

(2) 흡연

(3) 고혈압 : 혈압 ≥140/90mmHg이거나 항고혈압제를 복용하고 있는 경우

(4) 당뇨병

(5) 가족력 : 부모형제 중 남자 55세 이하, 여자 65세 이하의 연령에서 허혈성 심질환을 앓은 경우
(6) 그 외 비만, 운동부족 등

3) 병태생리
(1) 급성 죽상경화반(plague)의 파열
(2) 죽상경화반 → 파열 → 파열부위 혈소판 응집 → 혈전 생성 → 관상동맥의 폐색

8. 심근경색증의 증상 및 진단

1) 가슴통증(chest pain)
(1) 혈전성 폐색으로 인한 심근의 완전한 혈액공급의 차단은 심근의 국소빈혈 부위에 산화되지 않은 대사산물의 축적을 야기하고, 신경의 말단부를 자극하여 30분 이상 지속되는 흉통이 발생함
(2) 심한 분쇄성 통증이 일정한 강도로 지속적으로 나타남
(3) 휴식이나 nitroglycerin으로 완화되지 않음
(4) 왼쪽 어깨, 양팔, 등, 목 아래, 턱 부위로 방사
(5) 악화 인자 : 운동, 과식, 성행위, 추위 노출, 감정적 스트레스, 흡연

2) 식은 땀
(1) 미주신경 반사에 의해 발한, 오심, 구토 등 자주 동반
(2) 심장 펌프 기능 장애로 인한 심인성 쇼크로도 발한증상 나타남

3) 호흡곤란 : 심근경색으로 왼심실 부전이 야기되고 폐울혈이 생겨 호흡곤란 나타남

4) 실신 : 갑작스런 의식손실, 부정맥, 설명되지 않는 혈압 저하, 극심한 허약

5) **심전도**

ST분절 상승 또는 하강	• ST분절 상승 : 급성심근허혈에서 심근경색으로의 진행 • ST분절 하강 : 혈류의 흐름 회복 또는 심실 후벽의 허혈
이상 Q파	• 심근의 괴사
T파 역전	• 심근의 허혈로 인한 것

6) 관상동맥 조영술
막히거나 좁아진 혈관에 조영제를 주사해 혈관의 구조를 직접 알아보는 방법으로 어느 부위가 막히고 어떻게 좁아졌는지를 정확하게 알아낼 수 있음

7) 심초음파
(1) 응급실에서 심초음파 검사로 벽 운동 이상 유무를 조기에 발견 가능
(2) 왼심실 기능의 평가 : 예후와 관련되어 중요함

EXPLANATION

심부전(Heart failure)

1. 심부전의 개요

1) 정의 : 여러 가지 원인으로 초래된 심장 구조와 기능의 이상 때문에 각 조직에 혈류를 공급하지 못함으로써 발생하는 일련의 임상증상
2) 원인 : 관상동맥 질환, 노화, 고혈압, 당뇨, 흡연, 비만, 고지혈증 등
3) 수축성 기능부전(systolic dysfunction) : 심부전의 가장 흔한 원인
   (1) 심실 수축 능력 저하 → 심박출량의 저하
   (2) 수축능력의 손상(관상동맥 질환), 후부하 증가(고혈압), 심근증, 기계적 이상(심장판막질환) 등
4) 이완성 기능부전(diastolic dysfunction)
   (1) 이완기 동안 심실의 혈액을 채우는 능력의 손상
   (2) 부적절한 심실 충만 : 심박출을 위한 혈액의 양 감소시킴
   만성전신고혈압, 대동맥 협착, 심근섬유증, 왼심실 비대
5) 수축기능부전과 이완성 기능부전이 복합된 경우
   확장성 심근증

2. 심부전의 종류

왼심실부전 폐울혈 → 호흡기계 조절기전 장애	오른심실부전 정맥혈 귀환 문제 → 말초 부종, 정맥 울혈
• 폐울혈로 인한 호흡곤란 – 좌심부전의 초기증상 – 체액 축적으로 인한 가스교환 장애로 발생 – 기좌호흡(orthopnea) – 발작성 야간 호흡곤란 – 체인–스톡 호흡(무호흡–과호흡 번갈아가며) • 기침 – 체액 축적 → 폐, 기관지의 자극으로 인해 발생 – 많은 양의 거품 섞인 객담 수반(객담에 혈액 섞여 있기도 함) – 청진 시 악설음(crackle sound) • 뇌 저산소증 : 뇌혈류 감소 • 신장의 변화 : 신장 혈류 감소	• 전체적 부종(systemic edema) • 정맥계 울혈 → 간비대, 오른 위 복부 압통, 비대 • 정맥혈 정체 → 문맥압 상승, 복강 내 혈관으로부터 혈액의 유출(복수) • 말초 부종 : 오목 부종(pitting edema), 압통은 없음 • 손톱의 청색증 : 저산소혈증 반영 • 목정맥 확장 • 중심정맥압 상승 • 오른심실 부전의 가장 흔한 원인은 왼심실 부전에 의한 failure가 많음

1) 왼심실부전(left ventricular failure) : 심부전의 가장 흔한 형태
   왼심실의 기능부전 → 왼심실의 혈액이 허파정맥으로 역류 → 폐압력 증가 → 폐울혈, 폐부종

2) 오른심실부전(right ventricular failure)
   (1) 폐질환으로 인해 발생될 수 있으나, 대개 왼심실부전 후 오른심실부전 발생
   (2) 혈액이 우심으로 역류 → 오른심실 압력 증가 → 오른심실 부전 증가 → 정맥 울혈 증가, 정맥 귀환 감소 → 중심정맥압(CVP) 증가 → 말초 부종
3) 만성 심부전
   양측 심실부전의 증상을 모두 보임
   (1) 피로, 위약감
      ① 비특이적이지만 흔한 증상, 만성심부전의 초기 증상
      ② 심박출량 감소, 주요기관으로의 관류 손상, 조직의 산소 감소, 빈혈로 야기
   (2) 호흡곤란
      ① 가장 흔한 증상, 휴식 시나 약간의 활동 시에도 나타남
      ② 간질부종과 폐부종으로 폐압 증가
      ③ 기좌 호흡, 발작성 야간 호흡곤란, 지속적인 마른기침
   (3) 빈맥
      ① 심부전의 초기 증상
      ② 심실 기능 상실을 보상하기 위한 첫 번째 기전
   (4) 부종(오목 부종) : 말초 부종, 간비대, 복수, 폐부종
   (5) 야뇨증
      ① 낮 시간 동안 신장 관류 손상으로 소변량 감소
      ② 밤 동안 체액이 간질강에서 순환계로 이동, 6~7번 배뇨
   (6) 피부 변화 및 체중 변화
   (7) 흉통

3. 심부전의 진단과 검사

1) 호흡곤란, 피로감 등과 같은 심부전의 주관적 증상과 진찰
2) 청진 시 이상 징후
3) 혈액검사
4) 흉부 X선 촬영
5) 심전도
6) 심장 초음파로 심장 기능 이상이 증명

4. 심부전의 치료

1) 저염식, 금연, 금주, 규칙적 유산소 운동, 고혈압, 당뇨, 및 고지혈증의 치료는 모든 심부전 환자에게 시행되어야 하는 기본적 치료
2) 활동이 가능한 안정된 심부전 환자는 적당한 휴식과 함께 1주일에 3~4회 정도 운동하고, 운동은 걷기나 자전거 운동

3) 역기를 드는 등장성 운동(isotonic exercise)은 피함
4) 심부전 증상이 있는 경우에는 운동을 제한하는 것이 좋다.
5) 투약
   (1) 신경－호르몬 계통의 활성화를 억제제
   (2) 증상을 완화 시킬 수 있는 약제 : 혈관 확장제, 강심제(디곡신) 등이 있다.
   (3) 이뇨제
   (4) 항응고제(와파린)

| EXPLANATION

심장판막질환(valvular heart disease)

1. 승모판막 질환

1) 승모판 협착증(Mitral Stenosis, MS)
   (1) 원인 및 병태생리
      ① 대부분 rheumatic fever : 류마티스성 심근염을 앓고 약 20년 뒤에 MS 발생
      ② 판막의 석회화＋두꺼운 섬유 조직으로 대체 → 물고기 입모양 밸브 → 혈류의 정체로 인한 심방 혈전 형성
      ③ 만성적인 승모판 협착 : 왼심실, 폐혈관, 오른심실의 압력 증가
   (2) 증상
      ① 호흡곤란(운동성 호흡곤란, 기좌호흡), 기침, 객담, 피로, 현기증
      ② 흉통 : 심각한 승모판 협착증의 10%에서 발생
      ③ 전신색전증 : 대부분 왼심방의 혈전 때문
      ④ 우심부전(Rt. heart failure) : 부종, 간비대, 복수 등

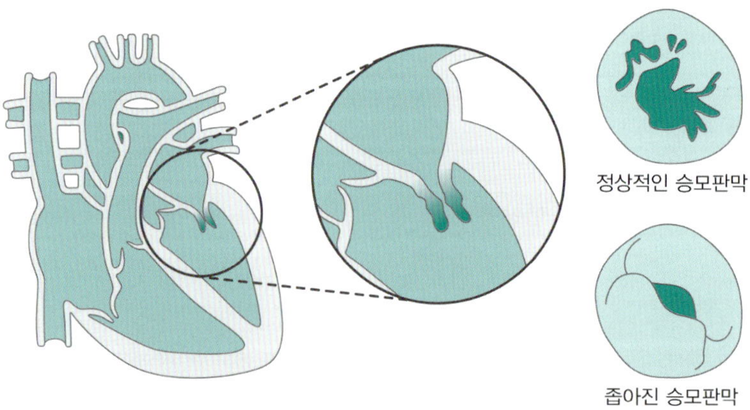

2) 승모판 역류(Mitral Regurgitation, MR) or 폐쇄부전

(1) 병태생리

① 혈액이 왼심방으로 역류 → 왼심실부전 → 효과적인 심박출량의 감소

② 류마티스 심장병, 감염성 심내막염, 외상 등

③ 왼심실, 왼심방의 확대와 비대 일으킴

(2) 증상

① 심잡음 : 고음의 수축기 잡음, 제 3심음(1심음은 들리지 않음)

② 심방세동 → 심계항진, 발작성 야간 호흡곤란

③ 전신색전증 : 승모판협착증에 비해 적게 발생

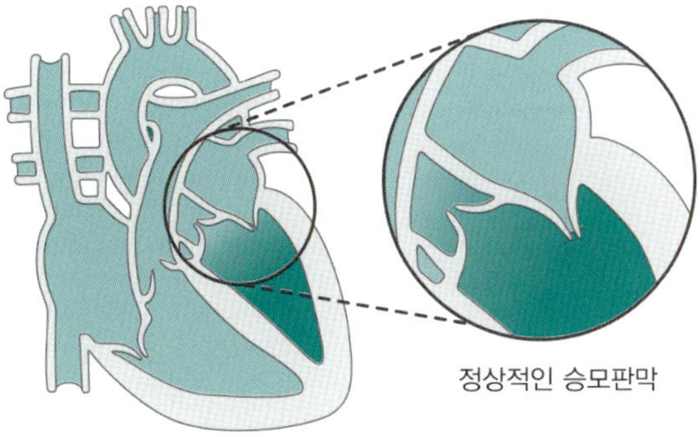
정상적인 승모판막

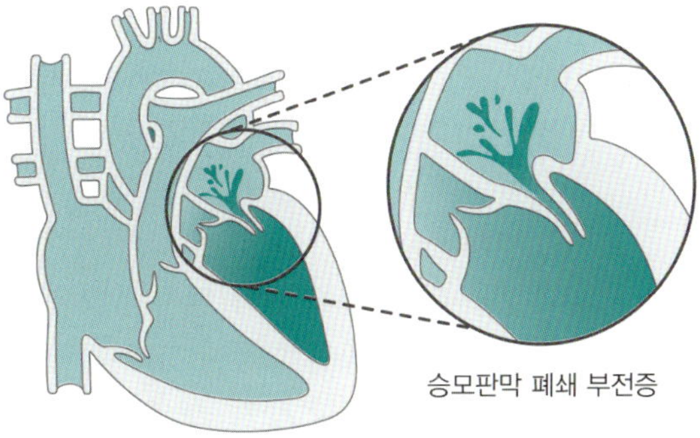
승모판막 폐쇄 부전증

2. 대동맥 판막 질환

1) 대동맥판 협착(Aortic stenosis, AS)

(1) 원인

① 노년기에 호발, 80%가 남자

② 노화에 따른 퇴행성 석회화 : 혈관의 죽상경화증과 같은 위험인자를 공유

③ 류마티스 심내막염

(2) 병태생리

왼심실 유출로 폐쇄(LV outflow obstruction) : 심박출량 유지하기 위해 왼심실 압력증가 → 왼심실 압력 증가에 따른 보상기전 → 산소 요구량 증가 → 왼심실 비대

(3) 증상

① 3대 대표 증상

- 활동 시 호흡곤란(DOE) : 심박출량 감소, 폐모세혈관압의 상승으로 인해 발생
- 협심증 : 왼심실 비대가 원인, 비교적 DOE보다 늦게 나타남
- 운동 시 실신 : 심박출량이 늘지 않은 상황에서 운동 시 근육으로 가는 혈류 증가와 다른 부위의 혈관수축이 함께 일어나기 때문

② 후기증상 : 피로, 허약, 기좌호흡, 발작성 야간 호흡곤란, 폐부종

③ 우심부전의 증상은 주로 마지막 단계에 나타남

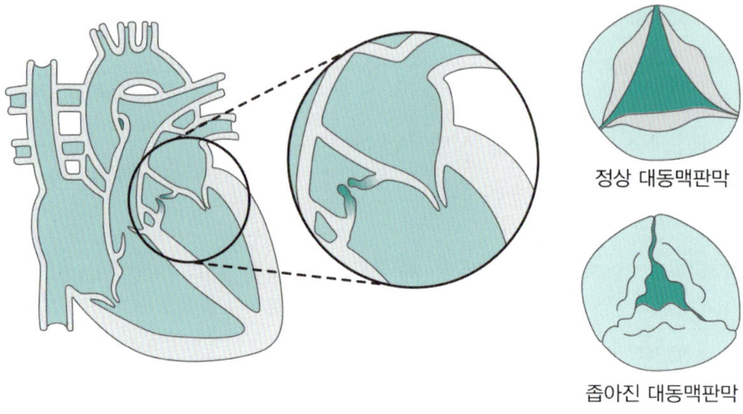

2) 대동맥판 역류(Aortic Regurgitation, AR) or 폐쇄부전증

(1) 원인

류마티스 질환, 강직성 척추염

(2) 병태생리

① 심장 이완기 판막 닫히지 않음

② 이완기 동안 대동맥으로부터 왼심실로 혈액 역류

③ 왼심실 부담 증가 → 왼심실 비후, 왼심실 기능 저하

(3) 증상

① 증상 없이 지내는 경우 많음(10~15년)

② 맥압(pulse pressure) 증가 증상 : 누울 때 이상한 심박동, 수축기마다 몸이 흔들거림

③ 활동 시 호흡곤란(DOE), 야간에 발생하는 흉통(협심통)과 발한

④ 이완기 잡음, 부종

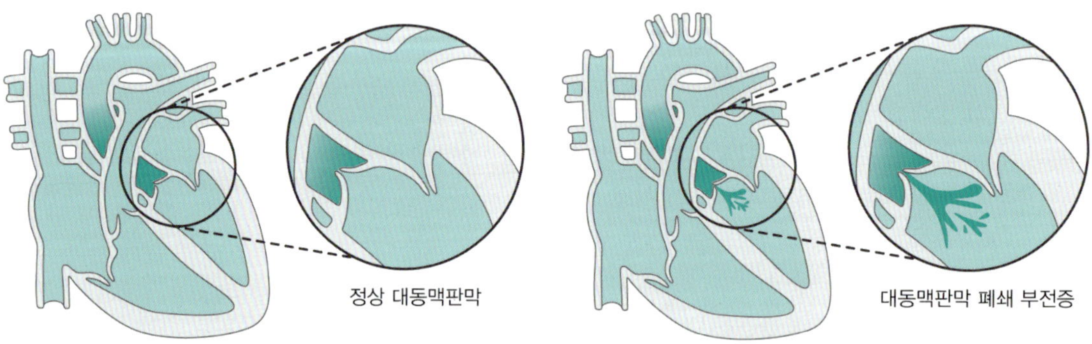

3. 진단

1) 병력 및 신체 검진

2) 흉부 X-ray 검사

3) 심전도, 심초음파, 심도자술

4. 치료

1) 경증 : 초음파로 정기적 관찰
2) 중등도 이상 : 승모판막 확장술(경피적 풍선 성형술)
3) 판막 성형술
4) 판막 치환술(조직 판막 술, 금속 판막술)

EXPLANATION

고혈압(hypertension)

1. 정의

수축기 혈압 140mmHg 이상, 이완기 혈압 90mmHg 이상

혈압 분류(JNC－VII 2003)

범주	수축기	이완기	
적정	＜120	그리고	＜80
고혈압 전단계	120～139	또는	80～89
고혈압			
1단계	140～159	또는	90～99
2단계	≥160	또는	≥100

2. 분류

1) 수축기 고혈압(systolic hypertension)과 이완기 고혈압(diastolic hypertension)
   (1) 수축기 고혈압 : **수축기 혈압이 140mmHg 이상**
      ① 동맥의 경화적 변화
      ② 탄력조직의 손상
   (2) 이완기 고혈압 : **이완기 혈압 90mmHg 이상**
      ① 동맥의 직경감소
      ② 혈액의 점도증가
2) 일차성 고혈압(primary hypertension)과 이차성 고혈압(secondary hypertension)
   (1) 본태성 혹은 일차성 고혈압(essential hypertension＝primary or idiopathic)
      ① 고혈압을 일으킬 만한 이차적 원인이 없는 경우로 약 80～95% 차지
      ② 환경적 요인(염분 섭취, 비만, 직업, 음주), 유전적 요인
   (2) 이차성 고혈압
      ① 35세 이전 또는 55세 이후에 발생한 고혈압

② 원인 : 심장질환, 신장질환, 내분비질환, 뇌손상 등
고혈압 환자에서 5~20% 밖에 되지 않지만 이차성 고혈압 감별이 중요한 이유는 평생 약물복용이 필요한 본태성 고혈압과 달리 이차성 고혈압은 수술로 완치가 가능

3. 일차성 고혈압(본태성 고혈압)

1) 위험요인
(1) 조절 불가능한 요인 : 가족력, 연령(높을수록), 성별(남성), 인종(흑인)
(2) 조절 가능한 요인 : 비만, 죽상경화증, 흡연, 고염식이, 알코올, 정신적 스트레스, 음주, 신체활동 부족, A type 성격

2) 병태생리
(1) 혈압의 조절
① 심박출량(심박동수 × 박동량)
② 말초혈관저항(혈관직경, 혈액의 점성과 관련)
(2) 자극 → 교감신경 활성화 → 카테콜아민(norepinephrine, epinephrine) 방출
① Norepinephrine : 신경절 후방의 신경섬유에서 방출 → 혈관수축 증가, 말초저항 증가
② Epinephrine : 부신수질에서 분비 → 혈관수축증가, 심실수축력증가, 심박출량 증가
(3) 신장혈류 감소 → renin-angiotensin 활성화 → renin을 혈액 내로 분비 → angiotensin(강력한 혈관수축제) 형성유도 → aldosterone분비 자극(Na^+, 수분 정체 증가)

3) 증상
(1) 고혈압은 원래 증상이 없는 질환이지만, 증상이 나타난 것은 대부분이 진행된 상태
(2) 현기증, 심계항진, 안절부절, 흉통, 두통, 흐릿한 시력, 허약, 비출혈

4. 고혈압의 치료

1) 비약물요법
2) 약물요법
(1) 적응증
① 생활습관 교정 3개월 후 혈압변화 없을 때
② 이완기 혈압이 90~95mmHg 이상인 경우, 수축기 혈압이 140mmHg 이상
(2) 약물
① 이뇨제 : thiazide, loop diuretics(Lasix) 칼슘보유 이뇨제(Aldactone)
② β-blocker : propranolol, nadolol, atenolol 등
③ α-blocker : phentolamine, prazocin 등
④ 칼슘길항제 : dihydropyridine(Nifedipine), nondihydropyridine(verapamil, diltiazem)
⑤ 안지오텐신 전환효소 억제제(ACE inhibitor) : captopril, enalapril 등
⑥ 안지오텐신 수용체 차단제(ARB) : losartan, irbesartan 등
⑦ 혈관 확장제 : hydralazine, minoxidil 등

EXPLANATION

혈관질환

1. 동맥질환

1) 죽상경화증(atherosclerosis) (기출)

(1) 정의 : 혈관 내막에 다량의 콜레스테롤, 중성 지방 등의 지질 침윤

(2) 원인 : 유전적 요인, 흡연, 고혈압, 고지질혈증, 나이, 육체적 운동 결핍 등

(3) 병태생리 : 지질 대사이상과 혈관 내피세포의 상해

동맥 내피세포의 반복적인 자극은 동맥내벽 손상초래 → 혈소판 응집 억제 작용이 있는 동맥내막의 prostacyclin 합성능력 손상 → 혈소판 응집 → 혈소판, 단핵구 세포의 축적 → 내막 평활근 세포의 증식 → 혈관벽의 콜레스테롤 투과도 증가 → 콜레스테롤 지방 침전물 생성 → 동맥관강 좁아지고 평활근 세포, 섬유조직이 지방 침전물에 fibrous cap 형성 → 지방 침전물이 계속 성장하여 혈관 내막, 중막 침범 → 혈관 이완, 수축에 영향(동맥은 70% 폐색시까지 심근에 산소, 영양소 공급 가능)

2) 동맥류(aneurysm)

(1) 정의 및 특성

① 동맥벽이 탄력성을 잃어 부분적으로 약해지거나 늘어나 확장된 상태

② 배대동맥에 호발. 그 밖에 넙다리동맥, 오금동맥

③ 원인 : 죽상경화성 질환, 외상, 매독, 감염, 혈관 선천성 기형(Marfan's syndrome) 등 혈관벽을 약화시키는 요인

(2) 유형

① 주머니형(saccular) : 확장(dilatation)이 한쪽 벽만 포함 → 혈관벽이 돌출된 모양

② 방추형(fusiform) : 혈관의 일정 부분의 전체 둘레가 영향을 받아 전반적으로 확장

③ 해리형(dissecting) : 혈관내막이 찢어져 내막층–중간층 사이 강(cavity)안으로 혈액 축적

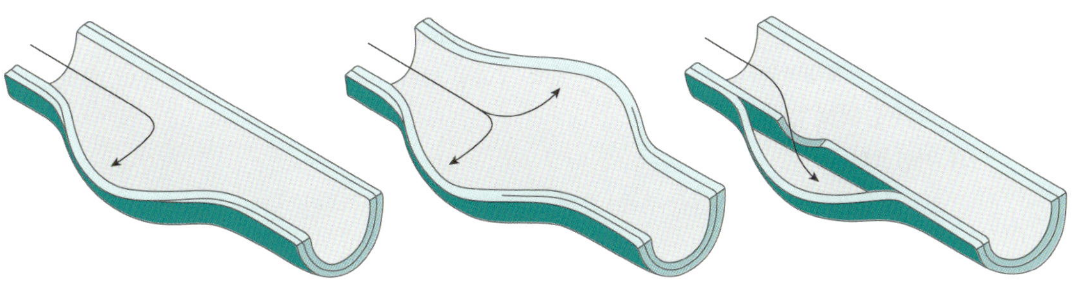

낭상동맥류 방추상동맥류 해리성동맥류

(3) 증상

① 대개 동맥류가 인접조직 압박하기 전까지 증상 없음

② 왼쪽 허리부위에 가까운 경우 : 허리 통증

③ 배꼽 주변 왼쪽의 박동하는 덩어리

④ 파열 시 증상 : 심한 통증, 쇼크, 적혈구 감소, 백혈구 증가

(4) 진단

X-ray, 초음파 촬영, CT scan

(5) 치료

치료의 목표 : 동맥류 파열의 예방, 조기발견과 즉각적 치료 필수

① 수술

- 일반적으로 4cm 이상 수술시행, 6cm 이상인 경우 파열될 위험이 70~80%
- 파열된 동맥류 또는 분리형 동맥류는 응급수술 필요

② 경피적 혈관내 스텐트 삽입술

5cm 미만의 복부 대동맥류

3) 대동맥 박리(aortic dissection)

흉부 대동맥에서 흔하고 동맥벽에 깊이 골이 생기면서 내막이 찢어져 가성내강 형성

(1) 병태생리

① 동맥 내막의 찢어짐으로 부적절한 혈류 통로 발생 → 수축기 압력으로 손상 심화 → 대동맥 폐색 유발 → 혈액 공급 차단

② 위험요인 : 고혈압, 말판 증후군(marfan syndrome), 혈관염

(2) 증상

심한 흉통(도끼로 등을 내리찍는 것 같은), 실신, 호흡곤란, 쇠약감 등

(3) 합병증

① 심낭압전 : 오름대동맥활 대동맥 박리

② 박리된 동맥 파열 : 출혈로 사망

③ 폐색으로 인한 주요 장기 허혈

(4) 치료

① 투약 : β-blocker IV과 통증 조절 위해 morphine

② 수술 요법 : 약물요법이 비효과적이고 합병증이 있을 때, 말판 증후군

4) 말초 폐쇄성 동맥질환(peripheral arterial occlusive disease)

(1) 발생 : 동맥내막 안쪽에서 일어나는 동맥 경화성 협착이나 진행성 또는 급성 동맥 폐색, 퇴행성 변화에 의해 발생

(2) 위험요인

① 죽상경화증, 노화, 운동부족, 흡연, 고혈압, 고지혈증, 비만, 당뇨, 스트레스 등

② 40세 이상 호발

(3) 병태생리

① 혈관내막에 형성되는 죽종성 플라그 → 부분 또는 완전 혈관폐색, 중막을 석회화 → 탄력성 소실, 동맥벽 약화 → 동맥류 팽창, 혈전형성 용이하게 함

② 적절한 혈액을 조직으로 운반할 수 없어 조직에 영양공급, 대사산물 제거 안 됨

③ 폐색성 동맥경화증 증상 나타남

(4) 증상

① 간헐적 파행(intermittent claudication)

- 초기 : 운동 시 통증(근육에 적절한 혈액공급이 되지 않기 때문에 발생)
- 후기 : 휴식 시에도 통증
- 양측성, 주로 넙다리동맥 또는 오금동맥 침범
- 경련이나 통증은 운동 중지 후 10분 이내 소실

② 창백, 맥박소실, 감각이상, 마비, 변온증(손상 부위가 차게 느껴짐)

③ Ankle-Brachial Index(ABI)

- 정상 : 1.0～1.2, 파행 : 0.5～0.7, 허혈 : 0.4 미만
- 동맥의 폐쇄성 질환이 의심될 때 가장 손쉽게 시행할 수 있는 검사법
  - 원리 : 정상인에서는 다리의 혈압이 팔의 혈압보다 높기 때문에 ABI는 항상 1을 넘음
  - 계산법 : 이완된 다리 발목의 수축기 혈압/양 팔 중 더 높은 수축기 혈압

(5) 치료

① 금연이 가장 중요한 치료법

② 혈중 지질을 저하시키는 약제나 항혈소판제제(aspirin, ticlopidine, clopidrogel)

③ 외과적 관리 : 우회술(bypass graft), 동맥내막절제술, 혈관내막수술, 절단술

5) **폐색성 혈전 맥관염(Thrombo Anginitis Obliterans, TAO, 버거씨 병 Buerger's disease)**

(1) 정의

① 중간크기의 동맥, 정맥에 혈전을 형성하고 비화농성인 염증을 일으켜 혈관을 폐색시킴으로써 말초순환부전을 일으키는 질환

② 주로 동맥, 상지·하지의 말초부에 발병

③ 원인불명

(2) 위험요인

① 20～35세 젊은 남성

② 흡연자

(3) 병태생리

① 손, 발의 작거나 중간 크기의 동맥, 정맥에서 발생

② 혈관 외막의 염증성 침윤 → 섬유성 치유과정의 결과로 혈관이 폐색

(4) 발생빈도

① 20～40대 이전의 젊은 층에서 호발

② 남자에서 90% 이상 발병

③ 동양인 : 발병률 높음, 흑인 : 발병률 낮음

④ 발, 종아리 침범 빈번, 무릎관절 몸쪽 부분은 거의 발생 안함

(5) 증상

① 통증 : 발바닥, 종아리에 간헐성 파행증

② 청색증, 냉감, 감각 이상, 낮은 온도에 민감, 진행되면 괴사, 괴저

③ 한쪽 다리의 작은 동맥 침범 → 몸쪽으로 진행

④ 합병증 : 발작, 뇌혈전, 뇌색전

⑤ 초기

간헐적 파행 : 운동 시 혈액순환 감소로 근육의 피로, 동통, 피부 냉감, 부종

⑥ 후기

- 휴식 시에도 통증
- 피부궤양, 괴사
- 동맥 조영술 : 폐쇄된 혈관 확인

(6) 치료

① 금연 : 가장 중요, 수술 시행이 어려움(동맥의 먼쪽에서 시작하여 몸쪽으로 진행)

② 통증 완화 : 진통제, 혈관확장제

③ 혈관확장 증진

④ 발이 기계적, 화학적, 열적 상처를 입거나 찬 곳에 노출되지 않도록 함

⑤ 상처 감염 예방

⑥ 물리치료 : 순환증진, 통증 감소, 혈액 공급의 증가, 괴저발생 지연

- **Buerger's exercise**
  - 목적 : 능동혈관 운동을 통한 말초혈관 순환 증진과 다리의 곁순환 촉진
  - 괴저없이 간헐적 파행인 경우 적용
  - supine, 45° 다리 올림, 2분 유지(피부가 파래질 때까지)
  - sitting, 다리를 늘어뜨림, 3분 유지(피부가 밝은 홍색이 될 때까지)
  - supine, 다리 수평유지, 5분 유지(피부색이 정상적으로 돌아올 때까지)

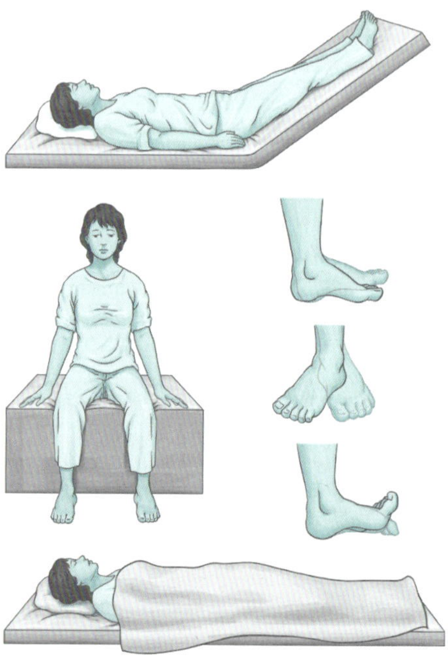

Buerger-Allen 운동

- 마사지
  - 목적 : 경련이완
  - 치료하는 동안 다리를 약간 올림
  - 부드러운 유찰, 유날법 등
- 온열치료 : 발과 다리에는 적용하지 않음(화상위험)
- 대조욕
- 자외선 : 암(ulcer)에 적용

6) **레이노드병(Raynaud's disease)**

(1) 정의

① 혈관 경련성 질환의 일종으로 추위에 노출되거나 감정적 자극에 의하여 팔다리의 소동맥이나 세동맥이 비정상적으로 심하게 수축을 일으키는 현상

② 원인 : 다양한 류마티스 질환, 혈액질환, 약물에 의해

(2) 발생빈도

① 여자 > 남자(5배)

② 사춘기 이후～갱년기 전에 호발

③ 양측성

④ 노출이 많은 손가락, 발가락에 호발

⑤ 추위에 많이 노출되었을 때 발생(15° 이하의 저온)

(3) 위험요인

① 45세 이전의 여성에 호발

② 손을 많이 쓰는 직업 : 피아니스트, 타이피스트 등

(4) 원인

① 찬 공기, 물에 노출

② 감정적 자극

(5) 분류

① 일차성 레이노병

- 다른 질병이나 특별한 원인없이 증상이 발생한 경우(70%)
- 젊은 여성에서 호발
- 대부분 모든 손가락을 침범하며 오른쪽, 왼쪽 손에 대칭적
- 통증이 심하지 않은 것이 특징

② 이차성 레이노병

- 다른 원인질환을 가지고 있는 상태에서 이차적으로 발생하는 경우
- 고령자에서 호발
- 증상이 심함, 허혈성 변화와 수지의 괴사 등을 유발
- 이차성 레이노병을 유발하는 원인질환들 중 대부분은 자가면역질환

(6) 증상

① 양측성, 대칭성

② 먼쪽 동맥의 간헐적 경련, 주로 상지, 손가락 끝과 손허리손가락관절에 많이 침범

③ **증상은 추위에 노출정도, 정서적 흥분, 카페인 섭취, 흡연 유무와 관련**

④ 피부색 변화

- 수축 단계 : 창백(초기증상), 청색증, 무감각, 냉감
- 발적 : 혈관경련성 반사 후 혈류가 재개되었을 때 나타남. 급성통증 유발

⑤ 청색증(cyanosis)

- 혈내 산소가 허혈성 조직으로 급히 빠져 나가기 때문
- 열을 가하면 붉은색으로 시간 지나면 정상으로 돌아옴

⑥ 부종

⑦ 통증 : 혈관의 심한 수축 시 심한 통증
심한 경우 궤양화와 손가락 위축

(7) 치료

① 경련 조절 : 교감신경차단제, 칼슘채널길항제

② 증상이 심할 경우 교감신경절제술(sympathectomy)을 시행

③ 추위 노출 최소화(환측 보온), 상해 방지

④ 스트레스 예방

⑤ 실내온도 따뜻하게 함

⑥ 카페인, 초콜릿 섭취 제한

(8) 물리치료

① 능동 운동 : 순환 증가

② 대조욕 : 온욕 3분, 냉욕 1분

③ 결합조직 마사지 : 척추, 허리뼈 바닥부위 → 말단부

2. 정맥질환

1) 심부정맥혈전증(Deep Vein Thrombosis, DVT)

(1) 정의(비르효의 3대 증상)

① 정맥 내 혈액저류

② 혈관내피세포의 손상

③ 과응고 상태에 의해 혈전이 형성된 것

④ 정맥벽에 염증을 동반하면 혈전성 정맥염(thrombophlebitis)라 함

(2) 정맥 혈전의 원인

① 정맥 울혈 : 장기간 부동, 비만, 임신, 울혈성 심부전

② 정맥혈관 내피세포의 손상 : 폐색성 혈전 맥관염, 골절, 탈골, 조영제, 정맥주사 등

③ 혈액응고 항진 : 탈수, 혈소판 증가, 경구용 피임약

(3) 증상

① 국소적 통증이나 압통, 열감, 발적, 다리감각이상

② 일측성 부종, 심부정맥혈전증이 대정맥에 발생 시 양측성 부종

(4) 진단적 검사

① 도플러 검사

② 정맥조영술 : 가장 정확한 검사법

③ 혈액 검사 : CBC, 출혈시간 등

④ **Homans' sign 양성** : 누워서 다리 들고 발등굽힘 할 때 통증 있는 경우

(5) 치료 (기출)

① 예방 : 가장 중요

- 혈관 내부 손상 예방 : 하지 정맥주사 피함
- 조기이상(장딴지 근육 활성화), 체위 변경(혈전 생성 예방)
- **탄력 스타킹** : 혈액 정체 예방
- 마사지 금지 : 색전 형성의 원인
- **다리 상승**
- 통증 심하면 진통제
- 온찜질 : 정맥 경련 감소, 진통 효과, 염증 감소
- 안정 : 혈전이 형성된 후 5~7일 안정(혈전이 색전이 되지 않도록)

② 약물

- 항응고요법 : 심부정맥혈전증 형성 예방
- 저분자량 헤파린(Low Molecular Weight Heparin, LMWH) 투여
  - 10일 정도 투여
  - 검사 : 그냥 헤파린 투여할 경우 aPTT검사 해야 함, LMWH일 경우 aPTT검사 불필요
  - 치료적 용량 도달하는 5~7일 동안 침상안정이 필요
- Coumadin(Wafarin) 투여
  - 헤파린(Heparin) 사용 후
  - 검사 : PT
  - 비타민 K는 쿠마딘(coumadin) 효과를 중화시키므로 함유된 음식 과다 섭취하지 않도록 함
- 혈전용해제
  - 초기에 사용
  - Streptokinase, urokinase

③ 외과적 치료

Thrombectomy, 아래대정맥 차단

2) 정맥류 혹은 정맥부전증(varicose veins)

(1) 정의

정맥 판막의 기능이상과 정맥압 상승으로 표재성 정맥이 확장되고 구불거리는 상태

(2) 원인

① 원발성 : 가족력, 선천성

② 속발성 : 외상, 폐색, 심부정맥혈전증, 손상된 판막의 염증

- 임신, 복수, 복부종양 등의 외부압력 증가
- 울혈성 심부전, 간경변증 등 만성질환으로 인한 지속적인 정맥압 상승
- 오래 서있는 직업

(3) 진단

① 걸을 때 정맥압, 혈관의 변화 확인

② 도플러 검사, 정맥 조영술

(4) 증상

① 검고 구불거리며 튀어나온 혈관, 거친 피부

② 따뜻한 환경 또는 장기간 서 있을 때 악화

③ 약간의 다리부종, 조이는 감각, 가려움, 야간의 종아리 경련

(5) 치료

① 경화 요법(sclerotherapy) : 작은 크기의 정맥류에 경화제를 주사기로 주입

② 외과적 중재 : 정맥 결찰, 제거(궤양 생기고 혈전 자주 생기는 경우)

③ 수술 후 처치

- 다리 압박 : 탄력붕대 사용(24~72시간)
- 다리 운동 : 24시간 후 기동 가능
- 탄력 스타킹 착용(2~3주)

④ 예방

- 탄력 스타킹 착용
- 장기간 앉아 있거나 서 있지 않도록, 자주 다리를 상승시키고 휴식
- 이상적인 체중 유지

3. 림프부종(lymphedema)

1) 림프계의 역할 : 초미세여과(ultrafiltration)된 수분, 물질을 재흡수하고 미생물에 대해 림프절을 통해 면역방어를 시행하며 장에서 흡수된 지질의 흡수 및 운반을 담당

2) 원발성 림프부종

(1) 1단계 오목부종(soft pitting edema) : 간질에 단백질이 풍부한 수분이 축적되어 발생

(2) 2단계 비오목부종(nonpitting edema) : 섬유모세포, 지방세포, 대식세포 등과 함께 결체조직이 축적되어 발생

(3) 3단계 림프정체성 코끼리피부병(lymphostatis elephantiasis) : 염증으로 인한 섬유화 및 흉터가 형성

3) 속발성 림프부종

주로 림프계의 손상으로 인해 발생

4) 여성 호발

(1) 병태생리

림프내압 상승으로 판막 기능 부전 → 림프액의 역류, 림프관압 상승 → 말초 림프관 울혈 → 간질강 내 단백질 축적, 수분 축적 → 만성림프 울혈 → 섬유화 초래

(2) 예방

① 수술 중 림프절이 광범위하게 제거되지 않도록

② 림프절에 방사선이 조사되지 않도록

(3) 치료

① 물리치료 : 림프순환 마사지(말단부에서 중심부 방향으로 마사지)

② Coumadin 요법 : 세포간 내 단백질 제거, 부종 경감

③ 외과적 치료 : 피하조직 제거술

④ 증상 완화 : 이뇨제, 이환된 팔다리 상승, 탄력 붕대지지

⑤ 식이 : 저염식이

심혈관계 질환의 중재

EXPLANATION

순환기계 운동치료

1. 동맥계 혈관장애의 치료

1) 동맥질환의 종류

(1) 급성 동맥 폐쇄증(acute arterial occlusion)

(2) 만성 동맥경화성 혈관질환(chronic arteriosclerotic vascular disease, VSVD)

(3) 혈전성 맥관염 폐색증(thromboangiitis obliterans : Buerger's disease)

(4) 레이노드 질환(Raynaud's phenomenon)

2) 급성 동맥폐쇄증의 치료

(1) 투약을 하거나 외과적 수술을 서둘러야 한다.

(2) 팔다리의 생존능력은 폐쇄의 범위와 부위, 그리고 곁순환의 가용성이 좌우한다.

치료 목표	치료 계획
1. 혈류의 회복이나 개선에 의한 허혈의 감소	• 약물치료 : 침상에서 안정하고, 전신적 항응고제 치료를 시행한다. • 물리치료 : 신체나 반대편 팔다리에 반사성 가온을 실시한다. ❋ 주의사항 : 팔다리에 국소적, 직접적 가온은 금기이며, 이는 허혈조직이 쉽게 화상을 입기 때문이다. 지지스타킹 역시 말초혈류의 제한을 가중시킴으로 금기시된다. 침상에서 환자는 머리를 약간 높인 자세를 취하게 하여 팔다리 먼쪽부분의 혈류를 증가시킨다. • 수술 : 혈색전 절제술과 동맥 재건술, 우회이식술은 비수술적 치료에 대한 대안이다.
2. 팔다리의 보호	• 팔다리를 외상으로부터 보호한다. 특수 매트리스 바꾸기 스케줄에 따른 주기적 자세 변화로 피부의 압박을 최소화 시킨다.

3) 만성 동맥질환의 치료

(1) 모든 환자는 금연을 해야 한다.

(2) 환자의 혈압, 트리글리세리드, 콜레스테롤 수치를 낮추기 위해 소금과 자당, 알코올을 줄이는 식이요법을 하도록 권장한다.

치료 목표	치료 계획
1. 일상생활 동작에 대한 운동한계점을 증진시키고, 간헐적 파행의 빈도를 감소시킨다.	1. 걷거나 자전거 타기의 규칙적, 단계적 유산소성 운동 프로그램
2. 혈관확장 증진	2. 이온도입법으로 혈관을 확장시킨다. 반사성 온열치료로 혈관을 확장시킨다.
3. 휴식시 통증 완화	3. 잠잘 때에 침대 가장자리에 다리를 놓으며, 침대머리를 약간 거상시킨다.
4. 침상환자의 관절구축과 근위축 방지	4. 팔다리의 능동 혹은 가벼운 저항 운동을 실시한다.
5. 피부 욕상 방지	5. 환자에게 피부, 특히 발의 보호와 적절한 관리에 대한 교육을 한다. 알맞은 신발을 선택하고 맞춘다. 지지스타킹을 사용하지 않는다.
6. 욕창이 있는 피부의 치유 촉진	6. 허혈성 괴사 치유를 위해 전기자극과 산소치료를 포함한 다양한 임상적 방법을 사용한다.

2. 정맥계 혈관장애의 치료

1) 정맥질환의 임상적 증상과 징후

(1) 급성 혈전성 정맥염

① 다리의 부종, 특히 깊은정맥 혈전에서 가장 일반적으로 나타난다.

② 통증

③ 발목관절을 발등굽힘 했을 때에 장딴지근의 압통이 증가한다.

④ 다리에 염증과 탈색

(2) 만성 정맥부전증

① 의존적 부종

- 오랫동안 서 있거나 앉았을 때에 동반된다.
- 저녁에 대개 악화된다.
- 환자가 다리를 거상하고 바로 누운 자세로 있으면 부종이 감소한다.

② 다리가 쑤시거나 피로가 있다.

③ 팔다리의 정체와 착색이 커진다.

④ 피부의 욕창과 이차적 감염으로 봉와직염을 일으킬 수 있다.

2) 급성 혈전성 정맥염(acute thrombophlebitis)의 치료

치료목표	치료계획
1. 급성 염증기의 통증 완화	1. 침범된 팔다리 전체에 온습포와 같은 습열 적용
2. 증세가 진정된 후기 단계에 기능적 운동성 회복	2. 다리에 탄력붕대를 감거나 걸어다닐 수 있도록 지지해 주는 스타킹을 신고 단계적 보행
3. 급성 장애의 재발 방지	3. 환자는 오랫동안 앉아 있거나 서 있는 것을 피한다. 다리를 거상하고 쉬거나 아니면 걸어 다니는 것이 바람직하다.

3) 만성 정맥부전증과 정맥류의 치료

치료목표	치료계획
1. 정맥환류의 개선과 부종의 감소	1. 개별적으로 맞춘 지지스타킹을 보행시 착용토록 한다. • 팔다리의 먼쪽부분에서 몸쪽부분으로 도수 마사지를 한다. • 간헐적 압박펌프를 이용한다. • 규칙적 보행이나 능동운동 계획을 세운다. • 오랫동안 기립 혹은 다리에 기대고 앉는 자세를 피한다. • 휴식시 침상에서 발을 올린다.
2. 피부궤양과 상처감염 방지	2. 적절한 피부관리

3. 림프질환

1) 림프부종의 원인

(1) 림프계의 일차적인 선천성 폐색

(2) 혈관외 조직의 외상이나 감염에 의한 림프계의 이차적 폐색

(3) 만성 정맥부전

(4) 림프관의 외과적 제거

2) 림프부종(lymphedema)

(1) 림프부종은 조직 내 혈관외액과 세포외액이 과도하게 축적된 것이다.

① 림프계는 조직내 혈장 단백질을 거르게 구조되어 있다.

② 림프관의 제거나 폐색은 조직공간 내에 단백질 정체의 원인이 된다.

③ 증가된 단백질 축적은 공간의 갈라진 틈 안으로 더욱 많은 양의 수분을 흘러들어 림프부종을 일으킨다.

(2) 림프질환의 징상과 징후

① 팔다리 먼쪽부분의 림프부종은 손등과 발등에서 가장 흔히 볼 수 있다.

② 움푹 들어가는 부종(pitting edema)이 단기종창을 가리키는 반면에 단단한 부종(brawny edema)은 장기적 정맥부전을 일으키게 된다.

③ 다리가 무겁거나 무게가 증가한다.

④ 손과 발에 감각장애(이상감각)가 있다.

⑤ 손가락이나 발가락이 뻣뻣해진다.

⑥ 피부가 팽팽해진다.

⑦ 피부가 손상받기 쉬워진다.

⑧ 감염에 대한 저항력이 감소하여 봉와직염에 자주 걸린다.

3) 림프질환의 평가

(1) 팔다리의 둘레 측정

(2) 팔다리의 용적 측정

(3) 피부밑섬유염에 의한 단단한 부종과 움푹 들어가는 부종을 감별하기 위해 내려뜨린 지절을 촉지한다.

4) 림프부종의 치료

치료목표	치료계획
1. 림프 부종의 감소	1. 하루에 몇 시간 동안 공기압 펌프와 공기자루 사용으로 간헐적인 기계적 압박을 한다. • 잠자는 동안 팔다리를 심장보다 높게 올리고, 낮 동안에도 가능하면 자주 시행한다. • 팔다리 전체를 먼쪽부분에서 몸쪽부분으로 도수 마사지를 한다. • 먼쪽근육이 등장성, 등척성 펌프 운동을 한다.
2. 부종 진행 예방	2. 탄력적 지지스타킹이나 지지소매를 환자에게 개별적으로 맞추어 선택한다. • 팔다리의 규칙적인 거상 • 림프에 부하를 증가시키는 요소를 피한다. • 팔다리가 정적으로 의존되는 자세 • 국소열을 적용 • 가벼운 일이라도 오랫동안 근육을 사용하는 일 • 더운 환경
3. 감염과 봉와직염의 방지	3. 피부 찰과상, 작은 화상, 벌레 물린 데를 치료 • 독한 화학제품과 세제를 피할 것 • 피부에 수분을 자주 공급할 것 • 항생제 투여

호흡운동과 환기훈련

가로막 호흡	• 가로막이 효과적으로 기능할 때 환기는 효과적이며 환기에 대한 근육의 산소 소비는 조용하고 이완된 호흡 동안에는 매우 낮음
호흡 저항 훈련	• 환기근의 근력이나 지구력을 향상시키는 방법 — • 들숨저항훈련 • 추를 이용한 가로막 훈련 • 폐활량 촉진 호흡법
혀인두 호흡법	• 들숨근이 상당히 약화되어 있을 때 환자의 들숨 능력을 증진시키는 호흡 운동법 • 구강 내 공기를 가득 채운 다음 이 공기를 허파로 보냄
오므린 입술 호흡법	• 만성 폐쇄성 허파 질환을 가진 환자에게 유용함 • 호흡률을 감소시키고 1회 호흡용적은 증가시키며 운동 내성이 향상됨
기타 호흡 운동	• 풍선 불기, 촛불 끄기, 강하게 휘파람 불기, 벨트를 이용한 호흡운동 등

기침의 기전
• 깊은 들숨(deep inspiration)이 일어난다. • 성대문(glottis)이 닫히고 성대가 긴장한다. • 배근이 수축하고 가로막이 상승하여 가슴속압 및 복부압이 증가한다. • 성대문이 열린다. • 공기의 폭발적인 날숨이 일어난다.

체위배담법

개 요	• 기초 정화를 위한 또 다른 중재 • 허파 분절에서의 분비물을 중심 기도로 이동시키는 하나의 수단
목 적	• 허파 합병증의 위험이 있는 환자에게 분비물의 축적을 예방시킴 • 허파에서 축적된 분비물 제거
적응증	• 만성 폐쇄성 질환(COPD) • 기관지 확장증 • 폐기종(emphysema) • 천식 • 만성 기관지염 • 폐렴 • 무기폐 • 폐농양
금기증	• 중증 폐결핵 • 중증 폐부종 • 폐색전증 • 기흉 • 중증 고혈압
도수적 기법	• 타진법 : 치료사의 양 손이 율동적인 방식으로 환자의 가슴벽을 번갈아가며 두드림 • 진동법 : 환자가 숨을 내쉴 때 가슴벽을 부드럽게 압박하면서 빠르게 진동시킴 • 흔들기 : 치료사의 엄지는 함께 맞붙이고 손은 벌려 환자의 피부 위에 직접적으로 대고, 손가락은 가슴벽 주위를 감싼 후, 동시에 압박을 하고 가슴벽을 흔듦

폐쇄성 폐질환 환자의 일반적 임상증상
• 활동시의 호흡곤란증(dyspnea) • 운동 내성의 감소 • 만성적 기침 • 빈번한 호흡기계 감염 • 폐쇄성 폐질환에 관련된 자세 불량

EXPLANATION

심장재활

1. 심장재활

1) **재활의 단계**

(1) 입원환자단계

(2) 통원환자 외래단계 : 운동훈련의 진행, 완전한 활동의 회복단계

(3) 유지단계, 운동프로그램의 지속성, 다른 여가활동과 직업활동을 위한 조절

1단계	• 급성단계(관찰단계) • 입원환자 심장재활은 심근경색, 심장동맥우회로수술, 조형술, 판막 수술, 혹은 선천성 • 심장질환 환자가 의학적으로 안정하다고 결정되면 시작한다. • ROM, 걷기, 일어나 앉기 등
2단계	• 재활의 아급성 단계(퇴원 직후 통원단계) • 초기 외래환자 단계는 퇴원 후 24시간에서 시작하여 6주까지 실행한다. 환자는 무선심전도에 의해 관찰되며 자가－감시의 기본과 유효한 운동절차를 가르친다. 부가적으로, 위험요인 감소의 방법에 의한 질환의 이차적 예방이 주요 내용이다.
3단계	• 집중 재활단계 • 환자가 2단계를 마치는 순간부터 시작된다. 환자는 대근육을 활용하여 운동하고 운동프로그램에 진행에 기여한다. 저항운동이 이 단계부터 시작된다.
4단계	• 유지기

2) 형태

심혈관 상태를 자연으로 적응시키는 방법, 최대산소섭취량 증가를 위한 유산소운동

(1) 운동선택 시 고려할 점 : 숙련도, 장비, 안정성, 적응도, 규칙적으로 참여 가능도

(2) 걷기, 조깅 : 가장 익숙한 운동

(3) 자전거타기, 수영－숙련도, 장비, 안정성이 더욱 요구

(4) 심호흡 강화 활동그룹－그룹 1부터 시작

① 그룹 1 : 걷기, 자전거타기

② 그룹 2 : 수영, 크로스컨트리, 스키

③ 그룹 3 : 테니스, 야구

3) 빈도

(1) 건강한 성인 : 주당 3~5일(주당 2회 이하는 심폐기능의 의미 있는 증가를 보이지 않음)

(2) 심장환자 : 1~3일까지는 매일 짧은 시간동안 3~4회 실시, 점차 매일 2번의 긴 시간으로 늘려감

4) 지속시간

(1) 건강한 성인 : 매회 지속적 유산소운동 20~60분 실시

(2) 심장환자 : 20~40분내의 10분 준비운동과 10분 정리운동실시

5) 강도
 (1) 심박수
  ① 건강성인 : 최대심박수 60～90%로 처방
  ② 심장환자 : 최대심박수의 55%로 시작하여 점차 증가
   • 심장질환자는 최대심박수공식[220－나이]에 의존하지 말고 정확한 운동검사에 의해 결정해야함
   • 이상증상이 나타나면 5～10회 낮은 심박수로 결정
   • 심장질환자의 목표심박수는 70～85%
 (2) 자각도－운동검사를 통해 운동검사 시 목표심박수시의 자각도를 가지고 결정
 (3) 에너지소모
6) 요약
 (1) 심장예방
  최대심박수의 60～90%, 회당 20～60분, 주당 2～5회 큰근육그룹을 이용한 유산소운동
 (2) 심장환자
  최대심박수의 55～90%, 회당 20～40분(준비운동과 정리운동을 포함), 주당, 3～5회
7) 심장질환자의 운동처방지침서

단계	빈도	강도	기간	활동
1	2～3회/일	• 심근경색 : 안정시심박수+20 • 관상동맥이식 : 안정시심박수+20	• 심근경색 : 5～20분 • 관상동맥이식 : 10～30분	• 관절가동범위, 자전거, 트레드밀, 계단
2	1～2회/일	• 심근경색 : 안정시심박수+20, 자각도 13 • 관상동맥이식 : 안정시+20, 자각도 13	• 심근경색 : 20～60분 • 관상동맥이식 : 30～60분	• 관절가동범위, 자전거, 트레드밀, 가벼운 웨이트트레이닝
3	3～5회/주	• 70～85% 최대심박수	• 30～60분	• 보행, 자전거, 수영, 웨이트트레이닝, 지구력운동

8) 심장재활 프로그램의 내용

위험요인	평가	치료
흡연	현재 및 과거 흡연 습관	금연 클리닉에 의뢰
운동	운동습관, 주 칼로리 소비량, 최대 기능적 능력	감독 하에 혹은 개별운동훈련을 위한 운동처방
영양/지질	체중, 신체구성, 칼로리, LDL, HDL	영양상담, 고콜레스테롤을 위한 의학적 관리, 체중관리
심리사회적 요인	스트레스, 우울, 적개심(hostility)	그룹치료, 상담의뢰
고혈압	혈압, 맥박, 심잡음(bruits)	식이관리, 운동, 상담, 약물복용(필요시)
당뇨	공복 시 혈당(FBG), 소변검사	식이관리, 운동, 인슐린 약물, 당뇨교육(예, 다기관 기능장애)
폐경	호르몬(에스트로젠) 검사, 골밀도	식사 평가 및 상담, 호르몬 공급, 칼슘 등 뼈 영양제 등

9) **심장재활프로그램의 적응증**

(1) 심근경색 후 안정적인 상태
(2) 안정형 협심증/말초동맥 질환
(3) 심장동맥 우회로수술
(4) 심장동맥 성형술 및 기타 중재술
(5) 보상된 울혈성 심부전증/심근증
(6) 심장 또는 기타 장기 이식
(7) 판막 성형술 및 인공 심박동기, 삽입형제세동기 수술
(8) 고위험 심장질환(심장 수술에 적합하지 않은 환자)
(9) 급성 심정지 증후군
(10) 말기 신부전증
(11) 당뇨, 이상지질혈증, 고혈압, 비만, 대사증후군 등 심장동맥 위험인자군
(12) 운동프로그램이나 교육을 통해 건강상의 이점을 얻을 수 있는 기타 환자
(13) 지나친 흡연자

10) **심장재활프로그램 금기증**

(1) 불안정형 협심증
(2) 안정시 수축기 혈압(SBP) > 200mmHg 또는
이완기 혈압 > 110mmHg인 경우 증례별로 평가
(3) 기립성 혈압변화 > 20mmHg
(4) 심각한 대동맥 협착증
(5) 급성 감염 및 고열
(6) 조절되지 않는 심방 및 심실 부정맥/조절되지 않는 빈맥(>120bpm)
(7) 보상되지 않는 심부전증/활동성 심막염 및 심근염
(8) 인공심박동기를 부착하지 않은 3도 방실 차단
(9) 최근의 색전증/정맥혈전증
(10) 안정 시 ST분절 하강 또는 상승(>2mm)
(11) 조절되지 않는 당뇨
(12) 운동을 제한하는 심각한 근골격계 문제
(13) 대사성 질환(급성 갑상선염, 저칼륨증, 고칼륨증, 저혈당증 등)

호흡계 질환

폐쇄성 폐질환과 제한성 폐질환 비교

	폐쇄성 폐질환	제한성 폐질환
특징	• 기도저항이 증가되는 질환으로 기도의 탄력과 개방성에 영향을 주는 질환 • 날숨이 일차적으로 영향을 받음	• 흉벽이나 폐실질에 변화와 장애를 일으키는 질환 • 폐와 흉곽의 신장성이 감소되는 폐질환 • 들숨이 일차적으로 영향을 받음
관련 질환	• 폐기종, 만성 기관지염, 천식, 기관지 확장증, 낭포성 섬유종 등	• 폐렴, 폐농양, 폐수종, 호흡근육의 마비, 폐결핵 등

폐쇄성 폐질환

1. 만성 폐쇄성 폐질환(Chronic Obstructive Pulmonary Disease, COPD)

1) **만성 기관지염(chronic bronchitis)**
   (1) 감염성 자극물이나 담배연기 같은 비감염성 자극물에 지속적으로 노출되어 발생
   (2) 점액선의 수와 크기 증가, 기관지벽이 두꺼워짐 → 점액 과잉생산, 기도의 폐쇄
2) **폐기종(emphysema)**
   (1) 폐 탄력성의 손상과 폐의 과잉팽창으로 호흡곤란 초래
   (2) 폐포벽의 탄력성 상실, 폐포의 과신전과 확대, 세기관지의 허탈
3) 원인
   (1) 흡연, 대기오염, 직업적 노출(미세 먼지)
   (2) 유전적 요인 : α-antitrypsin 결핍증은 폐기종을 유발하는 위험 인자
   (3) 감염 : 재발하는 호흡기 감염

4) **만성 기관지염과 폐기종의 증상**

<table>
<tr><th></th><th>만성 기관지염(chronic bronchitis)</th><th>폐기종(emphysema)</th></tr>
<tr><td>정의</td><td>• 일 년 중 최소한 3개월 이상 가래를 동반한 기침이 연속적으로 2년 이상 지속</td><td>• 지속적인 폐포의 확장으로 인해 폐포벽의 파괴와 폐의 과팽창</td></tr>
<tr><td rowspan="2">증상</td><td>• 잦은 감염 병력
• 호흡곤란은 두드러지지 않으나 청색증 나타남
• 타진 : 공명음
• 청진 : 수포음, 천명음
• 이른 아침 가래 섞인 기침
• 호흡성 산독증, 빈맥, 저산소혈증
• $PaCO_2$ ↑ (50～60mmHg), PaO_2 ↓ (45～60mmHg)
• 목정맥 팽창, 말초부위 부종, 간비대
• 오른심부전 초래
• 의존성 부종</td><td>• 호흡곤란 : 저산소혈증
– 질환이 진행될 때까지 ABGA가 정상으로 나타날 수 있음
– 진행될수록 과탄산혈증과 만성 호흡성 산증 심화
– 보상으로 대사성 알칼리증 발생
• 타진 : 과공명음
• 기침, 객담 적음(∵ 기도를 침범하지 않음)
• 오른심실 대상부전
• 체중 감소</td></tr>
<tr><td colspan="2">• 기좌호흡 : 앉으면 호흡곤란 완화
• 술통모양 흉곽－pursed-lip 호흡
• 노력성날숨량↓, 폐활량↓</td></tr>
<tr><td>합병증</td><td>• 산증
• 호흡기 감염 증가
• 폐성 심부전 발생</td><td>• 급성 호흡부전
• 소화성 궤양, 위식도 역류 질환
• 우울증, 불안</td></tr>
</table>

5) 치료

(1) 투약

① 기관지 확장제 : inhaled anticholinergic agents, β_2-agonist, inhaled corticosteroid

② 항생제 : ampicillin, tetracycline 등 광범위 항생제 투여

③ 이뇨제, digitalis : 우심부전 치료

④ α_1-antitrypsin 대치요법

(2) 호흡 요법

① 분무요법 : spacer 속으로 기관지 확장제를 넣어 분무로 투여

② 산소요법 : 급성 악화시 PaO_2 60mmHg 이상 유지, nasal cannula 2～5L/min 제공

2. 기관지 확장증(bronchiectasis)

1) 정의

감염에 의한 기관지벽의 탄성, 근육성 구성요소 파괴에 의해 기관지가 비가역적으로 확대

2) 병태생리

반복적인 감염 → 염증세포 기관지내 침윤 → 세균의 단백질 분해효소와 염증세포 자극으로 지관지벽 손상 → 정상조직이 섬유성 반흔 조직으로 대치 → 늘어진 소낭 생성

3) 증상
   (1) 많은 양의 냄새나는 3층 화농성 객담 : 흐린 점액－깨끗한 침－흐린 농물질
   (2) 운동성 호흡곤란, 피로, 체중감소, 식욕부진
   (3) 폐 전체에서 천명음, 곤봉손가락, 폐성 심질환
4) 의학적 치료
   (1) 항생제 투여 : 객담의 양이나 화농성이 심할 시에만 사용
   (2) 저산소혈증 : 기관지 확장제, 산소 공급, 간헐적 양압 호흡
   (3) 수술 : 분절 절제술, 폐엽 절제술－적절한 폐기능 환자에게만 시행
   (4) 기도청결
      ① 수분섭취, 가습
      ② 기침을 격려
      ③ 기관지 확장제, 가래제거제, 점액용해제 투여
      ④ 가슴부분 물리요법, 잦은 체위변경
   (5) 감염예방 : 인플루엔자, 폐렴 예방접종
   (6) 기도 자극을 피함 : 흡연, 공기오염을 피함
   (7) 적절한 영양 공급 : 감염에 대한 내성 유지

3. 천식(asthma)

1) 정의
   기도의 만성 염증 질환, 기도 과민성의 증가, 가역적인 기도 폐쇄를 특징으로 하는 폐쇄성 폐질환
2) 병태생리
   (1) 초기 천식 반응
      알레르기원에 노출된 후 1시간 이내에 반응이 나타남, IgE 매개 비만세포(mast cell)의 활성화, 염증성 매개물질 분비 → 기관지 평활근 수축, 혈관확장, 모세혈관 투과성 증가, 기관 상피세포 손상 → 기관지 경련, 점액 생산 증가, 점막부종, 다량의 객담분비
   (2) 후기 천식 반응
      알레르기원 노출 4~6시간 후에 발생, 호중구, 호산구의 기도 침윤, 면역세포의 침윤 → 만성 염증반응 진행 → 기도의 직경 감소, 점막 염증, 기관수축, 과다한 점액 분비로 인한 기도 저항 증가 → 폐의 과팽창 → 호흡근육 운동의 변화, 환기 비율 불균형, 동맥혈 가스분압 변화
3) 원인
   (1) 외인성(아토피성) 천식
      보통 어린이나 젊은이에게 호발, 급성으로 발작, 간혹 만성화, 유전적 원인
      ① 감염 : 호흡기 감염
      ② 운동 유발성
      ③ 항원 과민성
         • 집먼지 진드기, 동물 털/비듬, 바퀴벌레, 꽃가루, 곰팡이, 먼지, 연기

- 음식이나 식품 첨가물
- 기후의 변화(차가운 공기 등)

④ 직업성 물질

⑤ 감정적 변화, 과도한 스트레스

⑥ 내분비의 변화(임신, 폐경, 사춘기, 월경)

(2) 내인성(비아토피성) 천식

① 35세 이후 성인에게 발병, 예후가 나쁨(만성화)

② 아스피린 민감성

4) **증상**

(1) 호흡곤란(dyspnea), 기침(cough), 쌕쌕거림(wheezing)

(2) 발작 시작 시 기침과 함께 가슴이 죄어오는 느낌 → 호흡이 거칠어지고 쌕쌕거림

(3) 급성 발작 : 기이성 맥박, 보조호흡근 사용, 콧방울 확장

(4) 발작 종료 시 가래를 동반한 기침 발생 : 다량의 진하고 끈끈한 객담

(5) 경한 저산소혈증의 호흡성 알칼리증, 저산소혈증의 호흡성 산독증

(6) 가쪽부분 팽창↓, 과공명음, 호흡음↓, 가로막 운동↓

5) **진단**

(1) 폐기능검사

① FVC : 정상 또는 감소, FEV_1 : 감소, FEV_1/FVC : 감소

② 기관지 확장제 투여 후 검사 : 12%(또는 15%) 이상의 FEV_1 증가

③ RV(잔기용적) : 증가

(2) 동맥혈 가스검사

① 산소분압 : 감소(무증상인 경우는 정상)

② 이산화탄소 분압 : 경증 발작에서는 감소, 중증 발작 시 증가

③ pH : 경증 시 증가, 중증 시 감소

(3) 알레르기 피부반응 검사

천식의 원인 항원을 확인하고 아토피 여부를 판정하기 위한 검사

(4) 객담검사

객담 내 호산구 증가, IgE 증가

6) 치료

(1) 기관지 확장제

① β_2-agonists : β_2 수용체에 작용하여 기관지 평활근 이완, 특정 염증세포 억제

- 단기작용 : albuterol, terbutaline
- 장기작용 : salmeterol, formoterol

② Anticholinergics : 교감신경활동을 현저하게 자극

- Ipratropium(Atrovent), tiotropium

(2) 항염증제

① Corticosteroids : 염증매개물질의 생성을 억제

- 흡입용 : fluticasone(Flovent), budesonide(Pulmicort)
- Prednisolone, methylprednisolone

② 비스테로이드 제제 : 비만세포 안정제(예, cromolyn sodium, nedocromil sodium)

③ Luekotriene 완화제 : zileuton(Zyflo), montelucast(Singulair)

4. 낭성섬유종(Cystic Fibrosis, CF)

1) 정의

백인에게 가장 흔한 치명적인 열성 상염색체성(7번염색체) 질환

(1) 외분비선이 폐쇄되거나 분비가 정상적으로 되지 않는 유전질환으로 땀샘, 호흡기, 소화기(췌장), 생식기에 영향

(2) 90%가 심한 폐질환으로 사망

2) 병태생리

(1) 폐손상(pulmonary damage) : 점액 폐색, 염증, 부종 및 평활근 수축

(2) 이자 및 위장관 침범 : 이자부전은 대체적으로 장폐색 유발, 경련 및 복부통증

(3) 당내성(glucose intolerance) : 이자의 섬유화로 인해 랑게르한스섬 폐색

3) 증상

(1) 폐증상 : 만성 습성 기침과 기관지염 재발, 악설음, 수포음, 곤봉손가락, 가쁜 호흡

(2) 위장관 : 체중감소, 경련 및 복부통증, 지방변

(3) 당내성 : 다뇨, 다식, 다음, 다갈

4) 진단

(1) 땀에서 chloride 농도가 2회 이상 80mEq/L 이상

(2) 이자 외분비선의 기능부전

(3) 흉부 X-ray 상에 COPD인 경우

(4) 낭성 섬유증 가족력이 있는 경우

(5) 녹농균과 포도상구균에 의한 만성기관지염 및 기관지 확장증이 있으며, 악화가 반복되는 경우

※ 위의 소견 중 2개 이상에 해당되면 확진

5) 치료

(1) Dornase 투여

(2) 점액용해제 투여

(3) 항생제 투여

(4) 기관지확장제 투여

6) 관리

(1) 폐감염 예방 : 체위배액, 타진법 시행

(2) 습도 유지

(3) 객혈 시 : 침상머리를 올려주고 최소 24시간 동안 체위배액, 타진법 금지

(4) 적절한 영양 제공 : 지용성 비타민 제공, 소량씩 자주 섭취

EXPLANATION

제한성 폐질환

1. 제한성 폐질환 (기출)

1) 폐실질이 여러 원인으로 인해 손상을 받는 질병으로 폐가 딱딱해져서 호흡 시에 완전히 팽창하지 못하고 가슴벽 용적은 증가하며 허파꽈리는 비정상적으로 팽창하여 정상 허파운동을 방해하는 질환이다.
2) 제한성 폐질환에는 폐렴, 가슴막염, 가슴막삼출, 기흉, 폐농양, 급성호흡곤란증후군, 섬유성 폐포염 등과 같은 질환들이 포함된다.

2. 폐렴(pneumonia)

1) **정의**
   폐실질에 일어나는 급성 염증 상태
2) 원인
   감염성 원인체, 독성가스, 이물질 흡인, 방사선 치료
3) 역학
   (1) 지역사회성 폐렴
      ① Streptococcus pneumoniae : 가장 흔한 원인체, 지역 사회의 1/3 차지
      ② Mycoplasma pneumoniae : 청소년과 젊은 성인에게 영향, 노인에 심한 폐렴 유발
   (2) 병원성 폐렴
      ① 그람음성 간균(80%), S. aureus 등
      ② 위험 요인 : 인공호흡기 사용, 기관내 삽관, 기관절개술, 수술, 고령자, 장기간 부동, 장기간 항생제 사용자, 면역억제제 사용자 등
4) 병태생리 및 증상
   (1) 기관지 점막 비후로 인한 점액 과다 분비 : 화농성 객담, 기침 증가
   (2) 분비물 증가로 인한 기관지 경련 : 천명음, 호흡 곤란, 비익 확장, 호흡 보조근 사용
   (3) 가스교환 표면적 감소 : 저산소혈증
   (4) 가슴막의 염증 : 들숨시 가슴통, 가슴막삼출, 타진시 둔탁음, 호흡음 감소
   (5) 과소환기 : 흉부 확장의 감소
   (6) 호흡성 산독증 : 고탄산증, pH↓
   (7) 패혈증 : WBC↑, 호중구 증가증
5) 의학적 치료
   (1) 광범위 항균제
   (2) 가스교환 증진, 기도 개방 유지
      ① 산소요법 : 저산소혈증 교정
      ② 기침과 심호흡 교육, 유발폐활량계(incentive spirometer) 사용

③ 수분 공급 증가
④ 분무 요법

(3) 감염예방
① 위생관리 : 호흡기 장비 소독, 무균법, 손 씻기
② 흡인 예방
③ 패혈증 예방 : 감염원을 확인하고 균 사멸, 처방된 항생제 투여
④ 면역력 증강 : 균형 잡힌 식이, 폐렴구균 및 독감 예방접종(65세 이상 노인은 매년 실시)

(4) 증상 조절
① 열 조절
② 휴식 : 산소요구량, 호흡곤란 감소
③ 체위변경 : 무기폐 예방
④ 통증 조절 : 진통제 투여
⑤ 기침 : 분비물 배출(가슴우리지지)
⑥ 고탄수화물, 고단백 음식 권장
⑦ 급성기에는 안정을 취하나 활동을 제한하지 않음

3. 결핵(pulmonary tuberculosis)

1) 원인
(1) Mycobacterium tuberculosis 또는 결핵간균의 비말감염
(2) 규폐증과 같은 직업성 폐질환자에게 감염가능성이 높음
(3) 발병 : 숙주의 면역력과 결핵균의 병원성에 의해 결정
(4) 위험 요인 : 면역 장애 질환자, HIV 감염자, 약물중독자, 알코올 중독자, 사회경제적 빈곤층, 직업성 폐질환자

2) 병태생리
(1) 결절 형성 : 염증과정과 세포성 면역반응에 의해 형성
(2) 섬유화 : 결핵균이 들어있는 결절 중심으로 세포가 모여들고 바깥 부위는 섬유화 됨
(3) 건락화 : 결절 중심부가 괴사되고 점차 부드러워져 치즈화 됨
(4) 석회화 : 건락화 물질에 칼슘이 침착되어 나타남
(5) 공동 형성 : 건락화된 물질이 액화된 후 공기로 채워짐

3) 증상
(1) 기침, 체중감소, 식욕감퇴, 야간 발한, 객혈, 호흡곤란, 발열 오한
(2) 피로, 기면, 오심, 불규칙한 월경
(3) 기침 : 점액성 또는 화농성 객담, 가슴압박과 흉통 동반

4) 진단
(1) 투베르쿨린 반응 검사
① PPD 0.1ml를 전박 내측에 피내주사, 48~72시간 후 판독

② 경결의 직경 : 0~4mm(음성), 5~9mm(의심), 10mm 이상(양성)

③ 양성반응은 감염은 결핵균에 노출된 적이 있음을 의미(확진할 수 없음)

(2) 흉부 X-ray

① 과거 결핵균 노출 흔적, 폐 침윤, 공동 확인

② 활동성인 경우 건락화

(3) 배양 검사

① 객담 검사 : 결핵의 확진, 3회의 검체 검사, 아침 객담 수집(밤사이 객담에 병원균 농축)

② 결핵환자의 객담 검사 음성 : 3개월 투약으로 음성결과

5) 치료 : 항결핵 약물요법

(1) 방법

① 복합약물 사용 : 약제간 상승 작용, 내성 발생 예방

② 1일 1회 복용 : 한 번에 최대 혈청농도에 도달

③ 공복 시 투여하면 흡수율이 높으므로 권장하나 위장장애가 심하면 식후 복용 가능

④ 살균성 약물 우선 사용(1차약) : INH, RFP, PZA, EMB

⑤ 소아는 시력장애를 호소하지 못하기 때문에 ethambutol(EMB) 금기

4. 기흉(pneumothorax) = 공기가슴증

장측 혹은 벽측 가슴막의 손상으로 폐와 가슴벽 사이의 가슴막안에 공기가 축적되어 가슴막 내압이 상승하고 폐가 허탈되는 상태

1) 원인

(1) 폐쇄성 기흉 : 선천적 허약, 비관통성 외상시 골편이 폐를 찔렀을 때, 만성 폐질환

(2) 개방성 기흉 : 자상, 총상, 가슴우리천자 합병증 등

2) 분류

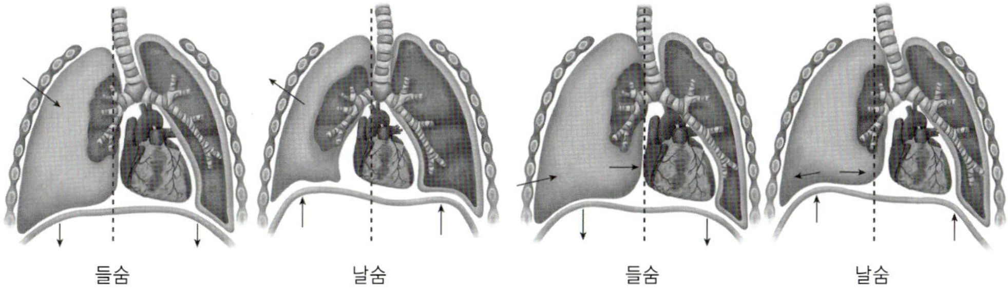

개방성 기흉 긴장성 기흉

	개방성(open) 기흉	폐쇄성(closed) 기흉	긴장성(tension) 기흉
병태생리	• 관통성 가슴 창상으로 인해 가슴막안이 대기압에 노출	• 골절된 갈비뼈가 가슴막을 찔렀을 때, 가슴우리가 갑자기 압축될 때 발생 • 자연기흉(외상없이 발생) • 가슴막안 내로 공기 유입 → 갈비공간 내압 증가 → 폐허탈	• 들숨시 가슴막안 내로 들어온 공기가 나가지 못하여 가슴 내압 지속적 증가 • 세로칸 이동 • 이환된 부위 폐 허탈 • 세로칸 장기 압축으로 심박출량 감소, 정맥귀환 감소, 대정맥 압박(응급상황)
증상	• 호흡시 창상 부위 흡인음 • 기도편위, 빈맥, 저산소혈증, 피하기종	• 들숨 시 날카로운 통증 • 호흡곤란, 불안정 증가 • 발한, 저혈압, 빈맥 • 환측 흉부 움직임 없음 • 환측 폐 호흡음 없음 • 환측 폐 과대 공명음	• 심한 호흡곤란 • 세로칸 편위 • 목정맥 팽창, 저혈압, 빈맥 • 심음 감소, 쇼크 • 환측의 가슴운동, 호흡음 없음 • 피하기종
치료	• 개방창상 폐색 • 폐쇄성 기흉과 동일	• 산소 공급 • 주사침으로 흉막강 공기 흡인 • 가슴림프관 삽입 후 밀봉배액 연결	• 가슴림프관 삽입 후 밀봉배액으로 공기 제거 • 항생제 투여 : 농흉 예방
관리	• 창상 막음 • 폐쇄성 기흉과 동일	• 반앉은자세 • 산소 공급 • 가슴우리 밀봉배액 • 심한 운동 피하도록 교육	• 자주 V/S 측정 • 심부정맥 관찰 • 피하기종 유무 확인

5. 무기폐(atelectasis)

폐의 일부 또는 전부가 허탈 되어 공기가 없거나 줄어든 상태

1) 원인
   (1) 호흡을 억제하는 복부 수술이나 가슴 수술
   (2) 흡입 마취
   (3) 심호흡을 방해하는 질환(억제성 폐질환, 혼수, 가슴벽외상, 신경 근육성 장애)
   (4) 폐조직을 억압하는 가슴막삼출액, 폐실질의 장애(폐농양, 폐종양)
   (5) 기관지 확장증
   (6) 과량의 산소(산소독성)
   (7) 위 내용물이나 이물질의 흡인
   (8) 정상호흡을 방해하는 과도한 진정제 사용
   (9) 부동
2) 증상
   (1) 호흡음과 진동음 감소
   (2) 타진 시 탁음
   (3) 가슴우리 움직임의 감소

(4) 기도 변위

3) 중재

(1) 만성 폐쇄성 폐질환(COPD)과 동일하게 관리

(2) 예방이 중요함

(3) 기도유지와 효과적인 환기증진 : 자주 체위 변경, 심호흡과 기침, 기도 분비물 제거

6. 폐색전(pulmonary emboli)

1) 특징

(1) 폐동맥 내에 하나 또는 그 이상의 혈괴로 막혀서 생김

(2) 심부정맥 혈전증 환자의 90%

2) 위험인자

(1) 혈전정맥염(심부 정맥혈전)

(2) 부동, 최근의 수술, 골절, 심한 외상, 감염된 도관 삽입

(3) 비만, 임신

(4) 울혈성 심부전, 심근경색증

(5) 에스트로겐 요법(경구 피임제) 등

3) 증상

(1) 빈호흡, 호흡곤란, 흉통

(2) 폐동맥압상승, 저혈압, 빈맥, 저산소혈증, 동맥 혈액 pH 증가

(3) 기침, 청색증, 객혈, 가슴막마찰음, 들숨과 날숨 시 가슴통

(4) 우심부전

4) 진단

(1) 폐혈관 촬영, 폐스캔, 흉부 X-ray 검사

(2) ECG, ABGA(PaO_2↓, $PaCO_2$↑)

5) 치료

(1) 항응고요법(heparin) : 색전이 커지는 것 방지, 응고기전 억제, 새로운 색전 발생 예방

(2) 혈전용해요법(urokinase, streptokinase) : 혈전을 즉각 용해, 폐기능을 신속히 복귀

(3) 폐색전 절제술 : 70% 이상의 혈관 폐색, 내과적 치료에 반응 없을 시 시행

7. 폐농양(lung abscess)

화농성 세균 감염으로 2cm 이상의 폐실질의 괴사 초래

1) 원인

(1) 구강분비물의 흡인

(2) 종양, 이물질, 기관지 협착에 의한 기관지 폐쇄 후 발생

(3) 폐렴 병력, 결핵환자, 폐의 진균 감염환자

(4) 혐기성 및 호기성 균

2) 증상
   (1) 발열(39℃), 기침, 많은 양의 혈액 섞인 악취 나는 객담
   (2) 가슴통, 오한, 쇠약, 체중감소, 빈혈
   (3) 폐 타진시 탁음, 농양 침범부위 호흡음 감소, X-선 상 공동화된 손상부위
3) 진단
   (1) 가슴 X-ray : 투과성 있는 경화부위
   (2) 기관지경 검사
   (3) 객담 검사
4) 의학적 치료
   (1) 두 가지 이상 항생제 : 다수 병균이 원인
   (2) Clindamycin : 4~6주 간 투여
   (3) 가슴 배액
   (4) 대증 요법 : 폐렴 중재와 유사

8. 폐암(lung cancer)

1) 위험요인
   (1) 만성적 자극 또는 염증 유발물의 흡입에 반복 노출
   (2) 흡연, 대기오염, 석면, 라돈, 비소, 중금속, 산업장 발암 물질, 유전적 요인, 식이(비타민 A결핍) 등
2) 분류

분류	부위	특징
편평세포암 (squamous cell carcinoma)	• 기관상피	• 90% 이상이 흡연가, 진단 어려움 • 가장 악성도가 높고 증식속도가 빠름 • 조기에 전이 일으킴
소세포암 (small cell carcinoma)	• 기도 중심	• 분화가 느림 Ⅰ, Ⅱ 단계일 경우 외과적 절제가능 • Intercellular bridge, keratin • 종괴의 중심에 괴사를 일으켜 공동을 형성
선암 (adenocarcinoma)	• 폐의 말초	• 비흡연자에서 호발, 대부분 여성 폐암 • 대부분 말초형으로 나타남, 초기에 원격전이 • 비후성 골관절증 잘 일으킴
대세포암 (large cell carcinoma)	• 어느 부위나 발생 • 말초부위 호발	• 큰 원발성 암 • 전이가 늦음

* 선암과 편평세포암이 가장 빈발

3) 증상
   (1) 폐암의 종류, 발생부위, 전이여부에 따라 달라짐
   (2) 객담을 동방한 지속적인 기침, 천명음, 협착음, 호흡곤란, 객혈
   (3) 폐색악화 : 감염(폐렴)발생, 가슴막마찰음

(4) 세기관지 말단부, 말초 혈관 신경 침범 : 가슴, 어깨 등의 통증
(5) 뒤통수신경 침범 : 쉰 목소리
(6) 종양의 가슴우리 내 확산 : 편측 가로막 마비, 연하곤란, 위대정맥 폐쇄
(7) 전신증상 : 지속적 오한, 발열, 악액질, 식욕감퇴, 체중감소
(8) 내분비계 증상 : 쿠싱 증후군, 항이뇨호르몬 분비 이상 증후군(SIADH), 여성형 유방, 곤봉손가락, 비후성 뼈관절증
(9) 혈액학적 증상 : 심부정맥 혈전, 쇠약성 심내막염, DIC
(10) 신장 증상 : 사구체염

4) 진단
(1) 가슴 X-ray 촬영, sputum cytology
(2) 기관지 내시경, 가슴안보개, 가슴절개술
(3) 경피적 생검, CT, PET

5) 치료
(1) 외과적 수술
(2) 방사선요법
(3) 화학요법

EXPLANATION

기타 호흡계 질환

1. 가슴막삼출(pleural effusion)과 가슴막염(pleurisy)

1) 가슴막삼출
(1) 병태생리 및 원인
① 가슴막의 병변 → 가슴막표면에 삼출액 과잉 생산 → 가슴막공간 내 액체가 비정상적으로 축적
② 원인 : 가슴벽감염, 심장염, 폐색전, 가슴외상, 폐렴, 결핵, 악성 종양 등
(2) 증상
① 일측성 가슴통 : 들숨·기침 시 악화
② 마른기침, 고열, 전신 쇠약감, 청진 시 호흡음 감소
(3) 진단
① 가슴 X-ray : 200ml 이상 존재 시 전후 방향, 가쪽면 가슴사진 확인 가능
② 폐 초음파, 가슴막 생검
③ 가슴막삼출액의 세포학적 검사
(4) 의학적 치료
① 가슴막천자 : 호흡장애 완화

② 가슴막공간 내 약물 주입

③ 가슴막고정술(pleurodesis) : 가슴막공간 내 경화제 주입으로 삼출액이 다시 고이는 것 예방

④ 호흡곤란 완화

2) 가슴막염

	습성 가슴막염(wet pleurisy)	건성 가슴막염(dry pleurisy)
정의	• 염증으로 인해 가슴막 삼출물이 축적	• 가슴막 삼출물 없음
증상	• 마른기침, 저산소혈증 • 호흡곤란, 고열 • 들숨시 가슴통 • 체중감소, 전신쇠약감	• 가슴막 마찰음 • 옆구리 날카로운 통증 : 들숨, 기침 시 악화 • 얕은 호흡으로 인한 환기 저하 • 전신쇠약감, 고열, 오한
의학적 치료	• 밀봉 가슴우리 배액 • 항생제, 투여 • 고단백, 고열량 식이 권장 • 기도 청결 유지, 체위 변경	• 원인 확인 후 치료 • 진통제 투여 : aspirin, ethylchloride, codeine 등 • 항생제 투여 • 기침 시 가슴 지지 • 심호흡, 기침 교육 • 기도 청결 유지 • 고단백, 고열량 식이 권장

2. 급성 호흡곤란 증후군(Acute Respiratory Distress Syndrome, ARDS)

1) 정의

기왕의 폐질환이 없는 상태에서 폐에 미만성 손상 후 과잉탄산증 없이 나타나는 급성 저산소성 호흡부전 증후군, 사망률이 높음

2) 병태생리

(1) 모세혈관의 손상으로 폐모세혈관의 투과성이 증가하여 과량의 수분이 폐간질과 폐포로 이동 : 폐부종

(2) 폐포조직(Type Ⅱ)의 파괴로 계면활성제 부족 : 무기폐

3) 증상

(1) 손상 후 48시간 이내에 급속히 진전

(2) 급성 호흡부전 : 호흡곤란, 빈호흡, 보조근육을 이용한 호흡, 그르렁거리는 호흡

(3) 마른기침과 발열

(4) 의식 변화 : 혼돈~혼수

4) 진단

(1) 흉부 X-ray 검사 : 양쪽 폐의 대칭적인 간질세포와 폐포의 침윤

(2) ABGA : 초기에는 PaO_2이 매우 낮고, $PaCO_2$는 정상이거나 낮으며 pH는 증가하여 급성호흡성 알칼리증을 나타냄

(3) 폐기능 검사 : $PaO_2/FiO_2 < 200$mmHg(정상 : 400~500mmHg), 폐포모세혈관압(PCWP) < 18mmHg

5) 치료

(1) 산소

① 목표 : PaO_2 60mmHg, SaO_2 90%

② 원칙 : 낮은 FiO_2 유지, O_2 운반의 최적화

(2) 인공호흡기

① 목적 : 호흡성산혈증 교정, 산소공급 향상

② 적절한 PaO_2 유지 가능한 최소한의 FiO_2 투여

③ 순환상태 확인 위해 소변량 측정

(3) PEEP(Positive End Expiratory Pressure)

① 낮은 FiO_2로 적절한 PaO_2 유지

② 효과 : 폐의 가스분배 증진, 단락의 감소, 기도 허탈 방지

(4) 수액요법

① 폐동맥카테터를 삽입하여 폐포모세혈관압(PCWP) 측정

② 수액 공급 : hypovolemia 교정

(5) 적절한 영양유지 : TPN 제공

(6) 항응고제, 이뇨제, 혈관 이완제 등 투여

호흡계 질환의 중재

EXPLANATION

호흡운동과 환기훈련

1. 가로막 호흡(횡격막, diaphragmatic breathing)

1) 가로막이 효과적으로 기능할 때 환기는 효과적이며 환기에 대한 근육의 산소 소비는 조용하고 이완된 호흡 동안에는 매우 낮다.
2) 가로막 호흡을 강조하는 호흡기법의 이용
   (1) 환기의 효율을 향상시킨다.
   (2) 호흡의 노력을 감소시킨다.
   (3) 가로막의 운동(하강이나 상승)을 증가시킨다.
   (4) 가스교환과 산화를 증가시킨다.
3) 방법
   (1) 호흡근육의 기능 교육
   (2) 치료사의 손을 갈비뼈연골 바로 아래의 배곧은근 위에 올려놓음
   (3) 느리고 깊게 코로 숨을 들이마심
   (4) 어깨 이완 유지, 가슴위부위 움직이지 않고 배부위만 올림
   (5) 천천히 내쉼

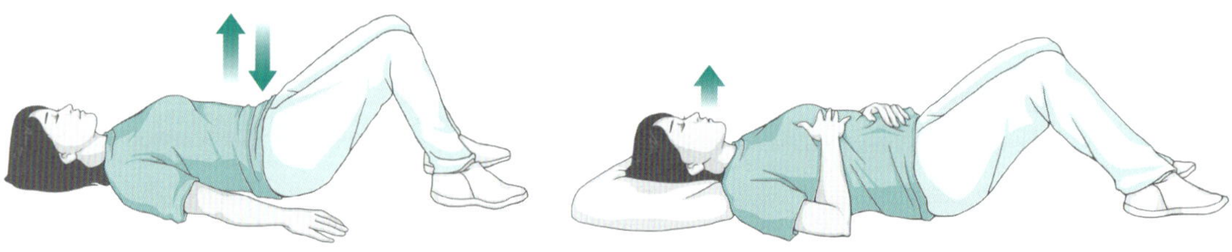

2. 호흡 저항 훈련

- 환기근의 근력이나 지구력을 향상시키는 방법
- 호흡근의 약증, 위축 또는 비능률을 가진 환자의 치료에서 가장 빈번하게 쓰였다.

1) **들숨저항훈련(inspiratory resistance training)**

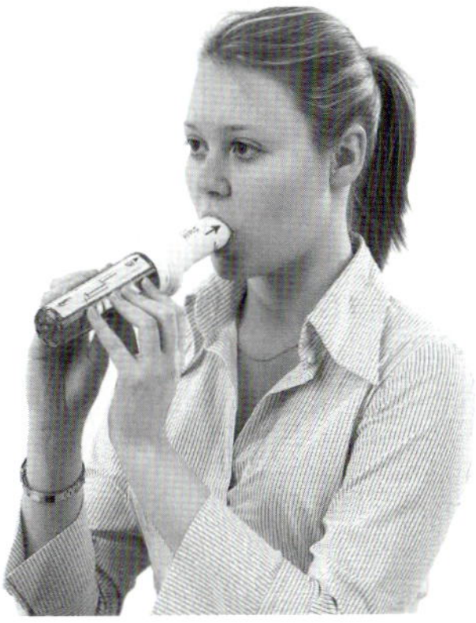

(1) 들숨근의 근력과 지구력을 향상시킨다.
(2) 일차적, 급성이나 만성 폐질환을 가진 환자를 위해서 쓰이고 있다.
(3) 목뼈 수준의 척수 병변을 가진 환자에게 효과적이다.
(4) 절차
① 환자는 손으로 받친 저항 훈련 장치를 통하여 숨을 들이마신다.
② 매일 여러 차례 특정한 시간 동안 관을 통해 숨을 들이마신다.
③ 환자의 근력과 지구력이 향상함에 따라 손에 든 관의 지름을 감소시킨다.

2) **추를 이용한 가로막 훈련(diaphragmatic training using weights)**

가로막의 강화나 지구력을 향상시키기 위해 사용한다.
(1) 환자가 약간 머리를 들어 올린 자세를 취하게 하거나 가능하다면 수평위 자세를 취하게 한다.
(2) 작은 추(3~5lb)를 환자의 상복부 위에 올려놓는다.
(3) 위가슴부분을 조용히 유지하도록 시도하는 동안 숨을 깊게 들이마시도록 한다.
(4) 환자가 추의 저항에 대항하여 호흡하는 시간을 점차적으로 증가시킨다.
(5) 환자가 15분 간 들숨 보조근의 사용 없이 가로막 호흡 패턴을 계속할 수 있다면 추를 증가시킨다.

3) **폐활량 촉진 호흡법(incentive respiratory spirometry)**

(1) 지속적인 최대 들숨을 강조하는 환기 훈련의 한 형태
(2) 폐활량계의 사용 또는 사용 없이 수행되는 지속적 최대 들숨방법(sustained maximum inspiratory maneuver)
(3) 들이 쉰 공기의 용적을 증가시키고 수술 후 환자에서의 폐포 허혈과 확장부전증을 예방하고 신경근 장애를 가진 환자에서의 약한 들숨근을 강화시키기 위해 사용된다.
(4) 절차
① 마우스피스를 물로 천천히 들이마신 후 지정한 위치까지 올라오면 그 위치에서 3초 동안 유지한다.
② 하루에 5~10회 반복한다.

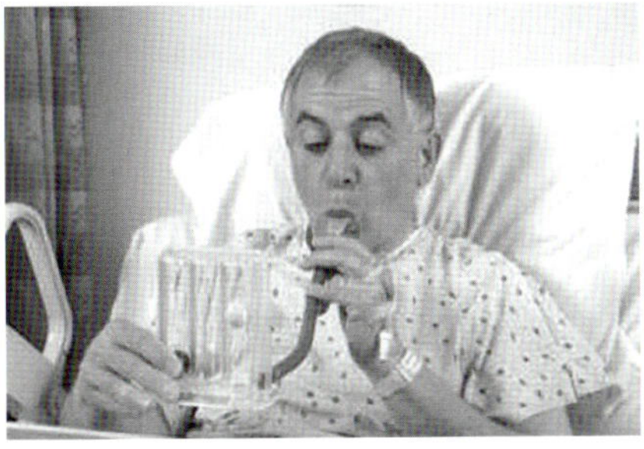
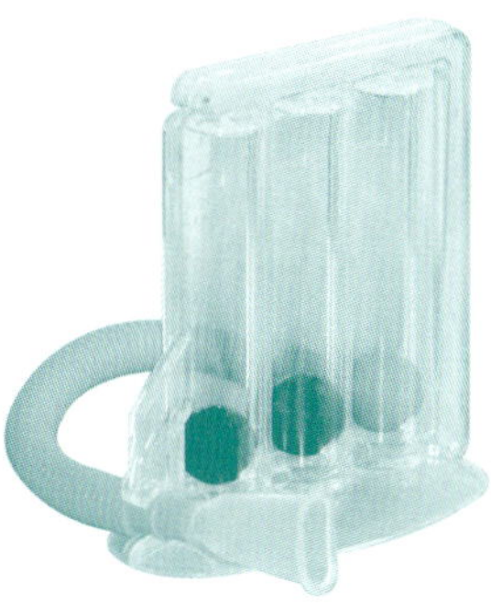

강화폐활량계

3. 혀인두 호흡법(glossopharyngeal breathing) (기출)

1) 들숨근이 상당히 약화되어 있을 때 **환자의 들숨 능력을 증진**시키는 호흡 운동법이다.
2) 중증의 근육 약증이 있는 소아마비 환자를 보조하기 위해 개발되었다.
3) 배우기가 어려워 호흡 합병증이 쉽게 발생할 수 있는 상위 척수 손상 환자들에게 주로 가르친다.
4) **절차**
   (1) 환자는 공기를 여러 번 한 입에 머금는다.
   (2) 입을 다물고 혀로 공기를 뒤로 밀어서 인두로 내보낸다.
   (3) 성대문(glottis)이 열릴 때 공기는 강제로 허파로 밀려들어간다.
   (4) 이것은 들숨의 깊이와 환자의 폐 용량을 증가시킨다.

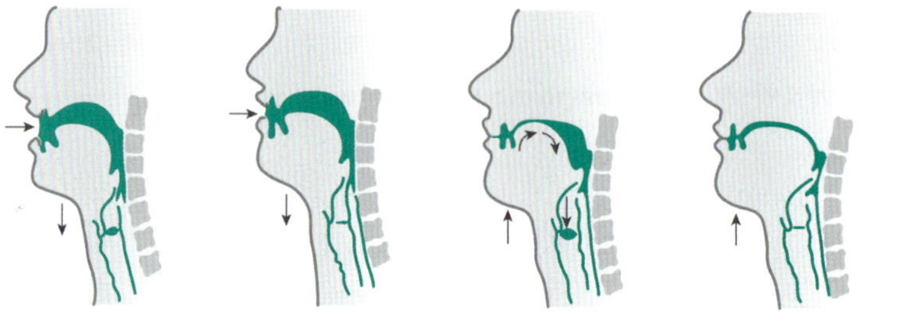

A. 입을 염 B. 턱을 닫음 C. 공기를 밀어 넣음 D. 성대를 닫음

4. 오므린 입술 호흡법(pursed-lip breathing)

1) 호흡곤란증의 증상발현과 관계하는 **만성 폐쇄성 폐 질환**을 가진 환자에게 유용하다.
2) 호흡률을 감소시키고 1회 호흡용적은 증가시키며 운동 내성이 향상된다고도 알려져 있다.
3) **절차**
   (1) 환자가 가능한 한 편안한 자세와 이완된 자세를 취하게 한다.
   (2) 날숨은 반드시 이완되어야 하고(수동적) 배근의 수축은 반드시 피해야 한다는 것을 환자에게 설명한다.
   (3) 환자가 느리고 깊게 숨을 들이마시도록 지시한다.
   (4) 환자는 입술을 느슨하게 오므리고 숨을 내쉰다.

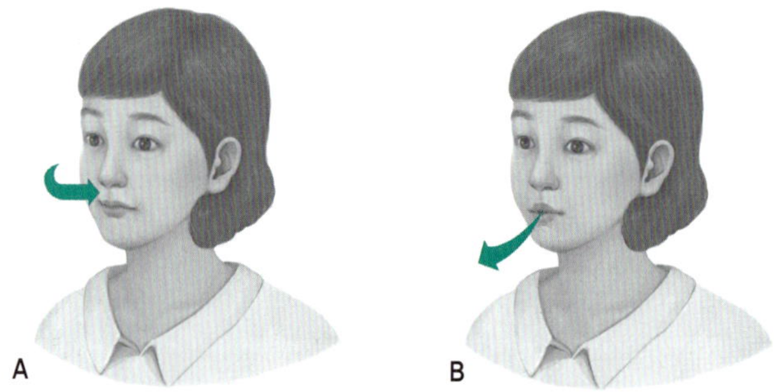

입술 오므리기 호흡

A, 들숨-천천히 하나, 둘을 세면서 코로 들이마신다.
B, 날숨-입술을 오므리고 하나, 둘, 셋, 넷을 세면서 천천히 입으로 숨을 내쉰다.

4) 기타 호흡 운동 : 풍선 불기, 촛불 끄기, 강하게 휘파람 불기, 벨트를 이용한 호흡운동 등

5) 호흡 운동의 전 단계에서 이완운동(Jacobson, progressive relaxation technique) 이용

5. 허파분절호흡법(폐분절호흡, segmental breathing)

1) 국소 팽창호흡법

2) 환기와 산소공급을 개선시키기 위한 호흡운동

3) 목적하는 특정 영역의 팽창을 유도하기 위해 수동적 반대압을 실시

4) 종류

(1) 허파꼭대기(폐첨) 팽창운동

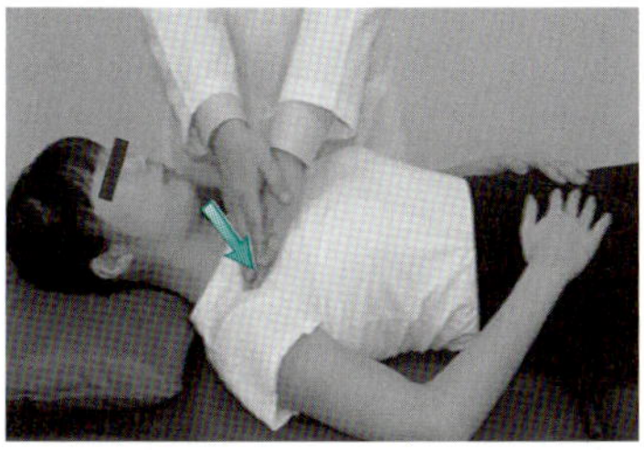

(2) 오른쪽 중간엽 또는 폐소설 팽창운동

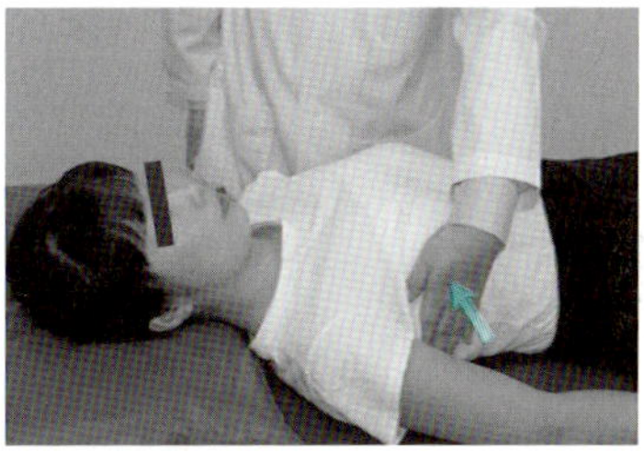

(3) 가쪽 갈비뼈 팽창운동

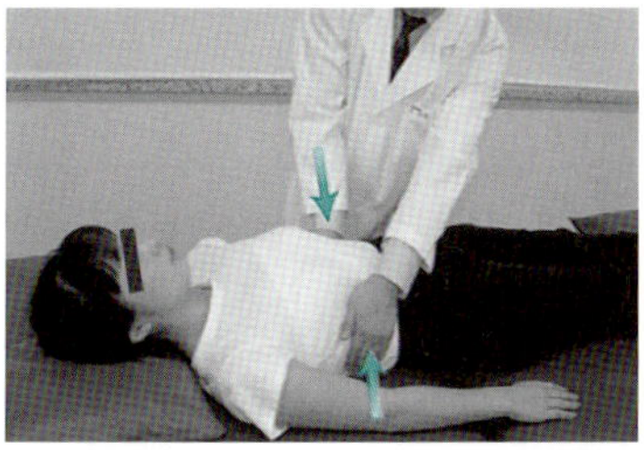

(4) 뒤아래부분 팽창운동

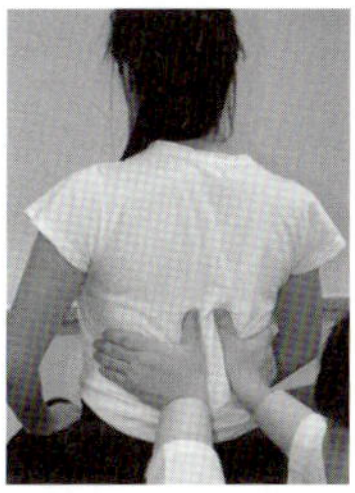

5) 치료사에 의해 수기로 하거나 가죽밸트를 이용하여 환자스스로 할 수 있다.

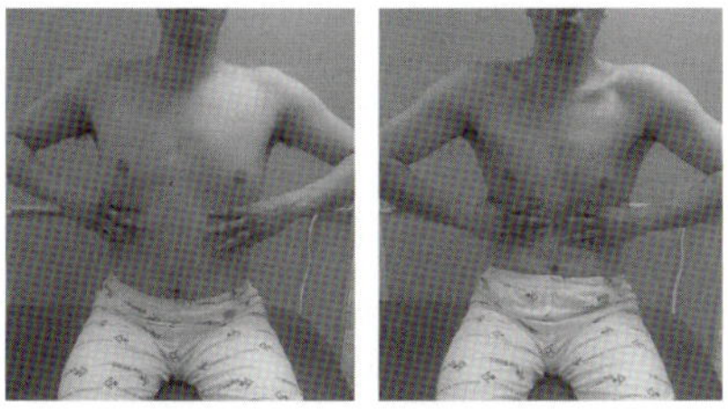

자가 양쪽 외 늑골 팽창(들숨, 날숨)

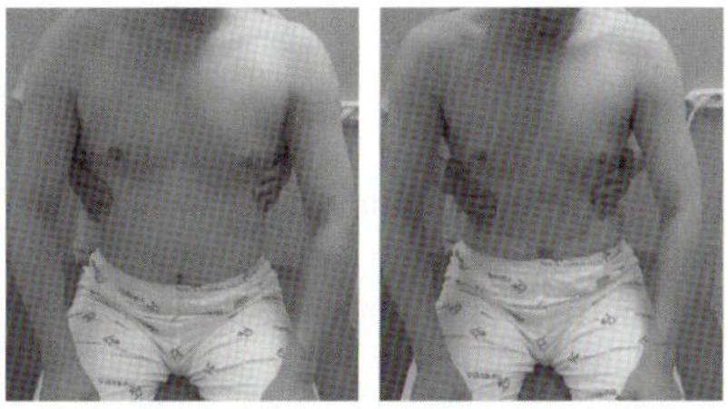

보조 양쪽 외 늑골 팽창(들숨, 날숨)

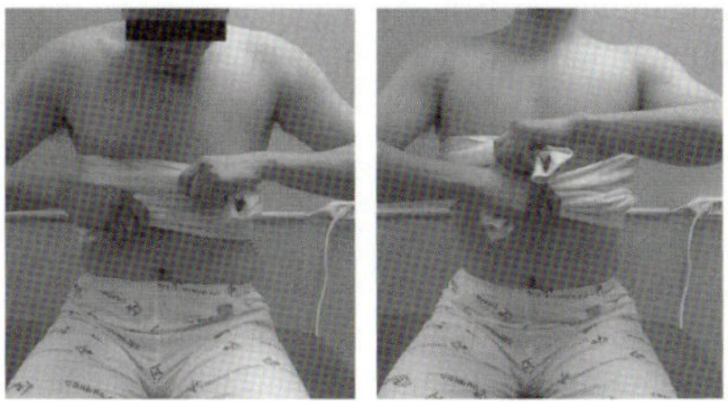

타월 보조 양쪽 외 늑골 팽창(들숨, 날숨)

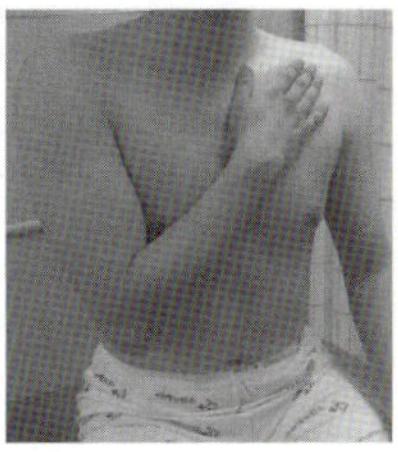

좌측 상엽 팽창

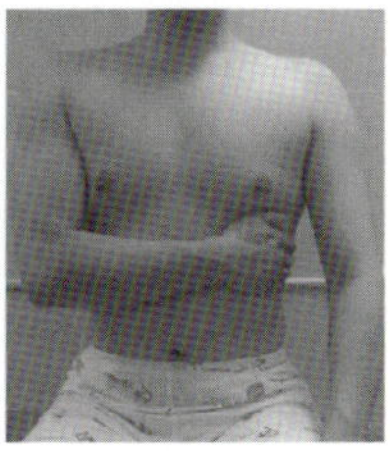

좌측 하엽 팽창

폐분절 호흡의 다양한 방법들

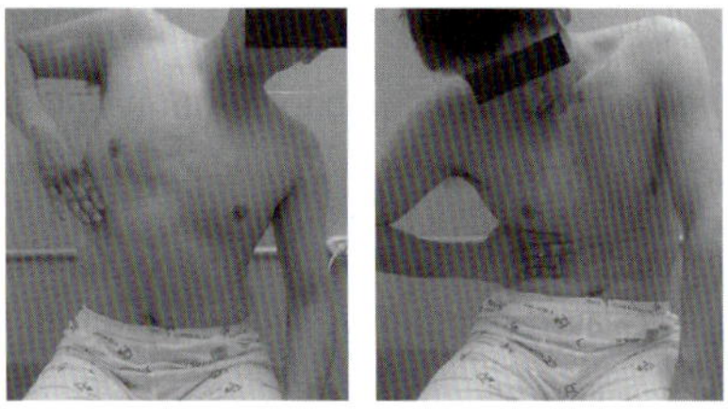

한쪽 흉부가동 방법

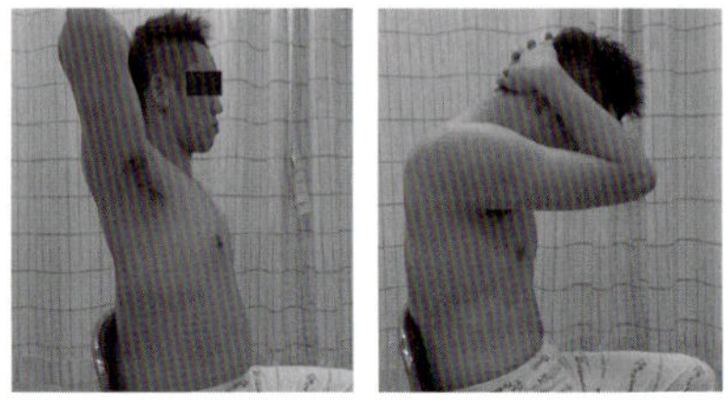

흉부근 스트레칭과 위 흉부(upper chest) 가동 방법

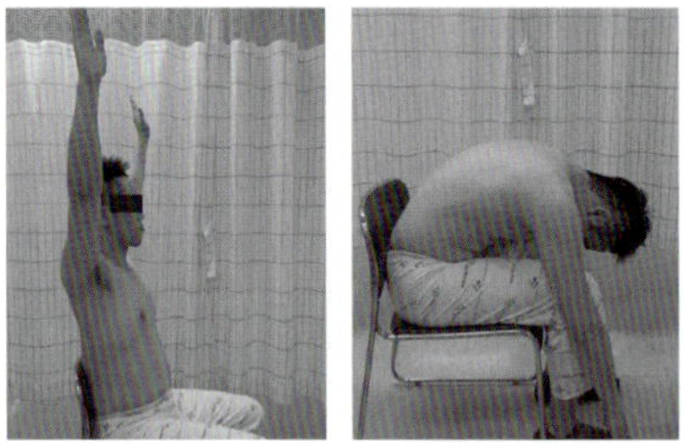

위 흉부와 어깨 가동방법

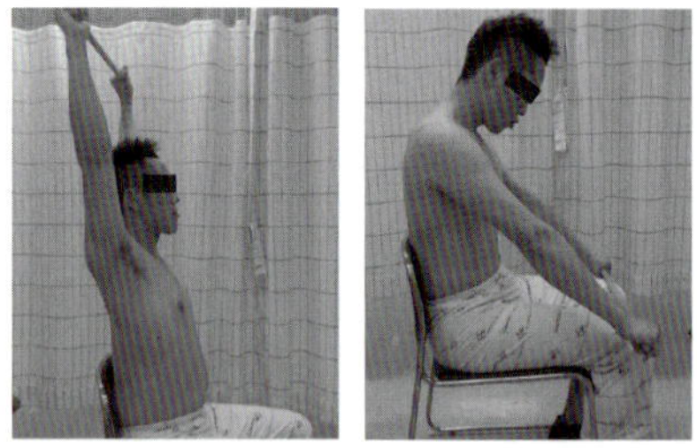

지팡이를 이용한 가동방법(들숨 시 자세, 날숨 시 자세)

흉부가동운동

EXPLANATION

기도청결기법(airway clearance technique)

1. 기도청결기법

1) 기도의 분비물 이동을 보조하는 기법
2) 기도장애의 감소, 점액섬모 청결 증진, 환기, 적절한 가스교환을 목표로 함
3) 체위배담법, 기침기법, 도수과다팽창법, 호흡능동순환기법, 날숨 양압법, 가슴벽진동법, 폐내진동환기법, 간헐적 양압호흡법

2. 기침의 기전

1) 깊은 들숨(deep inspiration)이 일어난다.
2) 성대문(glottis)이 닫히고 성대가 긴장한다.
3) 배근이 수축하고 가로막이 상승하여 가슴압 및 복압이 증가한다.
4) 성대문이 열린다.
5) 공기의 폭발적인 날숨이 일어난다.

3. 정상적인 기침펌프

1) 기침은 반사적으로 발생하나 수의적으로도 일으킬 수 있다.
2) 정상인의 기침펌프는 7번째 기관지 분지대에서 효과적이다.

3) 섬모상피세포는 종말 세기관지에까지 존재하여 정상인에게는 분비물을 위로 밀어 올리는 작용을 수행한다.

4. 기침기전과 기침펌프의 효율성을 감소시키는 요인들

1) 들숨용적의 감소 원인
   (1) 급성 허파 질환, 갈비뼈 골절, 가슴부분의 외상
   (2) 최근의 가슴 혹은 배의 수술 결과로 인한 통증
   (3) 가로막이나 들숨 보조근의 약화에 영향을 미치는 질환들
   (4) 전신마취나 진통제의 복용으로 호흡중추가 억제될 때
2) 공기 배출 어려움의 원인
   (1) T12 위의 척수 손상
   (2) 근이영양증과 같은 근육병 질환과 약증
   (3) 기관절개술
   (4) 과도한 피로를 일으키는 위급한 질환
   (5) 가슴벽과 복부절개
3) 기관지에서 정상적인 섬모 운동성이 떨어지는 원인
   (1) 전신마취나 기관지 내의 삽관
   (2) 만성 기관지염과 같은 만성 폐쇄성 폐질환 : 기관지에 있는 섬모상피 세포수가 감소된다.
   (3) 흡연
4) 점액의 양과 농도가 증가하는 요인
   (1) 낭포성 섬유
   (2) 만성 기관지염
   (3) 폐렴과 같은 허파의 감염
   (4) 탈수
   (5) 삽관

5. 기침기법

1) 효율적인 기침법 교육
   (1) 기침 평가
   (2) 이완된 자세－앉은 자세에서 앞으로 기울인 자세, 목은 약간 굽힘
   (3) 가로막호흡
   (4) 빠르고 깊은 호흡
   (5) 배근육의 수축 확인
2) 도수보조기침 : 치료사보조기침, 자가보조기침

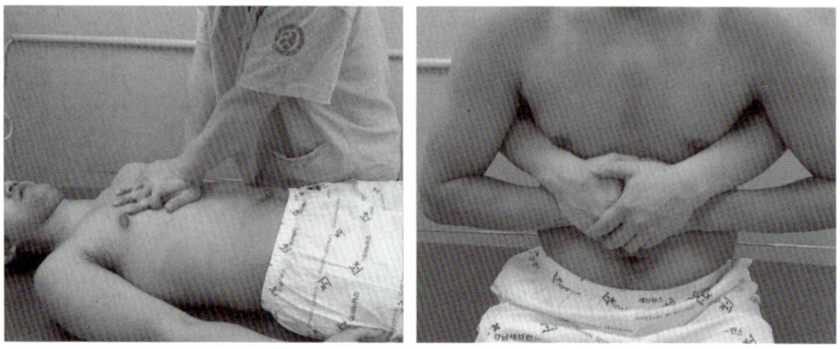

보조 기침

치료사는 그림에서와 같이 양 손을 이용해 환자가 기침을 시도할 때 환자의 상복부(명치 부위, epigastric region)를 횡격막 방향으로 힘껏 압박해준다. 수차례 반복 시도하고 기도 내 객담이 충분히 배출될 수 있도록 환자와 협력하여 시도한다.

3) 부목의 적용 : 최근의 수술이나 외상으로 가슴벽에서 통증이 기침을 제한하면 통증 부위에 부목을 댄다.

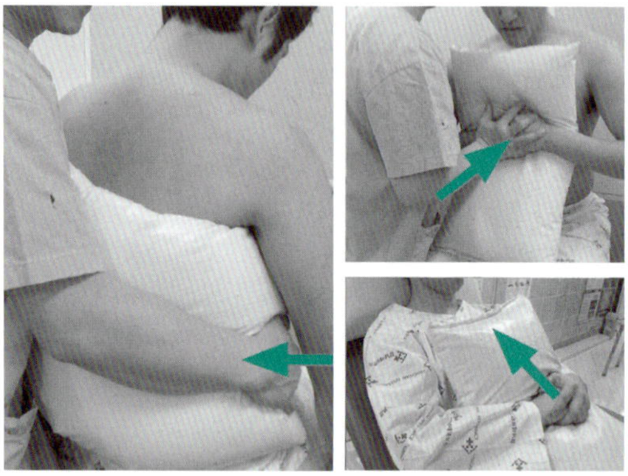

덧대기 기침 (기출)

4) 가습 : 분비물이 너무 탁하면 가습치료나 초음파 분무기로 습하게 한 이후에 기침훈련을 함

6. 호흡능동순환기법

1) 목적
   (1) 많은 기관지 분비물들을 움직이게 하고 청결하게 하는데 이용된다.
   (2) 저산소증 또는 공기흐름 폐쇄를 증가시키지 않고 폐기능을 향상시키는 것
2) 호흡조절(Breathing Control), 가슴우리확장운동(Thoracic Expasion Exerrcise), 노력성날숨기법의 3단계로 반복 순환
   (1) 호흡조절 : 가슴위쪽부분과 어깨의 이완, 가슴아래부분을 이용하는 호흡
   이완과 정상호흡패턴 촉진
   (2) 가슴우리확장운동 : 들숨을 강조, 느리고 깊은 호흡, 흔들기, 진동, 타진과 혼합하여 적용
   (3) 노력성날숨기법(Forced Expiratory Technique) : 한 번이나 두 번의 허핑(huffing)과 호흡조절을 합쳐 놓은 것
   (4) 허핑 : 말초의 분비물을 이동시킴, 숨을 깊게 들이마시고 복근을 빠르게 수축하면서 기도를 열고 힘차게 숨을 내쉼

(5) 타진과 진동을 함께하면 효과적임

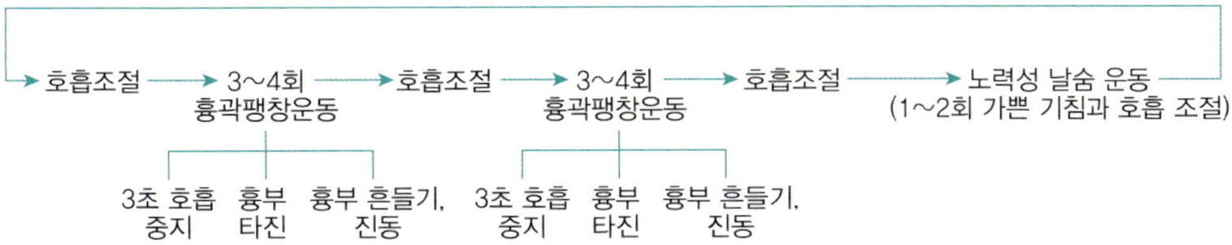

노력성 날숨 기술을 병행한 능동주기호흡기술 적용 흐름도

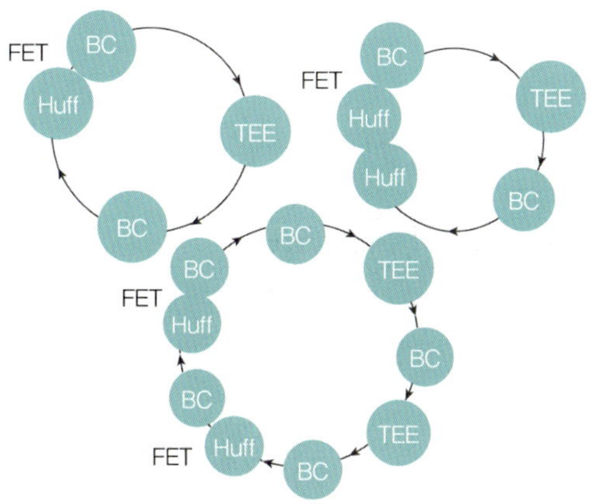

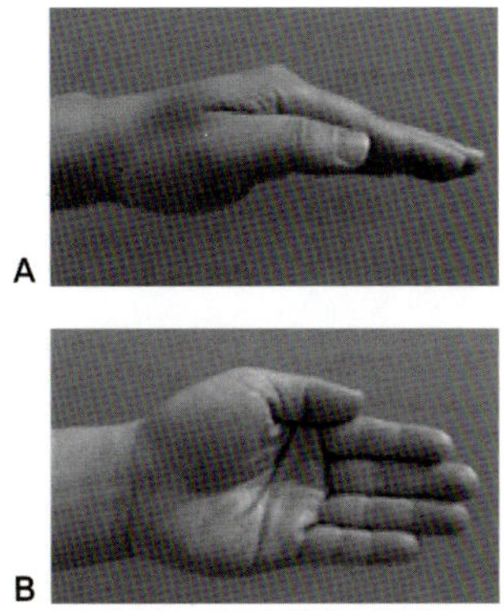

타진적용 시 손 모양
A. 옆모양, **B.** 바닥 모양

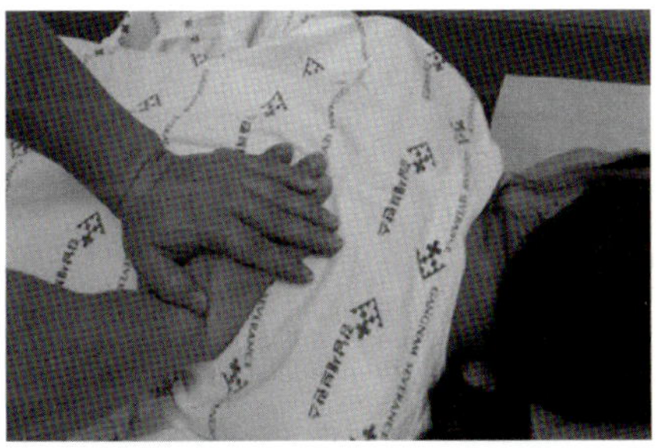

A. 손에 의한 진동기술 적용

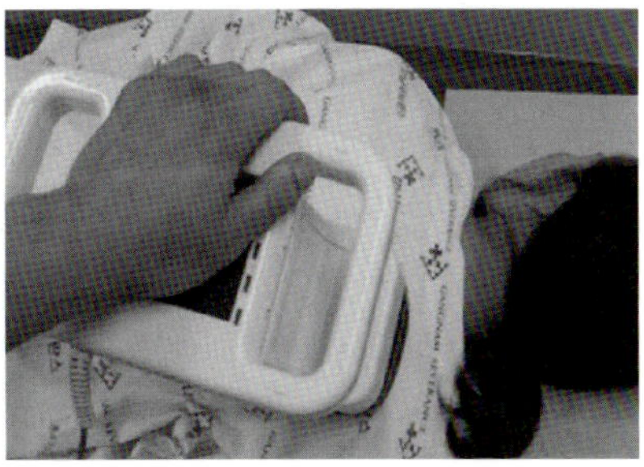

B. 기계적 진동기를 이용한 진동 적용

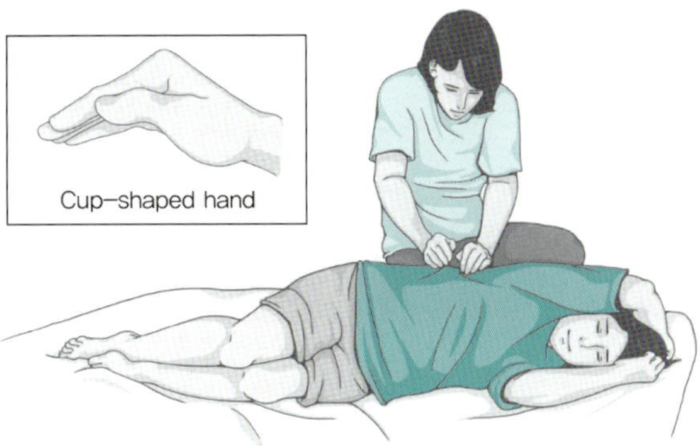

Percussion

7. 도수과다팽창법

1) 지나친 기관지 분비물들의 청결을 돕고 이동시킴
2) 정상적인 폐기능을 유지하면서 장기간 환기장치에 의존하는 환자를 가능하게 함
3) 느리고 깊은 들숨으로 폐를 과팽창시키기 위해 주머니를 사용, 짧게 멈춤 후에 날숨을 허용하기 위해 주머니를 빠르게 놓는다.
4) 분비물이동을 위해 날숨 초기에 흔들기나 진동
5) 산소통에 연결된 도수 환기 주머니가 폐를 확장시키는데 필요

8. 자율배담법(능동적 배출)

1) 다양한 폐용적에서 최대날숨유속을 얻기 위해 호흡조절과 가슴우리운동을 사용하며 점막의 청결과 환기를 향상시키기 위해서 기도 안에서 공기흐름을 최대화하는 것을 목표로 함
2) 단계
   (1) 떨어뜨림 : 말초폐엽으로부터 분비물을 떨어뜨리고 분비물 중앙기도로 이동
   최대 들숨 후 평상시 하는 1회 호흡량보다 적게 5번 정도 들숨 운동, 날숨양은 증가시킴
   (2) 모음 : 1회 호흡량보다 큰 호흡을 5회 정도 시도, 말초폐엽으로부터 떨어진 분비물을 중앙기도로 이동
   (3) 배출 : 모아진 분비물을 1회 호흡량보다 많이 5회 정도 들숨을 내쉬면서 분비물을 체외로 배출

9. 호기양압법(양압 날숨호흡운동)

1) **날숨 시 조기 폐쇄로 인한 이산화탄소의 잔류현상을 막음**
2) 오므린 입술호흡 운동효과를 얻을 수 있는 형태의 기구 사용(**아카펠라, 쎄라피**)
3) 기도내 양압유지로 날숨을 쉬는 동안 일정하게 날숨양을 유지
4) **플러터** : 스위스 개발 날숨을 쉬는 동안 기도 형태를 유지, 분비물이 중앙기도로 이동하도록 함 쇠구슬을 이용하여 진동을 발생시킴

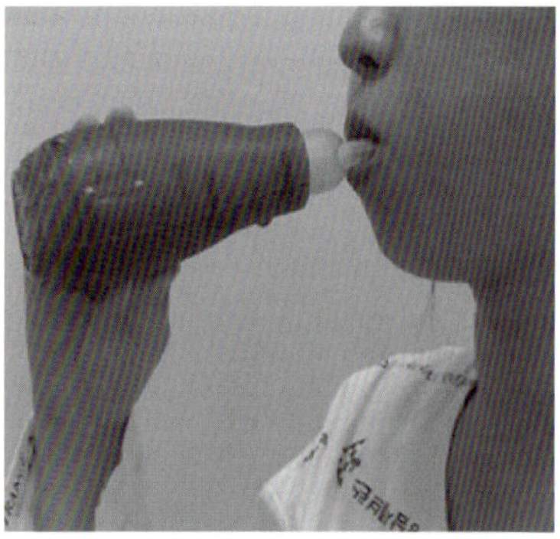

A. 아카펠라

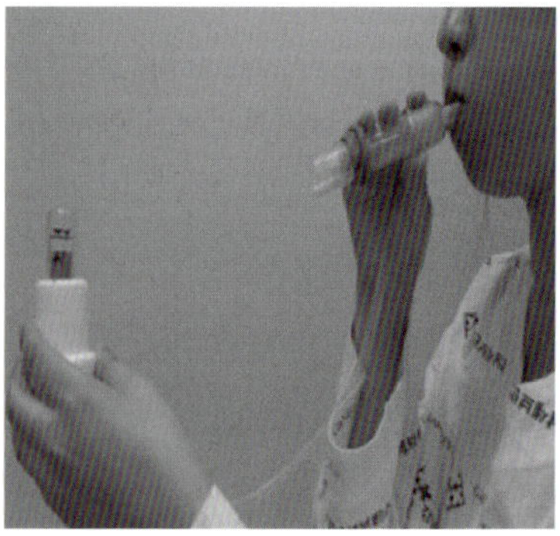

B. 쎄라피이피

양압 날숨 호흡운동 기구

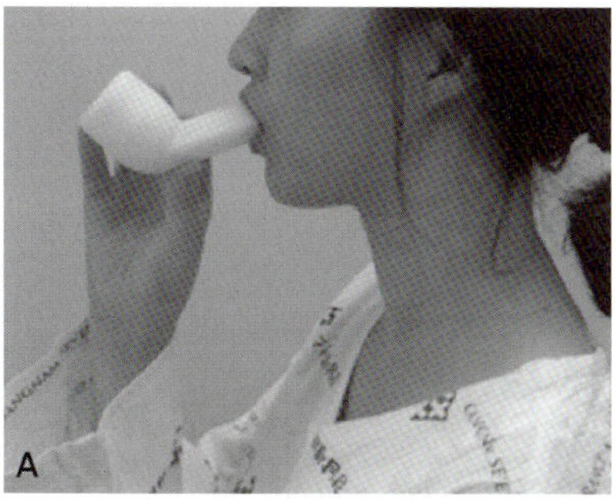

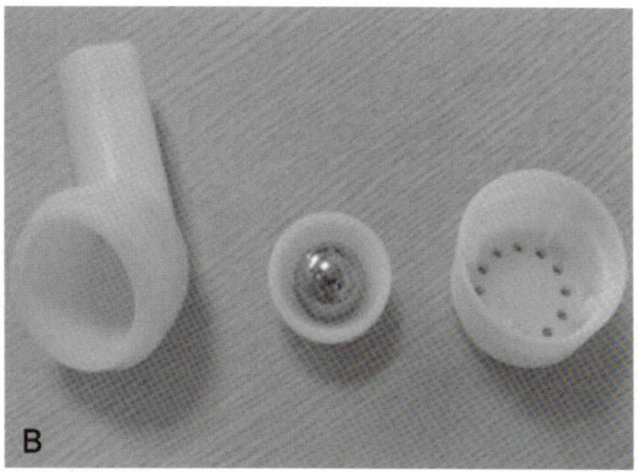

호흡운동기구 플러터

A, 플러터를 이용한 양압 날숨 운동. 환자가 날숨 운동을 할 때 플러터 내부의 소형 철 공이 받침대에서 살짝 떨어졌다 붙었다 하는 현상이 반복되면서 발생하는 진동 효과로 양압 날숨 운동 효과와 기도청결 효과를 동시에 얻을 수 있다.
B, 플러터의 구성

10. 고빈도흉벽진동

1) 조끼형태의 가슴벽진동기를 입고 진동을 통해 기관지를 향해 분비물들을 이동
2) 자가적용가능, 폐의 모든 분절에 적용가능

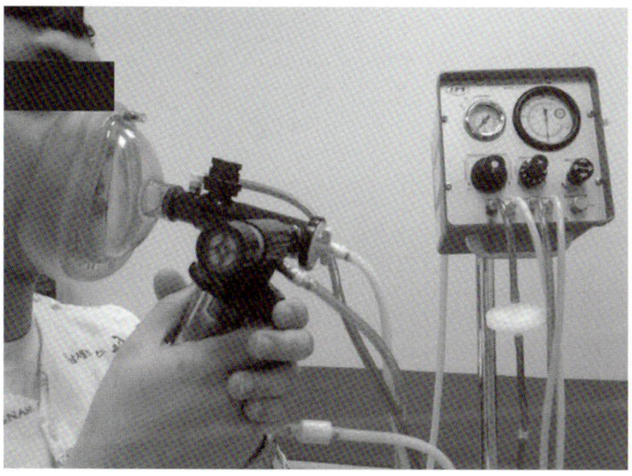

고빈도 가슴벽 진동 기구

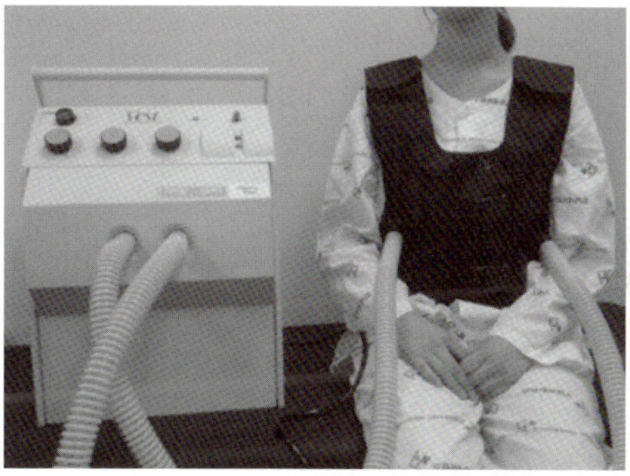

기도 내 타진 환기장치

11. 폐내 진동환기

가슴우리 내 진동, 기관지 확장을 위한 분무기 주입

12. 간헐적 양압호흡

1) 객담이 쌓여 기도가 막히면 객담용해제를 분무하여 폐유순도와 폐용적을 향상
2) 작은기도내의 객담을 제거할 수 있게 도와주고 기도 폐쇄를 예방

EXPLANATION

체위배담법

1. 체위배담법을 위한 해부학

1) 기관

(1) 길이 : 10cm

(2) 구성 : 15~20개의 C자형 유리연골(기관연골)

(3) 분기 : T_4~T_5 높이에서 약 70°의 각, 좌·우 기관지로 분기됨

2) 기관지

	오른기관지	왼기관지
길이	2~3cm	5~6cm
모양	짧고 굵다.	길고 가늘다
정중선과의 각도	24°(약하게 기움)	46°(강하게 기움)
허파로 들어가서의 분지	상·중·하 3지	상·하의 2지

3) 허파내 기관지

<table>
<tr><th colspan="2">오른쪽 허파</th><th colspan="2">왼쪽 허파</th></tr>
<tr><td rowspan="3">위
Upper</td><td>꼭대기(Apical)</td><td rowspan="5">위
Upper</td><td>위쪽꼭대기(Apical posterior)</td></tr>
<tr><td>뒤(Posterior)</td><td>앞쪽혀구역(Anterior Lingular)</td></tr>
<tr><td>앞(Anterior)</td><td>위쪽혀구역(Superior Lingular)</td></tr>
<tr><td rowspan="2">중간
Middle</td><td>가쪽(Lateral)</td><td rowspan="2">아래쪽혀구역(Inferior Lingular)</td></tr>
<tr><td>안쪽(Medial)</td></tr>
<tr><td rowspan="5">아래
Lower</td><td>위(Superior)</td><td rowspan="5">아래
Lower</td><td>위(Superior)</td></tr>
<tr><td>앞쪽바닥(Anterior basal)</td><td>앞안쪽바닥(Anterior Medial basal)</td></tr>
<tr><td>가쪽바닥(Lateral basal)</td><td>가쪽바닥(Lateral basal)</td></tr>
<tr><td>뒤쪽바닥(Posterior basal)</td><td rowspan="2">뒤쪽바닥(Posterior basal)</td></tr>
<tr><td>안쪽바닥(Medial basal)</td></tr>
</table>

2. 개요 (기출)

1) 기초 정화를 위한 또 다른 중재

2) 중력이 배담 과정을 보조하게 하기 위해서 다양한 자세로 환자를 위치시킴에 따라 하나 또는 그 이상의 허파 분절에서의 분비물을 중심 기도로 이동시키는 하나의 수단이다.

3) 수의적 기침뿐 아니라 타진법, 흔들기, 진동법과 같은 도수 기법의 사용을 포함한다.

3. 목적

1) 허파 합병증의 위험이 있는 환자에게 분비물의 축적을 예방
   (1) 만성 기관지염과 낭포성 섬유증과 같은 점액의 생산이나 점성 증가와 관련된 허파 질환을 가진 환자
   (2) 장기 침상 안정 환자
   (3) 일반적 마취를 받은 환자와 수술 후 깊은 호흡과 기침을 제한하는 절개 부위 통증을 가진 환자
   (4) 환기장치에 의하여 환자가 치료를 견디기 위해 충분한 안정을 갖게 되는 환자
2) 허파에서 축적된 분비물 제거
   (1) 폐렴, 확장부전증, 급성 허파 감염, 그리고 만성 폐쇄성 허파 질환과 같은 질환을 가진 환자
   (2) 전체적으로 매우 약하거나 상당히 나이가 든 환자
   (3) 인공 기도를 가진 환자

4. 금기증

1) 심한 객혈
   심한 폐부종, 울혈성 심부전증, 광범위한 가슴막의 삼출, 폐색전증, 기흉
2) 심혈관계의 불안정
   깊은 정맥, 심한 고혈압이나 저혈압, 최근의 심근경색증, 불안정한 협심증
3) 최근의 신경외과적 수술
   (1) 머리 : 하강 자세는 뇌압 상승을 야기할 수 있다.
   (2) 체위배담법이 요구되고, 수정된 자세가 사용된다.

5. 도수적 기법들

1) **타진법(percussion)**
   (1) 허파에서 점성의 또는 유착성 점액을 역학적으로 이동시킴에 따라 분비물을 보다 많이 움직이는 데 사용된다.
   (2) 치료사의 양 손이 율동적인 방식으로 환자의 가슴벽을 번갈아가며 두드린다.
   (3) 금기증
      ① 골절, 척추 유합이나 뼈엉성증 뼈 위
      ② 종양 부위의 뼈
      ③ 환자가 폐색전증을 가지고 있을 때
      ④ 출혈이 쉽게 일어날 수 있는 상태이거나 환자가 항응고 치료를 받고 있을 때
      ⑤ 환자가 불안정한 협심증(angina)을 가지고 있을 때
      ⑥ 환자가 가슴 수술 후나 외상 후에 가슴벽에 통증이 있을 때

2) **진동법(vibration)**

(1) 체위배담 시 타진법과 함께 협력하여 사용된다.

(2) 환자가 큰 기도로 분비물을 이동하기 위한 심호흡을 할 때 오직 날숨 동안만 적용한다.

(3) 환자가 숨을 내쉴 때 가슴벽을 부드럽게 압박하면서 빠르게 진동한다.

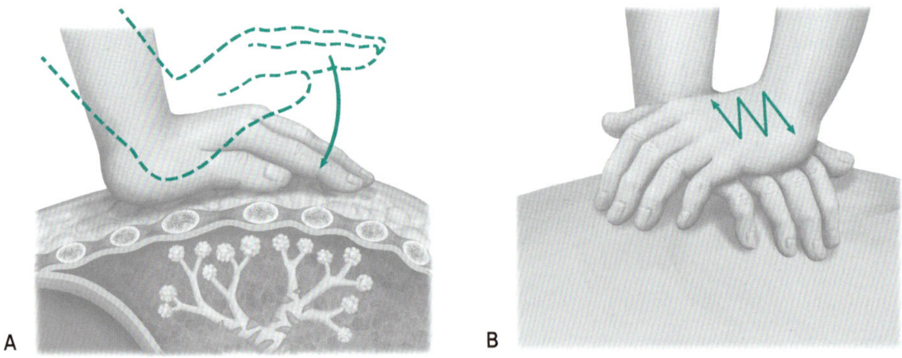

두드리기(A)와 진동(B)

3) **흔들기(shaking)**

(1) 치료사의 손의 넓은 움직임과 결합된 간헐적인 반동 방법을 이용하는 날숨 동안 적용된 진동의 더 강력한 형태이다.

(2) 치료사의 엄지는 함께 맞붙이고 손은 벌려 환자의 피부 위에 직접적으로 대고, 손가락은 가슴벽 주위를 감싼다.

(3) 동시에 압박을 하고 가슴벽을 흔든다.

6. 체위 배담 자세

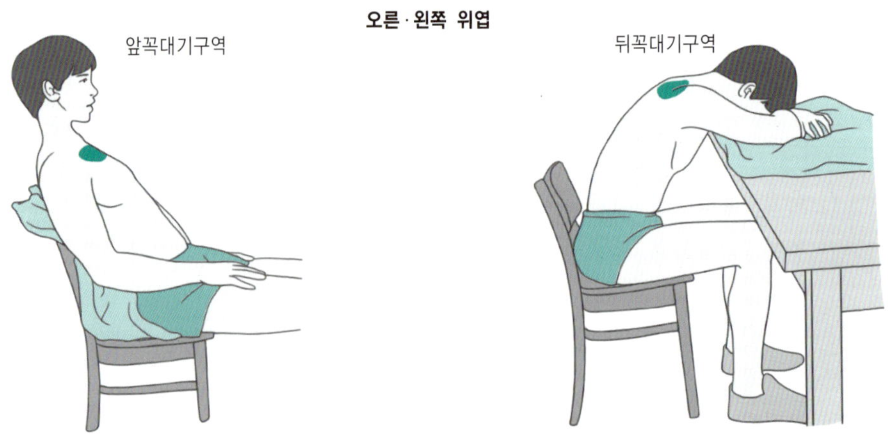

빗장뼈 아래에 직접적으로 타진을 적용한다. 오른쪽과 왼쪽 허파의 위엽, 앞꼭대기구역(anterior apical segment), 뒤꼭대기구역(posterior apical segment).

어깨뼈 위에 타진을 적용한다.
손바닥을 오므려 환자의 어깨 위에 갖다 댄다.

앞부분 분절

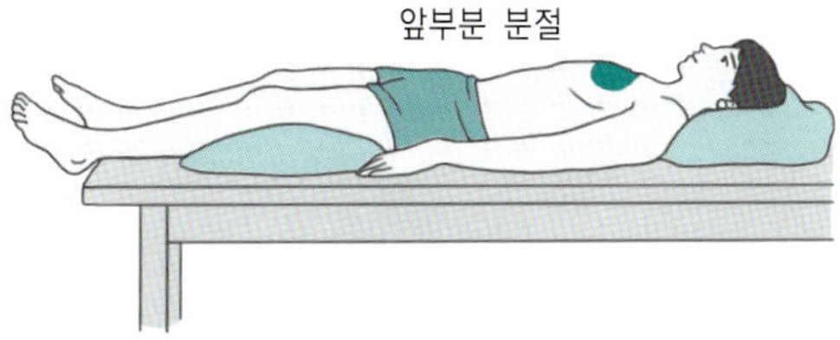

젖꼭지 위와 가슴 바로 위에 타진을 적용한다.

뒷부분 분절(오른쪽)

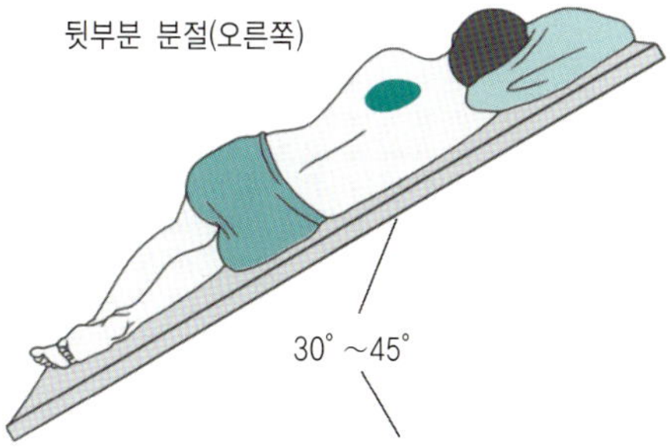

환자는 옆으로 누운 자세에서 오른쪽으로 4분의 1 정도 기울여 돌아눕는다.
머리와 상체는 45° 정도로 올리거나 베개를 사용할 경우에는 18인치 가량 올린다. 왼쪽 어깨뼈에 직접적으로 타진을 적용한다.
왼뒤구역(Lt. posterior segments)

뒷부분 분절(왼쪽)

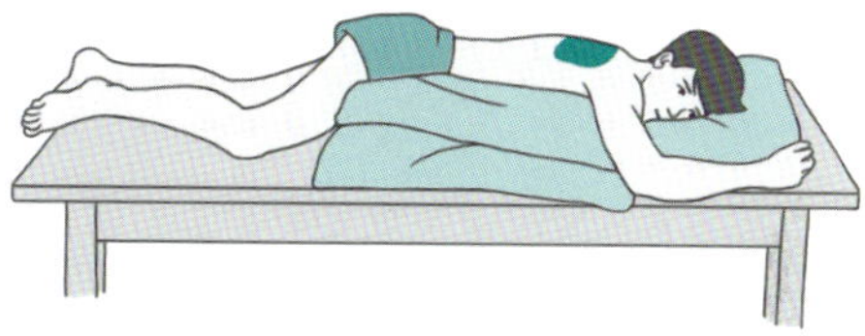

환자는 왼쪽으로 엎드려 누워 4분의 1 정도 침대쪽으로 돌아눕는다.
오른쪽 어깨뼈에 타진을 적용한다.
오른/왼뒤구역(Rt. Lt. posterior segments)

소설

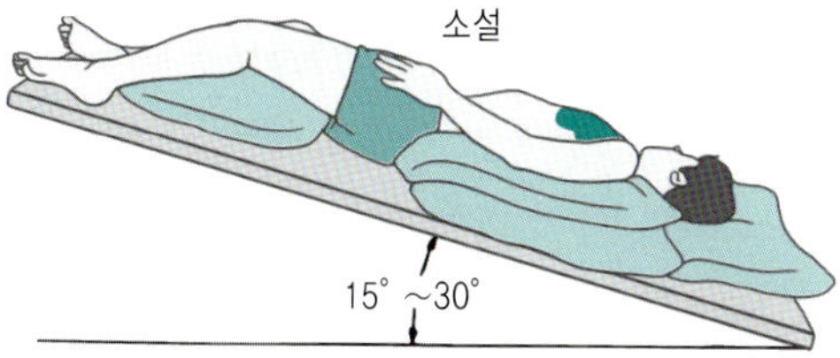

환자는 바로 누운 자세에서 베개로 지지하여 약간 오른쪽으로 돌아눕고 머리는 30° 가량 낮춘다. 왼쪽 유방 바로 밑에 타진을 적용한다. 소설(lingula)

중간엽

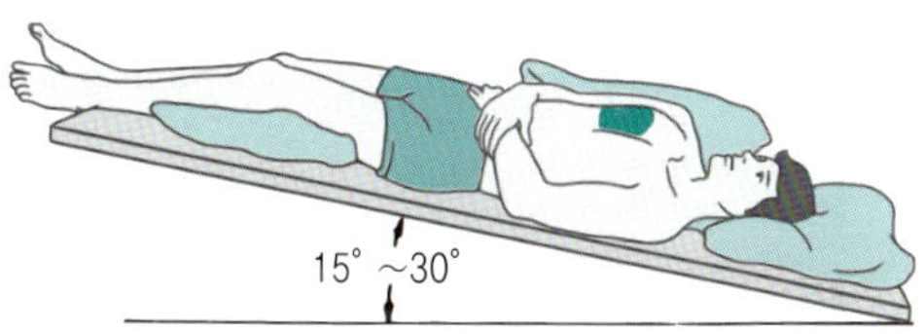

환자는 바로 누운 자세에서 약간 왼쪽으로 돌아눕고 등쪽에 베개로 지지하고 머리는 30° 가량 낮춘다. 오른쪽 유방 밑에 타진을 적용한다. 중간엽(middle lobe)

오른 · 왼쪽 아래엽

앞부분 분절

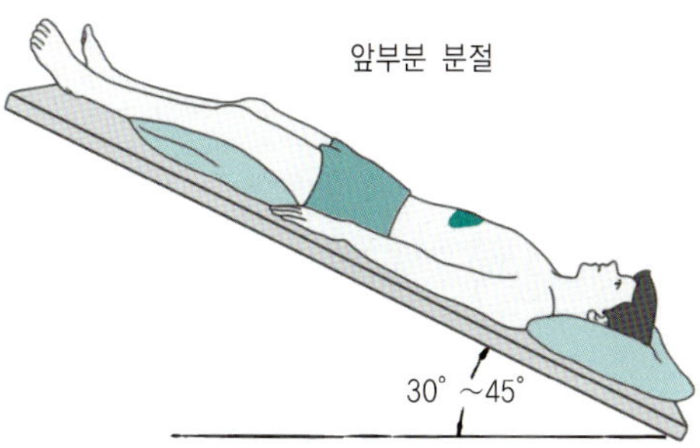

환자를 바로 누운 자세에서 무릎 밑에 베개를 넣어주고 45° 가량 머리부위를 낮춘다. 아래갈비뼈 위 양쪽 타진을 적용한다. 왼·오른허파의 아래엽 : 전아래엽구(Rt. and Lt. lower lobes)

뒷부분 분절

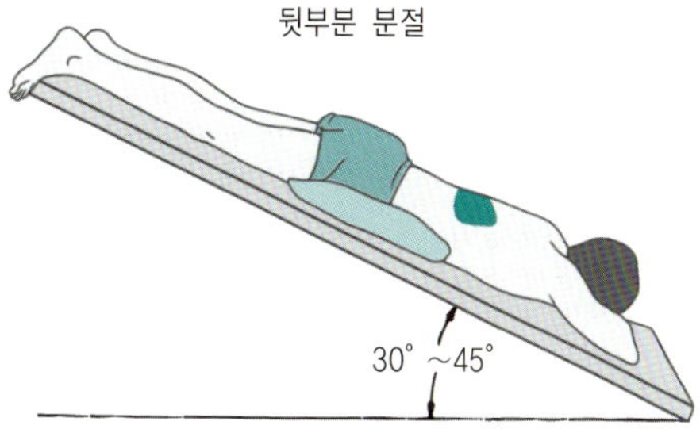

환자는 엎드린 자세에서 복부 밑에 베개를 넣고 머리를 45° 낮춘다. 아래갈비뼈 위에서 양쪽 타진을 적용한다. 뒷부분 분절(posterior segments)

가쪽 분절(왼쪽)

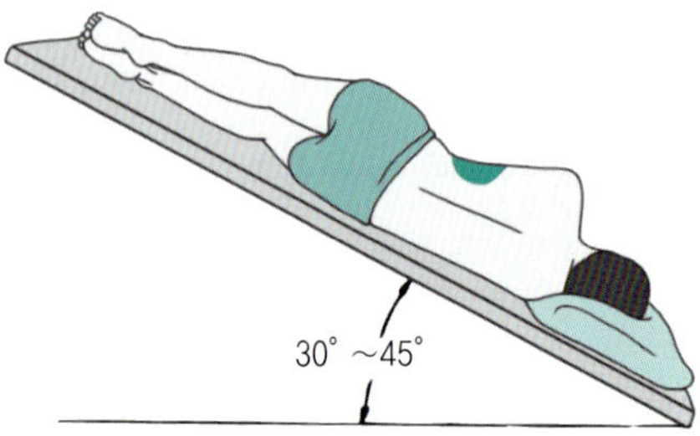

환자를 오른쪽으로 눕혀 머리부위를 45˚ 낮춘다. 왼 갈비뼈의 가쪽면아래에 타진을 적용한다.
왼쪽 가쪽 분절(Lt. lateral segment)

가쪽 분절(오른쪽)

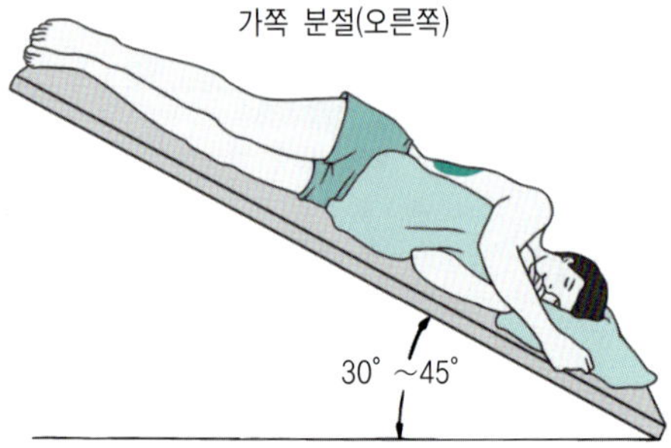

환자를 왼쪽으로 눕히고 머리부위를 45˚ 각도로 낮춘다.
오른갈비뼈의 가쪽면 아래에 타진을 적용한다.
오른쪽 가쪽 분절(Rt. lateral segment)

위 분절

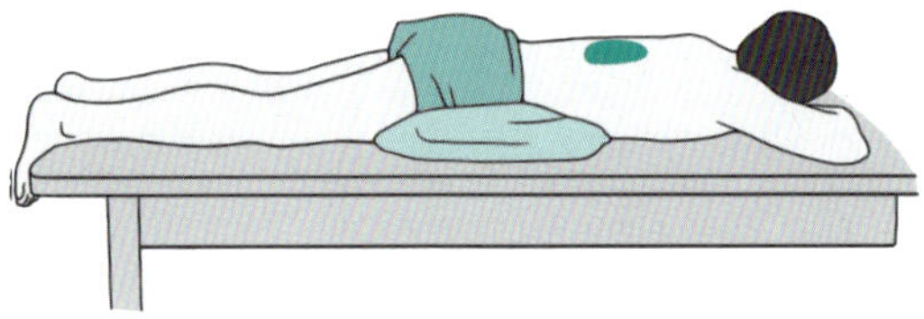

환자는 엎드린 자세에서 등이 편평해지도록 배에 베개를 댄다.
어깨뼈 바로 밑에 타진을 적용한다.
위 분절(superior segment)

1) 오른위엽－허파꼭대기구역 : long half sitting. 약간 오른쪽 방향으로 비스듬히
2) 위엽－앞위엽구 : supine. 빗장뼈 바로 아래쪽과 젖꼭지선 바로 위 가볍게 두드린다(percussion).
3) 오른위엽－뒤위엽구 : side lying. 앞쪽 45° 기울임. 오른어깨뼈 부위 두드린다(percussion).
   ✻ 1), 2), 3) : 경사대를 쓰지 않는 자세이다.
4) 왼허파위엽 : 위혀구역, 아래혀구역
   (1) 왼쪽이 기울어져 오른쪽으로 45° 되게 한다.
   (2) 왼쪽 어깨관절·팔·볼기 아래에 베개를 받친다.
   (3) 앞쪽으로 1/4(45°) 정도 기울인다.
   (4) 침대 발쪽 부분을 지면에서 14인치(30～35cm) 정도 올려 고정시킨다.
5) 오른허파중간엽－가쪽·안쪽 중간엽구 : 4)번에서 방향만 왼쪽으로 45° 기울인다.
6) 아래엽－위·아래엽구
   (1) 가정에서도 용이하게 할 수 있는 배액법이다.
   (2) 환자의 배 아래 베개를 2～3개 포개어 높이가 6인치(15cm) 정도 되게 한다.
   (3) 어깨 바로 아래 부위를 두드린다(percussion).
7) 아래엽 : 앞허파바닥구역
   (1) supine. 오른아래엽은 왼쪽, 왼아래엽은 오른쪽으로 기울인다.
   (2) 침대 발쪽 : 18inch(46cm) 올려 고정시킨다.
8) 아래엽－가쪽허파바닥구역 : side lying(왼쪽이 아래쪽) 18inch
9) 아래엽－뒤허파바닥구역 : prone, 배에 베개를 둔다. 18inch
10) 오른아래엽－안쪽허파바닥구역 : supine 18inch

7. 적응증(기출)

1) 만성 폐쇄성 질환(COPD)
2) 기관지 확장증
3) 폐기종(emphysema)
4) 천식
5) 만성 기관지염
6) 폐렴
7) 무기폐
8) 폐농양

8. 금기증

1) 중증 폐결핵
2) 중증 폐부종
3) 폐색전증
4) 기흉
5) 중증 고혈압

9. 체위배담의 종료

1) 가슴 X-ray가 비교적 깨끗하다.
2) 24~48시간 동안 열이 없다.
3) 정상 내지는 정상에 가까운 호흡음이 들린다.
4) 규칙적인 가정 프로그램을 원활하게 수행하고 있다.

EXPLANATION

허파질환의 치료

1. 만성 폐쇄성 폐질환 치료

1) 정의
   (1) 아래 호흡 기도의 전도되는 기도에서 공기의 흐름을 방해하고 환기와 가스교환을 변화시키는 모든 많은 허파 상태에 적용하는 광의의 용어이다.
   (2) 기도에서 공기의 흐름과 허파에서 환기 및 가스교환에 지장을 초래하게 되는 모든 종류의 만성적인 허파질환 상태를 의미한다.
      ① 허파분비물의 양이 증가한다.
      ② 기도가 좁아지고 폐쇄된다.
      ③ 허파꽈리의 구조적 약화가 일어난다.

2) 폐쇄성 허파 장애의 유형

(1) 전형적인 만성 폐쇄성 허파질환으로 분류되는 질환

① 말초 기도 질환(peripheral airway disease)

② 만성 기관지염(chronic bronchitis)

③ 폐기종(emphysema)

(2) 사실상 만성으로 분류되는 질환

① 천식(asthma)

② 낭포성 섬유증(cystic fibrosis)

③ 기관지 확장증(bronchiectasis)

④ 기관지 허파 이형성증(bronchopulmonary dysplasia)

3) 만성 폐쇄성 폐 질환의 병리학적 변화

(1) 기도의 점액막의 염증

(2) 점액 생산의 증가, 정체(retention)

(3) 허파꽈리와 기관지벽의 파괴

(4) 기도의 협소와 파괴

(5) 허파기능 검사상의 비정상

① 폐활량(vital capacity)과 날숨용적(expiratory reserve volume)의 감소

② 잔존 용적의 증가

③ 날숨 호흡률(expiratory flow rates)의 감소

4) 폐쇄성 폐질환 환자의 일반적 임상증상

(1) 활동시의 호흡 곤란증(dyspnea)

환자들은 약간의 신체적 활동에도 자주 숨 가쁨을 호소한다.

(2) 운동 내성의 감소

환자는 일상생활의 활동과 운동에 대한 지구력과 적응력이 떨어진다.

(3) 만성적 기침

허파 분비물의 과다한 생산과 만성적인 축적으로 빈번한 기침을 계속하게 된다.

(4) 빈번한 호흡기계 감염

(5) 폐쇄성 폐질환에 관련된 자세 불량

5) 관리 **(기출)**

(1) 의학적 관리, 감염예방, 금연, 포괄적인 허파 재활프로그램의 참가 등이 포함된다.

(2) 기도 정화의 진행과 개별적으로 설계된 운동 등급 프로그램의 참여도 포함된다.

(3) 분비물의 양, 점성 감소와 호흡기 감염 예방 : 기관지 확장제, 항생제 투여와 가습치료

(4) 분비물의 축적을 제거하거나 예방 : 깊고 효율적인 기침, 분비물 지역에 체위배담법

(5) 환자의 호흡패턴과 환기를 개선 : 최소 위가슴부분 움직임과 함께 조절된 가로막 호흡 운동

(6) 아래가슴부분의 가동성 향상 : 심호흡 동안 아래갈비뼈의 움직임 강조와 가슴부위 가동성을 운동

(7) 자체 개선 : 머리를 앞쪽으로 하고 둥글어진 어깨의 감소를 위한 자세 훈련과 운동

2. 제한성 허파질환의 치료

1) 정의

(1) 허파 자체나 허파 밖의 허파바깥 제한으로 허파를 충분히 팽창시킬 수 없는 허파의 무능상태이다.

(2) 제한성 허파질환의 환자는 심호흡에 어려움을 가진다.

① 1회 호흡량, 들숨용적, 폐활량, 총폐활량 모두 감소

② 호흡수는 대개 증가한다(tachypnea : 빈 호흡).

③ 제한성 허파질환 환자는 깊은들숨이 극도로 어렵다.

2) 원인

(1) 허파 자체의 제한(pulmonary restriction)

① 종양, 간질성의 섬유모양허파(폐렴, 결핵, 석명 침착증) 또는 확장부전증과 같은 폐실질의 질환

② 폐부종이나 폐색전증과 같은 심혈관, 허파 기관의 질환

③ 불충분하거나 비정상적인 허파 발달(유리질막 질환)

④ 정상적인 노화

(2) 허파바깥 제한(extrapulmonary restrction)

① 가슴막성 질환(가슴막 삼출증, pleural effusion)

② 외상이나 수술에 의한 2차적인 가슴벽의 통증

③ 허파바깥의 질환(공피증이나 강직성 척추염과 같은)과 관련된 가슴벽의 경직

④ 신경증 또는 근육증 기원의 환기근 약증(척수손상, 뇌성마비, 파킨슨병 또는 근이영양증)

⑤ 복수(ascites)나 비만으로 인한 불충분한 가로막의 평기 운동

3) 제한성 허파질환의 동반된 변화

(1) 허파 순응도의 감소

① 만성적 염증과 섬유화(허파꽈리, 기관지, 가슴막의 비후)

② 가슴 가동성의 감소

(2) 비정상적인 폐용량과 용적

(3) 호흡율의 증가

(4) 동맥혈의 가스교환 능력의 감소로 인한 저산소증

(5) 폐울혈

4) 제한성 허파질환자의 일반적 임상 양상

(1) 숨 가쁜 호흡으로 인한 호흡 곤란증과 증가된 호흡률로 인한 빈 호흡

(2) 깊은 호흡(숨을 깊이 들이쉬는 능력)의 저하

(3) 호흡 보조근의 과사용

(4) 비효율적인 발작성 기침

(5) 가슴 가동성의 감소(일차적 또는 이차적으로)

(6) 자세의 변형

(7) 호흡근의 피로

(8) 전신적인 쇠약과 피로감

(9) 체중 감소

5) 가슴 수술 후 관리

(1) 수술 후 허파 합병증과 제한성 허파 질환의 위험 증가 요소

① 일반적 마취

- 기관지계의 정상적인 섬모 운동 감소
- 중추신경계의 호흡 중추가 억제되고 얕은 호흡 패턴이 야기된다(총 폐활량과 폐활량의 감소).
- 기침 반사 억제

② 삽관(intubation)

- 근 경련과 가슴부위의 고정을 야기
- 기관지계의 점액선을 자극하여 점액의 생산에 증가를 야기
- 정상적 섬모 활동을 감소시켜 분비물의 정체를 야기

③ 절개 부위의 통증(incisional pain)

- 근육에 부목을 대면 가슴벽의 순응이 감소되어 얕의 호흡 패턴이 유발된다.
- 허파 확장이 제한되고 분비물이 이동되지 못한다.
- 깊고 효율적인 기침이 제한된다.
- 분비물을 효율적으로 이동하고 깨끗하게 할 수 없다.
- 약하고 얕은 기침을 한다.

④ 진통제

- 중추신경계의 호흡 중추를 억제한다.
- 기관지계 내의 정상적 섬모활동을 감소시킨다.

⑤ 수술 후 일반적인 비활동성

분비물이 특히 아래엽의 뒤허파 바닥구역에 고이는 원인이 된다.

⑥ 일반적 약화와 피로

- 기침 펌프의 효율성감소
- 수술 후 기능적 움직임 감소

(2) 관리

① 지남력, 색깔, 호흡률, 심박률, 호흡음, 가슴림프관으로 객담 배출을 평가한다.

② semi-Fowler position : 침대의 머리를 30° 올리고 엉덩관절과 무릎은 약간 구부린다. 이 자세는 진통제의 투여와 함께 치료를 조정한다.

③ 확장 부전증과 폐렴을 예방 : 환자가 의식이 있자마자 수술의 당일 날 심호흡 운동을 시작한다.

④ 분비물의 제거 보조 : 환자의 협조가 가능해지면 깊고 효율적인 기침을 시작한다.

⑤ 깊은정맥 혈전증과 폐색전증을 예방 (기출) : 발목 펌핑운동을 강조한 다리의 능동운동을 시작하여 다리의 충분한 순환을 유지시킨다.

⑥ 어깨관절의 관절가동범위 회복 : 어깨관절 부위의 이완운동을 시작한다(어깨 움츠리기, 어깨 돌리기 등).

⑦ 자세 손상의 예방 : 대칭적 정렬과 몸통의 자세를 강화한다.

⑧ 운동 내성의 증가 : 진행적이고 단계적인 보행이나 정지된 자전거 타기 프로그램을 시작한다.

3. 가슴부위 수술 전, 후 관리

1) 수술 전의 운동

(1) 목적

① 보조근 강화

② 수술 후에 필요한 가로막 호흡훈련

③ 수술 후의 운동방법 숙지

(2) 수술 후 초기 단계에서도 많이 이용

2) 수술 후의 훈련

(1) 시기 : **가슴부위 수술 후 24시간 이내 운동시작**

(2) 방법 : 수술 전 운동(서서히) → 수술 후 운동(호전 시)

(3) 운동 횟수 : 모든 운동은 3회 정도 실시

(4) 바로 누운 자세 → 앉은 자세(떨림)

3) 허파질환 환자를 치료하기 전에 고려해야 할 사항

(1) 합병증 유무를 살핀다.

(2) 환자의 호흡패턴을 관찰한다.

(3) 호흡을 체크한다.

(4) 환자의 자세를 살핀다.

PHYSICAL THERAPY

피부계 중재

퍼시픽 물리치료학 개념서

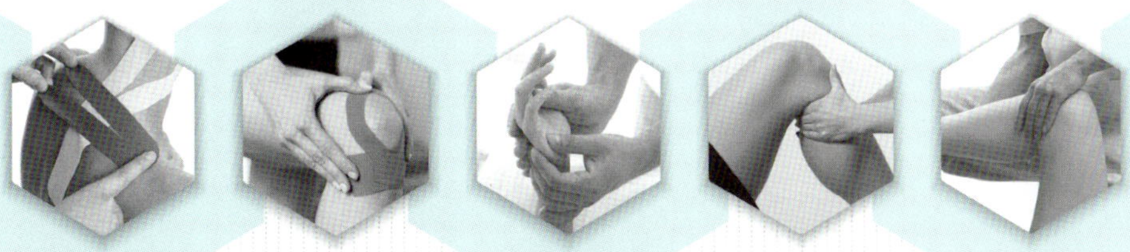

PHYSICAL THERAPY

PHYSICAL THERAPY

피부의 특성

EXPLANATION

피부의 유형

1. 피부의 유형

피부의 유량과 수분량에 따라 4가지로 분류

2. 중성피부

1) 피부결이 곱고 피지분비가 적당하며 각질층의 수분함량은 10～20%
2) 피부가 윤택하고 외부의 자극을 잘 받지 않음

3. 건성피부 (기출)

1) 피부결이 곱고 피지 분비가 적다. 각질층의 수분함량은 10% 이하
2) 피부가 건조하고 외부의 자극을 잘 받는다.
3) 주름이 잘 생기고 세안 후에 당기는 느낌이 있다.
4) 날씨가 추워지면 특히 찬물을 만지고 난 후 손이나 발가락, 발톱 주변, 발뒤꿈치에 균열이 생겨 잘 낫지 않고 통증이 심하다.
5) 부신 간 갑상선의 기능저하, 갱년기, 비타민 A와 D 결핍, 수면부족, 정신적 피로 등과 관계있다.

4. 지성피부 (기출)

1) 피부결이 거칠고 각질층의 수분 함량은 20% 가량이다.
2) 피지분비가 많아 피부 표층이 기름져 보이고 쉽게 더러워진다.
3) 외부 자극에 대한 저항력이 강하지만 속발성 감염이나 여드름 등이 쉽게 나타난다.
4) 위장이나 간의 기능장애, 만성 변비, 매운 음식을 지나치게 즐겨 먹는 경우, 남성호르몬의 증가, 비타민 A, B_2, B_6 부족도 쉽게 지성피부가 되게 한다.

5. 복합성 피부

1) 지성과 건성 피부가 함께 있는 것
2) T-구역(이마와 코 부위) – 지성, 볼 부위 – 건성이다.

EXPLANATION

피부의 노화

1. 노화의 원인

1) 반응성 활성산소라디칼
   (1) 내인성 노화(intrinsic aging)
      ① 특별한 환경적 요인 없이 누구에게나 세월과 함께 일어나는 변화
      ② 내인성 노화의 주 원인은 우리 몸의 대사과정에서 만들어진 반응성 활성산소라디칼에 의하여 우리 몸의 구성 성분에 생기는 손상이 누적
   (2) 외인성 노화, 광노화(photoaging)
      ① 햇볕과 같은 환경요인에 장기간 노출되어 얼굴, 목, 손등에 나타나는 변화
      ② 유해한 활성산소가 자외선에 의하여 생성
      ③ 활성산소가 만들어진 후 몸속에 있는 여러 가지 보호 장치에 의하여 효과적으로 제거되지 못하게 되면 일련의 염증반응이 일어나 피부 손상이 초래
2) 자외선
   (1) 광노화는 피부노화의 주된 요인으로 피부에 생기는 대부분의 미용 및 의학적 문제의 원인
   (2) 광노화를 일으키는 햇빛의 파장대(action spectrum)는 자외선 영역
   (3) 일광화상은 주로 자외선B(UVB, 290~320nm)에 의하여 발생
   (4) 피부노화와 암을 유발하는 것은 자외선 B 뿐만 아니라 자외선 A(UVA, 320~400nm)도 원인
3) 기타 그 밖의 요인들
   (1) 적외선, 흡연, 약물복용, 폐경 등 기타 많은 요인이 연관
   (2) 흡연 – 피부에 악영향
      ① 각질층의 수분 함량을 떨어뜨려 건조하게 만들고 에스트로겐을 감소시켜 피부를 위축
      ② 흡연은 특히 여성 피부의 노화를 촉진
      ③ 흡연자의 피부조직은 주로 위부분 진피층에 국한된 변성을 보이는 일광 손상과 달리 아래부분 진피층까지 광범위한 탄력섬유의 변성을 나타나는 것이 특징
      ④ 이러한 진피의 변화소견은 호중구 탄력섬유 분해효소 활성의 증가, 만성적인 진피의 허혈상태, 전구산화물질(prooxidnat)로서의 흡연물질의 작용 등에 기인함

2. 피부노화의 증상

1) 내인성 노화와 광노화 피부의 차이점
   (1) 내인성 피부노화
      ① 평소 햇볕에 가려진 피부에 나타나는 변화
      ② 피부결은 매끈하지만 다소 건조한 편
      ③ 창백한 피부색과 가늘고 얇은 주름이 관찰되고 피부탄력의 감소는 경미
      ④ 사소한 외상에 의하여 쉽게 벗겨지거나 멍이 잘 들고 피부에 종양이 생기는 경우

(2) 광노화

① 내인성 노화에 비하여 변화의 정도가 심하고 나이보다 일찍부터 출현

② 피부결이 거칠고 보다 더 건조하며 피부탄력은 현저하게 감소

③ 처진 모습이나 깊은 피부주름, 자반과 피지선 과형성과 같은 병변도 흔히 관찰됨

④ 일광흑자(solar lentigo), 검버섯(seborrheic keratosis)과 같은 양성 종양

⑤ 광선각화증 등과 같은 전암성 병변이나 편평세포암, 기저세포암과 같은 악성 변화소견

2) 광노화의 진행 단계

(1) 초기 단계

① 20대에서 30대 초반에 발생

② 피부색의 변화와 각화 현상은 없고 주름도 거의 보이지 않음

(2) 중등도 광노화 단계

① 30대 후반에서 40대 사이로 노인성 흑점의 초기증상이 보이기 시작함

② 각화성 병변은 촉감으로 느껴지지만 보이지는 않음

③ 부주름은 표정을 짓거나 움직일 때만 나타남

(3) 진행된 광노화 단계

① 50대 이후에 나타남, 피부 색조 이상이 뚜렷해짐, 모세혈관이 확장

② 각화병변은 눈으로 관찰 가능

③ 피부주름도 가만히 있을 때도 눈에 띔

(4) 광노화의 최종 단계

① 60대 이후로서 피부에 온통 주름뿐인 시기

② 피부색은 회황색(yellow-gray), 암전구 단계의 피부병변이 나타남

③ 정상적인 피부는 거의 보이지 않음

내인성 노화와 광노화의 임상증상 비교

임상양상	내인성 노화	광노화
피부결	매끈함	거칠고 두꺼워짐
주름	가늘고 얕은 주름	거칠고 깊은 주름
표피	얇아짐	두꺼워지다가 얇아짐
탄력성	약간 감소	현저한 감소
유두진피의 Grenz zone	없음	있음(일광탄력섬유증)
미세혈관 구조	중등도의 감소	현저한 감소, 모세혈관 확장
피부종양	양성	악성

3. 노화된 피부에서 조직의 변화소견

1) 표피의 변화
   (1) 내인성 노화가 진행됨에 따라 표피 두께가 얇아짐
   (2) 진피 경계부가 편평해져서 부착력이 약해짐 → 가벼운 외상에도 쉽게 벗겨지거나 밀려나서 물집이나 자반이 잘 생성
   (3) 표피가 벗겨졌을 때 젊은 날에 비하여 회복 속도가 느림
   (4) 피부가 건조해지므로 미세한 각질이 생성
   (5) 비타민 D의 합성능력도 감소
   (6) 멜라닌 세포의 수가 매 10년마다 10～20%씩 감소 → 피부색이 전체적으로 옅어짐
   (7) 자외선에 대한 보호능력도 감소
   (8) 랑게르한스세포(Langerhans cell)의 수와 기능 20～50% 정도 감소되어 피부의 면역기능이 저하
   (9) 손발톱도 젊은 날에 비하여 두께가 얇아지거나 변형이 일어나기 쉬움
2) 진피의 변화
   (1) 노인의 진피는 두께는 약 20% 정도 감소
   (2) 진피의 세포 수나 혈관 수도 전반적으로 감소
   (3) 기질 성분의 생산은 감소하는데 반해 이들을 분해하는 효소들의 생산은 증가 → 두께가 감소
   (4) 아교질－성인이 되면 매년 1%씩 감소
   (5) 광노화가 일어난 피부
      ① 내인성 노화 피부에 비하여 진피 기질의 아교질 양이 더욱 더 감소
      ② 진피의 3～4%를 차지하는 탄력소는 그 수와 직경이 감소하고 길이가 짧아지고 석회화됨
      ③ 진피 상부에 변형된 탄력섬유성 물질(elastotic material)이 광범위하게 침착
      ④ 진피 기질의 점다당질(mucopolysaccharide) 중 hyaluronic acid의 감소 → 피부의 긴장도가 저하
   (6) 혈관이 감소－혈류량이 최대 60%까지 감소－피부색이 창백, 표면온도 저하
   (7) 모세혈관 손상에 의한 피부의 멍이 잘 듬
   (8) 피부 부속기관의 위축과 기능저하
   (9) 외부 항원에 대한 지연형 면역반응을 저하, 염증반응
3) 피부 부속기의 변화
   (1) 멜라닌 세포의 소실로 인한 흰머리 발생
   (2) 모낭의 수는 줄어들고 그 중 휴지기 모낭의 비율이 증가
   (3) 모발의 직경이 가늘어 지고 성장속도도 느려짐
   (4) 관자부위와 뒤통수부의 모발 손실
   (5) 땀샘의 기능 저하 수의 감소와 분비량의 감소

4. 노화 피부의 기능의 변화

1) 상처 치유 능력의 저하
2) 피부 면역 기능의 저하
3) 피부 종양 발생의 증가
   (1) 가장 대표적인 양성 종양－지루각화증(seborrheic keratosis)
   (2) 악성 종양－기저세포암과 편평세포암
4) 비타민 D 합성능력 저하
5) 항산화 기능 저하

EXPLANATION

피부조직의 병리

1. 표피의 변화

1) 과각화증(hyperkeratosis)
   (1) 과각화증은 비정상적으로 각질층 두께가 두꺼워진 상태
   (2) 상대적 과각화증 : 위축된 표피층 상부에 있는 정상 두께의 각질층
   (3) 절대적 과각화증 : 만성 원반모양 홍반루푸스, 편평태선에서도 볼 수 있음
2) 이상각화증(parakeratosis)
   (1) 불완전한 각질화에 의해 발생
   (2) 각질층에 핵이 남아 있는 상태
   (3) 건선이나 보웬병(bowens disease)에서 잘 나타남
   (4) 사마귀, 만성 단순태선, 아토피피부염, 지루피부염, 장미색잔비늘증, 만성태선모양잔비늘증에서 관찰됨
3) 과과립증(hypergranulosis)
   (1) 편평태선, 홍반루푸스, 사마귀, 층판비늘증 등에서 관찰
   (2) 과립층의 두께가 증가된 상태
4) 저각화증(hypogranulosis)
   (1) 과립층의 두께가 감소되거나 소실된 상태
   (2) 건선, 보웬병, 보통비늘증에서 관찰
5) 가시세포증(극세포증, acanthosis)
   (1) 말피기층의 증식을 의미, 가시세포층의 증가로 표피층이 두꺼워짐
   (2) 가시세포증은 사마귀, 표피모반, 피지샘모반, 지루각화증, 흑색가시세포증, 광선각화증, 피부연성섬유종 등에서 관찰
   (3) 표피능 길이의 증가가 규칙적으로 나타나는 가시세포증은 건선에서 관찰
   (4) 유두종증은 가시세포증이 심하고 진피유두층이 상향 돌출된 상태를 의미

(5) 거짓상피종 증식은 표피가 진피 내로 심하게 불규칙한 하향 증식에 의한다.
(6) 만성습진, 결핵이나 심재곰팡이증, 이물질에 의한 반응 등에서 관찰

6) 표피위축(epidermal atrophy)
(1) 말피기층의 두께가 감소된 것을 표피위축
(2) 다형피부증, 위축편평태선, 홍반루푸스, 경화위축태선, 만성위축말단피부염에서 관찰

7) 해면화(spongiosis)
(1) 세포 사이의 공간이 넓어져 결합체에 구멍이 형성되면서 잔구멍이 많아지고 불규칙적으로 연결된 형태, 즉 스펀지 모양의 상태가 관찰되는 현상
(2) 표피세포간의 부종으로 인해 발생
(3) 급성 접촉피부염, 동전모양습진, 한포진, 잔물집 자가감작 반응, 잔물집 피부사상균증, 색소실조증, 알레르기접촉피부염, 곤충물림, 물집유사천포창, 임신포진, 천포창 등에서 관찰

8) 그물변성(reticular)과 풍선변성(ballooning degeneration)
(1) 그물변성
① 표피 내에 다수의 공포와 수포가 생겨 표피가 그물망처럼 관찰
② 일반적으로 세포의 퇴행성 변화를 동반
③ 접촉피부염의 급성 물집 반응, 헤르페스감염 등에서 볼 수 있음
(2) 풍선변성
① 표피세포 내 부종으로 인한 세포의 팽창이 관찰
② 헤르페스를 비롯한 바이러스성 물집에서 볼 수 있음
③ 다핵거대세포는 풍선변성과 함께 나타나는 헤르페스의 특징적 소견

9) 표피의 과립변성
(1) 미숙한 당김미세섬유의 과잉으로 핵 주위의 세포질이 부종성 공포로 변하고, 결합체가 세포결합을 못하여 세포해리가 발생하는 표피의 변성을 의미
(2) 미숙한 각질유리질과립의 과잉은 과립변성(granular degeneration)을 발생
(3) 표피박리성과각화증, 표피모반, 손발 과각화증, 사마귀, 표피박리 가시세포종에서 관찰

2. 표피 – 진피 경계부의 변화

1) 액화변성(hydropic degeneration)
(1) 기저막 중심으로 상하의 작은 공포(vacuole)에 의해 발생
(2) 홍반루푸스, 편평태선, 경화위축태선, 색소실조증, 태선모양약진, 다형일광발진, 지속색소이상홍반, 다형홍반 등에서 관찰
(3) 표피-진피 경계부에서 현미경적 관찰에 의해 보여지는 틈(열, cleft)은 Max-Joseph space라고 하며, 특히 편평태선이나 태선모양약진에서 종종 볼 수 있다.

2) 물집질환 조직변화
(1) 장액성 또는 염증성 삼출물이 표피 내 또는 표피 아래에서 존재하는 물집은 수분을 함유하는 공간이다.

(2) 주된 병리는 해면화, 공포, 그물상 풍선형 변성, 가시세포해리, 표피세포괴사, 땀샘파열 등이 있다.

(3) 표피하 수포는 기저막의 결함, 심한 융해 변성 또는 기저괴사로 인한 기저막 분열, 표피하 결체조직과 기저막을 침범하는 염증반응 등으로 세분할 수 있으나 완전한 분류법은 없다.

3) 태선모양침윤(lichenoid infiltration)

(1) 표피와 진피 경계부위가 불확실하게 됨

(2) 유두상 진피에 림프구로 구성된 띠 모양의 미만성 침윤으로 기저세포가 침식되면서 발생

(3) 편평태선, 태선모양 각화증, 급성 태선모양약진, 중독 흑색 피부염, 2기 매독, 태선모양 잔비늘증, 만성모세혈관염 등에서 관찰

3. 진피의 변화

1) 진피증식(dermal proliferation)

(1) 외상신경종, 고름육아종, 켈로이드에서 관찰

(2) 섬유모세포, 혈관, 림프관 또는 신경조직 등이 단독 혹은 혼합되어 증식되는 것을 의미

2) 진피위축

(1) 정상적인 피부노화 현상에서 발생

(2) 불소함유 스테로이드 연고의 남용에 의해 나타남

3) 진피변성(dermal degeneration)

(1) 콜로이드 좁쌀종 또는 상피종에서 나타나는 균질화된 아교모양 물질의 침윤이 관찰

(2) 콜로이드 변성, 괴사혈관염 또는 홍반루푸스에서 관찰

4) 혈관염(vasculitis)

(1) 혈관벽을 침범하는 질환을 총칭

(2) 혈관의 괴사와 막힘을 유발

(3) 진피와 피부밑지방층 내 혈관벽의 비후, 내피세포의 증식, 염증세포들의 혈관벽 침윤을 보임

(4) 혈관염은 침윤된 세포의 종류에 따라서 호중구성혈관염, 림프구성혈관염, 혼합성혈관염, 육아종성혈관염으로 분류

5) 육아종(granuloma)

(1) 랑게르한선에서 관찰

(2) 과도한 세포질을 가진 조직구의 집합

(3) 조직구 외에 림프구, 유사상시세포, 거대세포 등에서도 관찰

(4) 다형백혈구, 형질세포, 호산구, 섬유모세포의 침윤, 혈관 변성, 결체조직의 증식 및 괴사

피부손상

피부질환의 평가와 검진

1. 피부계의 검사

1) 환자의 병력
   (1) 병력 – 나이, 성별, 인종, 사회적 활동, 건강습관, 직업, 거주, 일반적인 건강상태, 내외과 병력
   (2) 현재 상태 / 주호소
   (3) 기능 / 활동 수준
   (4) 투약
   (5) 임상검사
   (6) 위험 요소 평가
2) 피부의 검진
   (1) 진단기술 – 시진, 촉진, 영상진단, 체열촬영(thermography)

피부색조에 따른 질환

색조	원인	분포	대표질환
갈색	멜라닌 색소 증가	전신	뇌하수체, 부신, 간 질환
		국소	모반, 신경섬유증
흰색	멜라닌 색소 소멸	전신	백색증
		국소	백반증
빨간색	적혈구 수 증가	국소	염증
		전신	열, 두드러기, 발진
		전신	적혈구 증가증
노란색	쓸개즙 색소 증가	전신	간질환
	카로틴 색소증가	전신	갑상선 기능저하증, 과카로틴 섭취
푸른색	산화헤모글로빈 감소	전신	빈혈, 만성신장질환
	저산소증에 따른 혈색소 증가	입술, 입, 손톱바닥 (조상, nail bed)	심혈관질환, 폐질환

(2) 이학적 검사(physical examination)

① 피부병변 : 원발진의 종류, 색, 밀도

② 병변의 모양 : 원형, 난원형, 환상, 홍채모양 등

③ 병변의 배열 : 군집성, 포진상, 띠모양, 선상 등

④ 병변의 분포 : 편측성, 양측성, 전신성, 범발성 등

3) **진단기구를 이용한 검사**(기출)

(1) 압시경검사

① 사르코이드증, 피부결핵, 림프종 및 고리 육아종에서 황갈색의 구진 또는 결절의 검사

② 투명하고 경도가 높은 평평한 물체를 피부표면에 압력을 가하여 홍반, 자반증의 원인을 검사

(2) 우드등검사

① 모발과 피부의 곰팡이 감염을 진단하기 위한 검사

② 자외선 등에 특수 필터(Wood' filter)를 부착하여 모발을 비추게 되면 긴 파장의 자외선이 반사되어 녹농균 또는 유기체, 진균감염, 백반증 등에서 특정 물질이 형광을 띄게 됨

③ 감염된 모발은 밝은 녹색 또는 빛에 반사되어 반짝임

④ 목적 : 백반증의 범위판단, 결절성 경화증의 저색소화된 반점 관찰, 미생물 감염진단, 두부 백선진단, 포르피린 또는 어우러기 환자의 소변진단, 피부유형 관찰

(3) 확대경검사

① 볼록렌즈를 이용하여 잔주름, 색소침착, 여드름집, 여드름 등의 피부상태를 검사

② 홍반루푸스, 편평태선, 기저세포암, 흑색종의 진단

4) 미생물학적 검사

(1) KOH 검사

① 그람염색의 검사상 양성과 음성이 바뀌는 오류를 보완하기 위한 검사

② 포자와 균사를 관찰하기 위한 검사

(2) 그람염색법

① 목적 : 고름물집성 질환시 세균성, 진균성, 바이러스성, 무균성 여부를 확인

② 수포내의 액상물질을 채취하여 검사

③ 보라색 – 포도상구균, 연쇄상구균, 폐렴균, 나균, 디프테리아균, 파상풍균, 탄저균, 방선균

④ 분홍색 – 살모넬라균, 이질균, 장티푸스균, 대장균, 콜레라균, 페스트균, 수막염균

(3) 청크 도말 검사(Tzanck smear)

① 수포성 질환(대상포진, 수두바이러스)의 감별에 이용

② 수포의 끝을 자르고 수포 밑부분에서 수포액 채취하여 도말

③ 다핵성 거대세포 발견 : 단순포진, 대상포진 바이러스 감염 의심

(4) 옴진드기 검사

① 메스(15번)를 사용, 피부를 긁은 뒤 피부 부스러기에 기름방울을 떨어뜨림

② 유리슬라이드 위에 고정시켜 현미경으로 검사

(5) 암시야 검사

① 궤양에 직접 도말하여 현미경으로 관찰하는 검사

② 매독병변

(6) 배양검사
① 배양을 통해 진균, 세균, 바이러스를 확인
② 진균을 확인하기 위하여 피부에 찰과 표본이나 면봉법을 시행하여 검사물을 얻고
③ 세균을 확인하기 위해 농포, 수포로부터 검사물을 채취
④ 바이러스의 확인을 위해 터진 소수포/대수포와 병변 중심에서 삼출물을 얻어 검사를 진행함

5) 피부생검
(1) 피부의 조직학적 검사를 위한 방법
(2) 천자생검, 면도날 생검, 절개생검, 절제생검
(3) 검사의 목적과 방법을 설명하고 검사동의서를 작성한다.
(4) 검사부위의 준비와 절차, 지혈 등을 돕는다.
(5) 천자 시행 후에는 적절한 드레싱과 처치 후 주의사항을 알려준다.
(6) 검사물(표본)을 확인한다.

생검의 유형과 특성

유형	목적과 특성
천자생검	• 적절한 크기의 특수한 펀치 생검 장비를 이용하여 적절한 층의 생검을 시행함 • 봉합 여부는 개별특성에 따라 결정함
면도생검	• 레이저 면도칼을 이용하여 표면에 있는 병소나 큰 병소의 작은 표본을 얇게 자를 때 적용 • 피부 각질층의 전 층의 검사물을 제공함
절제생검	• 절제가 요구되는 부위를 모두 제거하면서도 미용상 흉터를 최소화하고자 할 때 유용한 방법 피하와 함께 피부의 봉합이 필요함
절개생검	• 절제 생검을 시행하기에는 병변이 너무 큰 경우 적용하는 생검 • 쐐기모양(V자꼴) 절개를 시행함 • 면도생검이 필요한 검사물보다 더 큰 검사물이 필요할 때 유용함

6) 면역형광검사
(1) 피부에 대한 자가항체를 검사
(2) 침착된 자가항체 – 직접면역형광검사
(3) 혈청내 자가항체 – 간접면역형광검사
(4) 목적 : 천포창, 유사천포창, 물집성 질환, 홍반루푸스의 진단

7) 전자현미경 검사
(1) 피부검사에 드물게 사용
(2) X 조직구증, 표피박리증의 아형 등 희귀피부질환의 진단

8) 피부반응 검사
(1) 피부접촉검사(첩포검사, patch test)
① 알레르기성 접촉피부염의 알레르기원 확인
② 농축된 알레르기원 샘플을 등이나 상박 피부에 도포
• 테이프 붙이고 48시간 경과

- 첩포 떼어내고 20분 후에 발적, 부종, 수포형성 유무를 확인
- 지연반응 나타날 가능성 있으므로 1주일 후 다시 평가

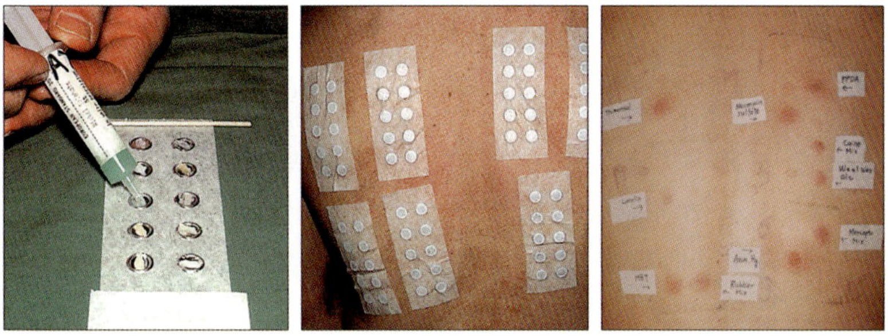

첩포검사

(2) 광검사와 광피부접촉검사

① 광검사–자외선이나 가시광선을 환자에게 조사한 후 광과민 반응유무를 관찰

- 최소 홍반 용량을 측정하여 최소홍반용량의 감소상태를 검사

② 광피부접촉검사–광알레르기 피부질환을 위해 사용

- 첩포검사와 함께 검사

③ 자외선 A조사 부위만 양성반응–광알레르기 접촉 피부염

④ 양쪽 모두 양성–알레르기 접촉성 피부염

(3) 투베르쿨린 검사

① 아래팔 안쪽 피부표면에 소량의 투베르쿨린을 주사하는 방법으로 결핵의 감염을 검사

② 양성인 경우 48시간 내에 주사한 부위가 붉어지며 부종이 나타남

(4) 즉시형 피부반응 검사

① 특이 알레르겐에 대한 IgE의 존재 확인 검사

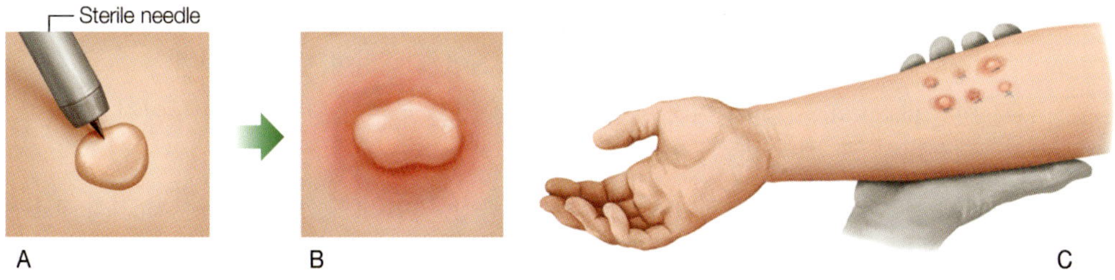

Prick test

A, 의심이 되는 알레르겐을 피내주사, B, 양성반응 : 발진과 부종, C, 여러 종류의 알레르겐을 전막에 주사

② 단자검사, 소파검사, 피내검사

9) 경구유발 검사

피부발진의 정확한 원인 진단을 위해 약물이나 음식물을 직접 구강을 통해 섭취한 후 반응을 알아보는 검사

EXPLANATION

피부질환의 증상 및 징후

1. 피부검진시 유의사항

1) 채광이 좋고 온도가 적절한 개인 검사실에서 시행하며, 햇빛이 잘 드는 방이 좋다.
2) 환자가 편안해야 하며 모든 피부 부위를 쉽게 사정을 할 수 있도록 가운을 입도록 한다.
3) 검사는 머리에서 발의 순서로 체계적으로 진행한다.
4) 대칭되는 부분을 비교한다.
5) 일반적인 시진을 한 후 특정 병변 부위를 검사한다.
6) 측정을 할 때는 미터법을 사용한다.
7) 보고하거나 서류를 작성할 때 적절한 용어와 명칭을 사용한다.
8) 사진은 정확한 결과가 요구될 때 유용하다.

2. 피부질환의 징후

• 피부질환은 원발진과 속발진으로 구분함

1) 원발진(일차적 병변, primary lesion) : 육안으로 구별이 가능, 처음 나타나는 병소
   (1) 반점(macule) : 피부표면의 융기나 함몰 없이 색조의 변화만 있는 것(예, 주근깨, 풍진)
   (2) 반구진(papule) : 경계가 뚜렷하고 단단한 융기, 직경 1cm 미만(예, 모반, 여드름, 사마귀)
   (3) 반결절(nodule) : 구진과 같은 형태이나 더 크고 단단, 지속됨(예, 통풍결절, Heberden 결절)
   (4) 반종양(tumor) : 여러 가지 모양과 크기(2cm 이상), 잘 움직이거나 고정된 덩어리
   (5) 반팽진(wheal) : 크기가 다양한 일시적인 부종성의 평평한 융기(예, 두드러기)
   (6) 반소수포(vesicle) : 직경 1cm 미만의 수포
   (7) 반대수포(bulla) : 직경 1cm 이상의 수포
   (8) 반농포(pustule) : 농을 포함한 피부의 작은 융기
2) 속발진(이차적 병변, secondary lesion) : 원발진이 진행하여 변화된 병변
   (1) 반반(plaques) : 구진이 여러 개 합류되어 융기된 부분이 평평하게 이루어진 상태(예, 건선, 홍반성 낭창)
   (2) 반인설(scale) : 건조하거나 습한 각질의 층상 덩어리(예, 비듬, 건선, 박리성 피부염)
   (3) 반찰상(excoriation) : 표피에만 생기는 찰과상
   (4) 반균열(fissure) : 피부가 건조해지고 탄력성이 없어져서 표피에 생기는 선상의 틈(예, 무좀)
   (5) 반가피(crust) : 혈청과 농 및 혈액의 마른 덩어리
   (6) 반미란(erosion) : 농가진이나 포진에서 수포가 터진 후 표피만 떨어져 나가서 생김(예, 수두, 기저귀 피부염)
   (7) 반궤양(ulcer) : 진피나 피하지방층에 이르는 조직손상(예, 욕창, 연성 하감)
   (8) 반반흔(scar) : 진피 혹은 피하지방층의 조직손상 후 상처치유 과정에서 결체조직으로 대체되어 생김

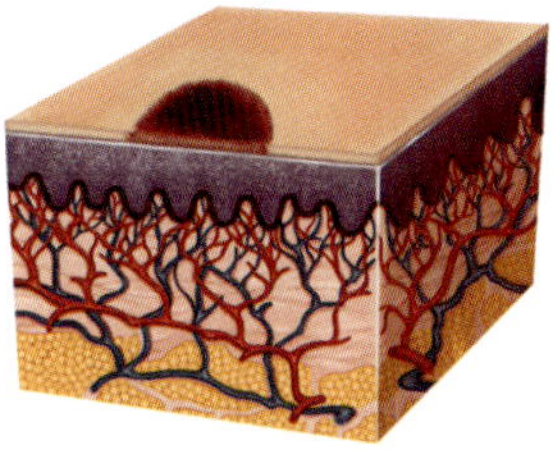

피진(macule)

둥글고, 편평하며 피부색만 변화가 온 직경 1cm이내의 부위

예 : 주근깨, 점상출혈, 홍역, 편평모발(nevus)

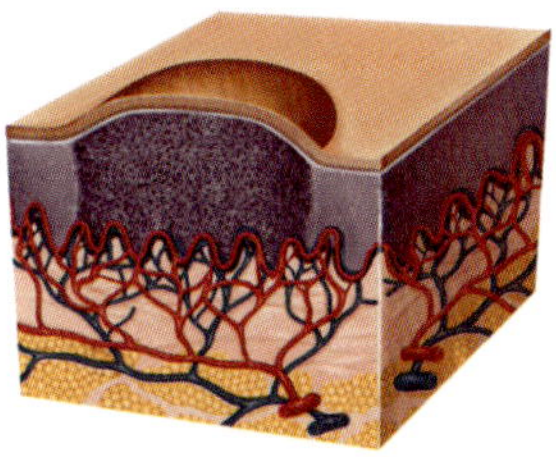

구진(papule)

직경 1cm 미만의 단단하고 융기된 병변

예 : 사마귀, 융기모반

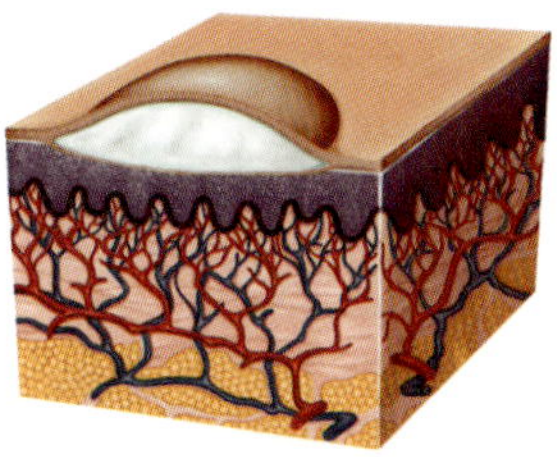

수포(vesicle)

둥글고 직경 1cm 미만이며 표면이 장액성 액체로 차 있는 병변

예 : 바리셀라(수두), 대상포진, 2° 화상

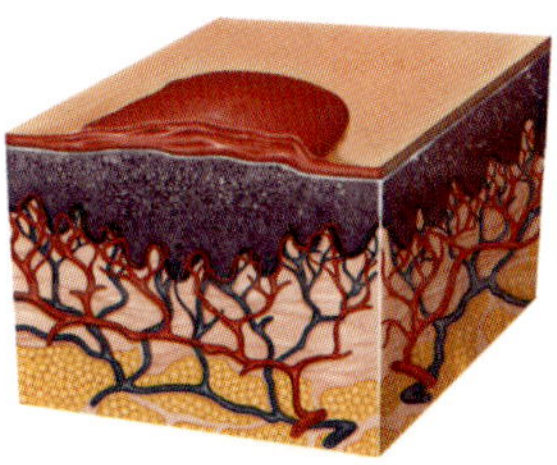

판(plaque)

직경 1cm 이상이며, 둥글고 표면이 융기되어 있고 단단한 병변

예 : 건선, 지루성 각화증

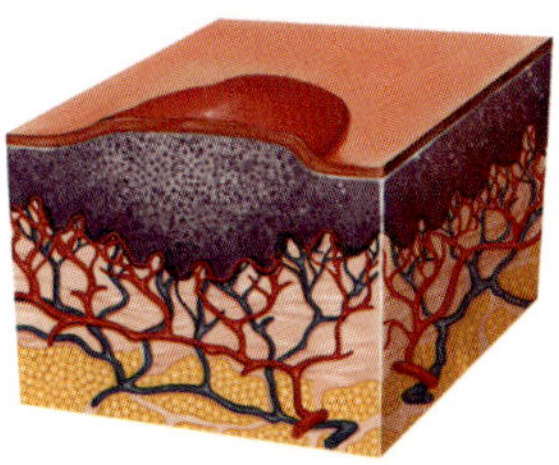

팽진(wheal)

직경은 다양하며, 단단하고 부종이 있으며 불규칙한 형태를 띈 부위

예 : 곤충에 물린 곳, 두드러기

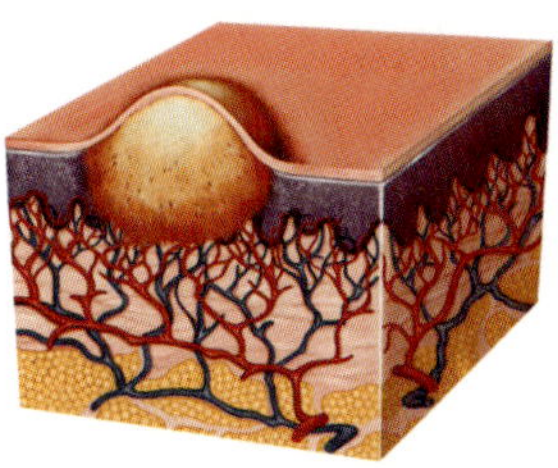

농포(pustule)

화농성 액체로 가득찬 융기된 표재성 병변

예 : 여드름, 농가진

원발진

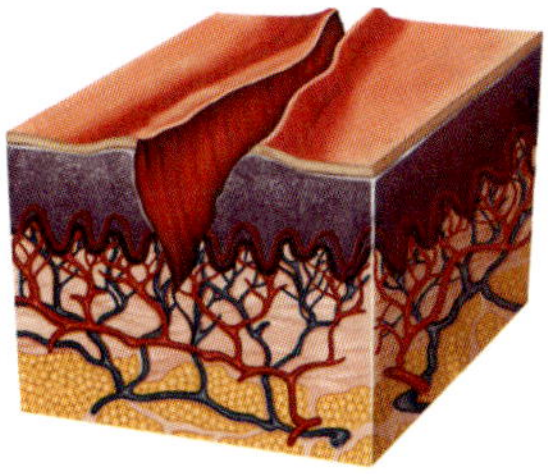

균열(fissure)

표피에서 진피에 걸쳐 선상의 균열이나 파괴가 있으며, 건조하거나 습함

예 : 무좀, 입 가장자리의 갈라진 틈

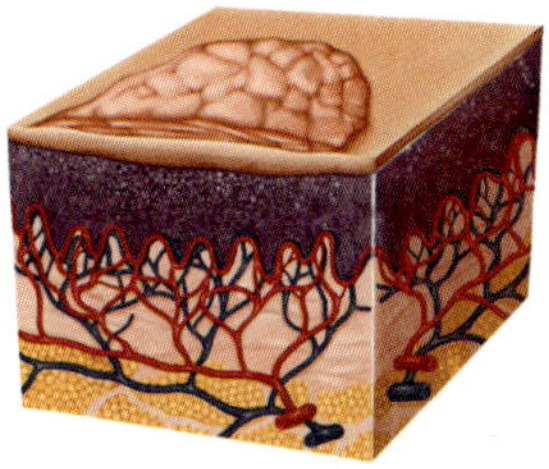

인설(scale)

비정상적 각질화와 탈락에 의해 죽은 표피세포가 과다하게 만들어짐

예 : 성홍열이나 약물 반응 후의 피부탈락

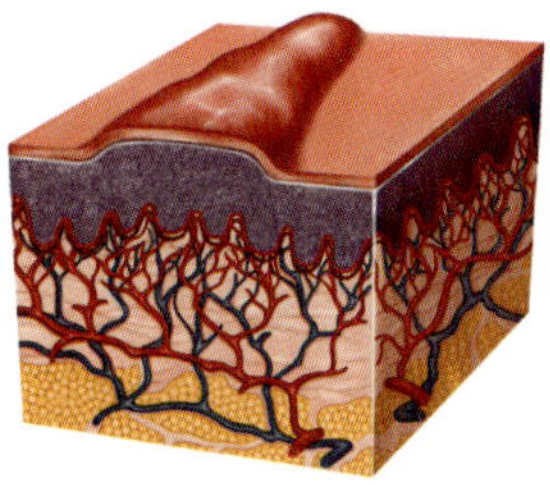

반흔(scar)

정상피부를 대치하는 비정상적 결체조직의 형성

예 : 외과적 절개나 치유된 상처

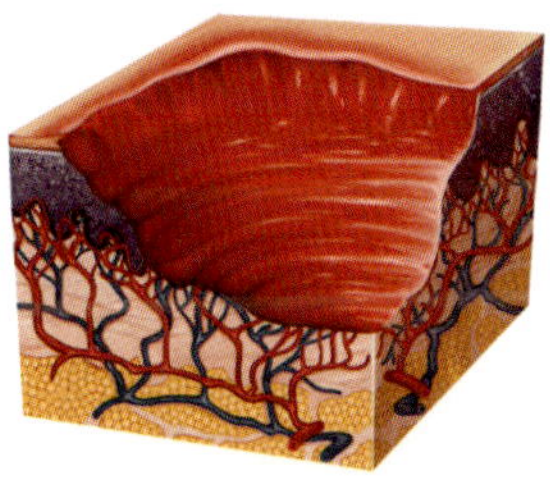

궤양(ulcer)

표피와 진피의 상실로 움푹파인 불규칙한 모양

예 : 욕창, 하감

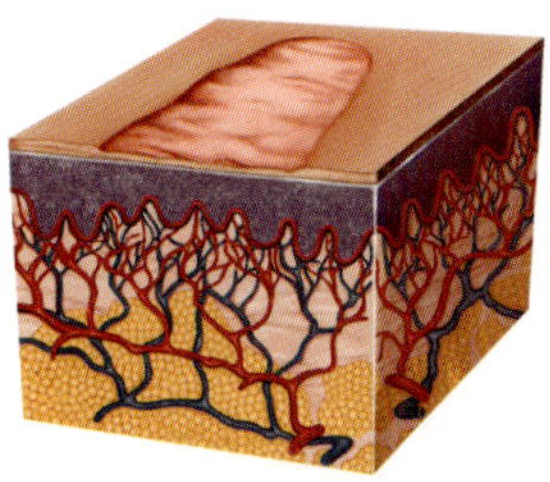

위축(atrophy)

표피와 진피가 얇아져서 생기는 피부의 함몰

예 : 노화피부, 선상피부위축증

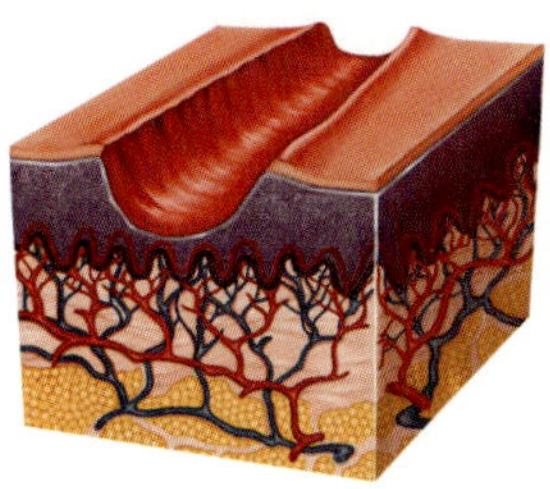

찰상(excoriation)

표피의 상실로 인해 진피가 노출된 부위

예 : 옴, 찰과상이나 긁힌 것

속발진

3. 피부질환의 증상

1) 가려움(pruritus, 소양감)
   (1) 긁고 싶어지는 일종의 불쾌한 감각
   (2) 가려움을 느끼는 특수한 수용기관 없음
   (3) '근지러움'이 일과성인데 대하여 '가려움'은 지속성
   (4) 원인－단순한 심리적 불안도 가능, 일반적으로는 히스타민의 과다작용
   (5) 치료－원인치료와 함께 항히스타민제의 복용
   (6) 당뇨에서 흔히 나타남, 약과민반응, 갑상샘과다증
2) 두드러기(urticaria)
   (1) 임상적으로 매우 흔히 관찰되는 피부질환
   (2) 피부 또는 점막의 깊은 부위가 일시적으로 붓는 현상(부종)
   (3) 대개 혈관의 투과성의 증가로 혈액중의 액체성분이 피부, 점막 등으로 빠져나와 그곳에 고여서 발생
   (4) 맥관부종 : 부종이 피하조직 또는 점막조직까지 확대되어 임상적으로 커다란 덩이를 형성한 것
   (5) 급성 두드러기 : 일반적으로 수일 또는 수주간 지속한 후에 완전히 소실되는 경우
   (6) 만성 두드러기 : 지속적 또는 간헐적으로 적어도 6주 이상 경과하는 경우
   (7) 원인 : 어떤 종류의 식물(예, 굴, 조개 등), 약물(예, 페니실린), 감염, 감정적 스트레스 등
   (8) 치료 : 항히스타민제의 투여
3) 발진(rash)
   (1) 보아서 또는 만져서 알 수 있는 육안적 피부 병터
   (2) 원발진과 속발진으로 구분
   (3) 국소적 발적(붉게됨), 융기, 전형적으로 가려움을 동반함
   (4) 만성알콜중독, 혈관운동장애, 발열(pyrexia), 약물에 의한 발진(기저귀발진, 열발진, 약물발진)
4) 습진(eczema)
   (1) 급성기
      ① 가려움증을 동반하는 수포(작은 물집)
      ② 홍반(피부의 적색 변화)
      ③ 부종(피부가 붓는 것)
   (2) 만성기
      ① 부종, 수포는 감소
      ② 태선화(건조하고 딱딱해진 피부로 인해서 피부에 정상적으로 존재하는 손금 등의 선이 더 뚜렷해지는 것)
      ③ 비늘(scale－죽은 세포가 피부로부터 떨어져서 하얀색의 비늘같은 것이 피부에 붙어 있는 것
   (3) 전체 피부 질환의 약 1/3～1/4을 차지하고 있다.
5) 결절
   (1) 결절이란 피부 병변 중 구진(papule)과 같은 형태
   (2) 직경이 약 5～10mm 정도로 구진보다 더 크거나 깊음

(3) 구진과 작은 종양 사이의 중간 크기의 형태
(4) 구진이 피부의 표피나 진피 상부에 존재하는 것과 달리 결절은 진피나 피하 지방층에서 유래

6) 홍조
(1) 얼굴, 목, 머리, 가슴 부위
(2) 피부가 갑작스럽게 붉게 변함, 열감이 나타나고 전신으로 퍼져 나가는 증상
(3) 약 2~4분간 지속되며 발한이나 심계항진을 동반할 수도 있음
(4) 폐경기에 흔한 증상의 하나로 폐경 여성의 2/3 이상이 안면홍조를 경험하게 된다.

7) 잔물집과 물집
(1) 잔물집(소수포)
① 직경 1cm 미만의 물집
② 원인이 되는 질환에 따라 집단으로 분포하기도 하며 일렬로 분포하기도 함
③ 수포는 구진이나 반점에서 발전한 수포, 수포에서 발생한 농포 등 여러 가지 형태의 과정을 거칠 수 있음
(2) 물집(수포)
① 잔물집(vesicle)보다 큰 1cm 이상의 물집
② 피부의 세포 사이에나 세포 안에 단백질 성분을 갖는 묽은 액체가 고여 발생
③ 주로 그 표면이 반구 모양으로 솟아오른 상태, 여러 가지 모양으로 나타날 수 있음
④ 표면이 팽팽하거나 흐물흐물하게 됨
⑤ 얇고 가벼운 손상에도 쉽게 터져서 삼출물과 함께 벽이 그대로 존재
⑥ 물집이 터져 건조되면 얇은 딱지를 형성
⑦ 물집이 표피 밑에 깊게 존재하면 팽팽하며 궤양과 흉터를 남길 수 있음

EXPLANATION

피부손상의 회복과정

1. 상처치유의 기전

1) 염증기 : 상처치유를 위한 준비가 시작되는 단계. 3~4일 동안 지속됨
(1) 지혈과정 : 혈액과 체액의 손실을 막고 일차적인 상처봉합을 제공, 혈관을 수축시켜 출혈 감소
(2) 혈관과 세포의 염증과정 : 상처가 부종, 발적, 열감의 증상을 보임

2) 증식기
(1) 교원질 합성과정 : 섬유아세포가 교원질과 기초물질을 합성하며 이 두 가지 물질은 상처의 최종치유에 필요한 기초를 형성
(2) 새로운 혈관 생성과정 : 혈관손상의 저산소증은 거식세포로 하여금 내피 세포를 유도하는 혈관생성인자를 방출하게 함. 혈관재형성으로 상처의 치유를 위해 필요한 산소와 영양소 공급

3) 성숙기 또는 재형성기
치유의 마지막 단계, 치유된 상처가 주위 조직과 같이 튼튼하게 비슷하게 되고 흉터가 남음

EXPLANATION

욕창의 물리치료 중재

1. 욕창(압력궤양, Pressure sore)

1) 개요

(1) 뼈 돌출부위의 부드러운 조직이 지속적으로 압박을 받아 발생하는 병변

(2) 기계적 손상, 조직 영양불량에 의해 발생

(3) 촉진 요소 : 습도, 부동, 저알부민혈증, Hb저하, 감각장애 등

2) 병태 생리

(1) 피부에 기계적 힘(압박, 마찰, 응전력) → 직, 간접적으로 조직허혈 유도

① 압박(pressure)

- 중력에 의해 발생
- 지속적인 압력은 접촉면의 혈관을 압박 → 허혈, 염증, 괴사

② 마찰(friction) : 외표면이 피부를 문질러 표피를 직접 잡아당기거나 자극할 때 발생(환자를 끌거나 침요 잡아당길 때 발생)

③ 응전력(shearing)

- 피부가 고정되어 있는 상태에서 피부 아래의 조직이 이동하거나 들려져 발생
- 심부조직의 이동 → 피부에 공급되는 혈류 감소 → 피부 저산소증, 영양결핍, 허혈, 염증 및 괴사 유발

④ 피부감각상실, 혈관운동성 상실, 영양결핍, 습한 상태

3) 분류

(1) 압박성 욕창(기출) – 침상욕창, 신체 돌출부위에 반복지속적인 압박으로 인한 허혈성 피부손상

(2) 당뇨병성 욕창 – 압박보다 말초혈관 순환이 불량하여 발가락, 발바닥에 괴저가 발생

4) 증상

(1) 압박에 의해 조직에 산소 공급이 부족해지면 처음에는 피부가 벌겋게 부어오른다.

(2) 압력이 해소되면 바로 원상태로 회복되지만 압력이 지속되고 반복되면 혈액순환 장애가 생겨 조직에 돌이킬 수 없는 변화가 초래된다.

(3) 물집이 생기고 벗겨지며, 피부 밑 지방이 괴사되어 딱딱해지며, 가느다란 혈관은 혈전증으로 막히게 된다.

(4) 죽은 피부는 딱딱해지고 검은색의 괴사딱지(가피)로 변하게 되며 근육세포 또한 괴사가 진행된다.

(5) 괴사된 조직이 떨어져 나가면 그 자리가 큰 궤양 형태가 되는데, 궤양의 얕은 층보다 깊은 층이 더 널찍하여 마치 주머니 모양이다

5) **욕창의 호발부위**(기출)

(1) 바로 누운자세 – 엉치뼈

(2) 엎드려 누운자세 – 무릎뼈

(3) 옆으로 누운자세 – 종아리뼈 머리

(4) 앉은 자세 – 궁둥뼈 결절

6) 욕창의 진행 단계

단계	피부변화	치료
1단계	• 압력이 제거되어도 소실되지 않는 홍반이 있으나 피부는 손상되지 않는 상태 • 압력에 의한 혈액순환장애가 있는 경우 반응적 충혈은 정상적으로 1/2 정도에서 생길 수 있다. 반응적 충혈은 1단계 욕창과 구별되어야함	• 압력완화 방법 - 자주 돌아눕기 - 압력 완화도구 사용 - 자세 변경
2단계	• 표피와 진피층까지 침범된 부분적인 두꺼운 피부 상실 궤양이 표면적이고 임상적으로 찰과상, 포진과 얕게 파인 구멍 등이 있다.	• 촉촉한 치유환경유지 • 생리식염수 사용 • 거즈드레싱
3단계	• 피부밑조직층을 침범한 괴사가 있는 완전히 두꺼운 피부의 상실, 근막층까지는 침범하지 않음 • 궤양은 임상적으로 심부조직까지 침범하지는 않지만 침식한 구멍이다.	• 죽은조직제거술 실시 - 습윤드레싱 - 외과적 중재 - 단백질 분해효소
4단계	• 근육, 뼈, 힘줄, 관절 등 광범위한 손상과 괴사를 포함한 완전한 피부의 상실 • 굴길은 4단계 욕창에 해당	• 비접촉성 드레싱 • 필요시 피부이식

7) 욕창의 진단 및 검사

(1) 욕창의 진단

① 의식이 없는 환자, 뇌신경이나 척수신경 손상이 있는 환자, 위중한 환자, 노인 환자, 만성질환을 앓고 있는 환자, 만성적으로 쇠약해 있는 환자, 침대에 누워 지내는 환자 등 압박궤양이 발생하기 쉬운 환자에서 압박이 가해지는 부위를 잘 관찰하는 것이 중요하다.

② 피부가 벌겋게 부어오르거나 물집이 생기고 벗겨지거나 괴사된 피부가 있거나 궤양이 있으면 압박궤양을 의심해 볼 수 있다.

③ 압박궤양이 있는 부위에서 심한 냄새가 나거나 고름이 나올 경우 감염이 동반되었을 가능성이 있다.

(2) 욕창의 평가

욕창의 평가	• 욕창 주위의 피부 상태를 시진, 촉진 후 결과 기록 • 욕창 및 주위 조직의 색깔과 모양 관찰 기록 • 삼출물의 종류와 양 기록 • 냄새 여부 확인, 냄새가 있으면 종류와 정도 파악 • 염증과 감염의 징후 관찰 • 압박이나 자극받은 흔적 유무 파악 • 부종(edema)여부 확인, 부종이 있으면 위치와 정도 파악 • 욕창의 위치 기록 후 크기와 깊이 측정 • 환자의 욕창 부위를 사진으로 촬영, 기록 남김 • 상처(예 : 찰과상, 관통상, 열상)로 인한 욕창일 경우, 종류 판다.

(3) **욕창의 평가도구**

① 세싱척도

② 베이트-젠슨 상처평가도구

③ 압력궤양치유척도(PUSH)

④ 발덴척도

8) 중재

(1) 목표

① 욕창 및 주위조직 보호

② 욕창에 가해지는 긴장성 해소

③ 역학적 스트레스로부터 보호

④ 세균성 미생물수 감소

⑤ 욕창 치유과정 촉진

⑥ 재발방지

(2) 관리방법

① 욕창치료제는 없으며 욕창부위의 감염 시 항생제 사용

② 균형식이 섭취, 단백질 추가 : 조직 재생에 필요

③ 복합 비타민 : 치유를 촉진

④ 조직에 가해지는 압력 제거

⑤ 욕창환자의 일반적 관리 4가지 요소

- 욕창발생에 기여하는 요인의 제거 또는 감소, 위험 요인의 통제
- 대상자 지지
- 창상치료 원리에 입각하여 미생물 통제
- 환자 및 보호자 교육

⑥ 욕창이 피하층 이상 침범 시 괴사조직을 우선적으로 제거해야 함

⑦ 욕창 예방을 위한 중재

- 2시간 간격으로 환자 체위 변경을 하고 침대나 의자에 압력 감소시키는 기구를 사용
- 주기적으로 피부 손상의 징후를 관찰
- 피부가 부드럽고 탄력성 있도록 유지. 마사지는 피함
- 실금 조절, 피부주변이 습하지 않도록 함
- 마찰과 응전력을 감소, 제거함
- 가능한 활동량을 증가시킴
- 최적의 영양을 공급할 수 있도록 영양사에게 의뢰

(3) 드레싱

① 유형 : 수동드레싱, 상호작용 드레싱, 능동 드레싱

② 수동드레싱

- 보호기능만 하는 경우로 상처의 자연치유과정이 방해받지 않도록 습윤한 환경만을 제공
- Duoderm, Tegaderm 등이 포함되며 상처를 덮어 여러 날 동안 교환하지 않고 유지

• 보통 만성상처의 경우 48～72시간, 급성 상처의 경우 24시간 동안 유지

③ 상호작용적 드레싱

• 상처에 습윤한 환경을 유지, 주위의 피부는 건조하게 유지, 상처의 삼출물을 흡수

• 하이드로콜로이드, 하이드로젤, 알지네트 등이 포함

• 성장인자를 방출하고 세포활동을 자극하고 조정하여 상처의 생리적 환경을 변화시킴

④ 능동드레싱

• 치유과정을 개선하면서 치유에 걸리는 시간을 단축시키는 것

• 전통적으로 사용되던 건조 거즈 드레싱인 폐쇄드레싱(occlusive dressing)

 – 상처표면이 마를 수 있기 때문에 세균의 침입을 막는데 비효과적

 – 마른 딱지와 들러붙어 새로 재생된 표피세포를 떨어지게 할 수 있어 개방성 상처부위에는 잘 사용되지 않음

• 건조 거즈드레싱은 대부분 습윤 드레싱으로 대체되고 있음

• 습윤한 상처치유는 교원질 합성 속도를 증가시키며 통증과 감염을 감소시켜주므로 습윤한 환경을 확보하기 위해서 개방성 상처를 덮을 수 있도록 연고나 드레싱을 이용한다.

⑤ 드레싱의 기능

• 습윤한 치유 환경을 제공해 준다.

• 상처를 감염과 손상으로부터 보호한다.

• 출혈이나 부종 시에 압박을 제공한다.

• 약물을 부착한다.

• 배농을 흡수한다.

• 괴사조직을 제거한다.

• 통증을 경감시킨다.

• 악취를 통제한다.

(4) 수술적 치료

① 수술적 치료는 비수술적 치료로 치료할 수 없을 때 시행

② 압박궤양 : 궤양 전부를 제거

③ 감염된 뼈를 제거하고 돌출된 뼈를 다듬음

④ 창상의 봉합은 건강한 조직을 이용해 닫아줌

⑤ 단순봉합 : 궤양이 작을 경우 양쪽의 정상조직을 당겨서 봉합하는 것

⑥ 피부이식 : 궤양이 육아조직으로 완전히 차게 되면 다른 곳의 피부를 이식하는 것

⑦ 국고피판술 : 주변의 여유 있는 피부 조직을 한 덩이로 만들어 옮겨서 궤양을 재건하는 것

⑧ 유리피판술은 주변이 아니라 먼 곳의 여유 있는 피판을 옮겨오는 것

(5) 물리치료 중재

① 욕창방지자세 취하기

• 자세 취하기 : 욕창을 방지하고 신체기능을 유지, 합병증 예방

② 자세 바꾸기

• 바로누운자세 : **최소한 2시간에 한 번, 앉은 자세 – 15분마다 바꿈**

피부계 중재

- 옆으로 누운자세 : 30도의 법칙을 적용(어느 방향이든지 지체가 30도가 되게 하여 눕게 함, 팔다리 뿐만 아니라 머리의 각도도 베개를 이용하여 30도가 되도록 유지)

③ 운동치료 : 유산소운동과 지구력 훈련에 중점

- 유산소운동
  - 다리에 압박성 욕창 있는 경우
  - 유산소운동으로 환자의 호흡수와 증가, 종아리근육 펌프기능 향상으로 궤양부위의 순환 촉진
  - 걷기나 자전거 시행, 15~40분까지 점차시간을 늘려감
  - 최대심박수에 60~80%로 하여 주당 3~5회 실시
- 지구력 훈련
  - 하지를 올림시켜 발목 펌프운동 실시
  - 한 번에 20회 하루 2~3세트
  - 이후 서서 양쪽 발뒤꿈치 들기 운동을 10회 하루 3세트 실시
- 식이요법 병행하면 효과적임

④ 도수치료

- 피부운동성 증진과 통증해소를 위해 시행
- 피부 굴리기 : 엄지와 두 번째 손가락으로 상처 피부를 가볍게 잡아 굴림
- 상처 이완술 : 가장 예민한 곳을 확인 후 두 번째 손가락으로 압박

⑤ 물리적인자치료

- 소용돌이욕치료 : 물의 온도 92~98°F, 10분간 실시
  - 가벼운 신장운동이나 관절가동운동 병행
  - 지저분한 궤양의 파편, 박테리아, 삼출물, 잔류혈액 제거, 정화 작용, 통증 감소 효과
- 자외선치료 : 비타민 D생성으로 면역력 증가, 파장이 짧은 UVC를 사용
- 이온도입법 : 욕창조직에 부착하는 약물 전극과 환원 전극의 거리는 4~6인치 떨어져 배치, 3주 동안 격일 간격으로 실시
- 레이저치료 : 욕창의 염증 반응기를 가속시키고 프로스타글란딘의 농도를 높이며 ATP 생성과 콜라겐 및 섬유아세포의 증식을 촉진
  - 일반적으로 비접촉식을 사용, 연속파의 헬륨－네온 레이저와 교류파의 적외선 레이저를 동시에 조사 4J/cm^{2}의 에너지 용량을 욕창부위에 직각으로 15cm~20cm떨어져 조사
  - 하루에 15분씩, 4~6주간 조사

(6) 예방 및 관리

① 당뇨병성 욕창의 예방

- 청결한 발관리, 쿠션있는 맞춤형 신발착용, 겹양말 착용
- 혈당 조절, 규칙적인 운동, 식이요법 병행

② 압박성 욕창의 예방

- 베개나 쿠션을 사용, 환자의 자세 변경
- 공기침대, 물침대 사용, 관절 보호대 사용

- 침대 시트 교체

③ **브레이든 척도**(기출)

- 브레이든 위험 예측척도는 가동성, 활동성, 감각인지, 피부습윤, 영양상태, 마찰과 전단력 등 **욕창 위험 요인과 관계 있는 6개의 하위 척도**로 구성되어 있다.
- 각 하위 척도마다 1~4점의 점수를 부여한다. 총 점수의 범위는 6~23점이고 점수가 낮을수록 압력궤양의 발생위험이 높다.

④ **노턴위험평가척도**

- 노턴위험평가척도는 신체상태, 정신상태, 활동성, 가동성, 실금의 5개 하위척도로 구성되어 있다.
- 각 하위척도마다 1~4점의 점수를 부여한다. 총점수의 범위는 5~20점이고 점수가 낮을수록 욕창의 발생위험이 높다.

압력궤양 발생 예측을 위한 브레이든 척도

하위척도	설명	점수범위
가동성	체위변경 및 조절하는 능력	1. 전혀 움직이지 못함 2. 매우 제한 3. 약간 제한 4. 제한 없음
활동성	신체활동 정도	1. 누워 있음 2. 앉아 있을 수 있음 3. 가끔 걸을 수 있음 4. 걸을 수 있음
감각인지	불편함을 주는 압력에 반응하는 능력	1. 전혀 느끼지 못한다 2. 중증도 장애 3. 경도 장애 4. 장애 없음
피부습윤	피부가 습윤에 노출된 정도	1. 항상 축축함 2. 대개 축축함 3. 가끔 축축함 4. 거의 축축함
영양상태	일상적인 음식 섭취	1. 불량 2. 약간 불량 3. 양호 4. 매우 양호
마찰과 전단력	환자가 끌지 않고 이동할 수 있는 능력 정도	1. 문제 있음 2. 잠재적으로 문제 있음 3. 문제 없음

노턴 위험평가척도

하위척도	설명	점수범위
신체상태	없음	1. 매우 나쁨 2. 나쁨 3. 약함 4. 좋음
정신상태	없음	1. 혼수 2. 혼돈 3. 무감동 4. 각성
활동성	없음	1. 누워 있음 2. 앉아 있을 수 있음 3. 도움을 받아 걸을 수 있음 4. 걸을 수 있음
운동성	없음	1. 전혀 움직이지 못함 2. 매우 제한 3. 약간 제한 4. 제한 없음
실금	없음	1. 요실금과 변실금 있음 2. 요실금 있음 3. 때때로 있음 4. 없음
추가척도	다음 각 항목에 해당하면 1점을 뺀다. : 당뇨병, 고혈압, 낮은 적혈구용적률, 낮은 혈색소, 열, 5가지 이상 약물, 지난 24시간 동안 정신상태 변화	

| EXPLANATION |

화상의 물리치료 중재

1. 원인

1) 열탕화상 – 뜨거운 액체 또는 수증기에 의한 화상, 2도 화상이 많음, 어린아이, 노인에게 호발
2) 화염화상 – 화재사고나 가스 폭발에 의한 화상, 깊이가 깊은 화상
3) 전기화상 – 고전압의 전기에 노출되어 발생, 심각한 내부의 장기 손상 유발
4) 화학화상 – 산, 염기 그 외 독성물질에 의한 발생
5) 접촉화상 – 뜨거운 불판이나 도구, 장시간 햇빛 노출에 접촉에 의한 화상
6) 흡입화상 – 화재에 의해 열을 흡입하여 발생, 높은 사망률

2. 병리

1) 화상 손상 – 열, 화학, 전기 혹은 방사능에 의한 결과
2) 화상 상처 – 3개의 구역으로 구성
   (1) 응고 구역 – 세포의 비가역적인 손상으로 괴사가 일어남
   (2) 울혈 구역 – 세포의 손상, 24~48시간 내에 특별한 치료가 없으면 괴사됨
   (3) 충혈 구역 – 최소한의 세포 손상, 세포는 다시 회복됨
3) 화상의 분류
   • 화상은 심한 정도와 손상된 층에 따라 분류함
   (1) **표재성 화상 : 1도 화상**
      ① **표피만 손상**
      ② 통증, 발적, 부종, 열에 대한 민감성 증가
   (2) **부분층 화상 : 2도 화상**
      ① **표피 전체와 다양한 범위의 진피 손상**
      ② 통증, 창백하거나 발적이 있고 부종이 있는 피부, 수포 형성
      ③ 심재성 부분화상 : 표피전층과 진피층 일부분까지 화상을 입은 경우, 수포가 특징적 감염, 외상, 혈액공급감소로 피부 전층화상으로 진전될 수 있음
      ④ 신경말단의 손상과 함께 외부 노출로 인해 통증을 느낌
      ⑤ 상피세포가 파괴되지 않아 치유가 가능
   (3) **전층 화상 : 3도 화상**
      ① **표피, 진피, 피하조직, 근육, 신경, 혈관 뼈 등의 손상**
      ② 통증없음, 체온 조절이 안 됨
      ③ 피부색은 하얗거나 발적이 있거나 검은색
      ④ 환부 표면의 탈수로 인해 단백질의 변화되므로 상처부위 덮는 가피의 형성
      ⑤ 상피 형성하는 조직의 파괴로 피부이식이 요구됨
4) **화상부위의 정도에 대한 평가** (기출)
   (1) 9의 법칙(12세 이상)
   머리와 목 9%, 앞몸통 18%, 뒤몸통 18%, 팔 9%, 다리 18%, 샅부위 1%
   (2) 룬드–브라우더 분류 : 상대적으로 머리가 크고 다리가 짧은 유아와 어린이를 위한 분류

(3) 미국화상학회 분류

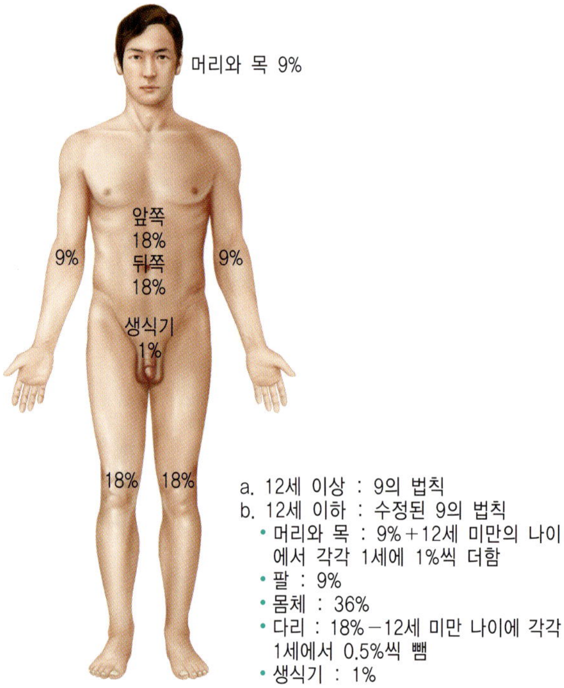

화상입은 체표면의 비율

미국 화상학회 분류에 의한 치료 기준

화상 정도	분류	치료 지침
경증	• 신체면적의 10% 미만의 화상(성인) • 신체면적의 5% 미만의 화상(어린이, 노인) • 신체면적의 2% 미만의 전층 화상	외래 치료
중등도	• 신체면적의 10%~20% 화상(성인) • 신체면적의 5%~10% 화상(어린이, 노인) • 신체면적의 2%~5% 전층 화상 • 전기화상 • 흡입화상이 의심 • 몸이나 팔다리 전체를 둘러싸는 화상 • 감염에 걸리기 쉬운 동반질환이 있을 때(당뇨 등)	입원 치료
중증	• 신체면적의 20% 이상의 화상(성인) • 신체면적의 10% 이상의 화상(어린이, 노인) • 신체면적의 5% 이상인 전층 화상 • 전기화상 • 흡입화상 • 얼굴, 눈, 귀, 성기, 관절부위 화상 • 골절과 같은 주요 손상이 동반될 경우	전문적인 화상센터

3. 증상

1) 회복단계에 따른 병태생리적 증상
   (1) 쇼크단계－화상 후 2～3일 후, 혈액순환과 심박출량 감소, 심장박동수 증가
   (2) 가피제거단계－피부가 가피로 대치, 3도 화상일 경우 피부이식 필요
   (3) 치유단계－1, 2도 얕은 층 화상은 회복되거나 반흔조직 형성, 2도 깊은 층, 3도는 이식필요
2) 인체의 증상
   (1) 피부－방어작용 약화 세균침입 가능
   (2) 혈액 및 혈관계통－혈류량 감소, 조직 간질액 증가, 부종, 심박출량 감소
   (3) 면역계통－쇼크 48시간 지속, 조직분해 이화작용 상태
3) 전신의 증상
   (1) 쇼크단계의 증상－심리적 동요, 창백함, 오한, 발한, 갈증, 혈압저하, 심계항진, 청색증, 호흡장애
   (2) 쇼크단계 이후의 증상－통증, 관절 가동범위감소, 기능 상실, 절단, 손기능저하, 정신적 충격

4. 합병증

1) 감염 : 사망의 원인이 됨, 괴저(상당히 많은 양의 조직이 죽은 부위)가 생김
2) 충격
3) 호흡기의 합병증
   (1) 고온의 공기를 마신 경우 연기흡입손상(smoke inhalation injury), 연기중독, 기도부종과 기도 폐색
   (2) 구속성폐질환, 폐렴
4) 대사합병증 : 체중감소로 인한 대사와 이화대사(catabolic)활동의 증가, 음성질소평형, 에너지감소
5) 심장과 순환계 합병증 : 심박출량 감소로 인한 체액과 세포질의 감소
6) 비후성 반흔
7) 관절의 구축
8) 절단
9) 광과민성
10) 소양증

5. 화상환자의 응급처치와 관리

1) 병원 이송 전 응급처치
   (1) 화상 현장에서의 간호
   (2) 환자를 유해한 환경으로부터 옮김
   (3) Airway, Breathing, Circulation
   (4) 화상 부위 및 옷을 찬물에 빨리 적시어 화상부위를 식힘
   (5) 서 있다면 화염과 연기가 얼굴부위 덮쳐 흡입손상의 원인이 됨
   (6) 몸에 붙은 불을 끄기 위해서는 움직임을 멈추고 누워서 구를 것

(7) 상처는 생리식염수에 적신 거즈로 덮고, 열손실 막기 위해 건조한 담요로 덮어줌
(cf. 얼음을 사용하면 갑작스러운 혈관수축, 심한 체액이동의 원인이 되므로 절대 사용 금지)
(8) chemical burns : 즉시 irrigation-shower로 계속 세척(20～30분간)

2) 통증 경감
화상 표면에 공기가 접촉되지 않도록 드레싱을 해야 함
(cf. 얼음주머니는 피부손상을 심화, 저체온의 원인이 되므로 절대 사용 금지)

3) 환자 후송
심한 화상을 입은 환자는 연동운동이 감소되었으므로 구강 투여는 금지

4) 응급실 관리
(1) 기관내 삽관이 기관절개술보다 선호(기도의 부종은 화상 입은 뒤 며칠 경과되면 완화되므로)
(2) 기도 확보 후에는 순환유지가 우선순위(많은 체액손실이 있으므로)
(3) 유치도뇨관을 삽입하여 소변배설량을 정확히 체크함

5) 안위증진
(1) 통증 감소시키기 위해 Morphine sulfate 정맥주입
(cf. 심박출량과 혈압이 개선된 후 한꺼번에 흡수될 수 있으므로 근육, 피하주사는 피함)
(2) 항독소 투여로 파상풍에 대한 예방조치 취함

6) 수액공급
(1) 심한 화상 입은 후, 저혈량 쇼크 예방위해 상해입은 한 시간 이내에 체액보충 시작
(2) 전해질은 등장액(Lactate Ringer, 생리식염수)이나 고장액(염분 있는 용액)
→ 고장액을 투여함으로써 체액이 다시 혈관으로 들어가도록 삼투력을 형성해 부종을 감소시키고 심폐기관의 합병증을 감소시킴
(3) 혈액량의 급격한 감소와 부종은 첫 8시간 내에 빠르게 진행됨
→ 정맥통한 수액공급이 빠르게 이루어져야 함
(4) 수분손실은 화상을 입은 후 1시간 이내에 시작되어 4～6시간에 절정에 달하고 48시간에 이르기까지 지속됨
① 수분 손실은 혈액의 농축을 가져와 혈액 순환에 장애를 가져오고 혈압이 떨어져 심한 쇼크를 유발하여 사망에 이를 수 있음
② 체액의 유출을 중지시킬 방법은 없으나 체액을 대치시켜 줌으로써 쇼크를 예방할 수 있음
③ 대상자 상태를 사정하여 첫 24시간 안에 요구되는 체액의 양을 계산 → 체액을 보충
④ 사용되는 수액으로는 교질액(colloids)으로 전혈, 혈장, 혈장 보충제가 있음
⑤ 전해질로는 생리 식염수, Ringer's 용액과 Hartmann's 용액이 있음
⑥ 교질액은 모세혈관에서 간질강으로 단백질이 빠져나가므로 초기 12～24시간 동안에는 교질액을 공급하지 않음
⑦ 화상 후 12～24시간 지나고부터는 모세혈관의 투과성이 감소되므로 신선냉동혈장(fresh frozen plasma), 알부민, 텍스트란 같은 교질액 공급
⑧ 소변배설량이 시간당 30ml/hr 이하이면 수액공급이 불충분함을 의미

적절한 수액공급 증상

감각	맥박	소변 배출량	수축기 혈압	CVP	PAEDP (폐동맥압)	혈액pH
정확하게 감지	<120회/분	30~50ml/hr(성인) 0.5ml~1ml/kg/hr(아동)	100mmHg	5~10mmHg	5~15mmHg	pH 7.35~

7) 체온 유지
   (1) 환부세척시 환자의 체온을 일정하게 유지시킴
   (2) 주위환경은 평상시보다 더 따뜻하게 유지
   (3) 열램프, 보온 등을 사용하거나 바람이 들지 않는지 확인
   (4) 장기간의 공기노출은 삼가야 함

6. 화상환자의 급성기 관리

- 응급기 말~화상상처가 치유되기까지의 시기
- 화상부위 관리 및 치유의 증진, 합병증의 예방, 발견 및 치료가 목표
- 가장 흔한 합병증은 감염

1) 불안완화
   (1) 정상적인 인간 경험의 범주에서 벗어난 심리적 외상사건 후에 발생함
   (2) 꿈이나 회상을 통해 사건을 재경험
   (3) 주변환경에 대해 관심과 흥미가 없음
   (4) 심하게 놀람반응을 나타냄
   (5) 수면장애가 있음
   (6) 생존된 것에 대한 죄책감
   (7) 사건 회상시키는 활동을 회피함

2) 감염 예방
   (1) 신체의 25% 이상 화상 입은 경우 감염은 가장 흔한 사망 원인
   (2) 주로 포도상구균, 녹농균, 대장균이 감염의 주원인
   (3) 환자의 피부에서 나온 분비물 배양과 punch 생검하여 세균존재 확인함
   (4) 패혈증의 증후 : 감각의 변화, 고열, 빈호흡, 빈맥, 마비성 장폐색, 복부팽창, 소변감소증
   (5) 환자를 보호하기 위한 역격리 해야 함

3) 피부 통합성 증진
   (1) 수치료(Hydrotherapy)
      ① 죽은 조직을 느슨하게 함. 약물이나 가피 및 삼출물 제거촉진
      ② 드레싱을 편안하게 제거하게 해줌. 최소한의 에너지로 ROM 가능

피부계 중재

7. 화상환자의 상처치료 방법

1) 개방법
   (1) 얼굴, 목, 회음부 및 몸통부위의 화상에 가장 자주 사용
   (2) 이피가(cradle) 사용하여 화상부위에 이불천이 닿지 않도록 함
   (3) 통증 시에는 Morphine sulfate, Demerol, Salicylates 투여
   (4) 오한 느끼면 통풍을 없애고 방안온도를 24.4℃로 유지함
   (5) 방안의 습도는 40~50%가 적당함
2) 부분적 개방법
   (1) 화상 환부에 항균약을 도포하고 얇은 거즈로 덮어주는 방법
   (2) 드레싱을 통해 삼출물 배액할 수 있게 해줌
   (3) 성공 여부는 화상 환부의 소독에 달려있음
3) 폐쇄법
   (1) 화상 상처 부위를 씻어내고 적어도 하루에 한번 이상 드레싱 교환
   (2) 드레싱은 연고가 묻은 거즈 사용하고 탄력붕대로 감음
4) 국소적 화학요법제
   (1) 국소적 부위에 연고 바르는 것은 감염을 감소시키고 치유 촉진함
   (2) 항생제는 예방적으로 투여, 혹은 감염 발생 시까지 보류됨

약물명	장점	단점
Mafenide Acetate (Sulfamylon)	• 그람음·양성균에 효과적 • 두꺼운 가피에 침투 가능	• 대사성 산독증 • 도포시 통증 • 알레르기성 발진
Silver Nitrate	• 세균억제 효과 • 통증경감 및 악취제거 • 환부 통한 수분증발의 감소	• 전해질 불균형 • 접촉되는 모든 것에 착색됨 • 가피를 침투하지 못함 • 적용시 통증
Silver Sulfadiazine (Silvadene)	• 그람음·양성균, 칸디다에 대한 광범위 살균효과 • 전해질 불균형 초래 하지 않음 • 도포시 통증 없음	• 반복적 사용은 화상부위 끈끈해 지고 회색빛 도는 외형 • 장기간 사용은 피부발진과 과립구 감소 초래
Gentamycin Sulfate (Garamycin)	• 광범위 항생작용 • 통증 없음	• 귀, 신장에 독성초래 • 박테리아에 대한 내성 증대 초래
Neomycin	• 광범위 항생작용 • 세균세포의 메신저 RNA에 잘못된 정보 전달	• 심각한 독성 부작용 • 내이신경, 신장 독성 초래
Nitrofurazone (Furacin)	• 세균대사에 필요한 효소작용 방해 • 포도상 구균에 효과적 • 전신으로 흡수되지 않음 • 알레르기 반응 빈도가 낮음	• 도포하지 않은 피부에 접촉성 피부염이 유발됨 • 소변색깔이 붉게 변함

8. 피부이식

1) 화상부위를 덮어주어 치유를 촉진, 경축의 예방, 회복기간을 단축시킴
2) 대부분 화상 후 3~21일 사이에 시행

이식의 종류

이식	재료	경과
자가이식	환자 자신의 피부를 떼어내어 화상부위에 적용	영구적
배양피부이식	환자 피부를 조금만 떼어내어 배양시킨 후 이식	영구적
동종이식	같은 종의 피부(사체로부터 사망 6~24시간 내) 5일 이내에 적용	일시적
이종이식	다른 종의 피부(돼지)	일시적
합성인조물	피부와 유사한 성질의 인조물	일시적

(1) 부분층피부이식(Split-thickness skin graft)
 ① 화상 치료의 초기단계에서 가장 흔히 사용됨
 ② 0.01~0.035인치 두께의 이식용 피부판으로 건강한 표피와 진피의 두층 취함
 - stamping : 채취된 피부판을 우표크기 조각으로 나누어 이식부위에 적용
 - meshing : 채취된 이식용 피부판을 meshing instrument에 고정시켜 얇게 칼집을 넣어 늘어나게 한 뒤 환부에 적용, 넓은 환부의 이식용

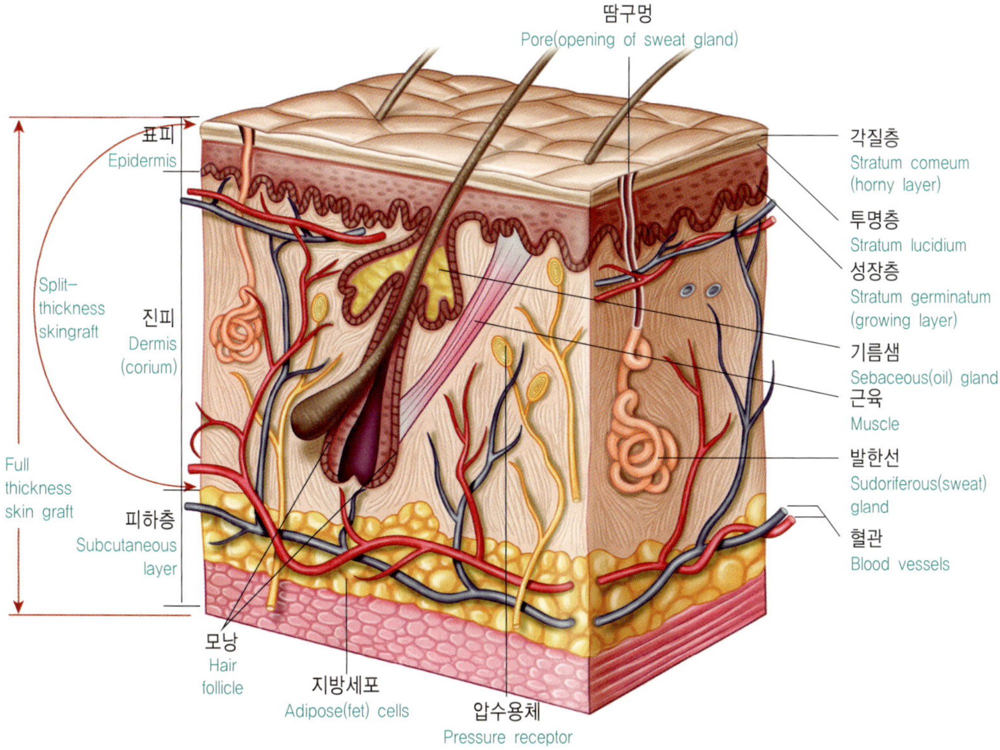

피부이식의 범위

(2) 전층피부이식(Full-thickness skin graft)

① 0.035인치 두께의 이식용 피부판

② 표피, 진피, 피하조직층 포함

③ 부분층 피부이식(split-thickness skin graft) 보다 상처치유 후 미용효과가 훨씬 큼

④ 손, 목, 얼굴과 같은 밖으로 드러나는 부위의 전층 화상 입은 경우 적용됨

9. 영양공급

1) 화상 전 영양상태 사정

2) 매일 열량계산 및 체중 유지

3) 방광/직장 기능 감시

4) 식사시간 가까이에 통증유발 처치를 피함

5) 식전, 식후 구강간호 제공

6) 고칼로리, 고단백, 고비타민, 고미네랄 식이 제공

7) 재활기

(1) 재활은 입원당시부터 시작

(2) 화상범위가 체표면적의 20% 미만으로 감소되었거나 환자가 자가간호능력 있을 때 시작

(3) 재활은 퇴원 시 끝나는 것이 아닌 퇴원 후 최적의 신체적 적응과 정서적 적응수준에 이르기까지 2~5년이 걸릴 수 있음

10. 물리치료 중재

1) 급성기 물리치료

(1) 상처에 대한 치료

① 상피세포를 재생하기 위해 건조한 소독거즈를 화상부위에 적용, 7~10일간

② 흐르는 물에 세척함

③ 화상부위는 소독된 건조한 그물 옷으로 감쌈

(2) 부종에 대한 치료

① 부종 감소를 위해 화상부위를 심장 보다 높게 위치시킴

② 환부에 열, 마사지, 탄력붕대, 안면마스크로 압박함

(3) 물리적 인자치료

① 수치료 : 화상의 상처치유와 통증 조절, 조직의 이완과 진정효과

② 소용돌이욕 : 부분적 침수욕(팔 또는 다리에 화상을 입은 환자에게 적용)
40도 내외의 물에 20분간 적용, 상처치유를 도움

③ 하버드 탱크 : 완전침수욕(광범위한 화상환자에게 적용), 38도의 물에 15분간 적용
수중에서 부력을 이용하여 근력운동이나 관절가동범위 운동 가능

④ 교대욕 : 팔다리 혈관의 운동성 증진, 신진대사 증진, 45도의 온수와 15도의 냉수를 사용하여 번갈아 적용

⑤ 파라핀욕 : 손과 발 같은 입체적인 부위에 적용, 파라핀과 오일 7:1 비율로 혼합 약 50~52도로 유지한 파라핀에 5~7회 환부 적용, 파라핀욕 후 마사지 적용하면 관절의 유연성 증진하고 피부의 연축 방지함

(4) 운동치료

① 화상 후 48~72시간 내에 시작하고 하루에 2~4번 실시한다.

② 능동 혹은 능동-보조운동을 실시

2) 아급성기 물리치료

(1) 자세취하기

구축방지를 위한 자세 취하기

화상 부위	올바른 자세	보조기
목	폄	베개를 이용하여 폄 유지
어깨관절	굽힘, 벌림, 가쪽돌림	어깨관절 벌림 보조기(airplane split)
팔꿉관절	폄, 뒤침	팔꿉관절 폄 보조기
손목관절 및 손	손의 기능적 자세, 손가락 벌림	손목-손 안정보조기(resting pan splint)
엉덩관절	폄, 벌림	엉덩관절 벌림 보조기
무릎관절	폄	무릎관절 폄 보조기
발목관절 및 발	발등굽힘, 중립자세로 다리 올림	플라스틱 발목 발 보조기(PLS)

(2) 보조기

① 정적보조기-환자가 운동을 시작하기 전, 기능적인 자세를 유지

② 동적보조기-정적보조기의 적응증, 근력증강 및 관절가동범위의 유지

(3) 관절가동범위 운동

① 화상으로 인해 구축된 관절-완전가동범위에서 실시

② 신경근 손상으로 인해 근력 저하-구축방지와 관절가동범위의 유지 및 증진, 부종 방지를 위해 수동관절 가동범위운동 실시 점차 능동보조에 이어 능동운동으로 발전

(4) 근력운동 : 무용성 위축 예방을 위해 등척성 운동 실시, 근력 증강을 위해 등장성 운동

(5) 신장운동

① 목부위 : 굽힘 구축 발생, 바로누운 자세

② 어깨관절 : 모음과 안쪽 돌림 구축, 벌림과 가쪽 돌림 근육 신장

③ 팔꿉관절 : 굽힘과 엎침 구축, 폄과 뒤침 근육의 신장

④ 손목관절의 손바닥 굽힘근과 손가락의 모음근의 신장운동을 실시

⑤ 엉덩관절 : 굽힘근과 모음근에 대한 신장운동

⑥ 무릎관절 : 굽힘근의 신장

⑦ 발목관절 : 발바닥굽힘근의 신장

(6) 호흡운동
　① 환기를 원활하게 하고 분비물을 배출하기 위하여 화상환자에 대한 호흡운동과 기침훈련을 중요
　② 반누운자세에서 실시
　③ 가로막 호흡운동
　④ 오므린 입을 통한 호흡운동
　⑤ 기침훈련

(7) 피부이식을 위한 물리치료
손상이 심한 화상은 피부이식을 한다. 2~3주가 필요함, 이식한 피부 모서리 가볍게 마시지, 피부제공부위는 자외선 치료를 함

(8) 퇴원환자의 관리
　① 교육 : 자가신장운동, 근력운동 교육, 호흡운동과 기침훈련, 보장구(유텐실) 사용법, 음식물 씹기 및 연하운동 교육
　② 압박의복 : 순환을 보조하고 부종을 조절, 화상으로 인한 반흔조직의 형성을 감소

화상이 비외피계통에 미치는 영향

조직/계통	기능부전	물리치료사의 역할
심장혈관계통	• 모세혈관 투과성 증가 • 부종 • 혈량저하증 • 관류장애 • 화상 쇼크 • 안정 상태에 빠른맥 • 저혈압 • 부정맥 • 구획증후군	• 활력징후 관찰 • 환자의 심장예비력 제한에 대해 주의 • 말초 맥박 관찰 • 부종 관찰과 관리 • 필요시 의뢰
호흡기계	• 연기 흡입 • 일산화탄소 중독 • 폐부종 • 폐혈관 저항성 증가 • 저산소증 • 호흡곤란 • 폐렴 • 급성호흡장애증후군	• 적극적인 폐위생 실시 • 산소 포화도 관찰 • 필요시 의뢰
대사	• 대사율 증가 • 불감 열손실 • 영양부족 위험 • 고혈당증 지속	• 수분과 영양 섭취를 최우선으로 함 • 따뜻한 환경 유지 • 상처 보호 • 필요시 의뢰

(계속)

조직/계통	기능부전	물리치료사의 역할
면역체계	• 피부 장벽 기능 장애 • 호중구 장애	• 필요시 멸균술 사용 • 국소 항미생물제 사용 • 조기 상처유합 도모 • 필요시 의뢰
기타 기관 계통	• 콩팥부전 • 위장 꿈틀운동 감소 • 궤양 • 창자막힘증	• 화상쇼크의 징후와 증상 관찰 • 움직임 권장 • 필요시 의뢰
심리적 기능장애	• 수명 곤란 • 혼란/섬망 • 부적절한 행동 • 우울증 • 외상 후 스트레스장애	• 일관된 환자 관리와 협조 • 환자와 간병인 교육 • 통증과 불안 관리 • 환자 독립성 증진 • 환자 지원 체계 • 필요시 의뢰

광과민성 피부질환

광과민성 피부질환

1. 정의

햇빛 노출에 대해 민감한 피부반응을 보이며 심각한 부작용을 나타내는 것

2. 증상 및 합병증

1) 다형일광발진
   (1) 얼굴, 목 주위, 손등, 팔 위쪽과 같이 노출된 부위에 구진형, 판상형, 습진형, 다형홍반형
   (2) 구진형 – 가장 대표적인 형태, 구진들이 모여 판상형 형성
   (3) 햇빛 노출 후 30분에서 72시간 이내에 발생

광과민성 질환의 분류

유형	질환
특발성 질환	• 다형일광발진(polymorphous light eruption) • 광선가려움발진(actinic prurigo) • 일광두드러기(solar urticaria) • 우두모양물집증(hydroa vacciniforme) • 여름물집증(hydroa estivale) • 광선그물증모양(actinic reticuloid) • 지속성 광반응(persistent light reaction) • 광과민습진(photosensitive eczema) • 만성 광선 피부염(chronic actinic dermatitis)
외인성 약제성 질환	• 광독성 반응(phototoxic reaction) • 광알레르기성 반응(photoallergic reaction) • 광접촉피부염(photocontact dermatitis)
유전성 질환	• 색소성 피부건조증(색소성 건피증, xeroderma pigmentosum) • 브룸증후군(Bloom's syndrome) • 코케인증후군(Cockayne's syndrome) • 로트문드 – 톰슨증후군(Rothmund-Thomson's syndrome)

(계속)

유형	질환
대사성 질환	• 포르피린증(porphyria) • 펠라그라(pellagra) • 하아트눕병(Hartnup disease)
종양성 질환	• 광선각화증(actinic keratosis) • 보웬병(Bowen's disease) • 바닥세포암종(basal cell carcinoma) • 편평세포암종(squamous cell carcinoma) • 악성 흑색종(malignant melanoma)
광악화성 질환	• 홍반성 루푸스(luupus erythematosus) • 피부근육염(dermatomyositis) • 단순페르페스(herpes simplex) • 다리어병(Darier) • 광선편평태선(actinic lichem planus) • 아토피피부염(atopic dermatitis) • 지루피부염(seborrheic dermatitis) • 여드름(acne) • 다형홍반(erythema multoforme)

2) 일광 두드러기

(1) 햇빛 노출 즉시 또는 노출 후 수 분 내에 가려움증과 홍반을 동반한 두드러기가 노출부위에 발생, 주변으로 홍반성 발적이 퍼짐

(2) 두드러기는 수 시간 내에 자연적으로 소실, 과도한 노출은 쇼크를 발생시킴

(3) 한번 발생한 후에는 12~24시간 동안 햇빛을 조사하여도 발생하지 않음

하버(Harber)에 의한 일광두드러기 분류

유형	작용파장(nm)	수동전달검사*	역수동전달검사	기전
1형	285~320	양성	음성	알레르기
2형	320~400	음성	음성	미상, 혈청인자(음성)
3형	400~500	음성	음성	미상, 혈청인자(음성)
4형	400~500	양성	음성	미상, 알레르기 가능
5형	280~600	음성	음성	미상, 혈청인자(음성)
6형	400	음성	음성	프로토포르피린증(protoporphyria)

3) 외인성 약제에 의한 광과민증

(1) 광독성 반응 : 광알레르기성 반응으로 구분

(2) 광독성 반응 : 충분한 양의 약품과 적절한 햇빛의 조사량이 있으면 누구에게나 반응이 나타남

(3) 광알레르기성 반응 : 광알레르기 물질에 예민한 사람에서만 반응이 나타남

(4) 급성기 : 홍반, 물집

(5) 아급성기, 만성기 : 홍반과 물집 감퇴, 비늘과 태선화 발생

광과민증 발현에 영향을 주는 요인들

약물요인	광원요인	피부요인
약물의 피부투과 능력	광원의 종류	피부의 부위
약물의 흡수 정도	광원의 파장	피부의 두께
약물의 인체 내 대사정도	광원의 조사량	멜라닌화 정도
약물의 배설	광선의 노출시간	피부의 온도 및 습도
약물의 광선 흡수파장	광선의 노출빈도	나이
약물의 투여기간	광선의 피부 투과도	면역상태

4) 만성 광선 피부염
   (1) 가려운 증상을 동반한 아급성 혹은 만성 습진양의 병변이 일광 노출한 부위에 발생
   (2) 드물게 태선화 양상을 보임
   (3) 심한 경우 전신에 홍조를 띠는 구진과 판이 생기기도 함
   (4) 표피의 변화로 인하여 갯솜화, 가시세포증에서 과형성이 있음
   (5) 진피에서 혈관 주위의 림프구의 침윤을 볼 수 있음
   (6) 드물지만 큰 포식세포, 호산구, 형질 세포가 관찰됨
5) 색소성 건피증
   (1) 약 50%에서 1세 전에 증상이 나타남, 95%는 15세 전에 나타남
   (2) 증상부위 : 얼굴, 손, 목 등 햇빛이 노출되는 부이에 쉽게 화상을 입음
   (3) 흑자와 색소침착반이 증가
   (4) 암전구증, 피부암이 발생
   (5) 눈이 부시는 증세, 눈물이 많이 나옴, 안검내반, 안검외반, 각막이상 초래
   (6) 신경증상 : 소뇌증, 지능발달 부진, 운동실조증, 감각 신경성 난청등이 발생
6) 포르피린증
   (1) 적혈구조혈성 포르피린증과 간성 포르피린증으로 분류
   (2) 적혈구조혈성 포르피린증
      ① 광선 노출부위에 소수포와 수포 발생
      ② 빨간색의 요, 붉은 치아가 특징, 우드등을 비추면 붉은색 형광이 나타남
      ③ 눈－각결막염, 눈부심, 안검외반, 검구유착
   (3) 간성 포르피린증
      ① 성인 남자 호발
      ② 주된 증상 : 광과민성, 얼굴, 손등, 발등, 팔과 목 부위 수포발생, 미란과 궤양 형성
      ③ 국소부위에 감염, 상처회복 느림, 석회침착 동반
7) 광선각화증
   (1) 중년, 노인에게 호발, 남자 호발
   (2) 호발부위 : 일광노출부위
   (3) 다발성, 홍색～회색의 사마귀양 또는 각화성 구진의 직경 1～10mm, 약간 융기, 편평한 형태
   (4) 표면에는 인설이 단단하게 부착되어 제거가 힘듦. 병변 주위를 홍반이 둘러쌈

(5) 과각화증이 심할 경우 피각이 나타남

(6) 아래 입술에 생길 때는 미란과 과각화증을 보이며 광선 구순염이라함

8) 홍반성 루프스

(1) 바이러스 및 자외선, 유전적 요인, 면역 불균형에 의해 발생

(2) 아급성피부 홍반성 루프스 : 피부에 국한된 원판상 홍반성 루푸스와 광범위한 증상(피부질환이 심하지 않음)

(3) 전신성 홍반성 루푸스 : 전신적인 병변을 동반
발열, 체중감소, 피로감 등과 관절염, 신장 증상이나 신경증상이 발생

(4) 피부적 소견 : 모공확장 발생, 인설 관찰, 병변부 안쪽의 피부가 위축, 반흔과 색소탈색 소견

(5) 일광노출부위 자주 발생

EXPLANATION

광과민성 질환의 검사 및 평가

1. 임상적 검사

1) 병력

(1) 일상생활에서 흔히 사용하는 연고, 화장품, 비누, 옷 종류 확인

(2) 환자의 직업, 취미 활동, 햇빛에 노출되는 조건 확인

(3) 가족력 확인

2) 피부소견

(1) 햇빛을 조사받은 부위와 피부 사이에서 관련성 확인

(2) 홍반, 저색소침착, 과색소침착, 구진 및 판, 수포, 팽진과 같이 원발진이 발생

(3) 인설, 가피, 반흔, 미란과 같은 속발진 발생

(4) 일광노출부위 호발

2. 최종검사

1) 광첩포검사

(1) 광알레르기성 반응의 진단 및 연구에 사용하는 진단기법

(2) 검사의 원칙 : 항원노출과 광선 조사에 의한 홍반반응을 재현

(3) 검사의 목적 : 약품, 화장품 등의 외인성 화학물질에 의한 광알레르기성 반응을 규명

(4) 기구 : 형광흑광등, 할라이등, 인공일광등 사용, UVA

(5) 검사 방법 : 항원을 담아 어깨뼈 사이나 허리영역에 동일하게 두 줄로 붙임
피부반응 관찰 후 한쪽 첩포에 UVA를 조사한다. 10J/cm^2 조사

(6) 자외선 조사 후 48시간 동안 빛을 차단하는 천등으로 첩포부위를 가려둠

(7) 24~48시간 후 양쪽 첩포를 개방하여 피부반응을 관찰

(8) 광선 노출부에만 양성이면 광항원, 광선 노출부 및 비노출 모두 양성이면 접촉항원임

(9) 광선 노출부에 강하게 나오나 비노출부는 이보다 약하면 광항원 및 접촉항원으로 판정

2) 임상 검사

혈액검사, 항핵항체검사, 소변, 대변과 혈액 속의 포르피린의 검사

3) 광검사(photo test)

(1) 자외선이나 가시광선 등의 광선을 피부에 조사한 후에 광과민성 유무 또는 이상반응을 관찰하는 진단 방법

(2) 광과민성 질환이 의심되면 일차적으로 시행

(3) 1cm^2 넓이의 첩포를 5~10개 정도 등에 부착 후 광선을 조사

(4) 25%가량 증량 시켜 가며 조사

(5) 피부에 실제로 조사되는 광은 UVA, UVB, 가시광선

광검사를 위한 광원의 종류

UVA	UVB	가시광선
형광흑광등(fluorescent blacklight lamp)	고압수은등(high pressure mercury lamp)	단파장기
인공일광기(solar simulator)	형광일광등(fluorescent sunlamp)	크세논등(xenon lamp)
단파장기(monochromete)		
할라이드(halide)		

(6) 양적인 이상 : 광선을 조사한 후 일정 시간 후에 나타나는 홍반을 측정하여 광량을 결정

(7) 최소홍반량 : 홍반을 일으키는 최소 광량

(8) 노출시간에 따른 피부의 반응을 보는 방법 : 노출시간이 길어질수록 반응은 강해짐

3. 광검사의 치료강도와 용량의 결정

1) **용량결정방법**

용량결정의 기본인자 → 노출시간, 등과 환자와의 거리(30inch)

2) **병원용 수술등(열형 석영수은등)**을 이용한 최소홍반용량 검사법

광검사를 위한 광원의 종류

	첫째구멍	둘째구멍	셋째구멍	넷째구멍	마지막 구멍
• 구멍크기 : 2×2cm • 위치 : 아래팔, 배	5				
	10	5			
	15	10	5		
	20	15	10	5	
	35	30	25	20	15
최장 노출시간	35초	30초	25초	20초	15초

❋ 이와 같은 방법으로 자외선을 노출시킨 후 다음날 아침에 어느 구멍에서 최소홍반이 나타났는가를 확인하여 최소홍반이 나타난 구멍의 시간이 곧 최소홍반용량이 된다.

3) **치료용량**

(1) 최소홍반량 : 자외선 처방에서 양을 결정하는 단위가 되는 것

(2) 두 번째 용량발생 : 최소홍반량 × 2.5

(3) 세 번째 용량발생 : 최소홍반량 × 5

(4) 네 번째 용량발생 : 최소홍반량 × 10

$$* \text{ 용량} = \frac{\text{알고 있는 시간}}{\text{알고 있는 용량 비율}} \times \text{알려고 하는 용량 비율}$$

4. 홍반 용량과 치료

등급	1도 홍반용량	2도 홍반용량	3도 홍반용량	4도 홍반용량
반응	최소홍반(MED) 치료량을 결정	태양에 그을린 반응 약간 박리, 색소침착	반대자극 용량	파괴 용량
출현 시간	6~8시간	4~6시간	2~4시간	2시간 내
시각 반응	mild red	moderate red 박리(1~2주)	marked red 부종, 색소침착, 궤양	intense red 물집, 괴사
지속 시간	24~36시간 (12시간이 최고)	2~3일	3~7일	1주~1주 이상
치료	홍반하 용량(SED) 치료량이 될 수 없음 전신치료, 검사	전신이나 국소 치료 가려움증이 발생 전신	국소치료에 주로 처방되는 용량으로 궤양치료	살균효과, 국소부위에 접촉 or 가까운 거리에서 치료하의 짧은 시간동안 적용
적응증	구루병, 동상, 욕창, 불면증, 히스테리아, 기관지 천식, 좌창(여드름)	좌창(여드름), 대상포진, 만성궤양, 피부궤양, 류마티스, 종기, 부스럼, 옹	류마티스, 종기, 옹, 부스럼	

1) 1도 홍반 : 최소 홍반, 강장효과, 약한 발적
2) 2도 홍반 : 경미한 그을림, 약간의 색소침착이 남으며 가려움증도 발생된다.
3) 3도 홍반 : 반자극 효과, 국소치료에 주로 처방 약간의 부종이 나타난다.
   색소침착이 남고 뜨거운 느낌과 궤양이 생긴다.
4) 4도 홍반 : 조직 파괴, 수포, 물집발생 국소부위에 접촉시키거나 가까운 거리에 짧은 시간 적용

피부계 중재

| EXPLANATION |

광과민성 피부질환의 중재

1. 의학적 처치

1) 다형일광발진
   (1) 스테로이드 연고, 완화제 도포
   (2) 스테로이드 전신 투여는 급성의 심한 증상에서 1일 40~60mg으로 좋은 효과 보임
   (3) 장기간 사용시 부작용 유의
   (4) 항말라리아제 단기간 소량 사용가능
2) 일광두드러기
   (1) 항히스타민제 투여 - 최소 두드러기양 증가, 내성 유도 효과
   (2) 혈장반출법 치료
3) 외인성 약제에 의한 광과민성 질환
   (1) MED를 측정
   (2) 원인 약제 제거
   (3) 외출시 일광 차단제 사용
   (4) 급성 염증시 - 항히스타민제, 비스테로이드성 소염제, 스테로이드 전신투여
   (5) 만성 염증시 - 국소 스테로이드 연고나 완화제 사용
4) 만성광선피부염
   (1) 국소스테로이드제 도포
   (2) 항히스타민제, 항소양증제 전신투여
   (3) 경구용제제 - 부신피질호르몬제, 아자티오프린, 시클로스포린
5) 색소성 건피증
   (1) 광범위 절제술, 피부이식술
   (2) 이미퀴모드 5% 크림을 국소 도포
6) 포르피린증
   (1) 만발성
      ① 정맥절개술 - 간 철분 저장량 감소
      ② 소량의 항말라리아제 클로로퀸과 히드록시 클로로퀸 투여
   (2) 적혈구조혈성
      햇빛 노출 감소와 자유기를 줄여주는 카로티노이드인 베타카로틴 경구 투여
7) 광선각화증
   (1) 소수병변은 외과적 절제술, 냉동요법, 전기조작술, 소파술, 5-플로오로우라실 국소 도포
   (2) 광범위병변 1~5% 5플로오로우라실 연고 또는 용액을 국소 도포, 트레티니온 크림의 국소 요법
   (3) 박피술 시행, CO_2 레이저 요법 시행

8) 피부홍반성 루프스
   (1) 국소적 스테로이드제 국소도포, 국소 주사
   (2) 전신 투여제 비스테로이드성 소염제, 항말라리아제, 스테로이드, 면역억제제

2. 물리치료 중재

1) 자외선치료
   (1) 광선노출 후 발생하는 광과민성 질환을 예방하기 위해 사용
   (2) 자외선의 노출은 최소홍반용량 이하의 용량에서 노출을 시작하여 증량
   (3) 1주 5회씩 자외선 치료
2) **PUVA치료**
   (1) 솔라렌 단독이나 UVA 단독으로 효과가 없으나 광독성 약물인 솔라렌과 UVA의 복합작용에 의해서 치료효과를 나타냄
   (2) 솔라렌의 최대 작용파장은 340~380nm
   (3) 치료광원은 360nm로 최고 강도를 나타냄
   (4) PUVA치료 효과
      ① 색소침착, 표피 비후
      ② 광선의 피부 흡수 감소
      ③ 광노출로 증상이 가벼워지는 효과
      ④ 광과민증의 면역학적 기전 억제
      ⑤ 1wn 2~3회씩 솔라렌 복용 2시간 후 UVA를 조사

3. 예방 및 관리

1) 일상도구사용
   (1) 광방어 : 의복이나 모자를 이용하여 노출 막아줌
   (2) 양산, 선글라스, 검은색옷-자외선 차단, 긴 의복 착용
2) 태양의 고도
   오전 9시~오후 3시 태양광선의 80%, 오전 11시~오후 2시 피함
3) 일광차단제
   (1) 일광차단지수 15 이상 권장, 자외선 지수 높을 시 30 이상 권장
   (2) 땀과 물에 잘 안 씻기는 내수성 제품 권장
   (3) 일광 노출 15~30분 전에 도포후 지속적 효과를 위해 2~4시간씩 도포
4) PABA 및 PABA ester
   (1) PABA(para-aminobenzoic acid) 우수한 차단효과, 5%가 좋음
   (2) 각질층을 침투하여 단백질과 결합하는 장점
   (3) 목욕이나 수영 또는 땀을 흘린 후에도 어느정도 일광차단 가능
   (4) PABA가 PABA ester보다 흡착력 좋음

염증 및 기타 피부질환

EXPLANATION

염증성 피부질환의 병리 및 중재

1. 염증성 피부질환

1) 피부에 염증을 유발하는 인자에 의해 진피의 상층이나 표피에 발생하는 염증성 질환
   (1) 접촉성 피부염
   (2) 아토피 피부염 : 원인을 알 수 없음, 알레르기, 유전, 정신 질환 등과 관련 있음

2. 접촉성 피부염(contact dermatitis) (기출)

- 외부의 여러 환경 인자나 화학물질이 피부와 직접 접촉되어 생기는 피부염
- 자극성 피부염 : 자극원(물리적, 화학적, 생물학적 자극원)에 집중적으로 접촉되어 발생
- 알레르기성 피부염 : 특정 항원(합텐)에 대한 세포매개성 과민반응

1) 증상
   홍반, 부종, 수포 등 전형적인 습진성 병변이 주로 접촉된 부위에 국한되어 발생
2) 진단
   (1) 병변 관찰 : 병변의 부위가 접촉부위에 국한
   (2) 첩포검사(patch test) : 의심되는 물질을 환자 피부에 일정시간 접촉시킨 후 유사한 피부병변이 발생되는지 관찰하는 방법
   (3) 사용실험(use test) : 첩포실험이 적합하지 않을 경우 환자가 접촉한 물질을 직접 자신이 사용한 방법대로 피부에 도포하여 유발시킴
3) 치료 및 중재
   (1) 확인된 원인물질의 재접촉 피함
   (2) 탈감작 요법 : 과민반응 보이는 물질을 소량씩 반복적으로 접촉시켜 과민성 줄이는 방법
   (3) 환부에 냉습포 적용
   (4) 진정제, 항히스타민제 투여

3. 아토피 피부염(atopic dermatitis) (기출)

- 제 1형 과민반응
- 유아기, 소화기에 호발하는 만성 재발성 피부질환
- 성장하면서 알레르기성 비염이나 천식 동반
- 유전성

1) 증상
   (1) 소양증
   (2) 습진성 병변
   (3) 유아기(생후 2개월~2세 미만)
      ① 급성 습진성 병변 : wet type
      ② 초기에는 빰이나 이마, 두피에 호발
      ③ 귓볼이나 회음부, 다리오금, 팔오금 등
      ④ 잘 긁지 못하므로 잠을 못자고 보채며 움
   (4) 소아기(2~12세 미만)
      ① 유아기의 연장
      ② 아급성 또는 만성의 결과 : dry type
      ③ 안면보다는 팔오금과 다리오금 같은 굴곡부위 침범
   (5) 사춘기(12~20세)와 성인기
      ① 소양증이나 태선화(피부 비후)가 주 증상
      ② 목, 안면, 손에도 침범, 항문 주위에 소양증
   (6) 경과 : 나이가 들면서 자연 소실
2) 치료 및 중재
   (1) 목적 : 소양증 조절, 증상완화, 2차 세균 감염 예방
   (2) 탈감작 요법
   (3) 긁기(scratching)의 억제 : 손톱깍이, 얼굴에 손이 안가도록, 적절한 실내온도, 먼지 제거
   (4) 목욕
      ① 통목욕은 피하고 비누는 되도록이면 사용하지 않음
      ② 때를 밀면 악화됨
   (5) 스테로이드제 : 가장 효과적인 국소요법(크림제)
   (6) 습포요법 : 급성기의 삼출성 시기에 진물이 나지 않고 가피가 형성되면 습포 중지하고 스테로이드 로션, 크림 국소 적용
   (7) 의복 : 느슨하게 착용, 면제품
3) 예방
   (1) 모유수유, 스트레스 예방
   (2) 온도 조절(땀 흘리면 소양증 생기므로 더운 날씨에는 느슨하고 시원한 옷 입기)

치료	적응증
피부연화제	대부분의 습진, 비늘증
국소 스테로이드	대부분의 습진
국소 tacrolimus	스테로이드에 저항이 있는 피부염
tar bandage	태선화, 늙은 상처를 동반한 피부염
경구 항히스타민제	소양증
경구 항생제	세균 감염과 동반
음식 조절	음식 알레르기/기존 치료에 저항하는 피부염
UVB, cyclosporine, azathioprine	국소 치료에 반응하지 않으며 기존 치료제 저항하는 중증 피부염

4. 물리치료 중재

1) 운동치료

(1) 아토피 피부염

① 저강도-유산소운동

② 최대운동 능력 40~85% 범위에서 운동-최대 효과

③ 운동시작시 40~60% 범위

(2) 접촉 피부염

① 부드러운 자가신장-피부조직과 연부조직의 저가동성 최소화, 혈액순환 개선

② 심혈관 컨디셔닝 운동

2) 물리적 인자치료

(1) 아토피 피부염

① 광선치료 : 부신피질 호르몬 제제나 경구나 국소도포로 사용하는 것에 거부감이 많은 환자에게 적용

② 고용량자외선(UVA1)을 이용함

③ 급성으로 악화된 병변에서 효과 있음

④ Broad-band ultraviolet B(BBUVB; 270~350nm)는 효과는 있으나 작열감이나 피부염의 악화 가능성이 있다.

⑤ NBUVB를 이용한 광선치료도 아토피 피부염에 어느 정도 효과가 있음

(2) 접촉 피부염

① 자외선조사치료

② 산소분무치료 : 피부에 산소를 도포하여 마사지 등을 통해 피부를 정화하는 치료법

③ 소용돌이욕 : 약물을 투여하여 피부염을 일으킨 세균이나 박테리아를 소독처리

EXPLANATION

피부암

1. 피부암

1) 개요

흑색종과 비흑색종으로 구분, 비흑색종이 전체 피부암의 90%로 더 많이 호발, 백인 더 호발

2) 원인

(1) 햇빛 노출

(2) 위험인자 – 가족력, 인종, 상처 및 화상부위

(3) 분류별 원인

① 편평세포암 – 장시간 노출된 자외선, 면역억제, 전암성 병소, 제초제 흡입, 방사선치료

② 악성흑색종 – 백인 호발, 금발 호발, 화상노출, 항공기 조종사와 승무원

③ 기저세포암 – 축적된 햇빛 노출, 면역억제, 유전적 취약성, 면역접종 부위

3) 분류

(1) 원발성 피부암, 전이성 피부암

(2) 편평세포암

① 피부암 중 80%, 노년층 발병, 가장 많은 비율, 남성이 여성보다 호발

② 표피의 각질형성세포에서 기원

③ 암의 크기 및 깊이, 해부학적 위치, 조직학적 특성 등의 형태가 기저세포암보다 복잡

④ 90%는 입술 부위에서 발생, 만성 궤양 또는 상처 타르에 노출부위 호발

⑤ 조기발견시 예후 좋음

⑥ 국소적으로 침윤적, 전이율이 높은 편

(3) 기저세포암

① 표피의 가장 밑층, 바닥층이나 모낭을 형성하는 세포 덩어리가 악성 종양화

② 잠식성 궤양 및 바닥세포암, 백인의 피부암에서 호발

③ 악성도가 낮으며 전이가 드묾

(4) 악성흑색종

① 사망빈도가 가장 높음

② 멜라닌 세포 모반세포가 악성화됨

③ 멜라닌 세포가 있는 곳에서 발생가능하나 피부에서 주로 발생

④ 혈액을 통해 아주 빠르고 깊게 확산됨

4) 증상 및 합병증

(1) 편평세포암

① 궤양, 편평한 적색부, 표피 각질, 융기판, 결절

② 붉은색, 비늘조직

③ 머리와 목, 아랫입술, 귓바퀴에서 80% 이상 발생

④ 전신적인 증상-통증, 권태감, 피로, 허약, 식욕부진

(2) 기저세포암

① 전형적인 진주 또는 상아 모양, 테두리 둥글고 피부보다 약간 융기

② 통증발생이 없고 중심부위에 궤양 형성

③ 기저세포암의 65% 이상은 머리와 얼굴, 목에서 발현

(3) 악성흑색종

① 남자는 머리와 목, 여성은 다리에 호발

② 과도한 자외선 노출시 호발

③ 70% 이상에서 이전의 모반에서 생성

5) 검사 및 평가

(1) 피부암의 진단

① 조직학적 검사

② 피부암 진단 단계

- 1단계 표피만 침범
- 2단계 진피까지 침범
- 3단계 대부분의 위쪽 진피 침범
- 4단계 아래쪽 진피까지 침범
- 5단계 피부밑 조직

③ 혈액검사, 방사선 검사, 초음파 진단, CT, MRI 등의 기기 사용

(2) 피부암의 병기 결정

① Breslow법 : 흑색종의 두께를 측정, 얇을수록 예후가 좋다.

② 흑색종에 의해 침범된 피부의 층 평가

③ 기본실험실 검사, 전이에 대한 뼈스캔, 가슴, 배, 중추신경계로의 전이 확인

6) 의학적 처치

(1) 외과적 수술방법

(2) 방사선치료

(3) 항암화학약물치료

7) 물리치료 중재

(1) 운동치료

① 관절가동범위운동

② 근력강화운동

③ 유산소운동

(2) 도수치료 : 피부굴리기, 상처이완술

(3) 물리적 인자치료 : 압박치료

2. 림프부종

1) 개요 : 림프의 순환장애로 피부의 조직변화와 팔과 다리에 부종이 증가하는 질환
2) 원인 : 감염, 조직손상, 악성종양, 림프절의 절제, 방사선치료나 수술로 인한 조직의 상처, 정맥질환
3) 분류
   (1) 일차성 림프부종 : 선천성 부종, 림프관의 무형성, 저형성, 과형성
   75%가 조발성 림프 부종, 젊은 사춘기 이후 여성 호발, 유전자 이상
   (2) 이차성 림프부종 : 후천적 림프부종, 암수술, 방사선 치료 후 합병증
   유방암과 자궁암 수술후 발생, 림프관제거 수술과 방사선치료 후 발생
4) 증상 및 합병증
   (1) 부종의 증상 : 팔 다리 전반적 나타남. 부종의 분포는 국소 양상을 보임
   한쪽 또는 양쪽 팔 다리에 부종이 발생
   (2) 팔의 림프부종은 겨드랑이 림프절의 절개와 방사선치료 뒤에 유발됨
5) 검사 및 평가
   (1) 방사선학적 검사 : 혈액검사, 초음파검사, 도플러검사, 림프관 조영술, CT, MRI
   (2) 물리치료적 검사 : 피부감각평가, 근수축 여부, 근력정도, 관절제한 여부 평가
   (3) 부종부위 둘레 자가측정법
   (4) 전조증상 : 무거운 신체느낌 붓는 느낌, 팔과 다리 부기, 찌르는 느낌, 열감, 발적감
6) 중재
   (1) 의학적 처치
   (2) 물리치료 중재 (기출)
      ① 운동치료
      - 자세유지 및 이동 프로그램 : **팔과 다리를 올림시켜 세포질 사이질액의 배출을 유도한다.**
      - 전신운동 : 근육펌프－림프액 이동, 관절운동－혈액 순환 촉진
      - 호흡운동 : 깊은 호흡은 림프액의 흐름을 원활하게 한다.

      ② 림프마사지
      - 간헐적 압박 마사지
      - 림프 쓰다듬기 : 림프절의 몸쪽 방향으로 마사지, 손의 압력은 가능한 낮고 부드럽게, 체액을 앞쪽 방향으로 이동시킴, 림프액 배출 순서－가슴부위 시작 근위부에서 팔다리로 이동, 치료시간은 1~2시간 소요됨

      ③ 물리적 인자치료
      - **이온도입법** : 양극에서 구리약물 사용, 피부의 감염 예방, 살균작용
      살리실레이트－부종감소
      - **압박치료** : 압박스타킹, 탄력붕대 공기압박장치 사용

| EXPLANATION

비 만

1. 비만의 개요

1) 체내에 지방조직이 과다한 상태, 비정상적인 체지방 증가로 인해 대사장애가 유발된 상태
2) 신체비만지수(체질량지수, Body mass index : 체중(kg)을 신장(m)의 제곱으로 나눈 값) 25 이상이면 비만으로 정의한다(서양인은 30 이상이며, 인종간의 차이를 고려하여 우리나라에서는 25 이상을 비만으로 정의함).

2. 비만의 원인

1) 환경적 요인 : 낮은 경제적 수준, 잘못된 식습관
2) 유전 및 선천적 요인 : 비만유전자, 염색체 증후군(바르데-비들 증후군, 프라더-윌리 증후군), 유전
3) 신경 및 내분비계 질환 : 갑상선 기능저하증, 쿠싱증후군
4) 약물 : 스테로이드 및 일부 항우울제, 항정신적 약물, 당뇨병 치료제
5) 정신적 요인 : 폭식증, 폭식장애, 과도한 스트레스 불안 긴장감등은 폭식과 과식을 불러옴

3. 비만의 분류

1) 원인에 의한 분류
   (1) 단순성 비만 : 원발성, 외인성, 특정원인이 없고 잘못된 식습관과 생활습관이 원인, 비만의 90%
   (2) 이차성 비만 : 특정 질환에 의해 생기는 비만, 갑상선기능저하증, 인슐린종, 쿠싱증후군, 다낭성, 난소증후군
2) 지방 세포수와 크기에 따른 분류
   (1) 지방세포 증식형 : 세포의 크기 정상, 지방세포 수 증가
   (2) 지방세포 비대형 : 지방세포의 수는 정상, 세포의 크기가 커지는 비만
   (3) 혼합형
3) 지방조직의 체내 분포에 따른 분류
   (1) 복부형 : 내장지방형, 피부밑지방형 비만, 남성형, 사과형
   (2) 볼기형 : 엉덩이나 허벅지 축적, 하체형, 여성형, 서양배형
4) 비만 시기에 따른 분류
   (1) 소아비만 : 유아기에서 사춘기까지 발생
   (2) 성인비만 : 나이 20세 이상 체질량지수 30kg/m^2

4. 비만의 증상 및 합병증

1) 비만의 증상
   (1) 일반적 증상 : 역류성 식도염, 식후 가슴통증, 복통, 발한, 부종, 호흡곤란, 피로 관절통
   (2) 고도비만자 : 수면무호흡증, 기좌호흡, 월경불순
   (3) 팽창선조 : 피부가 급격히 넓어져 탄력을 잃고 위축성 선형띠가 형성되는 것
   (4) 셀룰라이트 : 피부의 피부밑조직 내에 지방이 과다 축적되어 피부를 울퉁불퉁하게 만듬
2) 비만의 합병증
   (1) 인슐린저항성과 2형 당뇨병
   (2) 고혈압 및 관상동맥 질환
   (3) 이상지혈증
   (4) 골관절염
   (5) 호흡기 장애

5. 비만의 검사 및 평가

1) 체중 신장 지수를 이용한 방법
   (1) 체질량 지수 : 신장의 제곱을 분모로 하고 체중을 분자로 한 수치
      ① BMI = kg/m^2
      ② 체지방량과 상관관계가 높다. 수치가 높을수록 심혈관 질환, 질병의 이환율과 사망률 높다.

체질량지수

체질량지수	무게상태
18.5 아래	체중
18.5~24.9	표준
25.0~29.9	초과 중량
30 이상	비만

   (2) 상대 체중 : 표준체중을 분모로 하고 실제 체중을 분자로 하여 100을 곱한 것

상대체중에 의한 비만의 분류

분류	상대체중
저체중	< 90
정상	90~110
과체중	110~120
경도 비만	120~140
중등도 비만	140~200
고도 비만	200

(3) 변형된 Broca 공식을 이용한 상대체중

신장(cm)	공식
>160	(신장−100) × 0.9
160∼150	(신장−150) ÷ 2 + 50
<150	(신장−100) × 1.0

2) 지방의 분포에 따라 평가하는 방법

(1) 허리둘레 측정법

① 내장 지방 및 대사 합병증, 기타 심혈관 질환이 위험을 반영

② 25∼30cm로 양발을 벌리고 선자세에서 호흡을 편안히 내쉴 때 갈비뼈 아래와 엉덩능선의 중간부위 지면을 수평하게 측정

③ 남자는 102cm, 여자는 88cm 이상이면 대사 합병증의 위험성이 높음

(2) 허리−엉덩이 둘레비 측정법

① 엉덩이 둘레는 엉덩이의 가장 돌출된 부위에서 측정

② 허리둘레는 허리둘레 측정법고 동일하게 측정

③ 남자 1.0 여자 0.85 초과하였을 때 복부 비만

④ 남자 1.0 여자 0.85 이하일 경우 볼기 비만으로 한다.

(3) 피부주름 두께 측정법

① 엄지와 집게손가락으로 피부를 잡고 캘리퍼로 체지방량을 측정

② 위팔두갈래근, 위팔세갈래근, 어깨뼈 하부, 엉덩뼈능선 상부 측정 합

피부주름근두께에 의한 비만의 분류

분류	피부주름두께(cm)	
	남	여
중등도	>60	>37
고도 비만	>74	>43

3) 기타체지방량 측정법

(1) 생체전기저항분석법 : 인체에 전기를 통전시켜 인체를 통과하는 전류의 저항값을 분석하여 비만도를 측정

(2) 컴퓨터 단층촬영(CT)

① 일반적으로 제4번 허리뼈와 제5번 허리뼈 사이에서 촬영

② 내장지방과 피부밑지방의 면적을 산출

③ 전체지방에서 − 피부밑지방 면적 = 내장 지방면적

④ 내장지방면적 < 100cm^2 − 비만

⑤ 내장지방면적 / 피부밑지방 < 0.4 − 비만

체지방과 비만

분류	체지방(%)	
	남	여
정상	15～18	20～25
경계	19～25	26～30
비만	>25	>30

6. 비만의 의학적 처치

1) 약물치료
2) 수술적치료
   (1) 위밴드술
   (2) 위소매절제술
   (3) 루와이 위우회술
3) 식사요법
   (1) 영양섭취평가
   (2) 열량제한
   (3) 지방
   (4) 당질과 식이섬유소
   (5) 단백질, 비타민, 무기질
4) 행동수정요법

7. 비만의 물리치료 중재

1) 운동치료
   (1) 운동처방 및 프로그램
   (2) 운동의 종류
   유산소 운동 : 전신지구력과 호흡 및 순환 증진, 근육의 기능 개선을 위한 걷기, 조깅, 사이클링, 계단 오르고내리기, 수영, 에어로빅 댄스
   (3) 운동의 강도 : MET 50～80%, 3～6 MET 범위의 중강도 운동이 적절
2) 도수치료
   (1) 근막치료 : 피부굴리기, 근막이완
   (2) 림프배액법
3) 물리적 인자치료
   (1) 수치료 : 러시안욕, 염수욕
   (2) 전기치료 : 심부투열치료, 체외충격파

EXPLANATION

기타 피부질환의 병리 및 중재

1. 건선

1) 개요

(1) **전염성이 없는 만성적인 피부병으로 붉게 튀어나오고 하얀 인설이 존재하는 구진성 병변**

(2) 두피, 팔꿈치 무릎에 호발, 0.5～2%에서 발생하므로 흔한 피부병, 성별차이 없음

2) 분류

(1) 판상건선

(2) 물방울양건선

(3) 간찰부건선

(4) 박탈성 건선

(5) 농포성 건선

(6) 건선 관절염

(7) 두부 건선

(8) 손, 발톱 건선

3) 물리치료 중재

(1) 운동치료 : 관절가동범위운동

(2) 도수치료 : 관절가동술

(3) 물리적인자치료

① 자외선치료

② 광화학요법

2. 고름딱지증(impetigo contagiosa)

- 연쇄상 구균, 포도상 구균에 의한 감염(전염력 높음)
- 아동에게 흔하고 여름, 초가을에 자주 발생
- 촉진 요인 : 비위생적인 환경, 불결한 개인위생, 영양불량, 건강상태 악화 등

1) 증상

(1) 표피에 국한된 화농성 병변

(2) 다른 곳에 접촉되면 새로운 발진

2) 의학적 치료

(1) 항생제 도포(3회/일 이상)

(2) 가피 제거, 새로운 가피가 형성되지 않도록, 2～3회/일 부드럽게 씻기

(3) 단단한 가피는 습포한 후 제거

(4) 환자와 접촉 후 반드시 항균성 비누로 손 씻기

(5) 전염 예방 : 환자는 개인수건 사용

3. 단순포진(Herpes simplex)

1) 정의 : 제 1형과 2형 단순포진 바이러스(HSV)에 의해 주로 입 주위와 성기주위에 생기는 수포성 질환

2) 병태생리

(1) 대부분이 어렸을 때 HSV(type 1)에 일차 접촉 → HSV는 신경말단에 잠복 → 스트레스 사건시 감각 신경세포 자극하여 병변을 재발

(2) 작열감, 소양증 후 수시간 내에 수소포형성(Tzanck smear로 확인)

(3) 재발을 촉진하는 요인 : 발열, 상기도 감염, 극도의 피로, 심리적 긴장 등

3) 의학적 치료

(1) 항바이러스제(Acyclovir) 구강 투여 또는 연고 도포

(2) 자주 손을 씻고 병소를 뜯지 않도록, 피로나 스트레스는 피하도록

(3) 활동성일 때는 전염되지 않도록 직접 접촉을 피함

4. 대상포진(Herpes zoster, Shingles)

1) 원인

(1) Varicella zoster virus

(2) 수두에 비해 전염력은 약함

(3) 수두를 앓지 않은 사람이 대상포진 환자 수포에 노출되면 수두가 발병할 수 있음

① 수두 : 면역이 형성되지 않은 숙주의 일차적 감염

② 대상포진 : 면역된 숙주에게 일어나는 면역반응

2) 특징

(1) 권태감, 열감, 소양감, 통증 후 발진 나타남

(2) 비대칭적(말초감각 신경로 따라 발생 → 체간 중앙을 횡단할 수 없어 편측성으로 발생)

(3) 신경절을 따라 Vesicle이 일렬로 형성

(4) 초기 수포는 혈청 포함하고 있으나 후에는 화농성 → 터지면 가피형성, 10일 이내 탈락

3) 의학적 치료

(1) 항바이러스제제 : Acyclovir(Zovirax)

(2) 대증요법 : 진통제, 해열제, 항히스타민제

(3) 습포 : Burow 용액 등을 이용하여 하루 3～4회 실시

(4) 환자의 10%가 포진 후 신경통 발병 : 동통의 치료(진통제, 경피신경자극)

4) 물리치료 중재

(1) 운동치료 : 근력강화운동

(2) 물리적인자치료

① 적외선

② 경피신경자극치료

③ 레이저

PHYSICAL THERAPY

운동치료 중재

퍼시픽 물리치료학 개념서

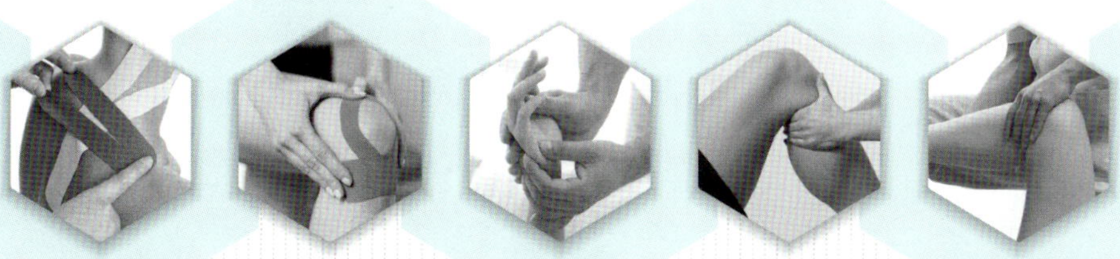

P H Y S I C A L   T H E R A P Y

PHYSICAL THERAPY

치료적 운동

치료적 운동

1. 운동치료(therapeutic exercise)의 정의

환자와 의뢰인에게 제공되는 체계화되고 계획된 신체 움직임의 행위, 자세, 또는 환자나 의뢰인에게 제공하기로 된 신체적 활동

2. 종류

1) 손상의 예방과 조정
2) 신체기능 향상과 회복, 증진
3) 건강과 관련된 위험인자의 감소와 예방
4) 신체 상태와 건강도 및 건강에 관한 정보의 포괄적 활용

3. 목표

1) 지구력과 심혈관 피트니스 향상
2) 안정성 증진
3) 이완증진
4) 근력강화
5) 가동성과 유연성 증진
6) 협응, 균형 및 기능적인 활동의 향상
7) 기능적 기술 향상

4. 치료적 운동의 계획

1) 결정에 영향을 주는 요인
   (1) 손상, 기능적인 제한과 장애
   (2) 이해하고 배울 수 있는 능력뿐만 아니라 문제에 대한 환자의 적응, 동기유발, 인성과 같은 상태도 포함

(3) 사회, 경제적인 지지와 문화적인 반응과 기대
(4) 환경에 대한 적응력으로 자기관리 능력 및 가정, 직장, 학교 및 레저시설로의 이동 능력을 확인
(5) 환자와 고용주의 직업 계획과 목표
(6) 도덕상의 고려사항과 선택

2) 기대되는 기능적인 결과를 위한 목표 설정
(1) 종종 장기목표 또는 재활목표로 기술된다. 그 목표들은 치료 혹은 재활 프로그램의 종결 시 혹은 프로그램의 한 단계의 종결 시에 치료가 기능적인 제한 혹은 장애에 얼마나 영향을 줄 것인지와 관련된다. 그 목표들은 환자 직장 혹은 국한된 다른 활동으로 돌아갈 수 있는지, 그리고 어느 정도 참여할 수 있는지를 기술한다.
(2) 각 목표들은 측정 가능해야 하고 그 상태 혹은 이용된 검사에 국한해야 한다. 그리고 각 목표는 그 목표에 도달하는데 예상되는 시간을 나타내어야 한다.

3) 단기 목표의 확인
(1) 이 목표들은 종종 기록된 손상에 영향을 줄 수 있는 측정 가능한 행동양식의 목표로 언급된다.
(2) 대개 가동범위의 증가, 몸쪽부분 안정성 향상, 지구력 증가, 균형 향상과 같은 기능적인 결과를 달성하는데 필요한 혹은 기술의 구성을 반영한다.
(3) 환자가 기술된 기능적인 결과를 달성하게 될 때, 더욱 어렵고 완전한 단기목표를 설정한다.

4) 치료 계획의 개발
(1) 목표를 적절하게 충족시킬 수 있는 치료적 접근법이 무엇인지를 결정한다. 환자의 상태에 이용할 수 있는 자원을 고려한다.
(2) 계획과 목표를 충족시킬 수 있는 치료기법 혹은 치료기구를 선택한다.
(3) 목표에 대한 변화를 기록하는 데 이용될 수 있는 평가양식이 무엇인지를 결정한다.
(4) 치료기간과 퇴원계획을 예정한다. 치료를 위해 다른 서비스를 고려한다.

Therapeutic exercise

정의	• 환자와 의뢰인에게 제공되는 체계화되고 계획된 신체 움직임의 행위, 자세, 또는 환자, 의뢰인에게 제공하기로 된 신체적 활동들이다.
종류	• 손상의 예방과 조정 • 신체기능 향상과 회복, 증진 • 건강과 관련된 위험인자의 감소와 예방 • 신체 상태와 건강도 및 건강에 관한 정보의 포괄적 활용
목표	• 아무런 증상 없이 운동과 기능을 하게 하는 데 있다.
장애	• 질병, 상해, 선천적 장애, 발달 장애 등과 같은 급성 혹은 만성기 상태에서의 기능적 결과가, 특정 신체 계통에 대해 필수적·관습적이고 바람직한 사회기능과 역학을 위한 개인의 능력을 손상시키는 것을 나타내는 용어이다.

Therapeutic exercise

<table>
<tr><td rowspan="7">환자 관리에 필요한 환자 관리 과정</td><td rowspan="3">종합적인 검사</td><td>병력(history)</td></tr>
<tr><td>계통별 예비검사의 영역</td></tr>
<tr><td>특정 검사와 측정</td></tr>
<tr><td colspan="2">수집된 자료평가</td></tr>
<tr><td colspan="2">손상, 기능제한, 장애에 근거한 진단결정</td></tr>
<tr><td colspan="2">환자중심의 목표에 근거한 예후와 치료계획 수립</td></tr>
<tr><td colspan="2">적절한 치료 실시</td></tr>
<tr><td rowspan="16">치료적 운동의 평가과정</td><td rowspan="6">치료적 운동의 평가과정</td><td>주관적 평가</td></tr>
<tr><td>증상의 인지방법 기술</td></tr>
<tr><td>일상 활동을 수행하는 동안에 나타나는 증상양상을 기술</td></tr>
<tr><td>문제에 대한 종전의 병력, 치료, 치료결과를 기술</td></tr>
<tr><td>약물적 중재, 수술적 중재와 관련된 병력을 기술</td></tr>
<tr><td>전반적인 건강, 투약, 수행된 X선과 같은 검사를 기술</td></tr>
<tr><td rowspan="6">객관적 평가</td><td>시진
• 검사 보조기구를 사용
• 전반적인 자세, 특정 부위의 자세, 외형의 변화, 부종, 위축, 비대, 비대칭성과 같은 형태를 관찰
• 반흔조직과 같은 피부 상태와 탈구 등 관찰
• 앉고 서고 걷는 양상, 전반적인 운동에 대한 효율성, 협응, 균형과 평가에 적응하는 능력을 관찰</td></tr>
<tr><td>증세유발–선택적인 긴장 유발 절차
• 능동 관절가동범위 운동(Active Range Of Motion, AROM)
• 수동 관절가동범위 운동(Passive Range Of Motion, PROM)
• 관절 손상 검사
• 저항검사</td></tr>
<tr><td>촉진 : 피부와 피하조직, 근육, 힘줄, 부착지점, 힘줄집과 윤활주머니, 관절과 인대, 신경과 혈관</td></tr>
<tr><td>신경학적 검사 : 주요 근육, 운동 능력, 감각, 신경가동성</td></tr>
<tr><td>부가적인 검사</td></tr>
<tr><td>기능적인 제한, 장애와 핸디캡을 기록하는 특별한 검사법</td></tr>
<tr><td rowspan="4">치료적 운동의 계획</td><td>결정에 영향을 주는 요인</td></tr>
<tr><td>기대되는 기능적인 결과를 위한 목표 설정</td></tr>
<tr><td>단기 목표의 확인</td></tr>
<tr><td>치료 계획의 개발</td></tr>
</table>

정상운동 발달과정

EXPLANATION

정상운동 발달과정

1. 유아의 정상운동 발달 단계

- 유아의 정상운동 발달단계는 신경계의 성숙과 밀접한 관계가 있다.
- 중추신경계가 성숙되며 다양한 자세활동을 통하여 정상적인 운동조절을 회복한다.
- 운동조절은 머리 부위에서 꼬리 부위로 발달한다.
- 반사의 우세에서 반사의 통합으로 전개된다.

정상발달(normal development)

연령	자율운동신경계(ANS)	반사의 통합	긴장의 발달	운동조절의 발달	자세의 진전
0~3	교감성(sympathetic)	• 척수－긴장성 (spinal-tonic)	굽힘 (flexion)	• 운동성(mobility)	• 바로 누운 자세(supine)
3~5	부교감성으로 향한다. (toward parasympathetic)	• 바로잡기반응 (righting)	폄 (extension)	• 안정성(stability) • 긴장유지(tonic holding)	• 축상 엎드린자세 (pivot prone) • 척추굽힘
4~6				• 안정성(stability) • 협력수축(cocontraction)	• 팔꿉관절 엎드린자세 (prone on elbow) • 구르기(rolling)
6~8		• 보호성 폄 • 고유수용성 • 평형	길항근의 상호작용	• 조절된 운동성 (controlled mobility) • 숙련(skill)	• 사족 앉기 (hand and knee sitting)
8~10					• 수정된 발바닥 보행 (modified plantigrade)
10~12					• 서기(standing)
12~					• 보행(walking)

1) **운동조절 단계**

운동성(mobility) → 안정성(stability) → 조절된 운동성(controlled mobility) → 숙련(skill)

(1) 몸쪽부분에서 먼쪽부분으로의 발달

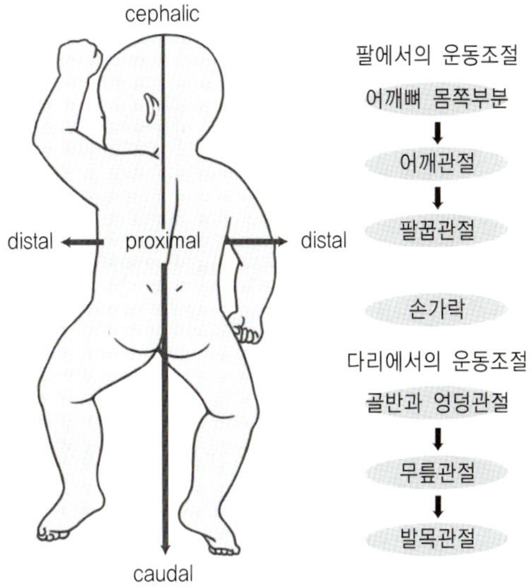

(2) 자율 향상성의 발달

① 출생 초기 신생아는 교감신경계에 의해 주로 지배되어 생명활동을 영위하며, 운동은 원시적 반사에 의해 불규칙하고 목적성 없는 상태에서 이루어진다.

② 교감신경 지배가 먼저 나타나는 이유
교감신경계의 세포체는 하위 중추인 1번째 등척수절로부터 3번째 허리척수절 사이의 회색질 안에 있는 반면 부교감 신경계는 척수보다 고위 중추인 중간뇌, 다리뇌, 숨뇌에 있기 때문이다.

출생초기(교감신경계)		신경계 성숙(부교감신경계)
교감신경계에 의해 주로 지배	신경 지배	• 부교감신경계가 발달 • 교감신경의 활동을 억제
하위 중추인 1번째 등척수절로부터 3번째 허리척수절 사이의 회색질 안에 있음	세포체	• 척수보다 고위 중추인 중간뇌, 다리뇌 및 숨뇌에 있음
원시적 반사에 의한 불규칙하고 목적 없는 상태의 움직임	운동	• 목적 있는 운동이 나타남

(3) 반사우세로부터 반사의 통합

① 원시적인 연관운동패턴 : 신경계의 성숙으로 원시 반사 활동 통합

② 크고 다양한 운동

③ 개별적인 운동

④ 대뇌겉질(cerebral cortex) 수준의 조절

- 반사의 통합
  - 매우 질서 있게 연속되어 일어난다.
  - 연령에 따라 나타나는 반사를 예견할 수 있다.
  - 반사를 평가하여 중추신경계의 성숙 여부를 추정할 수 있다.
- 반사의 억제
  - 하위중추가 고위중추에 의해 억제를 당한다.
  - 대뇌겉질 → 중간뇌 → 뇌줄기 → 척수
- 반사의 출현 단계
  - 반사는 정상운동발달에서 운동을 지배하지만 결코 필수적인 것은 아니다.
  - 어떤 반사들은 나타나지 않고 바로 다음 단계의 반사가 출현하는 경우도 있다.

(4) 운동조절의 단계

① **운동성(mobility)**

- 출생 후 약 2~3개월 동안은 불규칙한 운동이 목적없이 나타난다.
- 원시적 반사에 의한 반사성 운동
- 외수용기 자극에 의해 반응하는 연관운동 패턴

② **안정성(stability)**

- 긴장성유지(tonic holding)
  중력 또는 도수저항에 대항하여 긴장성 자세유지근이 단축된 범위 내에서 근수축을 유지할 수 있는 능력을 말한다.
- 협력수축(cocontraction)
  체중을 지지한 관절에 안정성을 제공하기 위해 주동근이 동시에 정적수축을 일으키는 것을 말한다.

③ **조절된 운동성(controlled mobility)**

- 정적자세에 운동성이 추가된 단계
- 몸의 세로축을 중심으로 구르기, 체중지지 자세에서 앞뒤·좌우로 흔들기
- 고위수준의 반사활동 활성화 → 동적안정성의 발달 → 정적 → 동적활동(조절된 운동성과 숙련의 중간단계)
- 정적－동적 활동의 예
  - 체중을 지지하는 팔다리 중 하나를 바닥에서 들어올린다.
  - 지지 기저부가 좁아져 안정성이 요구된다.
  - 균형 반응을 유도하여 팔다리의 숙련을 촉진한다.

④ **숙련(skill)**

- 숙련은 운동조절의 최고 수준
- 환경에 대한 조작과 탐구를 포함하고 있다.
- 몸쪽부분의 동적 안정성을 유지하고 있는 동안 먼쪽부분인 손과 발에서는 숙련된 운동이 자유롭게 일어난다.

- 물체를 향하여 손을 뻗는 동작이나 보행은 숙련된 운동성이 종합된 것이다.
- 대부분의 숙련활동은 정상적인 반사활동과 반사통합이 이루어져야 한다. (바로잡기반응, 균형, 평형반응들이 요구됨)

(5) **자세와 활동의 발달 순서**

① 엎드린자세에서 자세발달

축상엎드린자세 (Pivot prone)	1. 자세유지 폄근들의 신장이 발달됨 2. 자세유지 폄근들의 활성화는 시각바로잡기반사나 미로바로잡기반사 등과 관계가 깊음 3. 대칭성 긴장성목반사의 통합지표가 될 수 있음 4. 바로누운 자세에서는 완전 교량자세에서 폄근들의 발달이 촉진됨
팔꿉관절 엎드린자세 (Prone on elbows)	1. 몸통 윗부분과 팔의 몸쪽부분에 안정성 수준의 협력수축이 발달됨 2. 물체에 접근하여 손을 뻗거나(static-dynamicreach) 배밀이(Creeping) 등을 시작함
네발기기 (Quadruped)	1. 다리에 체중이 부가됨으로 몸통 아랫부분과 엉덩관절 주위근의 협력 수축이 촉진됨 2. 볼기뼈절구(Acetabulum) 깊이의 발달과 엉덩뼈의 성장이 이루어짐 3. 손목 엎드린자세에 비해 COG가 높아짐으로 해서 모든 관절에서 체중부하가 증가됨

② 기립자세로의 자세발달

구르기(Rolling)	1. 긴장성목반사와 바로잡기반사의 영향으로 일어나게 함 2. 몸에 대한 바로잡기반사가 발달되면 신체 부위별 회선이 가능하게 됨 3. 바로잡기반사가 통합되면 머리 회선과 몸통 회선이 상호의존적 관계에서 벗어나게 됨(머리가 회선하여도 몸통이 뒤따라 회선되지 않음) 4. 성숙된 구르기 패턴은 굽힘근과 폄근, 돌림근들의 상호협력작용에 의해 형성됨
앉기(Sitting)	1. 처음에는 외부의 보조에 의해 앉은 자세를 유지함 2. 차츰 팔과 다리를 모두 사용하여 BOS를 증가시킴으로써 독립적으로 앉은 자세를 유지할 수 있게 됨 3. 몸통 아랫부분의 안정성이 증가되면 손의 역할이 자유롭게 됨 4. 물건의 조작을 시작하게 됨(숙련수준에 해당)
완전 혹은 수정된 발바닥보행 (Plantigrade)	1. 발바닥보행 : 손을 짚고 발목관절을 발바닥굽힘 시킨 상태에서 걸어다니는 것 2. 수정된 발바닥보행 : 물건을 붙잡고 일어서는 자세 3. 이동을 위한 수단으로 발바닥보행을 이용하며, 수정된 발바닥보행은 기립자세의 바로 전 단계에서 이용됨 4. 체중을 지지하는 팔꿉관절과 무릎관절 주위 근육의 협력수축이 필요함
기립과 보행 (Standing & walking)	1. 보행은 기립자세에서 체중의 이동으로 이루어짐 2. 보행단계의 초기에 잘 넘어지는 것은 평형반응이나 고유수용성 반응이 완전하게 성숙되지 못하였기 때문임 3. 보행초기 • 다리 : 가쪽돌림과 벌림(BOS를 넓힘) • 팔 : 들임(Retraction) 및 벌림(안정을 확보하기 위함)

2) 유아의 정상 운동발달 지표

(1) **월령에 따른 발달단계(보바스에 의함)**

3개월 단계	1. 어린이는 정중위를 취할 수 있는 여러 가지 연습(준비)을 하게 된다. 2. 바로 누운 자세에서는 아직도 굽힘상태를 유지하고 있다. 3. 엎드린 자세에서는 팔꿉관절 엎드린자세에서 고개를 들 수 있다. 4. 몸통과 다리의 폄을 증가시키는 연습(준비)을 하게 된다.
5개월 단계	1. 몸통을 더욱 많이 폄시킬 수 있게 된다. 2. 신체의 대칭성(symmetry)이 이루어진다. 3. 엎드린 자세에서 팔과 다리를 폄 및 벌림하면서 머리를 충분히 들어올릴 수 있게 된다. 4. 편 팔로 몸을 지탱하여 손목관절 엎드린자세를 할 수 있게 된다. 5. 바로 누운 자세에서 몸을 일으키기 시작한다. 6. Landau reflex와 parachut가 나타나기 시작하여 중력에 대항하여 팔다리를 폄할 수 있게 된다. 7. 앉은 자세에서는 아직 몸의 균형을 잘 잡지 못하나 엎드린 자세나 바로 누운 자세에서는 처음으로 평행반응이 나타난다. 8. 교량자세(bridging)를 취하면서 보행을 준비하게 된다.
7~8개월 단계	1. 신체의 세로축을 중심으로 몸통의 회선이 일어난다. 2. 엎드린 자세에서 바로 누운 자세로 또 바로 누운 자세에서 엎드린 자세로 돌아누울 수 있게 된다. 3. 8개월이 되면 어린아이는 양 손으로 보조를 해주지 않아도 균형을 잡을 수 있다. 4. 몸이 어느 한쪽으로 기울어지면 두 팔을 벌려서 신체의 균형을 잡을 수 있다. 5. 물건을 잡고 일어설 수 있다. 6. 아직 네발로 길 수는 없다.
9~10개월 단계	1. 어린이는 배를 바닥에 붙이고 손과 바로 기기 시작하거나 또는 한쪽 무릎과 한쪽 발을 교대로 움직이면서 방바닥 위를 무릎으로 기어 다니기 시작한다. 2. 어린이는 배를 바닥에 붙이고 빙글빙글 돈다. 3. 앉은 자세에서 방향을 바꾸어 돌아 움직인다. 4. 어떤 물체를 붙잡고 걷거나 보조를 해주면 걸을 수 있다.

(2) 월령에 따른 기능평가 기준

	기기(Crawling)	앉기(Sitting)	걷기(Walking)	쥐기(Grasping)	지각(Perception)
신생아	1. 머리를 중심에서 옆으로 돌림 2. 팔다리를 전체적으로 웅크린 자세 3. 반사적으로 기는 운동을 보임	1. 한쪽으로는 편중됨이 없이 머리를 옆으로 돌린다. 2. 한쪽으로 편중됨이 없이 번갈아 가며 손발을 허위적 거린다. 3. 앉혀놓은 상태에서 계속적으로 1초 동안 앞으로 숙여진 머리를 든다.	1. 원시적인 버티기 반응 : 세울 때 엉덩이 부분과 무릎을 뻗침 2. 번갈아 가며 체중을 옮겨서 자동적으로 걷는 동작	1. 두 손을 주로 쥐고 있다. 2. 뚜렷하게 움켜잡기반사를 나타낸다.	과다한 빛이나 소음에 대해 짜증스럽게 반응한다.
1개월말	머리를 적어도 3초 동안 든다.	누운 자세로 적어도 10초 동안 머리가 가운데를 향하게 유지한다.	신생아와 같다.	경과기 : 두 손을 자주 쉽게 벌린다.	두 눈으로 빨간 딸랑이를 쫓아 양쪽으로 45도까지 가며본다.
2개월말	1. 머리를 적어도 45° 든다. 2. 머리를 적어도 10초 동안 든다.	앉은 자세로 적어도 5초 동안 머리를 곧바로 세운다.	경각기 : 원시적인 버티기 반응과 자동적인 걷기 동작이 점차 사라진다.		1. 빨간 딸랑이를 한쪽 끝에서 다른 쪽 끝까지 시야 전체를 따라가며 본다. 2. 흘깃 보거나 혹은 움직여서 종소리에 반응한다.
3개월말	1. 머리를 45~90° 든다. 2. 머리를 적어도 1분 동안 든다. 3. 전반적으로 몸을 지탱한다. 4. 허리 엉덩이 부분을 적당히 뻗친다.	1. 앉은 자세로 적어도 30초 이상 머리를 수직으로 유지한다. 2. 수평으로 몸을 둘 때, 머리가 뒤로 제껴지지 않는다.	다리를 굽힌 채로 바닥에 댄다.	절반정도 벌린 손을 빨간 물체가 제시된 쪽으로 가져간다.	
4개월말	완전하게 아래팔로 받친다.	손을 잡아당겨 주면(45도까지 천천히 당김) 머리와 다리를 약간 구부린 채 들어 올린다.	바닥에 닿으면 다리를 굽히지 않고 계속해서 무릎과 각 관절 부위를 피는 식으로 다리를 뻗친다.	1. 두 손을 절반정도 벌린다. 2. 두 손을 갖고 논다. 3. 장난감을 입에 넣는다(손-입 협응).	자기 손의 장난감을 눈여겨본다.
5개월말	두 발을 들어 올려 뻗치는 운동을 반복할 때 아래팔로 몸을 지탱하지 않고 두 발을 들어 올린다(수영자세).	1. 손을 잡아당기면 척추와 연장선상의 위치를 유지하면서 머리를 든다. 2. 앉은 상태에서 몸통을 옆으로 기울여도 허리를 수직으로 유지한다.	발끝으로 선다.	손을 장난감에 뻗어 그것을 만진다.	머리를 돌려 종이가 바스락거리는 쪽을 찾는다.
6개월말	1. 두 팔을 뻗쳐 손바닥은 절반 혹은 다 연 상태로 몸통을 버틴다. 2. 몸을 옆으로 들여줄 때 높은 쪽 팔과 다리가 바깥쪽으로 돌아간다.	1. 당겨주려고 할 때, 두 팔을 쉽게 구부린다. 2. 몸통을 어느 방향으로 기울여도 앉은 상태에서 머리를 잘 조절한다.	1. 무릎과 엉덩이 부위를 어느 정도 편다. 이때 적어도 2초 동안 체중을 싣는다. 2. 때때로 발바닥을 완전히 대고 발을 디딘다.	1. 주어진 장난감을 겨냥하여 잡는다. 2. 손바닥잡기 : 손바닥 뻗친 엄지로 잡는다. 3. 장난감을 두 손에 바꾸어 쥔다.	아래로 떨어지는 장난감을 눈으로 따라가며 본다.

(계속)

	기기(Crawling)	앉기(Sitting)	걷기(Walking)	쥐기(Grasping)	지각(Perception)
7개월말	엎드린 상태에서 한 팔을 적어도 3초 동안 들 수 있다.	1. 누워있는 상태에서 능동적으로 몸을 뒤집는다. 2. 누워있는 상태에서 두 팔을 가지고 논다.(손-발 협응)	몸통을 잡아주면 딱딱한 바닥에서 발뒤꿈치를 들었다 놓았다 한다.	1. 양 손에 각각 주사위를 하나씩 얼마 동안 꼭 잡고 있는다. 2. 손바닥에 닿지 않고 손가락과 뻗친 엄지로 필기도구를 집는다.	의지를 바꾸어야만 닿을 수 있는 물체를 가져 오려고 애쓴다.
8개월말	7개월부터 9개월까지의 경과기	1. 누워있는 상태에서 손을 내밀어 주면 스스로의 힘으로 잡고 몸을 일으킨다. 2. 지지해 주면 적어도 5초 동안 앉아 있는다.	7개월부터 9개월까지의 경과기		
9개월말	배밀이 한다.	적어도 1분 동안 도움없이 앉는다.	두 손을 잡아주면 적어도 30초 동안 완전히 체중을 싣고 선다.	물체를 의도적으로 떨어뜨린다.	통속의 주사위를 알아보고 손을 집어넣는다.
10개월말	1. 손과 무릎을 짚고 몸통을 위아래 앞뒤로 움직인다. 2. 평형을 이루지 못하고 간다. 3. 엎드려 놓은 상태에서 허리엉덩이 부분을 굽히고 몸통을 둘러앉는다.	1. 누워있는 상태에서 가구를 잡고 스스로 일어나 앉는다. 2. 오래 앉는다. : 등을 쭉 펴고 다리를 느슨히 뻗치고 앉는다.	물체를 붙잡고 스스로 선다.	1. 핀셋잡기 : 조그만 물체를 집게와 엄지로 뻗친 채로 잡는다. 2. 두 개의 주사위를 맞잡고 여러 번 두드린다.	1. 장난감을 의도적으로 던진다. 2. 집게로 사물의 구석 구석을 건드려 본다.
11개월말	손과 무릎을 교차해서 협응을 이루어 간다.	확실한 평형을 유지하며 오래 앉아 있는다.	1. 가구를 붙들고 스스로 일어선다. 2. 제자리에서 혹은 옆으로 발을 바꾸어 가며 떼어 놓는다. 3. 두 손을 잡아주면 앞으로 걸음을 떼어 놓는다.	집게잡기 : 조그만 물체를 집게와 엄지를 구부려 잡는다.	
12개월말	완전히 긴다.		1. 가구를 붙들고 따라 걷는다. 2. 한 손을 잡아주면 앞으로 첫 걸음을 떼어 놓는다.		1. 관심있는 장난감을 끈으로 잡아당긴다. 2. 필기도구를 조그만 상자 안에 떨어뜨린다.

(3) 원시반사(primitive reflexes)

종류	특징
먹이찾기반사 (Rooting reflex)	• 자극 및 반응 : 입술 주위를 건드리면 그 방향으로만 입과 고개가 돌아감 • 의미 : 보지도 않고 고개를 돌려 젖을 빨게 함 • 발생 및 소실 시기 : 출생 시 나타나 3개월 이후에 사라짐 • 소실이 안 될 경우 : 입 주위의 자극시 반사적으로 고개가 돌아가 몸통의 균형이 깨짐으로 다른 동작을 하는데 방해 요인이 되어 비정상적 운동 패턴이 나오게 됨 • 28주~생후 3개월까지 나타남
빨기반사 (Sucking reflex)	• 입안에 물체가 들어오면 자동적으로 입술을 오므리고 빨아들여 삼키려 함 • 28주~생후 3개월까지 나타남
낙하산반응 (Paracheute reaction)	• 넘어지려 할 때 팔을 아래로 뻗어 신체를 보호하려는 반응 • Forward → Sideward → Backward로 발전됨
자동보행 (Automatic walking)	• Primary standing 상태에서 몸통을 앞으로 밀어주면 다리가 교차하며 걷는 동작이 이루어짐 • 신생아 때 나타났다가 1개월부터 사라지기 시작함
손바닥쥐기반사 (Palmar grasp reflex)	• 손바닥에 접촉자극이 주어지면 상자에서 모두 굽힘이 일어남
Primary standing	• 겨드랑이를 지지해 주면 양다리로 체중을 지지할 수 있음 • 신생아 때 나타났다가 1개월부터 사라지기 시작함

관절가동범위 운동

EXPLANATION

관절가동범위 운동

1. 관절가동범위 운동의 정의

1) 관절 위를 지나는 연부조직의 통합성과 유연성과 같이 관절의 구조도 인접한 두 뼈 사이에서 일어나는 움직임의 범위에 영향을 미치게 되는데, 이렇게 일반적으로 가능한 최고의 운동범위를 관절가동범위라 한다.
2) 관절가동범위 운동(Range Of Motion, ROM)은 치료적 중재를 위한 프로그램으로 움직임을 평가하기 위해, 그리고 움직임을 시작하기 위해 이용되는 기초적 기술이다.
3) 관절가동범위는 일반적으로 관절각도계(goniometer)로 측정되며 도(degree)로 기록된다.

2. 관절가동범위 운동의 유형

1) 수동 관절가동범위 운동
2) 능동 관절가동범위 운동
3) 능동보조 관절가동범위 운동

EXPLANATION

수동 관절가동범위 운동

1. 정의

1) 수동 관절가동범위 운동(passive ROM, PROM)은 전적으로 외부의 힘에 의해 이루어지는 신체분절의 제한되지 않은 가동범위 내에서의 움직임이다.
2) 수의적인 근 수축은 발생하지 않는다.

2. 목적 (기출)

1) 관절과 결합조직의 가동성(mobility) 유지

2) 구축(contracture) 형성의 영향을 최소화
3) 근육의 기계적 탄력성(elasticity) 유지
4) 순환과 혈관의 역동성(dynamics) 보조
5) 관절 내 물질의 확산과 연골 영양을 위한 활막운동 강화
6) 통증의 감소 혹은 억제
7) 손상이나 수술 후 치유 과정을 보조
8) 환자의 운동자각(awareness of movement)의 유지를 보조

3. 활용

1) 내부조직 검사 시에 움직임의 제한, 관절의 안정성, 근육과 다른 연부 조직의 탄력성을 확인할 수 있다.
2) 능동운동 프로그램을 환자에게 가르칠 때 원하는 움직임을 보여줄 수 있다.
3) 수동신장운동을 수행하기에 앞서 수동 관절가동범위 운동이 선행될 수 있다.

4. 제한점

1) 근육의 정상적인 신경지배가 이루어지고 있고 환자의 의식이 있다면 진정한 의미의 수동적인 관절가동범위 운동은 이루어지기 어렵다.
2) 근수축이 일어나지 않는다면 기능의 저하가 오기 때문에 근위축(muscle atrophy)은 예방할 수 없다.
3) 근력(strength)과 지구력(endurance)은 증가시킬 수 없다.
4) 능동적이고 수의적인 근육의 수축 정도까지 혈액순환을 보조한다.

EXPLANATION

능동 관절가동범위 운동

1. 정의

1) 관절을 가로지르는 근육의 능동적 수축에 의해 이루어지는 신체 분절의 제한되지 않은 가동범위 내에서의 움직임이다.
2) 능동보조 관절가동범위 운동(active-assistive ROM, AAROM)은 주동근이 완전한 움직임을 수행하기에 충분하지 않을 때, 기계적이나 도수 등과 같은 외부적 힘을 이용하여 보조되는 능동운동의 형태이다.

2. 목적

1) 근 수축에 의한 장점을 더한 수동운동의 목적 달성
2) 근육의 생리적 탄성력(elasticity)과 수축성(contractility) 유지

3) 수축하는 근육의 감각되먹임(sensory feedback)을 제공받음
4) 뼈나 관절조직의 통합성을 위한 자극 제공
5) 능동적 근 수축에 의한 순환 증가와 혈전(thrombus)의 예방
6) 기능적 활동을 위한 협응과 운동기술의 발달

3. 제한점

1) 강한 근육을 만들기 위해 근력(strength)을 증진시키거나 유지시키는 데에 한계가 있다.
2) 사용되는 운동패턴에서는 기술이나 협응이 발달되나 그 외에서는 발달시키지 못한다.

EXPLANATION

지속적 수동운동 장치

1. 정의

지속적 수동운동장치(Continuous Passive Motion, CPM)는 통제된 관절가동범위를 천천히 그리고 지속적으로 관절을 움직이는 기계장치를 이용하여 움직이도록 하는 장치이다.

2. 지속적 수동운동장치의 장점(기출)

1) 유착과 구축의 진행을 막아 관절경직(joint stiffness)을 예방한다.
2) 힘줄과 인대의 치유를 자극하는 효과가 있다.
3) 움직이는 관절 위의 절개 부위에 대한 치유를 촉진시킨다.
4) 관절에 윤활작용을 하는 윤활액을 증가시켜 움직임의 마찰을 감소시킨다.
5) 관절 내 연골의 회복속도와 재생을 촉진시킨다.
6) 비가동(immobility)의 부정적 효과(degradating effects)를 예방한다.
7) 관절가동범위의 빠른 회복을 제공한다.
8) 수술 후 통증을 감소시킨다.

3. 지속적 수동운동장치 사용의 지침

1) 수술 후 마취가 깨기 전, 두꺼운 드레싱이 조기 움직임을 방해할 시에 조기에 적용한다.
2) 환자의 상태에 맞추어 관절의 움직이는 범위를 결정한다. 초기에는 종종 20°에서 30°의 작은 운동범위로 하며 견딜 수 있다면 하루에 10°에서 15°씩 증가시킨다.
3) 운동의 속도를 결정한다. 일반적으로 45초 당 한 번의 주기로 시행하거나 2분당 한 번의 주기로 시행하는 것이 적당하다.
4) 사용시간은 다양하다. 4시간에서 8시간 사이로 적용했을 경우 가장 많은 가동범위를 획득할 수 있다.
5) 적용 기간은 일반적으로 최소한 1주일 이내이거나 만족할만한 가동범위에 도달할 때까지로 잡는다.

EXPLANATION

능동보조 관절가동범위 운동을 위한 보조기구

1. 봉 운동(wand exercise)

1) 환자의 환측 팔이 수의적 근 조절은 할 수 있으나 어깨관절과 팔꿉관절에서 완전한 가동범위를 얻기 위해 봉(지팡이, 나무막대, T 막대 등)을 이용할 수 있다.
2) 환자는 두 손으로 봉을 잡아 건측 팔이 움직임을 안내하고 조절하도록 한다.
3) 다양하고 연합된 움직임이 나타나지 않도록 주의해야 한다.

2. 손가락 사다리(finger ladder)

1) 어깨관절의 관절가동범위 운동 기구
2) 사다리를 마주보고 선 자세에서 팔을 올려 집게손가락이나 가운데손가락을 사다리의 계단위에 놓아 계단을 오름으로써 어깨관절 굽힘 동작을 유도한다.
3) 사다리의 옆에 서서 환측의 팔이 계단을 올라가도록 하여 어깨관절의 벌림을 유도한다. 90° 이상 올라가서 벌림됨에 따라 어깨관절을 가쪽돌림 하는 것이 필요하다.
4) 대상작용이 일어나지 않도록 주의해야 한다.

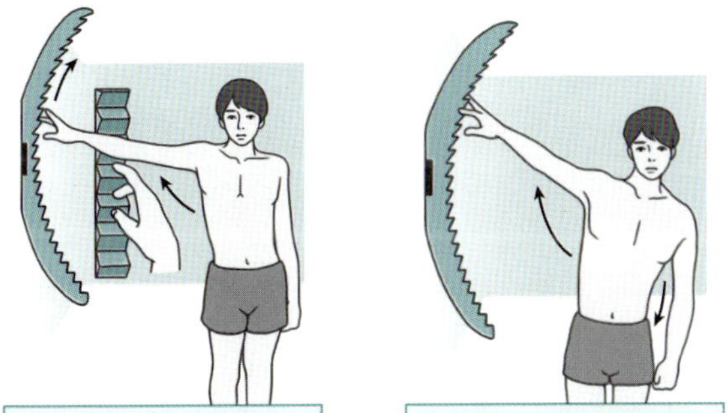

손가락 사다리　　대상작용 몸통의 가쪽굽힘

① 어깨관절의 ROM 운동기구
② 주의 : 대상작용방지

3. 머리위활차(overhead pulley)

1) 관절가동범위 운동에서 환측 팔을 보조하는 데에 있어 효율적인 도구로 쓰인다.
2) 어깨관절의 굽힘과 벌림, 어깨관절의 안쪽돌림과 가쪽돌림, 팔꿉관절의 굽힘이 일어나도록 한다.
3) 위팔이 봉우리돌기를 압박하지 않도록 해야 한다.
4) 통증이 증가되거나 가동성이 감소되면 이 운동을 중단한다.

4. 스케이트보드, 파우더보드(skate board, powder board)

1) 바퀴를 굴리는 스케이트보드나 바닥에 파우더를 뿌린 후 판의 부드러운 표면을 따라 미끄러지도록 한다.

2) 근력이 약화되었을 때 중력이나 마찰력의 저항 없이 움직임을 촉진 시킬 수 있다.
3) 수술 후, 팔과 다리의 관절가동범위 운동에 이용한다.
4) 엉덩관절을 수술한 환자는 옆으로 누운 자세를 취할 때 모음을 반드시 예방해야 한다.

5. 현수(suspension)

1) 수직고정
   (1) 고정 축 : 무게 중심
   (2) 분절 운동 : 호를 그리는 운동
   (3) 관절가동범위 : 작음
   (4) 목적 : 지지(support)

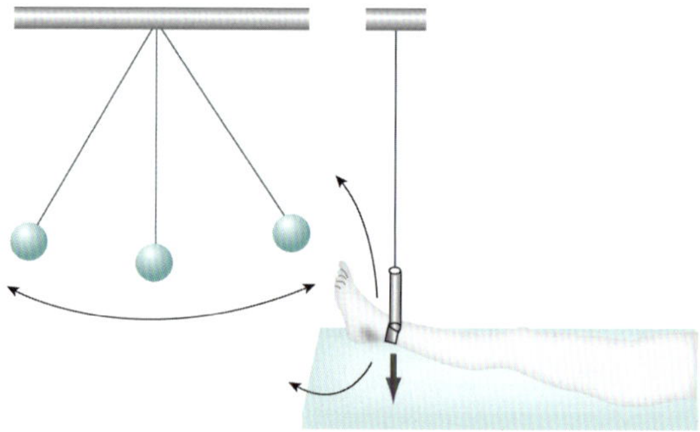

2) 축 고정
   (1) 고정 축 : 관절 축 위
   (2) 분절 운동 : 평면 상 운동
   (3) 관절가동범위 : 큼
   (4) 목적 : 최대 관절가동범위 보장

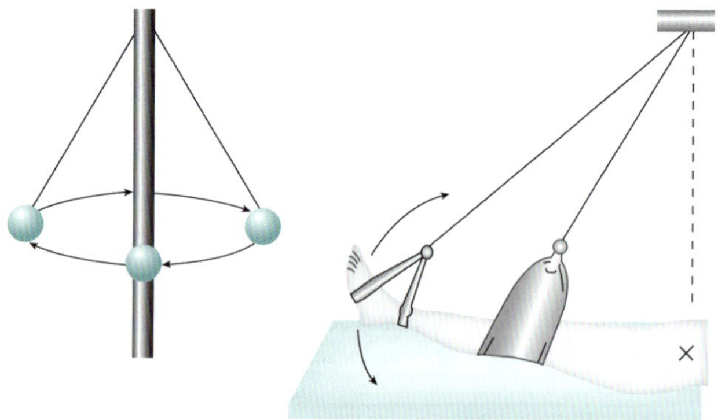

능동보조 관절가동범위 운동을 위한 보조기구 (기출)

봉 운동	환자는 두 손으로 봉을 잡아 건측 팔이 움직임을 안내하고 조절하도록 한다.
손가락 사다리	사다리의 옆에 서서 환측의 팔이 계단을 올라가도록 하여 어깨관절의 벌림을 유도한다. 90° 이상 올라가서 벌림됨에 따라 어깨관절을 가쪽돌림 하는 것이 필요하다.
머리위활차	어깨관절의 굽힘과 벌림, 어깨관절의 안쪽돌림과 가쪽돌림, 팔꿉관절의 굽힘이 일어나도록 한다.
스케이트보드, 파우더보드	바퀴를 굴리는 스케이트보드나 바닥에 파우더를 뿌린 후 판의 부드러운 표면을 따라 미끄러지도록 한다.
현수	수직고정 : 무게 중심을 고정 축으로 하여 호를 그리는 운동. 관절가동범위는 작고 목적은 지지(support)하는 것 축 고정 : 관절 축 위를 고정 축으로 하는 평면 상 운동. 관절가동범위는 큼

저항운동

EXPLANATION

개 요

1. 정의

1) 저항운동(resistance exercise)은 도수나 기계로 적용된 외력에 저항하여 동적 혹은 정적인 근 수축을 일으키는 능동운동의 한 형태이다.
2) 저항훈련(resistance training)이라고도 하며 기능 손상이 있는 사람을 위한 재활프로그램의 필수적인 요소가 된다.

2. 저항운동의 장점

1) 근 수행력 증진 : 근력, 일률, 지구력의 유지, 회복, 증진
   (1) 결합조직의 내성 증가 : 힘줄, 인대, 근육내 결합조직
   (2) 뼈의 미네랄 밀도가 증가하거나 뼈의 탈미네랄화가 감소
   (3) 신체활동을 하는 동안 관절 부하감소
   (4) 신체활동 중 연부조직 손상 위험 감소
   (5) 조직의 재형성에 미치는 긍정적인 영향으로 손상된 연부 조직 치유와 회복 능력 증진 가능성
   (6) 균형 증진 가능성
2) 일상생활, 작업, 레크리에이션 활동 동안 신체 수행력 증진
3) 신체 구성에 긍정적인 변화 : 근육 양은 증가하고 체지방은 감소
4) 신체적 건강의 증진된 느낌
5) 삶의 질과 장애의 지각 개선 가능

EXPLANATION

근수행력과 관리 원칙

1. 근 수행력의 구성요소

1) 근 수행력(muscle performance)

(1) 정의

① 일을 할 수 있는 근육의 능력(힘 × 거리)

② 요소 : 근력(strength), 일률(power), 지구력(endurance)

(2) 저항운동과 근 수행력

① 저항운동은 기능적 움직임을 통한 근력, 일률, 근지구력의 통합된 사용을 개선시킨다.

② 저항운동이 손상이나 재손상의 위험요소를 감소시킨다.

③ 저항운동이 신체 수행력을 강화시키기 위한 적절한 치료 중재가 된다.

2) 근력(strength)

(1) 정의

① 근육이 한 번에 최대로 수축하는 동안 한 개의 근육이나 근육군이 저항을 극복하여 발휘할 수 있는 가장 큰 측정 가능한 힘이다.

② 1RM을 개인의 근력으로 나타낸다.

③ 근력 훈련은 근육이나 근육군의 비교적 적은 반복이나 단시간 동안 무거운 부하를 들고 내리거나 부하를 통제하는 과정을 말한다.

(2) 근력의 향상

① 근육의 최대의 힘을 생성시키는 능력을 증가하도록 한다.

② 신경성 적응 및 근육섬유의 크기가 증가하여 근력이 증가하게 한다.

(3) 저항운동의 적용

① 근력 증가를 위한 저항운동 : 무거운 부하(heavy load) × 적은 반복(low repetition)

② type Ⅱ 섬유의 선택적인 비대(hypertropy)를 일으킨다.

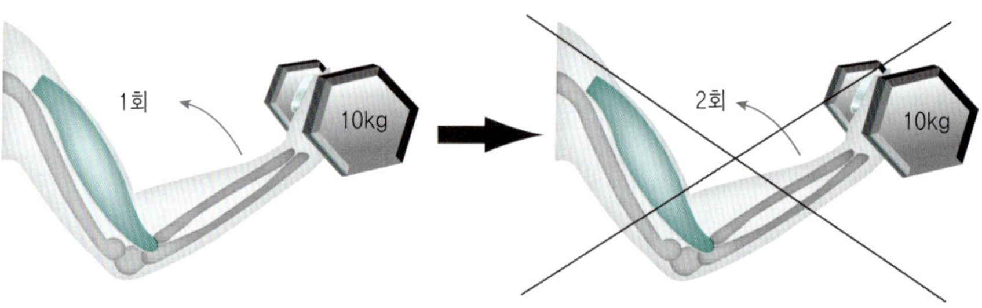

3) 일률(power)

(1) 정의

① 수행하는 일의 비율, 단위 시간 당 근육에 의해 생성되는 일(힘 × 거리/시간)

② Power = Force × distance / time = Force × Velocity

(2) 일률의 향상

① 특정 기간 동안에 근육의 일을 증가시킨다.

② 주어진 힘을 생산하는 시간을 줄인다.

③ 운동의 강도가 점점 커지고 시간이 짧아질수록 근 일률이 점점 커진다.

(3) 저항운동의 적용

일률의 증가를 위한 저항운동 방법

목적	짧은 시간 수행되는 고강도 근활동이 목적 (무산소 일률, anaerobic power)	긴 시간 수행되는 저강도 근활동이 목적 (유산소 일률, aerobic power)
방법	무거운 부하×긴 거리/짧은 시간	가벼운 부하×긴 거리/긴 시간

저항운동의 방법에 따른 적용 (기출)

Type Ⅱ(phasic fast-twitch) muscle		Type Ⅰ(tonic slow-twitch) muscle	
• 적은 Myoglobin 함량 • 적은 미토콘드리아 수 • 적은 모세혈관 공급	• 큰 축삭 지름 • 큰 근육섬유 지름	• 큰 Myoglobin 함량 • 큰 미토콘드리아 수 • 큰 모세혈관 공급	• 작은 축삭 지름 • 작은 근육섬유 지름
• 무산소 대사활동에 적합	• 활동전위 도달시간 짧다. • 흥분역치 높다	• 유산소 대사활동에 적합	• 활동전위 도달시간 길다. • 흥분역치 낮다
• 피로가 빨리 옴	• 빠른 연축 일어나고 큰 장력 생산이 적합	• 피로가 늦게 옴	• 느린 연축 일어나고 지속적인 장력 생산이 적합
• 짧은 시간, 고강도 근활동을 요구하는 무산소 일률의 저하운동 시 발달함		• 긴 시간, 저강도 근활동을 요구하는 유산소 일률의 저항운동 시 발달함	
• 목발사용 환자처럼 자신의 전 체중을 들어올려야 하는 환자에게 무산소 일률의 저항운동 방법이 적합		• 중력에 대항하는 작고 지속적인 장력이 있어야 하는 자세유지근이 약한 환자에게 유산소 일률 저항운동방법이 적합	

4) 지구력(endurance)

(1) 정의

① 장시간 동안 부하에 대해 반복적으로 수축하고 장력을 발생하여 지속시키며, 피로에 저항하는 근육의 능력이다.

② 장시간 저강도로 반복해서 지속적인 일을 수행할 수 있는 능력을 일컫는 개념이다.

③ 유산소 일률은 때때로 근지구력과 같이 사용된다.

(2) 지구력의 향상 (기출)

① 지구력 운동(지구력 훈련)은 증가된 시간 동안 근수축을 유지하거나 가벼운 부하를 아래로 끌어내리거나 위로 들어 올리는 등의 반복된 근수축을 많이 하는 것이 특징이다.

② 근 수행력이 손상된 많은 환자들에게 지구력 훈련은 근력 훈련보다 기능증진에 더 큰 영향을 준다.

(3) 저항운동의 적용

가벼운 부하(low load) × 많은 반복(many repetition)

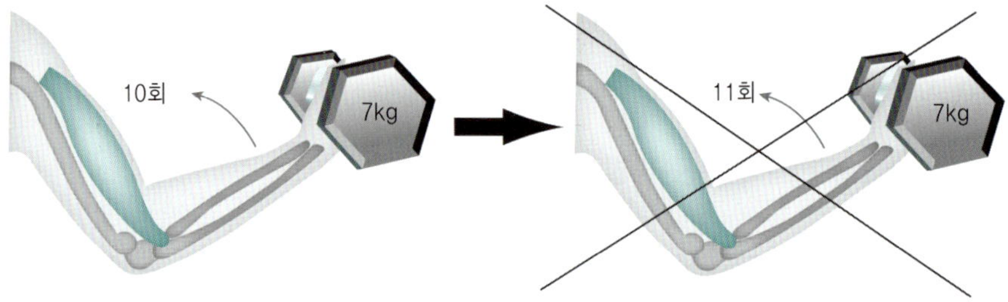

2. 저항운동의 적응(adaptation to resistance exercise)

1) 피로(fatigue)

(1) 정의

기능적 수행력을 저하시키는 복합적인 현상

국소 근피로	전신 근피로
• 반복되는 자극에 대하여 감소된 근육반응 • 운동 단위 전위 크기가 점진적으로 감소함 • 부하에 대항하여 정적 혹은 동적으로 반복 근수축이 형성되는 동안에 발생함	• 지속적인 신체활동(걷기, 조깅, 자전거 타기)에 의해 감소된 인체의 생리적인 반응

(2) 요인

국소 근피로	전신 근피로
에너지원의 감소, 불충분한 산소, 젖산 축적에 의한 근수축기전 장애	혈당 감소
중추신경계에 의한 억제(보호) 영향	근육과 간의 글리코겐 저장량 감소
신경근접합부의 흥분전도의 감소(특히 Type Ⅰ)	칼륨의 고갈(특히 노령환자)

(3) 징후와 증상

① 통증, 경련, 근육 내에 불쾌한 감각

② 수축하는 근육에서 떨림(tremulousness)

③ 부자연스럽고 갑작스럽게 경련을 일으키는 능동적 움직임

④ 저항에 대항하여 율동적인 운동을 하는 동안 최대 가능한 관절 운동 범위가 줄어든다.

⑤ 움직임을 수행하는 동안 대상운동, 즉 부정확한 움직임의 패턴을 사용한다.

⑥ 연속적인 저강도(continue low-intensity)의 신체 활동을 수행할 수 없다.

⑦ 등속성 검사 동안 최대 토크가 감소한다.

2) 과로 및 과훈련(overwork, overtraining)

(1) 정의

일시적이고 영구적인 근력 약화의 현상

(2) 과로를 일으키기 쉬운 환자 : 비진행성 아래운동신경세포 손상환자가 과도한 저항운동을 한 경우 점진적으로 단백질 파괴가 일어나서 생긴다.

(3) 과로 예방법

① 운동의 강도, 기간, 진행을 느리게 증가시키고 치밀하게 통제하여 운동프로그램을 실시한다.

② 근력의 재평가를 주의 깊게 주기적으로 한다.

3) 운동 후 회복(recovery from exercise)

- 과격한 운동 후 운동 이전의 상태로 신체가 스스로 회복하는 데 시간이 필요하다.
- 근육의 힘 생성 능력이 운동 전 상태의 90~95%로 되돌아가려면 운동 후 1분 안에 가장 빠르게 회복되고 대개 3~4분이 걸린다.

(1) 회복 중 근육의 변화

① 에너지 저장의 재시작

② 젖산의 제거(운동 후 1시간 이내)

③ 근육 내 산소 저장량의 재충전

④ 글리코겐의 재충전(며칠 후)

(2) 운동 후 회복을 돕는 방법

피로 회복에 필요한 적절한 시간과, 회복기 동안의 가벼운 운동이 회복을 빠르게 한다.

(3) 적절한 운동프로그램의 효과

장기간의 신체 수행력(근력, 일률, 지구력)을 향상시킨다.

4) 저항운동 후의 신체변화 (기출)

(1) 근비대(hypertrophy) : 중간에서 높은 강도의 저항운동 후(4~8주) 비대가 일어나지만 매우 높은 강도의 저항운동 시에는 2~3주 내로 근력획득에 근거가 되는 비대가 증가한다.

(2) 근육섬유 유형의 적응 : type Ⅱ 근육섬유는 강한 저항 훈련에서 우선적으로 비대한다.

(3) 힘줄과 인대 : 근육의 크기 변화 및 적응성 근력을 지지하기 위해 장력 향상이 일어난다. 또한 비수축성 연부 조직의 장력은 편심성 저항 훈련을 통해 더 빠르게 발달된다.

(4) 뼈 : 적절한 강도와 부하를 이용한 저항훈련은 뼈의 미네랄 밀도를 유지하고 증가시킨다.

EXPLANATION

저항운동의 결정

1. 최대반복(repetition maximum)

1) 저항운동 프로그램의 효과를 증명하고 적절한 부하를 계산하는 방법
2) DeLorme에 의해 개발 : 무거운 저항을 이용한 무게 훈련 프로그램을 통해 연구
3) 가능한 관절가동범위를 통해 특정 반복 횟수로 근육이 움직일 수 있는 가장 큰 부하의 양
4) 10RM : 정상적인 속도의 운동으로 근피로가 나타나지 않는 범위 내에서 10회 정도 들어 올릴 수 있는 최대 무게

5) 1RM : 10RM의 상태로 단 한 번밖에 들어 올릴 수 없는 무게, 대상자가 한 번 완전 관절가동범위를 통해 들어 올릴 수 있는 가장 큰 부하의 양

2. 저항운동 프로그램의 요소

1) 운동 중 신체분절의 정렬
2) 대상 움직임을 예방하기 위해 몸쪽 혹은 먼쪽 관절 고정
3) 강도 : 운동 강도(저항 수준)
4) 양 : 반복 수와 세트
5) 휴식 간격 : 운동 단계와 세트 사이 휴식을 위해 분배된 시간
6) 기간 : 저항훈련의 전체 시간 구성
7) 운동의 형태 : 근수축 형태, 환자의 위치, 저항 적용 등
8) 운동의 속도
9) 시간 구분

EXPLANATION

저항운동의 형태

1. 등척성 운동(isometric exercise)

1) 정의
   (1) 근육의 적절한 길이 변화나 눈에 보이는 관절의 움직임 없이 근수축과 힘을 생성하는 정적인 운동의 형태이다.
   (2) 한 일(힘 × 거리)은 없지만 장력과 힘이 근육에 생성된다.
   (3) 등척성 운동이 근력 향상의 다양한 방법이 된다.
2) 원리와 적응증
   (1) 석고 붕대, 부목, 뼈대견인 등의 외적 고정(external immobilization)으로 인해 관절의 움직임이 불가능할 때 근위축을 최소화하거나 예방하기 위해서 실시한다.
   (2) 연부조직 손상이나 수술 후 관절의 움직임이 불완전할 때 치유 중인 조직을 보호하고 신경근 조절의 재형성을 시작하도록 근육을 활성화하기 위해 쓰인다.
   (3) 자세와 관절 안정성의 발달을 위해 사용된다.
   (4) 동적인 저항운동(dynamic resistance exercise)이 관절의 통증을 유발하거나 관절의 완전성을 손상 시킬 수 있을 때, 등척성 운동이 근력 증진을 위해 사용된다.
   (5) 특정 과제-관련 요구(task-related needs)와 일치되는 관절가동범위 내의 세세한 지점에서의 정적 근력을 발달시키기 위해 쓰인다.

3) 형태

(1) **근세팅 운동(muscle-setting exercise)**

① 저항이 없거나 매우 작은 저항에 대해 수행되는 저강도 등척성 운동

② 근 이완과 순환을 촉진하고 손상 후 급성기 연부조직의 연축과 근육통을 감소시킨다.

③ 치유되는 근육섬유들 사이의 가동성(mobility)을 유지시켜준다.

④ 치유 중인 구조물을 보호하기 위해 고정이 필요한 근육과 관절의 초기 재활단계에 있어서 근위축을 지연시킨다.

⑤ 일반적인 예로 넙다리네갈래근과 볼기근이 있다.

(2) **안정화 운동(stabilization exercise)**

① 체중 지지가 가능할 때 중간 범위의(midrange) 등척성 수축의 방법에 의해, 관절이나 자세의 안정성을 강화시키고 불안정성을 감소시키기 위해 최대하의 지속적 동시수축(co-contraction)을 발달시키는 목적으로 사용된다.

② 닫힌 운동사슬의 체중부하 자세에서 수행된다.

③ 팔다리의 몸쪽근육과 몸통근육의 등척성 수축을 통제하는 것에 중점을 둔다.

(3) **다각도 등척성 운동(multiple-angle isometrics)**

가능한 관절가동범위 내의 다양한 관절 위치에서 도수나 기계로 저항이 적용되는 등척성 운동

4) 훈련을 위한 고려사항

(1) 강도(intensity) : 근육의 힘을 형성하는 능력의 60～80%

(2) 기간(duration)

① 대사변화를 일으키고 최대 긴장도까지 도달하는 시간, 6～10초 정도

② 10초 수축 중 2초는 시작시간, 6초는 유지시간, 2초는 정리(마무리) 시간

(3) 관절각(joint angle)

① 근력의 증가는 훈련된 각이나 그 가까이에 있는 부위에서만 일어난다.

② 훈련된 각에서 가동범위의 양방향으로 10° 이상 일어나지 않는다.

③ 보통 관절가동범위 내의 4～6° 정도의 지점에서의 저항이 권장된다.

5) 제한점

(1) 훈련된 각이나 인접 부위에서만 근력 증진이 일어난다.

(2) 동적인 운동에 영향을 미치지 못한다.

(3) 동적인 저항운동만큼 근지구력 발달에 효과적이지 못하다.

2. 등장성 운동(isotonic exercise)

1) 정의

(1) '등장성'이란 용어는 근육의 긴장도가 길이－긴장도 관계(length-tension relationship) 변화와 저항의 토크 변화로 인해 힘 산출이 일정하게 유지되지 않으므로 동적 근수축을 표현하는 말로는 올바르지 않다. 동적운동(dynamic exercise)이라는 표현이 더욱 적절하다.

(2) 근육이 수축하여 짧아지거나(동심성 수축) 장력 하에서 길어질 때(편심성 수축) 관절의 움직임과 신체 분절의 왕복을 유발한다.

2) 형태

등장성 동심성 운동		등장성 편심성 운동
크다	산소 소비	적다
크다	에너지 소비	적다
조절하기 위해 더 많은 운동 단위 동원	같은 부하를 줄 때	조절하기 위해 더 적은 운동 단위 동원
적다	기계적 이득	크다
최대 동심성 수축은 더 적은 장력 생산	느린 속도에서	최대 편심성 수축은 더 큰 장력 생산
수축력은 급격히 감소	속도가 증가함에 따라	수축력은 약간 증가하다가 전체적으로 감소

3) 교차운동(cross-exercise)

(1) 운동하지 않은 팔다리에 근력을 약하게 증가시키는 것

(2) 동심성 수축과 편심성 수축의 복합을 나타내고 고강도 운동을 일으킨다.

3. 등속성 운동(isokinetic exercise)

1) 정의

(1) 근육의 단축과 신장 속도, 팔다리의 각속도가 속도를 제한하는 도구(isokinetic dynamometer, 등속성 근력계)에 의해 미리 결정되거나 일정하게 유지되는 가동적 운동

(2) 등속성 저항 훈련은 부하가 아닌 움직임의 속도를 통해 저항을 제공한다.

2) 특성

(1) 일정한 속도 : 단축되고 신장되는 근육의 속도를 기계가 조절하고 미리 설정한다.

(2) 훈련 속도의 범위 : 아주 느린 속력에서 빠른 속력까지 광범위한 속도로 설정이 가능하다.

(3) 근육섬유 동원 : 느린 속력에서 빠른 속력으로 운동하면서 Ⅰ, Ⅱ형 섬유가 모두 동원된다.

(4) 관절의 압박력 : 빠른 각속도로 동심성 운동을 하는 동안 관절에 가해진 압박력은 적다.

(5) 근피로 조정 : 근피로 만큼 비례하여 저항을 받기 때문에 힘 발생이 감소하여도 시행한다.

(6) 통증호의 조정 : 환자는 통증 없이 가동범위를 움직이기 위해 저항팔을 약하게 밀게 한다.

(7) 동시 근수축 : 협력 수축은 운동하는 관절의 동적 안정성에 영향을 미치다.

3) 고려사항

(1) 훈련 속도의 선택 : 일반적으로 중간에서 빠른 속력(60이나 90～360d/s)을 선택한다.

(2) 훈련의 시작 : 통증 없이 가동범위의 전 범위(혹은 일부)에서 능동 운동이 일어나면 시작한다.

(3) 적절한 설정 : 각 관절을 안전하도록 하는 위치에서 운동을 시작하고 안전하게 변경한다.

(4) 훈련의 선택

① 등속성 근력계는 주동근과 길항근의 교대 훈련을 가능하도록 한다.

예) 뒤넙다리근의 동심성 수축에 이은 넙다리네갈래근의 동심성 수축을 수행하도록 설정할 수 있음

② 같은 근육을 표적하여 동심성에 이어 편심성 형태로 변화시키는 방법은 한 번에 하나의 근육을 강화시키는 방법이다.

4) 제한점

(1) 도구가 설치된 곳에 가야만 운동을 재활 프로그램에 통합시킬 수 있다.
(2) 도구를 설정하고 운동하는 동안 관찰해야 하는 사람이 필요하다.
(3) 장기간 재활프로그램 동안 많은 비용이 소요된다.
(4) 등속성 운동은 단일 관절 동작과 연관되며 단일 평면이고 열린 사슬에서 발생한다.
(5) 대부분의 기능적 활동을 하는 동안 움직임은 일정한 속도가 아닌 다양한 속도로 발생한다.

4. 열린사슬 운동과 닫힌사슬 운동(open-chain and closed-chain exercise)

열린사슬 운동	닫힌사슬 운동
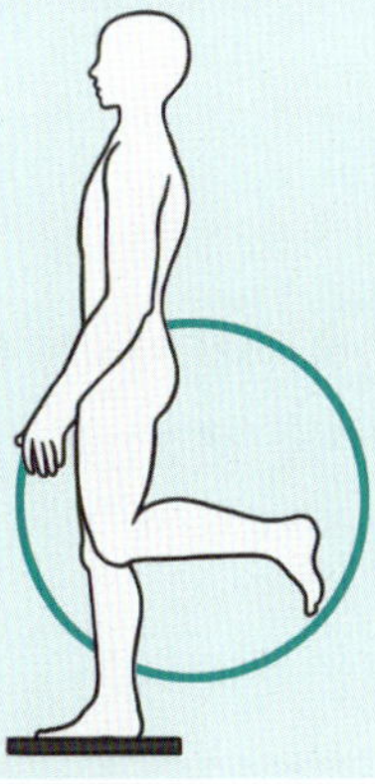	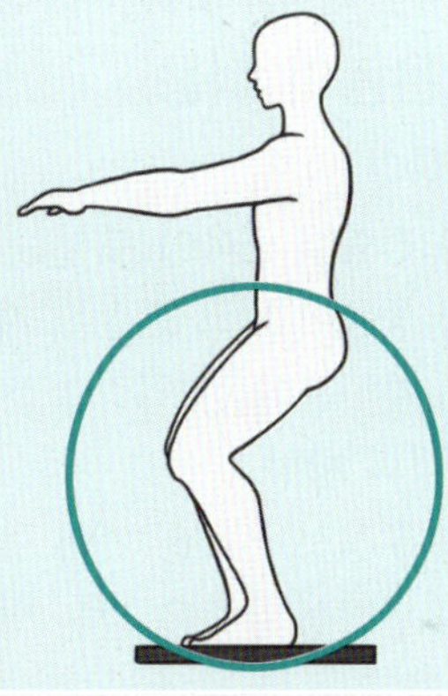
공간에서 말단 분절 움직임	말단 분절이 정적인 채로 유지(공간에서 고정)
독립된 관절 움직임 : 근접한 관절에서의 관절 운동을 예측하지 못함	의존적인 관절 움직임 : 비교적 주위 관절에 의해 예측 가능한 움직임 패턴
신체분절의 움직임이 단지 동작 관절 먼쪽부분에서만 발생	신체 분절의 움직임이 동작 지점의 말단 혹은 몸쪽부분에서 발생
우세하게 먼저 움직이는 곳에서 근육 활동이 일어나고 움직이는 관절의 근육은 분리됨	근육 활동은 다양한 근육 그룹에서 발생하고, 움직관절 먼쪽부분과 몸쪽부분 모두에서 발생
비체중 지지 자세	체중지지 자세
저항은 움직이는 말단 분절에 적용됨	저항은 다양한 가동 분절에서 동시에 적용됨
외부 돌림 저항에 사용	부하의 축 사용
외부 안정성이 필요함(도수나 도구)	근육 활동, 관절 압박, 일치성, 자세 조절에 의한 내적 안정성

EXPLANATION

저항운동의 원칙과 주의사항

1. 저항운동의 일반적 원칙

1) 운동 중재를 시작하기 전에 병력, 전체적 관찰, 측정을 포함한 포괄적 검사를 시행한다.
2) 저항운동의 사용에 대한 적절성을 결정하기 위해 여러 설문을 실시한다.
3) 저항운동 재활이 목표와 일치하는지, 원하는 기능적 결과를 성취할 수 있는지 결정한다.
4) 신장, 관절 가동기법, 균형훈련, 심호흡계 적성 훈련 등 다른 중재와의 통합을 설정한다.
5) 운동의 양, 강도, 빈도, 휴식 등과 저항 훈련의 유형이 어떻게 조정되어야 하는지 결정한다.

2. 저항운동의 적용

1) 저항의 위치
   (1) 강화될 근육이 부착된 분절 끝 부위
   (2) 통증이 없고 관절을 지지할 만한 근강도가 적절하다면 관절 사이를 가로질러 적용한다.
   (3) 부하로 인한 압력으로 불편함을 느낀다면 저항의 위치를 변경한다.
2) 저항의 방향
   (1) 동심성 운동은 반대 방향
   (2) 편심성 운동은 같은 방향
3) 고정
   (1) 열린사슬 운동은 근육의 몸쪽 부착부위(벨트나 스트랩 이용)
   (2) 닫힌사슬 운동은 근 조절(내적 고정)
4) 운동의 강도, 저항의 양
   (1) 처음에 운동 기술과 올바른 형태를 배우기 위해 최소한의 저항으로 움직임의 형태를 연습한다.
   (2) 통증이 없고 조절이 가능한 범위 내에서 강한 힘을 발휘해야 한다.
   (3) 저항의 수준은 떨리거나 흔들림 없는 부드러운 움직임이어야 한다.

3. 주의사항

1) 열 소실을 촉진하고 땀 방출을 방해하지 않는 옷을 선택하도록 한다.
2) 회복기 동안이라면 중간 범위 운동으로 가볍게 적용한다.
3) 어린이, 노인, 뼈엉성증 환자가 운동하는 동안 무거운 저항 사용을 피한다.
4) 완전히 치유되지 않은 골절 부위에서 먼쪽 부위까지 저항을 적용하지 않는다.
5) 불안정한 관절을 가로질러 저항을 적용하지 않는다.
6) 발살바 현상(Valsalva phenomenon)을 예방하기 위해 환자의 호흡이 멈추는 것을 피한다.
7) 이차적 스트레스가 뒤따르는 지나친 운동을 피한다.
8) 운동하는 동안 대상작용을 피하려면 적절한 저항의 양을 적용하도록 한다.
9) 운동 기간 사이에 적절한 휴식기간을 통합하여 과훈련과 과로를 피한다.

10) 지연성근육통(Dlayed-Onset Muscle Sorness, DOMS)의 발병을 예방하기 위해 저강도 준비운동과 정리운동을 수행하거나 격렬한 운동 전, 후에 운동한 근육을 부드럽게 신장시키도록 한다.
11) 과도한 운동 빈도로 인한 누적된 피로를 피한다.

EXPLANATION

도수 저항운동과 기계적 저항운동

많은 연구자들이 부하원칙에 기초해서 근육 부하로 기계적 저항의 일부를 사용하였다.

	도수 저항운동(Manual resistance exercise)	기계적 저항운동(Mechanical resistance exercise)
정의	• 치료사가 적용하는 저항력에 의해 동적이거나 정적인 근육의 수축이 일어나는 능동 저항운동의 형태	• 일부 도구형태의 사용으로 저항이 적용되는 운동의 한 형태
장점	• 근육이 약해졌을 때 재활의 초기단계에서 가장 효과적임 • 보조적인 저항운동에서 기계 저항 움직임으로의 전이를 위한 효과적인 운동형태 • 기계에 의한 저항보다 더 섬세한 저항을 줄일 수 있음 • 환자의 노력이나 통증 호에 따라서 치료사가 전체 가동범위동안 저항을 조절할 수 있음 • 치유 중인 조직을 보호하거나 불안정한 범위에서의 움직임을 막기 위해 치료사에 의해 관절 움직임의 범위가 조절될 수 있음 • 환자의 자세를 다양하게 할 수 있음 • 한자의 동작을 치료사가 계속 관찰하며 직접적인 상호작용 가능	• 증진을 판단할 수 있도록 근 수행력의 양적인 기본선을 설정함 • 이미 강력해진 근육군에 대한 훈련 효과를 유발하기 위해 치료사가 적용할 수 있는 것 이상의 무거운 운동부하를 제시할 수 있음 • 저항의 수준이 증가되는 증가량을 양적인 것으로 문서화시킬 수 있음 • 양적인 개선은 환자의 동기를 유발시키는데 효과적임 • 동적이거나 정적인 근력 증가에 유용함 • 저항훈련 프로그램에 다양성을 더해주고 근지구력을 향상시키는데 실용적임
단점	• 운동량이 주관적이라 양을 측정할 수 없거나 기록할 수 없음 • 저항의 양이 치료사의 힘에 의해 제한되므로 도수 저항운동은 강한 근육군의 강화에는 적당하지 않음 • 도와주는 사람이 없으면 독립적으로 수행할 수 없음	• 중력에 대한 보조, 지지, 또는 조절을 제공할 수 있는 도구들을 제외하면, 근육이 약할 때나 치유의 초기 단계에는 적절하지 않음 • 도구는 가동범위 내에 한 점에서만 근육에 최대 부하를 줄 수 있는 일정한 외부 저항을 제공함 • 통증호에 대한 적응성이 없음 • 장비구입과 유지에 많은 비용이 소요됨

1. 점진적 저항운동(Progressive Resistive Exercise, PRE) (기출)

• 등장성 저항운동의 한 체계이고, 기계적 저항을 적용하여 근육을 수축시키고 점진적으로 진행시킨다.
• 최대반복(repatriation maximum)은 결정된 저항과 진행 중인 저항에 기초하여 사용한다.

1) DeLome 방법 : 진행성 부하로 10RM 3세트의 사용, 준비운동 기간이 있다.
2) Oxford 방법 : 각 세트마다 줄어드는 부하, 근피로에 따라 저항을 감소시킨다.
3) 일상조절 진행성 저항운동(Daily Adjustable Progressive Resistive Exercise, DAPRE)
   (1) 보다 체계적이고 조절된 프로그램과 **개인의 진행 속도 차이를 고려하여 사용한다.**
   (2) 최대 반복 횟수로 다시 6RM을 결정한다(객관적으로 저항의 증가를 제시).

점진적 저항운동(Progressive Resistive Exercise, PRE)

DeLome 방법	Oxford 방법	Daily adjustable PRE
진행성 부하로 10RM 3세트의 사용, 준비운동 기간이 있음	각 세트마다 줄어드는 부하, 근피로에 따라 저항을 감소시킴	최대 반복 횟수로 다시 6RM을 결정함 (객관적으로 저항의 증가를 제시하였음)
10RM 결정	10RM 결정	6RM 결정(예, 1RM=30kg, 6RM=5kg)
1SET : 10RM의 50% 10회 반복	1SET : 10RM의 100% 10회 반복	1SET : 6RM의 50% 10회 반복
2SET : 10RM의 75% 10회 반복	2SET : 10RM의 75% 10회 반복	2SET : 6RM의 75% 6회 반복
3SET : 10RM의 100% 10회 반복	3SET : 10RM의 50% 10회 반복	3SET : 6RM의 100% 최대 반복

2. 순환무게 훈련(circuit weight training)

1) 기계적 저항운동을 적용하는 훈련의 또 다른 체계이다.
2) 보통 8~12개의 주요 근육군의 다양성을 목표로 개별적인 운동을 회로에 맞추어 수행한다.
3) 자유추나 부하기계를 가지고 하는 운동은 팔, 다리, 몸통 근육사이를 번갈아가며 한다.
4) 특정 신체의 부위가 다른 영역이 운동 중일 때도 회복 가능하므로 근피로가 최소화 된다.
5) 회로에는 다음의 일련의 운동이 포함된다.
   bench press → leg press or squats → sit-up → upright rowing → hamstring curls → trunk extension → shoulder press → heel raises → push-up → leg lift or lowering

3. 플라이오메트릭 훈련(plyometric training) (기출)

1) 근육이 연장되는 동안의 빠른 편심성 수축 후에 곧바로 같은 근육의 수축 움직임이 빠른 반작용으로 나타나는 고속 저항훈련의 한 체계이다.
2) 직렬 탄성과 신경근 단위의 신장 반사 속성을 사용한다.
3) 훈련을 시작하기 전에 환자는 적절한 유연성과 근력을 가지고 있어야 한다.
4) 점프활동 동안의 안전하게 착지하는 기술을 가르친다.
5) 점프하는 길이나 높이, 저항수준을 증가하기 전에 운동의 반복 수를 증가시킨다.

유산소 운동

EXPLANATION

개 요

1. 정의

1) 피트니스(fitness)
   (1) 신체활동을 수행하는 능력
   (2) 심폐계의 기능, 근육의 순발력 및 지구력, 근육뼈대계통의 유연성이 필요하다.
2) 지구력(endurance)
   (1) 피트니스의 척도
   (2) 오랜 시간 작업을 할 수 있는 능력, 피로를 견뎌내는 능력
   (3) 근육의 지구력과 심혈관계의 지구력이 포함된다.
3) 유산소운동 훈련(aerobic exercise training, conditioning)
   (1) 최대한의 산소를 소비시켜 근육의 에너지 이용을 증가시키는 운동
   (2) 미토콘드리아의 밀도와 크기의 증가, 근육섬유 모세관의 공급 증가, 근육의 산화효소 수준의 증가
   (3) 훈련은 충분한 강도, 기간, 횟수에 달려 있다.

2. 효과

1) 신체조직의 심혈관계와 근육계의 적응성을 발달시킨다.
2) 한 훈련으로 발달시킨 운동의 종목이 다른 종목을 발달시키지는 않는다. 예를 들어, 수영은 수영 경기력을 향상시킬 수 있으나 달리기의 수행력을 향상시키지는 못한다.

EXPLANATION

생리적 반응

1. 심혈관계의 반응(cardiovascular response to exercise) (기출)

1) 운동의 촉진반응(exercise pressor response)
   (1) 교감신경의 반응은 말초혈관수축, 심장근육수축, 심박수 및 수축기혈압 증가를 가져온다. 이것은 결국 심박출량의 현저한 증가 및 재분배 현상으로 나타난다.
   (2) 반응의 정도는 운동의 참여한 근육의 양과 운동의 강도에 비례한다.
2) 심장의 반응효과
   (1) 교감신경계의 자극이 증가될수록 미주신경에서의 자극이 감소되므로 동방결절의 탈분극 횟수가 증가하고 심박수도 증가한다.
   (2) 교감신경계의 직접적인 근수축 반응으로 심장근육의 수축성을 향상시킨다.
3) 말초혈관의 반응효과
   (1) 전신의 혈관수축은 비활동 근육, 신장, 간, 지라, 내장 등의 혈액을 문합하여 활동근육으로 보낸다.
   (2) 자율신경계와는 별개로 대사산물에 의해 활동근육의 혈관 저항을 집중적으로 감소시킨다.
   (3) 비활동 근육뿐만 아니라 활동근육의 정맥을 수축된 상태로 만든다.
   (4) 총 말초혈관의 저항이 감소된다.
4) 심박출량의 증가 요인
   (1) 심장근육수축성 증가
   (2) 심박수의 증가
   (3) 활동근육의 혈류량 증가
   (4) 총 말초혈관 저항의 순수 감소

2. 운동에 대한 호흡계의 반응(respiratory response to exercise)

1) 운동을 시작하기 전부터 호흡은 변한다.
   가스교환은 첫 번째나 두 번째 호흡에 의해 증가된다.
2) 운동을 하는 동안 증가된 근육의 대사로 인해 다양한 요소들이 단독적, 복합적으로 호흡계를 자극시킨다.
   (1) 동맥혈액 내 산소의 많은 해리
   (2) 정맥의 PCo2와 H+의 증가
   (3) 체온 상승, 에피네프린 증가
   (4) 관절과 근육수용기의 자극 증가
   (5) 압수용기(baroreceptor)반사, 보호반사, 동통, 감정, 호흡의 수의적인 조절
3) 분당 환기량(minute ventilation)은 호흡횟수와 폐활량이 증가함에 따라 증가한다.
   강한 운동에 필요한 산소를 공급하고 과도하게 생성된 이산화탄소를 배출하기 위해 허파꽈리환기(alveolar-ventilation, 모세혈관과 허파꽈리막 사이의 가스 확산으로 발생함)는 10~20배로 증가한다.

3. 근육에 대한 산소공급 반응(response providing additional oxygen to muscle)

활동근육의 혈류가 증가 → 산소를 더 많이 공급 → 혈액 리터(liter)당 더 많은 산소 해리

1) 활동근육의 더 많은 산소 소비로 인한 국소조직의 인산은 감소하고, 산소 해리는 촉진된다.
2) 이산화탄소가 많이 생성될수록 조직이 산성화되고 조직의 온도도 상승하게 된다.
3) 어느 일정 분압에 도달하게 되면 헤모글로빈으로부터 해리되는 산소량은 증가하게 된다.
4) 산소소비량을 결정하는 인자
   (1) 근육의 혈관분포도
   (2) 근육섬유의 분포도
   (3) 미토콘드리아의 수
   (4) 근육섬유에 존재하는 미토콘드리아의 산화효소

EXPLANATION

운동 프로그램

1. 운동 프로그램을 위한 기초검사

1) 건강한 사람에 대한 피트니스 검사
   (1) 심혈관계의 피트니스를 측정하는 임상검사방법
      ① 1.5마일을 달리는데 걸린 시간과 12분 동안에 달린 거리를 측정하는 방법
      ② 최대산소 소모량과의 정밀할 상관관계를 규명하기 위해서, 그 대상자의 선택에는 최근 조깅이나 달리기 한 경험이 있는 젊은이나 중년층 이하로 제한
   (2) 다단계 검사법 : 최대산소 소모량의 직접적인 측정이 가능
      ① 4~6단계의 트레드밀 상태에 걸쳐 나누어 시행
      ② 각 단계마다 속도와 경사도를 증가시킨 단계별 검사에는 약 3~6분이 소요
      ③ 검사가 진행되는 동안 심전도로 관찰 및 기록
      ④ 최대산소 섭취량 결정은 운동 부하량이 증가하는데도 불구하고 산소사용이 정점에 다다랐을 때로 결정
2) 회복기 환자와 잠재적 위험성이 있는 사람의 스트레스 검사
   (1) 스트레스 검사의 원칙
      ① 속도 및 경사도, 역량계의 저항을 증가시킴으로써 부하량(workload)을 조정한다.
      ② 초기 부하량은 대상자의 예상되는 유산소 역치보다 낮게 시작한다.
      ③ 부하량은 1분 이상 유지되도록 한다.
      ④ 증상의 시작이나 혹은 심전도에 뚜렷한 비정상이 나타나면 즉시 검사를 중단한다.
      ⑤ 가능하다면 대상자의 최대산소 소모량을 측정한다.
   (2) 운동수준이나 운동처방을 결정하는 기초 자료 이외의 정보를 제공
      ① 명백하거나 잠재적인 심장질환의 진단을 가능하게 해준다.

② 심한 운동수행이나 운동 처방에 참여할 대상자의 심혈관계의 기능적 능력을 평가할 수 있다.
③ 운동훈련과 예방 프로그램에 대한 반응을 평가한다.
④ 신체의 작업능력을 kg · m/mim, 기능적 능력을 METs로 측정한다.
⑤ 치료의 적절한 방법을 선택하고 평가하는 것을 보조한다.
⑥ 운동 프로그램의 참여와 지속여부에 대한 동기를 부여한다.
⑦ 관상동맥질환의 가능성이 있을 가슴통증 병력자에 대한 임상적 평가에 이용된다.

(3) 스트레스 검사를 받고자 하는 대상자의 원칙
① 사전에 신체검진을 받아야 한다.
② 휴식 중, 운동 중, 회복 중의 심전도 변화를 관찰 받는다.
③ 검사 동의서에 서명해야 한다.

(4) **검사 중단을 요하는 종료지표**
① 협심증의 증세
② 부하량의 증가 시 확장기 혈압의 유의한 감소
③ 가벼운 두통, 정신착란, 창백, 청색증, 오심, 말초순환부전
④ 심전도 상 4mm 이상의 ST파 하강을 포함한 비정상적인 ECG 반응
⑤ 혈압의 급격한 상승
⑥ 검사 대상자가 지치거나 원하지 않을 때

3) 다단계 검사

(1) **브루저 검사법**
① 속도와 경사도가 3분 간격으로 변한다.
② 각 단계별 속도와 경사도는 10% 경사도에서 1.7mph, 12% 경사도에서 2.5mph, 14% 경사도에서 3.4mph, 18% 경사도에서 4.2mph, 20% 경사도에서 5.0mph로 변한다.

(2) 수정된 **아스트랜드 검사법**
① 속도는 5～8.5mph로 일정하게 유지시킨다.
② 트레드밀의 경사도(%)가 시간대별로 2.5%에서 10%로 변한다.

(3) 검사도구의 선택 시 고려해야 할 사항
① 에너지 소모는 팔 운동 시 더 크다.
② 임상적인 큰 의미는 없지만 최대산소 소모량은 자전거 타기보다 트레드밀 주행이 더 크다.
③ 심박수는 트레드밀보다 자전거 검사에서 더 많이 증가한다.

2. 운동프로그램의 결정요소

1) 강도(intensity)

(1) 과부하의 원리
① 일상생활에 부딪히는 부하보다 큰 부하가 적용되어야 심혈관계 및 근육의 지구력을 향상시킬 수 있다는 원리
② 주어진 부하에 적응이 되면 강도(운동부하)를 증가시켜 더욱 향상시킨다.

(2) 컨디셔닝 반응(conditioning response)

① 대개 최대 심박수의 60~90%(최대산소 소모량의 50~85%)

② 신체 조건에 따라 컨디셔닝의 반응 역치가 달라진다.

(3) 훈련의 특이성에 따른 특이성의 원리

① 부과된 요구에 의존하여 신진대사와 생리적 체계가 적응한다는 원리

② 근력－파워를 위한 훈련과 지구력을 위한 훈련은 같이 할 수 없다.

③ 작업량과 작업－휴식 시간을 훈련의 목적에 따라 조절하여야 한다.

2) 기간(duration)

(1) 심혈관계 컨디셔닝을 위한 운동의 최적기간 결정요소

① 전체 운동량(the total work done)

② 운동강도(exercise intensity)

③ 운동빈도(exercise frequency)

④ 피트니스 레벨(fitness level)

(2) 일반적인 운동기간의 선택

① 강도가 클수록 적응에 필요한 기간은 짧아진다.

② 강도가 낮을수록 적응에 필요한 기간은 길어진다.

3) 빈도(frequency)

훈련의 최적 빈도는 일반적으로 주당 3~4회

4) 운동 형태(mode)

(1) 율동적이고 유산소적인 대단위 근육군의 활동이 이루어져야 한다.

(2) 자전거 타기나 달리기와 같은 유산소 운동방식에서는 심폐계에 스트레스를 주는 과부하 이외에도 활동에 요구되는 특별한 근육들의 사용이 포함되어야 한다(한정성 원리).

5) 역전성의 원리(reversibility principle)

(1) 운동훈련의 효과는 일시적이면서도 뒤바뀌기도 한다.

(2) 운동을 중단하면 탈훈련 현상(detraining)은 빠르게 나타난다.

(3) 어떤 단계의 유산소 피트니스(aerobic fitness)를 유지하는 데 요구되는 생리적 활동의 횟수와 기간은 증진시킬 때보다 적게 요구된다.

3. 운동프로그램

1) 준비 운동기(warm-up period)

(1) 목적

신체적 활동 전에 신체조직의 적응성을 강화시킨다.

① 온도가 높을수록 증가된 신경전달 속도와 감소된 근육의 점도(viscosity)가 근수축의 효율성을 높인다.

② 온도가 높을수록 헤모글로빈으로부터 산소해리가 커지고 산화과정이 활발해진다.

③ 혈액순환의 증가에 따라 모세혈관이 확장되어 산소결핍과 젖산형성을 최소화 한다.

④ 혈류가 신체의 말단부에서 중심부로 이동하여 정맥의 환류가 증가한다.
⑤ 유연성을 증가시켜 근육뼈대계통의 상해를 예방하거나 감소시킨다.
⑥ 심전도상의 허혈성 변화 및 부정맥의 발생을 감소시킨다.

(2) 준비운동 방법
유연한 체조, 정적인 신장운동, 10분간 전신동작 운동(예, 천천히 달리기)

2) 유산소 운동기
• 운동의 방식, 강도, 횟수, 기간 설정에 주의해야 한다.
• 대근육군의 운동에 최대하저항, 규칙적, 반복적, 역동적인 것들이 강조되어야 한다.

(1) **지속훈련(continuous training)**
① 훈련시간 내내 최대하의 에너지가 요구된다.
② 스트레스는 주로 느린 연축섬유(slow-twitch fibers)에 부가된다.
③ 산소운반체계가 고갈되지 않는 범위 내에서 20~60분 동안 지속될 수 있다.
④ **건강한 사람의 지속훈련은 지구력을 향상시킬 수 있는 가장 효과적인 방법이다.**

(2) **간격훈련(interval training)**
① **작업이나 운동 후에 적절한 이완이나 휴식 간격을 정하여 훈련하는 것이다.**
② 지속훈련보다는 에너지 요구가 적다.
③ 이완간격(relief interval)에는 수동적 이완(rest relief)과 능동적 이완(work relief)이 있으며 그 시간은 말이집에서 수분까지 정하게 된다.
④ 건강한 사람의 간격훈련은 지구력보다는 근력과 일률을 증진시키는 경향이 있다.

(3) **순환훈련(circuit training)**
① 연속적인 운동동작으로 구성되어 있다.
② **마지막 동작이 끝나면 처음부터 다시 일련의 운동동작과정을 밟고 여러 차례 반복한다.**
③ 다양한 운동형태를 사용할 수 있다(대근육군 및 소근육군, 정적 운동 및 동적 운동).
④ 유산소체계와 무산소체계 모두에 스트레스를 줌으로써 순발력과 지구력을 증진시킨다.

(4) **순환-간격훈련(circuit-interval training)**
① **순환훈련과 간격훈련을 결합한 형태**
② ATP를 생성하는 유산소체계 및 무산소체계의 상호작용 때문에 효과적이다.
③ 적절한 이완간격이 ATP를 공급하는 산소를 이용하기에 앞서 해당작용과 젖산의 생성을 지연시킨다.

3) 마무리 운동기(cool-down period)
(1) 목적
① 정맥의 환류를 유지하기 위해 근육을 계속 사용하여 팔다리의 울혈을 예방한다.
② 심장과 뇌로 가는 혈류량을 증가시켜 심박출과 정맥환류 감소로 인한 어지러움을 예방한다.
③ 대사산물의 산화 및 에너지가 보충되는 회복기를 촉진시킨다.
④ 심근허혈(myocardial ischemia), 부정맥(arrhythmia), 심혈관의 합병증을 예방한다.

(2) 특징

① 유연한 체조와 같은 전신운동이 적당하다.

② 마무리 운동은 5~8분 정도 실시한다.

4. 유산소 훈련의 임상적용

1) 만성질환자와 탈컨디셔닝 상태인자

만성질환자와 상태가 좋지 않은 노인들은 일상생활을 저해하는 상당한 심폐기능의 제한을 지니고 있을 수 있다.

(1) 신체적 변화

① 작업능력의 감소가 일어난다.

② 700~800ml에 해당되는 순환 혈액량의 감소, 이로 인해 일부 환자들은 처음 일어나려고 시도할 때에 기립성 저혈압, 현기증, 실신 등을 경험한다.

③ 혈장과 적혈구의 감소가 일어나서 생명을 위협할 수 있는 색전성 혈전의 발생 가능성을 높이고 회복기의 지연을 초래한다.

④ 체지방, 체중의 감소로 근육의 크기와 근력이 감소되고 필요한 활동을 수행하는 능력이 감소된다.

⑤ 체중부하 자극의 감소로 오줌의 칼슘 배설량이 증가되어 뼈의 소실이나 뼈엉성증이 생긴다.

(2) 운동프로그램의 결과

퇴화된 심혈관계, 신경근육계, 대사의 기능을 회복한다.

① 안정 시 심박수, 주어진 운동부하에 따른 심박수, 오줌의 칼슘 배설량 등이 감소된다.

② 안정 시 심박출량, 운동 시 심박출량, 심장총량, 폐용량(환기량), 폐활량 최대산소 섭취량, 혈액순환량, 혈장량, 적혈구, 체지방 체중 등이 증가한다.

③ 질소와 단백질의 균형이 회복된다.

④ 미토콘드리아의 효소 수준과 에너지 저장량이 증가한다.

⑤ 활동 시 무산소 체계를 보다 적게 사용한다.

2) 장애, 기능제한, 탈컨디셔닝에 대한 적응

하반신마비, 편마비, 절단자 등 휠체어를 이용하건 보행에 문제를 겪는 사람, 그리고 관절 고정(arthrodesis) 등 정형외과적 문제를 가진 환자들도 프로그램에 포함시킨다.

(1) 신체 장애인의 검사에는 휠체어, 트레드밀을 사용하거나 팔 역량계를 사용해 적응도를 검사한다.

(2) 운동 처방에는 팔운동과 휠체어 조작 훈련을 강조하도록 한다.

(3) 휠체어 조작이 서툴거나 이상 보행으로 걷게 되면 에너지 소모가 더 커진다는 것을 적용하도록 한다.

신장 운동

EXPLANATION

용어 정의

1. 유연성(flexibility)

- 단일 관절 혹은 여러 관절들을 제한이나 통증 없이 관절가동범위를 움직이게 하는 능력
- 결정인자 : 근육의 길이, 관절주위 연부 조직의 신장성(extensibility)
- 변형될 수 있는 관절주위 결합조직의 능력, 움직이는 관절에 대한 관절운동학적 측면이 관절가동범위와 환자의 전반적인 유연성에 영향을 준다.

1) **역동적 유연성(dynamic flexibility)**

(1) 능동적 관절가동범위

(2) 결정인자 : 근수축에 의해 움직이게 되는 관절의 각도, 능동운동 동안에 일어나는 조직저항의 양

2) **수동적 유연성**

(1) 이용 가능한 가동범위를 통해 수동적으로 움직일 수 있는 관절의 정도

(2) 결정인자 : 관절이나 관절 주위를 지나는 근육과 결합조직의 신장성

2. 신장(stretching)

연부조직의 가동성을 증가시키거나, 단축되고 저가동성이 된 구조물의 관절가동범위를 향상시키는데 계획되는 치료기법을 기술하는 용어이다.

1) **수동신장(passive stretching)**

환자가 이완하고 있는 동안에 도수 혹은 기계에 의해 적용되는 외적인 힘에 의해 단축된 조직을 신장시키는 것이다.

2) **능동억제(active stretching)**

타이트한 근육의 긴장을 억제하기 위해 환자 스스로 신장에 참여하는 것이다.

3) **유연성 운동**

신장성 운동과 유연성 운동이 가끔씩 같은 의미로 이용된다.

3. 구축(contraction)

- 관절을 지나거나 둘러싸고 있는 근-힘줄 단위와 다른 연부조직의 적응성 단축
- 수동 혹은 능동 신장에 대하여 현저한 저항과 관절가동범위의 제한을 초래한다.
- 움직임의 거의 완전한 소실, 부분적 소실은 단축이라는 용어를 사용한다.

1) **근정지성 구축(myostatic contracture)**

(1) 특이한 조직 병리가 나타나지 않는다.

(2) 근-힘줄 단위는 적응적으로 단축되고 뚜렷한 관절가동범위의 소실이 있다.

(3) 부드러운 신장운동을 함으로써 비교적 단시간에 완화될 수 있다.

2) **가성 근정지성 구축(pseudomyostatic contracture)**

(1) 중추신경계 병변(뇌졸중, 척수 손상, 외상성 머리손상)으로 나타난다.

(2) 과긴장성의 결과로 경직과 강직 또한 손상된 가동성과 제한된 가동범위를 일으킬 수 있다.

(3) 근육 경축(muscle spasm) 또는 근방호 그리고 통증 또한 유발할 수 있다.

(4) 구축의 상태가 계속되어 나타나며 수동신장에 과도한 저항이 일어나게 된다.

3) **관절 및 관절주변 구축(arthrogenic and periarticular contracture)**

(1) 관절 구축 : 유착, 윤활 증식, 관절 삼출, 관절 연골이나 뼈곁돌기 형성의 불규칙성과 같은 관절 내 병리의 결과로 일어난다.

① 유착(adhesion)

- 움직임이 일어나지 않는다면 아교섬유 사이의 교차결합 증가와 유착이 증가된다.
- 조직이 장기간 단축된 자세로 고정되었다면 정상적인 가동성이 소실된다.
- 즉 결합조직의 구조적 변화로부터 구축이 발생하게 된다.

② 반흔조직의 유착(scar-tissue adhesion)

- 손상과 염증반응으로 일어나게 된다.
- 새로운 섬유가 초기에 일정한 배열 없이 생기게 된다.
- 그 섬유들이 정상조직 주위에 붙게 되면 반흔조직은 움직임을 제한하게 된다.
- 만성염증은 섬유의 침착(deposition)을 영속시킨다.
- 이것으로 인해 뚜렷한 반흔조직 발생과 움직임의 제한이 일어난다.

(2) 관절주변 구축 : 관절이나 관절주머니를 지나거나 부착하는 결합조직이 굳을 때 발생한다.

4) **섬유성 구축과 비가역성 구축(fibrotic contracture and irreversible contracture)**

(1) 섬유성 구축 : 근육과 관절 주위 구조물의 결합 조직에서 나타나는 섬유성 변화들이 이러한 조직들의 유착과 연이은 섬유성 구축을 일으킨다.

(2) 비가역성 구축 : 비수술적 처치로 되돌릴 수 없는 연부조직의 영구적인 가동성 소실이 일어나는 것을 말한다. 섬유성 구축의 신장과 가동범위의 증가가 가능하더라도 최적의 길이를 회복하는 것은 어렵다.

단축된 자세로 조직을 장기간 고정했거나 조직외상에 이어서 발생하는 염증성 반응 후에 나타날 수 있다.

EXPLANATION

고정과 연장에 영향을 주는 연부조직의 특성

- 관절 가동성을 제한하고 손상시킬 수 있는 연부조직 : 근육, 힘줄, 인대, 관절연골, 근막, 피부
- 연부조직의 신장 시 일어나는 변화 : 탄력성(elasticity), 가소성(plasticity)

1. 수축성 조직의 역학적 특성

근육의 구성 : 수축성 조직과 비수축성 결합조직

수축성 요소	비수축성 결합조직
수축성(contractibility)	결합조직과 같은 특성
	점탄성(viscoelasticity)
감응성(irritability)	변형 힘에 저항하는 능력

1) 근육의 수축성 요소
   (1) 액틴과 마이오신의 교차연결>근육원섬유의 수축성 단위인 근육원섬유마디>근육원섬유>근육섬유>근육
   (2) 근육원섬유마디는 근육이 수축하고 이완할 수 있는 능력을 제공한다.
2) 신장과 고정에 대한 수축단위의 역학적 반응
   근육원섬유마디의 해부생리학적 기능의 변화 : 운동 시의 신장, 장기간에 걸쳐 길어지거나 짧아진 채 고정
   (1) 신장에 대한 반응
      ① 근육의 신장 : 신장력이 결합조직의 섬유 속, 섬유 주변을 경유하여 근육섬유에 전달된다.
      ② 수동신장 : 종력과 외측력 모두에서 변화, 결합조직 내 초기의 신장이 일어나면 장력 상승
      ③ 탄력성(elasticity) : 단기간의 신장 후에 안정 시 길이로 돌아가려는 근육의 성향
      ④ 더 영구적인 길이 증가를 유도하려면 신장력은 장시간 이상으로 유지시켜야 한다.
   (2) 고정에 대한 반응
      ① 근육의 장기간 고정 → 근육의 단백질, 근육원섬유의 감소 → 위축과 약증 유발
      ② 위축 유발 인자 : 근육이 고정되는 기간, 자세, 구성(위상성 섬유, 긴장성 섬유)

2. 수축성 조직의 신경생리학적 특성

1) **근방추(muscle spindle)**
   (1) 근육의 주요 감각기관, 방추바깥근육세포, 방추속근육세포로 구성되어 있다.
   (2) 핵주머니, 핵사슬이라 불리는 근방추의 감각수용기들이 중심부에 위치한다.
   (3) 신장에 의해 자극될 때 근육에서의 신장속도, 시간, 길이의 변화에 관한 정보가 중추신경계로 전달된다.

2) **골지힘줄기관(Golgi tendon organ)**

(1) 근힘줄 접합부 근처에 위치, 근육의 방추바깥근육세포 끝을 감싸고 있으며 동심성 자극을 전도한다.

(2) 수동적 신장 혹은 능동적 근수축 등에 의한 장력에 민감하고 이를 억제하는 보호기전이다.

3. 비수축성 연부조직의 역학적 특성

- 비수축성 연부조직 : 신체 전반에 위치, 구조물을 지지하기 위해 다양한 형태의 결합조직으로 구성되어 있다.
- 인대, 힘줄, 관절주머니, 근막, 근육 내의 비수축성 조직과 피부 모두는 유착의 발생을 초래할 수 있는 특성을 가지고 있어 관절을 지나는 조직의 유연성에 영향을 준다.

1) 결합조직의 구성

세 가지 종류의 섬유와 비섬유성 기질로 구성되어 있다.

(1) 아교섬유(collagen fibers)

① 장력성 변형에 저항, 조직의 경직(stiffness)과 힘(strength)의 주요 요소

② 트로포콜라겐 결정체(tropocollagen crystals)로 구성, 교원미세섬유의 구획을 형성한다.

③ 아교섬유의 성장 시 서로 결합하는데, 결합(력)이 강할수록 조직의 안정성은 커진다.

(2) 탄력섬유(elastin fiber)

① 신장성을 제공한다.

② 작은 부하에서는 연장(elongation), 큰 부하에서 갑자기 파괴된다.

③ 많은 양의 탄력섬유를 가진 조직일수록 유연성이 더 크다.

(3) 그물섬유(reticular fiber)

조직에 용적(bulk)을 제공한다.

(4) 기초기질(ground substance)

① 프로테오글라이칸(proteoglycan) : 교원질망을 고정하고 압축력에 저항한다.

② 당단백질 : 세포와 기질 사이를 연결한다. 섬유 사이의 마찰을 줄이고 영양물질과 대사물질을 운반하며, 섬유사이의 공간을 유지시킴으로써 섬유 간의 과도한 교차연결을 예방한다.

2) 비수축성 조직의 역학적 작용

(1) 힘줄에서는 아교섬유들이 나란히 배열되어 있으며 최대 장력 부하에 저항할 수 있다.

(2) 피부에서는 아교섬유들이 무작위로 배열되어 있으며 장력에 저항하는데 가장 약하다.

(3) 관절의 큰 스트레스에 저항하는 인대는 보다 평행한 아교섬유의 방향을 가지고 있으며 더 넓은 가로단면 부위를 가지고 있다.

3) **결합조직의 역학적 작용의 해석**

스트레스-스트레인 곡선 : 스트레스의 부하 하에서 어떤 일이 일어나는지 해석하는 데 쓰인다.

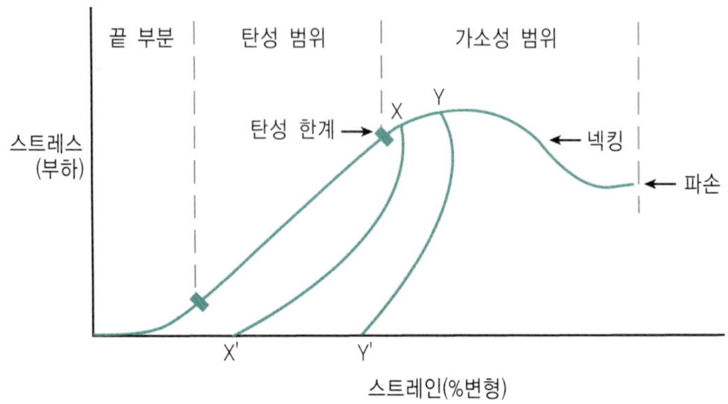

(1) 스트레스(stress) : 단위 부위에 대한 힘

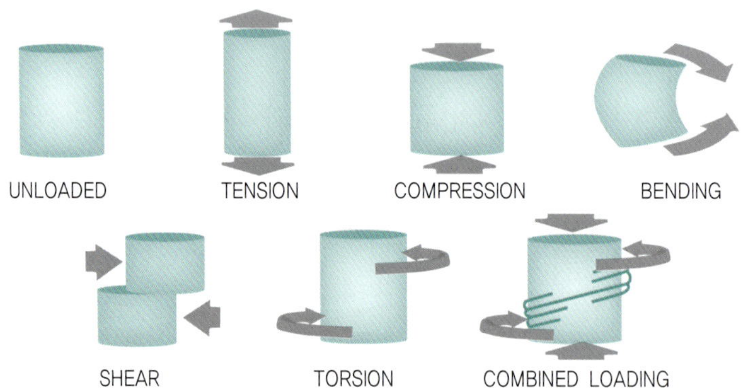

① 장력(tension)

- 조직으로부터 떨어진 방향에서 조직의 가로단면에 수직으로 적용되어 당겨지는 힘
- 방향은 조직에서 멀어지는 외적 방향
- 장력스트레스(tension stress)는 신장력을 말한다.

② 압박(compression)

- 조직을 향한 방향에서 조직의 가로단면에 수직으로 적용되어 미는 힘
- 방향은 조직에 가까워지는 내적방향
- 압박스트레스는 근수축과 체중부하 시 관절 내에서 유발된다.

③ 전단력(shear)

조직의 가로단면에 평행하게 적용되는 힘

(2) 스트레인(strain)

부하(stress)나 신장력이 적용될 때 일어나는 변형 혹은 늘어나는 양

(3) 끝 영역(toe region)

① 많은 힘의 사용 없이 상당한 변형이 일어날 수 있는 스트레스-스트레인 곡선의 영역

② 가장 기능적인 활동이 정상적으로 일어나는 범위

(4) 탄성범위/선 양상(elastic range/the linear phase)

① 스트레인은 힘에 저항하는 조직의 능력에 비례한다.

② 조직의 관절가동범위의 끝에 도달할 때, 부드러운 신장이 적용할 때 일어난다.

③ 스트레스가 일정하게 유지되지 않거나 부하가 제거되면 변형으로부터 회복된다.

(5) 탄성한계(elastin limit)

조직이 원래의 모양과 크기로 되돌아갈 수 없는 곳을 넘어선 지점

(6) 가소성 범위(plastic range)

① 탄성한계에서 파열지점을 넘어선 범위

② 잡아당겨진 조직은 스트레스가 해제될 때 영구적으로 변형된다.

③ 가소성 범위에서 길이가 늘어나면 섬유의 파열이 있다.

(7) 최종강도(ultimate strength)

① 조직을 유지할 수 있는 가장 큰 부하

② 최종강도의 부하에 도달하면 스트레스의 증가 없이도 스트레인(변형)이 증가한다.

③ 넥킹(necking) : 조직의 상당한 약증이 있는 영역, 파손에 빠르게 접근한다.

④ 조직의 넥킹 시 지속적인 스트레스 유지는 조직의 완전한 열상을 가져올 수 있다.

(8) 파손(failure)

조직의 완전한 파열

(9) 구조적 경직(structural stiffness)

① 경직이 있는 조직은 곡선의 탄력범위 내에서 높은 경사도를 가진다.

② 구축과 반흔조직은 아교섬유나 주위 기질 사이의 큰 결합력 때문에 더 큰 경직을 가진다.

(10) 크립(creep)

① 부하의 장기간 적용 시 조직은 늘어나고 영구적인 변형이 초래된다.

② 변형의 정도는 힘의 양, 힘이 적용되는 비율에 의존한다.

③ 탄성 범위 내의 장기간 적용되는 낮은 크기의 부하 → 결합조직의 변형 증가 → 아교섬유 결합의 점진적 재배열 → 주변조직에 수분을 재분배시킨다.

(11) 스트레스－이완(stress-relaxation)

① 힘이 조직을 신장시켜 조직의 길이가 일정하게 유지되었을 때 초기 크립 이후에 길이를 유지하기 위해 요구되는 힘이 감소하면서 조직에서의 장력이 감소한다.

② 신장자세로 몇 시간 혹은 며칠 동안 실시하는 신장 운동의 기본 원리

(12) 주기적 부하와 결합조직 피로(cyclic loading and connective tissue fatigue)

① 조직의 반복적인 부하 → 열 방출을 증가시키고 항복점 이하에서 피로를 일으킨다.

② 크게 적용된 부하, 적은 수의 반복 → 파괴 : 매일, 최대하 수준, 반복적 부하의 신장

③ 최소의 부하, 무한한 주기 → 파괴가 일어나지 않음

4) 스트레스－스트레인 반응에 영향을 미치는 교원질의 변화

(1) 고정(immobilization)의 영향

① 조직 약증의 원인 : 교원질의 교체율(turn over)과 새로운 조직, 스트레스를 받지 않고 있는 조직 간의 약한 결합력

② 아교섬유 사이에서 작용하는 기초기질의 효율성 감소로 유착도 형성된다.

(2) 비활동성(inactivity)의 영향

교원 섬유의 크기와 양의 감소 → 조직의 약증을 초래한다.

(3) 나이의 영향

노화 → 최대 장력 및 탄력성의 감소 → 스트레스의 적응 비율이 더욱 느려진다.

(4) 코르티코스테로이드(corticosteroids)의 영향

장력의 감소, 교원질의 손상, 섬유 세포의 괴사

(5) 상해(injury)의 영향

과도한 장력 부하 시 → 근힘줄 연접에서 인대와 힘줄의 파열을 초래

EXPLANATION

신장운동의 결정요소

1. 정렬성(alignment)

1) 정렬은 연부조직에 당면한 장력의 양에 영향을 끼치고 따라서 관절에 이용가능한 관절가동범위에 영향을 미친다.
2) 몸통 및 인접한 관절들의 정렬뿐 아니라 신장되기 위한 근육, 관절의 정렬까지 고려해야 한다.

2. 안정성(stabilization)

1) 근힘줄 접합부의 연장(elongated)을 위해 접합부의 몸쪽부분이나 먼쪽부분, 어느 쪽을 고정(stabilize, fixate) 시켜도 좋다.
2) 도수 신장에서는 먼쪽분절의 움직임을 위해서 몸쪽부착부를 고정하는 것이 더 일반적이나, 일부 자가 신장운동에서는 몸쪽 분절의 움직임을 위해 먼쪽부착부를 고정하기도 한다.
3) 환자의 신체 다수분절들의 고정은 효과적인 신장을 위해 필요한 적절한 정렬성 유지에 도움이 된다.
4) 엉덩허리근 신장 시 골반, 허리는 아래허리부분의 스트레스를 피하기 위해 엉덩관절을 폄시킴으로써 중립자세를 유지시킨다.
5) 고정은 도수접촉, 체중 혹은 테이블, 벽, 바닥과 같은 단단한 표면을 이용

3. 신장의 강도(intensity of stretch)

신장력의 강도는 조직이 늘어날 때 그 연부조직에 놓인 부하에 의해 결정된다.

1) 저강도 신장
   - 일반적으로 신장 운동은 부드럽게, 즉 낮은 부하에 의한 낮은 강도로 적용한다.
   - 보통 긴 시간과 결부시켜 적용한다.

(1) 최적의 비율 : 움직이지 않아 약하진 조직을 과도한 부하나 잠재적으로 받은 상해에 노출되지 않아야 한다.

(2) 고강도 신장보다 연부조직의 손상과 운동 후 통증이 적다.
(3) 만성적인 구축이 있는 치밀결합 조직을 신장시켰을 때 효과적으로 나타났다.

4. 신장의 기간(duration of stretch)

- 환자를 위해 가장 안전하고 효과적이며 효율적이 되도록 설계해야 한다.
- 신장력이 적용된 기간에 의해 단축된 조직들이 늘어난 위치를 그대로 유지해야 한다.
- 반드시 신장 강도와 빈도 등의 다른 요소들을 고려해 결정해야 한다.

1) 정적 신장(static stretching)
(1) 연부조직이 조직 저항점을 지나서 늘어난 후 지속된 신장력으로 연장된 시간 동안 늘어난 자세로 유지시키는 방법
(2) 동의어 : 지속된(sustained), 유지된(maintained), 연장된(prolonged) 신장
(3) 폭발적 신장(ballistic stretching)보다 더 안전한 신장 유형
(4) 정적 신장의 저강도 적용 : 보다 적은 조직손상과 운동 후 근통증을 일으킨다.

2) 정적 점증적 신장(static progressive stretching)
연부조직의 스트레스－이완특성을 이용한 신장과 비슷하다.

3) 주기적 신장(cyclic, intermittent stretching)
(1) 단기간 신장력으로 여러 차례 점진적으로 적용, 해체되고 다시 적용되는 신장
(2) 각 주기가 5～10초 정도 유지되는 신장 주기의 다수 반복이 적용된다.
(3) 주기적 신장이 장기간의 정적 신장보다 더 효과적이고 더 편안하다는 견해도 제시되었다.

5. 신장의 속도(speed of stretch)

1) 느리게 적용하는 신장(slowly applied stretch)
(1) 최적의 근 이완을 보장하고 상해를 예비하기 위해서는 신장의 속도가 느려야 한다.
(2) 근방추의 Ⅰa 섬유가 근육의 늘어나는 속도에 민감하기 때문에 신장 반사를 보다 적게 촉진시키고 신장되는 근육의 장력이 보다 적게 증가한다.
(3) 환자가 낮은 속도를 조절하기에 더 쉬우므로 고속력신장보다 더 안전하다.

2) 폭발적 신장(ballistic stretching)
(1) 빠르고 강제적인 간헐적 신장, 고속력과 고강도 신장
(2) 근육뼈대계통 병증이나 만성구축이 있는 노인이나 앉아서 일하는 사람에게는 금기이다.
① 고속도, 고강도 움직임은 조절하기 힘들기 때문이다.
② 고정 또는 비활동에 의한 약화된 조직들은 쉽게 손상받기 때문이다.
③ 만성 구축으로 인한 치밀결합조직은 빠른 신장이 되지 않고 더 쉽게 부서지고 찢어지기 때문이다.

3) 진행된 재활단계에서의 고속도 신장
(1) 운동선수, 재활의 마지막 단계에 있는 젊고 활동적인 환자들의 플라이오매트릭 훈련
(2) 저강도의 훈련일지라도 고속으로 적용 시 끝범위(end-range) 신장은 효과적인 안정성에 유의해야 한다.

6. 신장의 빈도(frequency of stretch)

1) 환자의 나이, 코르티코스테로이드의 사용, 신장 전 반응, 부동성(immobility), 조직 치유 단계 및 특성, 구축의 정도 및 만성화 등을 고려해서 정한다.
2) 치료사의 임상적 판단 및 환자의 반응과 요구에 근거를 두어 결정한다.
3) 만약 과도하게 자주 적용한다면 조직파손(tissue breakdown)이 일어날 것이고 최종적으로 조직파괴(tissue failure)가 일어날 가능성을 높일 것이다.

7. 신장의 유형(mode of stretch)

- 신장의 양식 또는 시장 운동이 수행되는 방법
- 누가 혹은 무엇으로 신장력을 적용하는지, 혹은 환자가 신장운동에 능동적으로 참여하는지 아닌지에 의해 결정된다.
- 유형에 상관없이 단축된 근육이 이완되고 제한된 결합조직들이 가능한 쉽게 늘어나게 하는 것이 필수적이다.
- 신장절차가 저강도 능동 신장이거나 조직을 따뜻하게 하는 열치료가 선행되어야 한다.
- 몇 가지 질문을 통하여 각 재활 단계의 환자에게 가장 효과적인 유형을 택한다.

1) 도수 신장(manual stretching)
   (1) 치료사는 허용 가능한 관절가동범위를 약간 지나는 외력을 적용한다.
   (2) 신장의 방향, 속력, 강도, 기간뿐 아니라 고정할 부분도 치료사의 손으로 조절한다.
   (3) 부드럽고 조절된 치료사의 손으로 정적, 점진적 신장을 30~60초 동안 유지하도록 한다.
   (4) 이러한 신장을 몇 번 반복한다.
2) 자가 신장(self-stretching)
   (1) 유연성 운동(flexibility exercises), 능동 신장(active stretching)
   (2) 독립적으로 수행할 수 있는 신장의 한 유형
   (3) 치료사에 의한 직접적인 중재의 결과로 얻어진 관절가동범위를 유지하거나 증가하게 한다.
   (4) 가정운동프로그램(home exercise program)의 좋은 구성 요소가 된다.
   (5) 많은 근육뼈대계통 장애와 신경근 장애에 대해 효과적이고 효율적인 장기간의 자기 관리에 필요하다.
   (6) 단축된 구조들을 명확하게 신장시키고 인접한 구조들에 대한 과신장이 일어나지 않도록 주의해야 한다.
3) 기계적 신장(mechanical stretching)
   (1) 구축을 신장시키고 관절의 가동범위를 증가시키기 위해 장비를 사용하는 방법
   (2) 커프웨이트(cuff weight), 활차웨이트(weight-pulley system), 동적스플린트(dynasplint)와 같은 보조기(orthoses), 자동화된 신장 운동기구(automated stretching machines) 등의 장비가 쓰인다.
   (3) 다양한 변위(displacement)에 따른 부하(load), 다양한 부하에 따른 변위를 제공한다.
   (4) 조직의 가소성 변화를 일으키기 위해 장기간에 걸친 매우 낮은 강도(저부하)를 적용한다.

8. 신경근 억제와 근 연장(neuromuscular inhibition and muscle elongation)

- 억제 : 감소된 신경 활동과 시냅스의 전위변화로 근 수축 능력이 떨어진 상태
- 신경근 억제 기법은 신장하기 전, 신장하는 동안 근육이 신장됨으로써 이완을 촉진시킨다.
- 반사적으로 근육이 억제될 때는 근육의 수축성 구조의 연장에 대해 저항이 감소된다.

1) **유지-이완 기법(hold-relax, HR), 수축-이완 기법(contract-relax, CR)** (기출)

(1) 제한된 범위(range-limiting)의 근육이 한계점에서 또는 그 한도 내에서 먼저 늘어나게 되어 환자에게 편안하다.

(2) 자동 발생적 억제(autogenic inhibition) : **골지힘줄기관의 작용**으로 등척성 수축 후 근육이 반사적으로 이완되는 짧은 시간이 있어 근육이 보다 쉽게 신장된다.

(3) 근 에너지 기법(muscle energy techniques)에서의 이용 : 등척성 수축 후 이완은 특정 관절 동작을 제한하는 장애물을 극복함으로써 관절을 쉽게 움직이게 한다.

(4) **두 기법의 차이점**

① 유지-이완 기법 : 신장 전 수축은 모든 근육에서 등척성으로 적용한다.

② 수축-이완 기법

- 전통적인 고유수용성 신경근 촉진법(PNF)의 대각선 패턴으로 제한한다.
- 수행된 근육의 신장 전 수축 동안 다른 근육군들은 등척성으로 수축하지만 팔다리의 돌림근육들은 동심성으로 수축한다.

(5) 두 기법의 공통점 : 도수 수동 신장기법보다 환자에게 더 편안한 근육의 수동적 연장을 만들어 준다.

(6) 절차

① 편안하게 늘어난 위치에서 범위가 제한된 근육부터 시작한다.

② 근육이 피로해질 때까지 10초 동안 저항에 대항하여 짧아진 근육의 등척성 수축하도록 한다.

③ 환자가 수의적으로 이완하도록 한다.

④ 가동 범위 전체에 걸쳐 수동적으로 팔다리를 움직임으로써 심호흡을 취하게 한 후 전체적 절차를 반복한다.

⑤ 몇 초 휴식을 취한 후 전체적 절차를 반복한다.

(7) 예시 : 단축된 발목관절 발바닥굽힘근(shortened ankle plantar flexors)

① 범위가 제한된 근육을 늘리기 위해 편안한 자세로 발목관절을 발등굽힘한다.

② 환자 발의 발바닥면에 치료사의 손을 놓는다.

③ 환자는 5~10초 동안 치료사의 저항에 대항해 발바닥굽힘근을 등척성으로 수축한다.

④ 치료사는 환자에게 이완하라고 한 후 발바닥굽힘을 늘리기 위해 환자의 발목관절을 수동적으로 발등굽힘시킨다.

2) **주동근 수축(Antagonist Contraction, AC)**

- 환자는 범위가 제한된 근육에 반대하는 근육을 동심성으로 수축하게 한다.
- 신중하고 느리며 폭발적이지 않다.
- 단축되는 수축은 매우 낮은 저항에 대항하거나 무저항에 능동적으로 대항하여 수행된다.
- **제한된 범위의 근육인 길항근의 상호억제(reciprocal inhibiting)를 일으킨다.**

(1) 동적 관절 가동범위(dynamic range of motion)
  ① 근육을 늘리고 관절가동범위를 증가시키기 위한 주동근 수축기법을 기술하는 용어
  ② 정적 신장보다 관절가동범위를 증가시키기에 더욱 효과적인 방법

(2) 효과적 이용
  ① 근육에 통증이 유발되는 경우
  ② 치유의 초기 단계이거나 특히 중간 범위에서 현저한 근방호(muscle guarding)가 근육의 늘어남을 제한하는 경우
  ③ 환자가 정상적인 유연성을 가지고 있다면 효과가 적게 나타난다.

(3) 새로운 관절 가동범위를 얻기 위한 신경근 조절을 시도하는 데 유용하다.

(4) 절차
  ① 편안한 자세에서 범위가 제한된 근육을 수동적으로 늘린다.
  ② 환자에게 짧아진 근육의 반대편 근육인 주동근을 동심성(짧아지는)으로 수축하게 한다.
  ③ 수축하는 근육에 관절 운동이 가능할 정도로 약간의(mild) 저항을 적용한다.
  ④ 범위가 제한된 근육이 이완된 후 늘어나는 것은 발생한 관절 운동 교차신경 억제의 결과로 인한 것이다.

(5) 예시 : 통증이 있는 단축된 발목관절 발바닥굽힘근
  ① 환자의 발목관절을 편안한 자세로 위치시킨다.
  ② 환자가 역동적으로 발목관절을 발등굽힘 할 수 있도록 발등에 저강도 저항을 적용한다. 관절 운동이 발생할 때 발바닥굽힘근은 이완되고 늘어날 것이다.

3) **주동근 수축을 동반한 유지-이완 기법(Hole-Relax with Agonist Contraction, HR-AC)**

- 유지-이완 기법의 한 변형 방법
- 범위가 제한된 근육의 신장 전 등척성 수축을 사용하고, 이어서 범위가 제한된 근육에 반대되는 근육을 동심성 수축시킨다.
- 수축된(tight) 근육에 반대되는 주동근이 수축할 때, 저가동성의 근육은 상대적으로 억제되고 늘어남을 더 쉽게 만든다.
- 근육을 늘리기 위한 자동 발생적 억제(autogenic inhibition)와 상호억제(reciprocal inhibition)를 결합시킨 형태
- 단순 유지-이완(HR) 기법을 시행했던 것보다 발목관절의 발등굽힘에 더 큰 범위의 증가를 가져왔다는 보고가 있는 반면에, 두 기법에 현저한 차이가 없다는 연구 또한 있었다.

(1) 절차
  ① 유지-이완 기법에서 기술한 절차들을 따른다.
  ② 환자에게 범위가 제한된 근육을 수축하게 한 후, 짧아진 근육의 반대편 근육인 주동근을 동심성으로 수축하게 한다. 환자는 증가된 범위를 통해서 팔다리를 능동적으로 움직인다.

(2) 예시 : 단축된 발목관절의 발바닥굽힘근
  ① 유지-이완 기법에서 기술한 절차들을 따른다.
  ② 환자에게 발바닥굽힘근을 등척성으로 수축하게 한 후 발바닥굽힘근을 연장시키기 위해 능동적으로 발등굽힘하게 한다.

EXPLANATION

신장 중재의 부가치료

1. 열(heat)

1) **신장하기 전에 연부 조직을 따뜻하게 하면 단축된 조직의 신장성을 증가시킨다.**
2) 따뜻한 근육은 보다 쉽게 이완되고 늘어나며, 환자에게 편안한 신장을 제공한다.
3) 근육의 온도가 증가함에 따라 비수축성 조직과 수축성 조직을 늘이기 위해 요구되는 힘의 양과 신장력의 시간은 점차 감소하여 적용시킨다.
4) 근육 내 온도가 증가할 때 결합조직의 수동신장은 더 쉽게 일어난다.
5) 온도 증가 시 골지힘줄의 민감성이 증가되고 근방추에서 Ⅱ형 들신경섬유의 활성률이 감소된다.
6) 온찜질, 파라핀, 초음파 등과 같은 표재열이나 심부열 치료(modalities)
7) 빠르게 걷기, 고정된 자전거에서 피로 없이 자전거 타기, 가벼운 능동적 팔 운동 등
8) 신장 이후의 늘어난 자세에서 연부조직의 냉치료 : 영구적인 연부조직의 길이 증가를 촉진, 신장 후 근육통을 최소화 시킨다.

2. 마사지(massage)

1) 국소적인 근육이완은 마사지에 의해(특히 가볍거나 깊은 마찰(stroking) 기법) 향상될 수 있다.
2) 근육의 순환을 증가시키고 근경련을 감소시키는 신장 운동의 유용한 보조수단

3. 생체 피드백(biofeedback)

1) 환자가 적절하게 훈련받았다면 환자는 신체의 피드백을 통해 근육 내에 있는 장력의 양을 통제하고 감소시킨다.
2) 시각 혹은 청각 피드백을 통하여 환자는 근육이 이완하는 것을 느낄 수 있다.
3) 이완하는 과정을 환자가 배우고 훈련하는 데 도움을 줄 수 있는 하나의 도구
4) 근 긴장을 감소시킴으로써 통증이 감소되고 유연성이 증가된다.

4. 관절견인과 진동(joint traction or oscillation)

1) 관절 유동술이나 신장기법은 관절면의 가벼운 도수 신연(distraction)으로 관절 통증과 관절 주위 근경련을 억제하는데 사용된다.
2) 관절의 진자운동(pendular motion)은 관절면을 신연시키기 위해 팔의 무게를 이용하며 동시에 팔다리를 진동시키고 이완시킨다.
3) Codman에 의해 제안된 진자운동은 관절면을 신연하기 위해 지절의 무게를 이용하며 지절을 가볍게 흔들어 이완시킴

EXPLANATION

주의사항과 금기사항

1. 신장에 대한 주의사항

1) 정상적인 가동범위를 넘어서 관절에 힘을 가하지 않는다.
2) 새로 유합된 골절은 움직임이 일어나는 관절과 골절부위 사이를 고정함으로써 보호한다.
3) 질병과 장기간의 침상안정, 노화와 장기간의 스테로이드 사용으로 인해 뼈엉성증이 의심되거나 혹은 뼈엉성증을 가진 환자에게는 특별하게 주의한다.
4) 장기간 고정되었던 근육 혹은 결합조직에는 과도한 신장을 피한다.
5) 24시간 이상 관절통 혹은 근육통이 지속되는 것을 환자가 느꼈다면 신장할 때에는 너무 많은 힘을 적용한 것이고 반흔조직 형성을 증가시키는 염증 반응이 일어나게 된다.
6) 정상조직보다 손상되기가 쉬운 부종조직에는 신장을 피한다.
7) 약한 근육, 특히 중력을 이기고 신체를 지지하는 근육에는 과도한 신장을 피한다.

2. 신장에 대한 금기증

1) 골절 방해물이 관절 움직임을 제한할 때
2) 최근에 골절되었을 때
3) 타이트한 조직과 주위 영역에 급성염증이 있거나 혹은 감염 과정(열과 부종)이 있을 때
4) 관절운동 또는 근육을 신장할 때에는 날카롭고 급성적인 통증이 있을 때
5) 외상이 있는 조직에 혈종과 다른 징후가 관찰될 때
6) 연부조직의 구축과 단축이 정상적인 구조안정성 혹은 근력을 대신해 증가된 관절의 안정성을 제공할 때
7) 연부조직의 구축·단축이 마비 혹은 심한 근위축을 가진 환자에 있어서 기능적인 활동의 기초를 이룰 때

EXPLANATION

움직임의 해부학적 면을 이용한 신장기법

1. 팔(upper extremity)

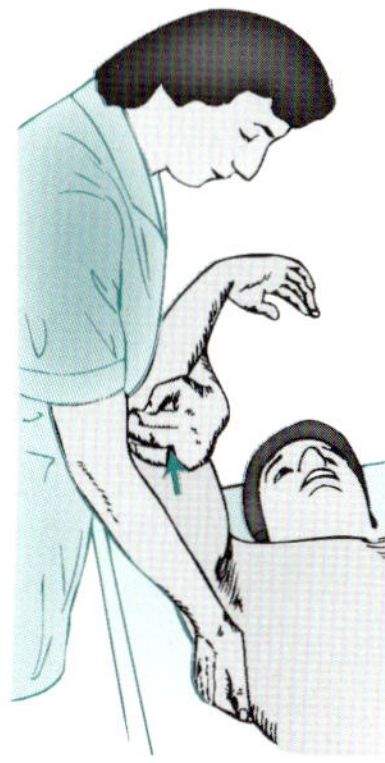

A

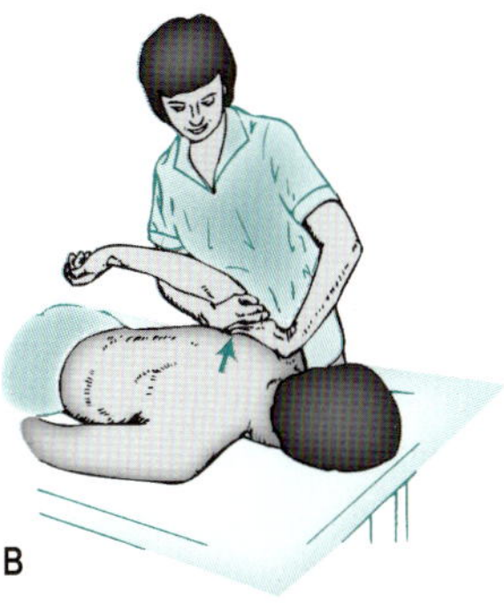

B

A, 큰원근을 늘이는 신장기법을 위한 어깨뼈의 고정과 손의 위치
B, 어깨관절의 과다폄을 증가하기 위한 어깨뼈의 고정과 손의 위치

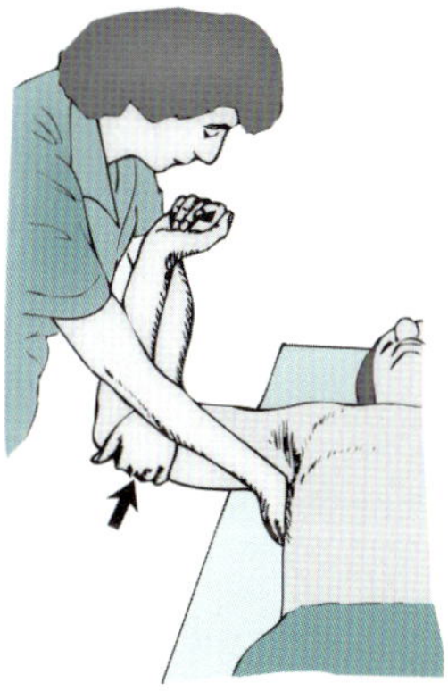

어깨관절 벌림 증가를 위해서 신장기법 수행시 어깨뼈의 고정과 손의 위치

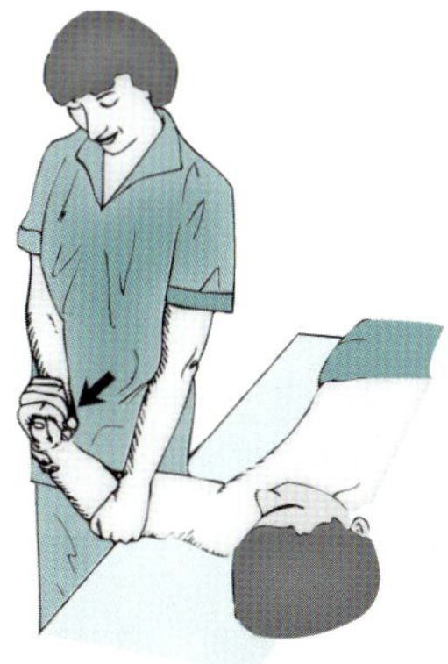

어깨관절 가쪽돌림 증가를 위한 신장기법

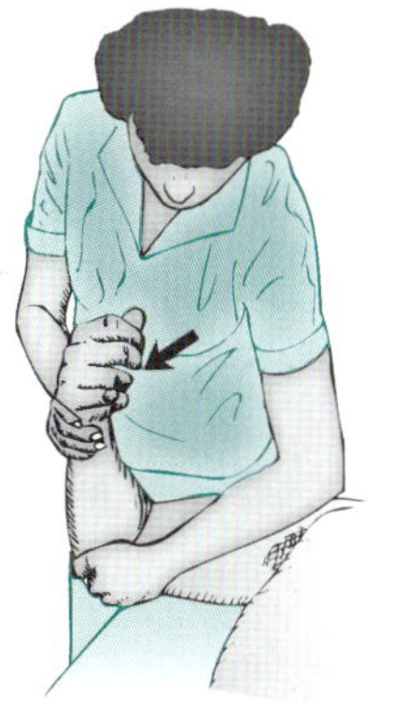

어깨관절 안쪽돌림 증가를 위해 어깨관절의 고정과 손의 위치

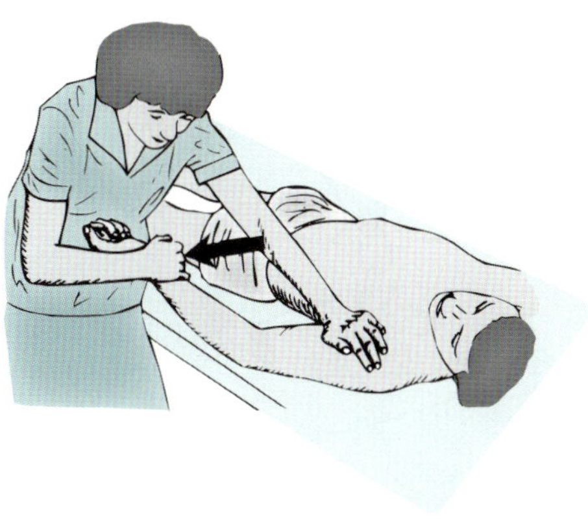

팔꿉관절 폄 증가를 위해서 신장기법 수행시 위팔뼈의 고정과 손의 위치

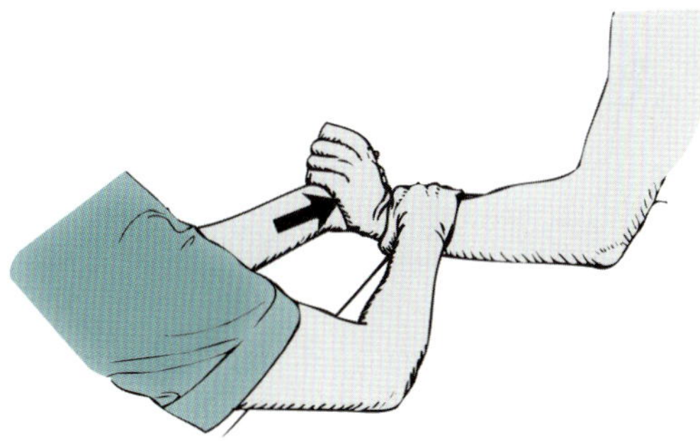

손목관절 폄 증가를 위한 신장기법 수행시 아래팔의 고정과 손의 위치

2. 다리(lower extremity)

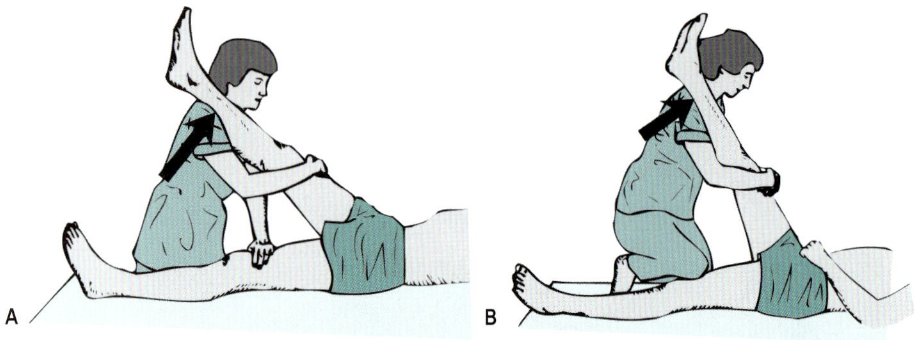

무릎관절은 폄(뒤넙다리근 신장)한 채로 엉덩관절 굽힘을 증가시키기 위해 신장기법 수행시 아래허리부분 및 골반고정과 손의 위치

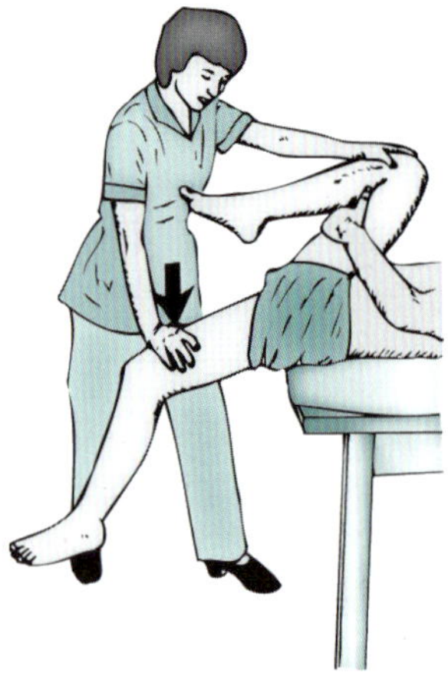

환자가 똑바로 누운 자세에서 엉덩관절의 엉덩허리근을 신장하여 엉덩관절의 과다폄 증가를 위해 신장기법 수행시 골반의 고정과 손의 위치

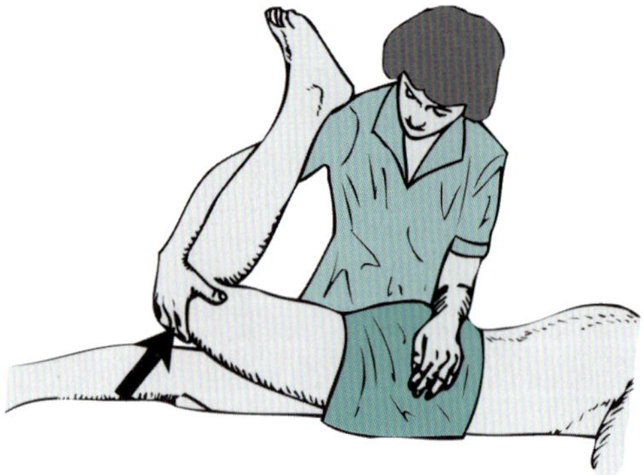

환자가 엎드려 있을 때, 엉덩관절의 과다폄 증가를 위해 신장기법 수행시 고정과 손의 위치

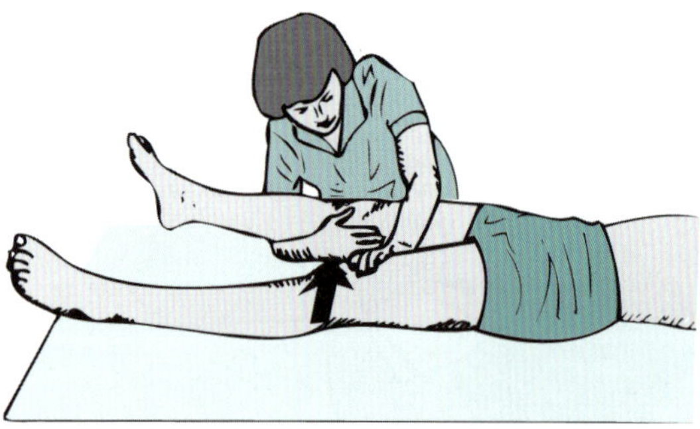

엉덩관절의 벌림 증가를 위해 신장기법 수행시 골반과 반대편 다리의 고정과 손의 위치

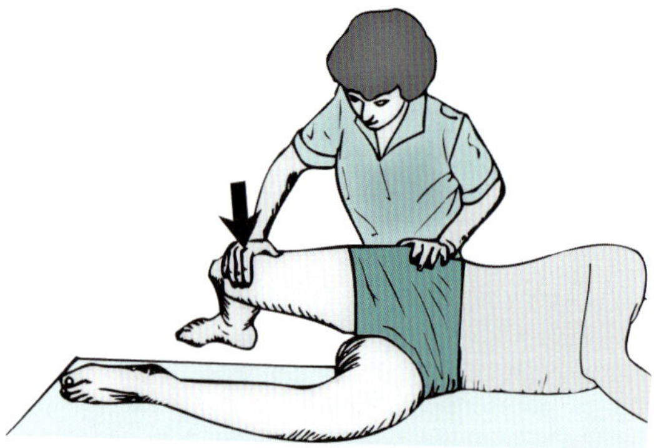

환자를 옆으로 누운 자세로 했을 때 엉덩정강근막띠 신장과 손의 위치

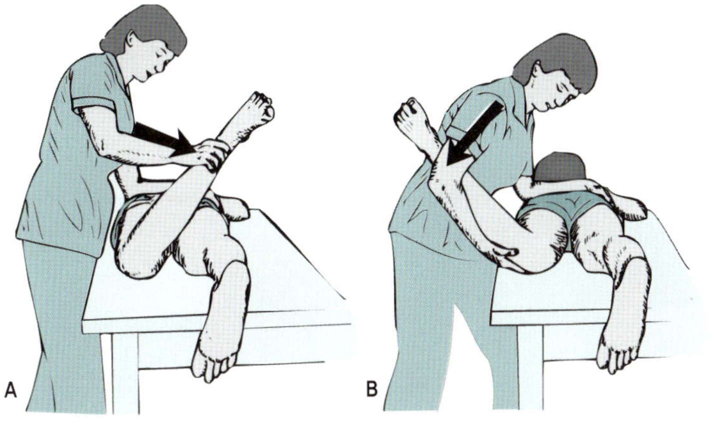

A, B, 환자가 엎드려 있을 때, 엉덩관절의 안쪽돌림·가쪽돌림을 증가시키기 위해 신장기법 수행시 고정과 손의 위치

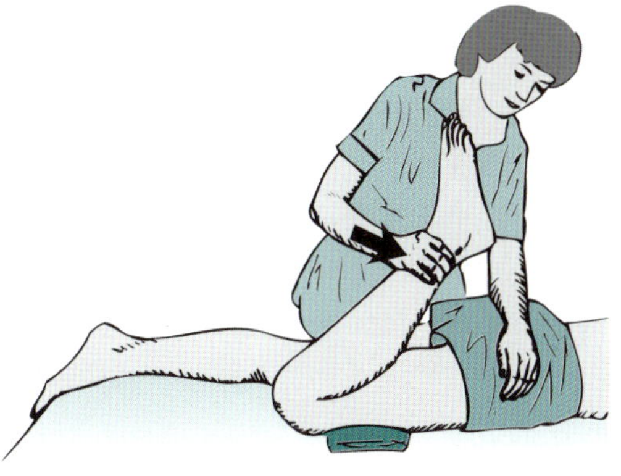

환자가 엎드려 있을 때, 넙다리네갈래근과 넙다리곧은근을 신장하여 무릎관절 굽힘 증가를 위한 고정과 손의 위치

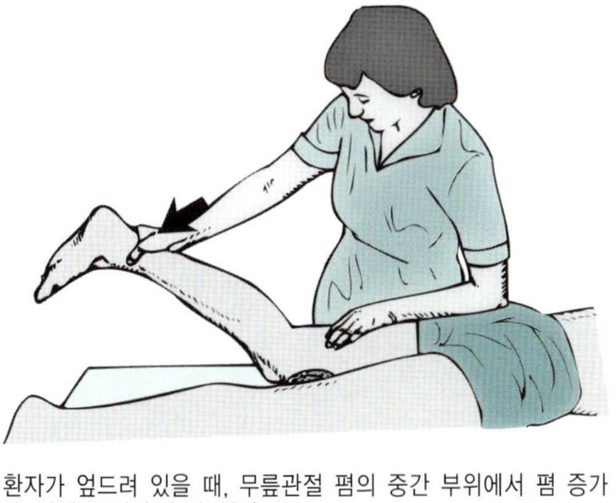

환자가 엎드려 있을 때, 무릎관절 폄의 중간 부위에서 폄 증가를 위해 고정과 손의 위치

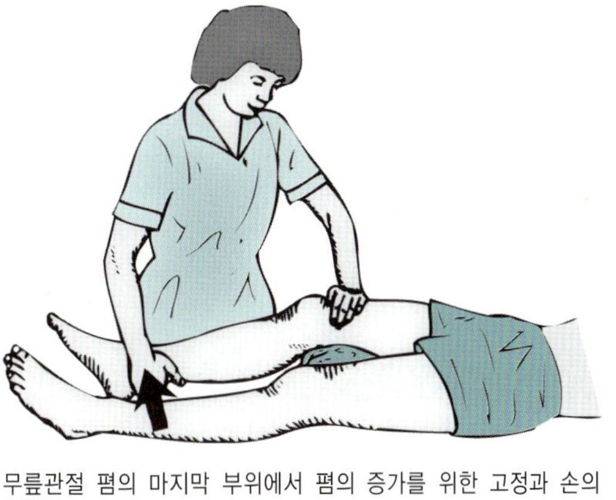

무릎관절 폄의 마지막 부위에서 폄의 증가를 위한 고정과 손의 위치

관절가동기법

EXPLANATION

관절가동기법의 용어

1. 관절가동술(joint mobilization), 도수교정(manipulation)

1) 모두 도수치료의 의미를 가지고 있고, 상호 교환되어 사용되기도 한다.
2) 수동적이고 숙련성을 요하는 정형도수치료기법
3) 관절 및 관절주위의 연부조직에 적용
4) 빠른 속도의 작은 진폭, 느린 속도의 큰 진폭과 같이 강도와 속도가 하나의 단위를 이룬다.
5) 관절연골에 가해지는 비정상적인 압박 스트레스를 최소화하고 정상적 관절역학을 추구하여 제한된 관절주머니 조직을 치료한다(수동신장, 자가신장(self-stretching)과의 차이점).

2. 자가가동술(self-mobilization)

1) 자가-신장기법으로도 불린다.
2) 관절에 견인(traction)이나 활주(glide)를 이용해 관절주머니에 직접 신장을 가한다.

3. 움직임을 동반한 관절가동술(mobilization with movement, MWM) (기출)

1) 치료사에 의해 적용되는 종속운동 유동술과, 환자에 의해 이뤄지는 능동 생리적 운동이 결합된 도수치료 기법
2) 항상 통증이 일어나지 않는 방향으로 적용되어야 한다.
3) 잘못된 자세로부터 조인트 플레이(joint play)의 궤도를 바르게 교정하는 방법

4. 생리적 운동(physiology movements)

1) 환자가 수의적으로 움직이는 운동
2) 굽힘, 벌림 및 돌림과 같은 전통적인 관절운동

5. 종속 운동(accessory movement)

• 관절과 주위 조직 안에서 일어나는 운동

- 정상 관절가동범위의 필수조건
- 환자가 능동적으로 수행할 수 없는 운동

1) 구성 운동(component motion)
   (1) 능동운동을 동반하는 운동, 수의적인 조절은 되지 않는다.
   (2) 종종 종속운동과 같은 의미로 사용된다.
2) 조인트 플레이(joint play)
   관절면 사이에서 일어나는 운동뿐 아니라 뼈의 움직임을 허용하는 관절주머니의 확장성이나 포기성을 의미한다.

6. 순간 밀기(trust)

1) 환자가 운동을 멈출 수 없을 만큼 빠른 속도의 작은 진폭으로 이루어지는 운동
2) 관절가동범위의 병리적 끝지점에서 수행된다.

7. 근에너지 기법(muscle energy)

1) 깊은부위근육의 능동적인 근수축을 이용하는 도수치료 기법
2) 바람직한 종속운동을 일으킬 수 있다.
3) 치료사가 근육의 먼쪽부착점 분절에 저항을 주고 환자에게 등척성 수축을 하도록 한다.

EXPLANATION

적응증과 금기증

1. 적응증

1) 통증, 근방호(muscle guarding) 및 근경련(spasm)
   (1) 신경생리학적 효과 : 작은 진폭의 운동이나 신연 운동은 척수, 뇌줄기 수준에서 유해자극의 전달을 억제하는 기계적 수용기(mechanoreceptor)를 자극하는데 이용된다.
   (2) 역학적 효과
      ① 부드러운 조인트 플레이 기법은 영양분 교환을 유지하는 데에 도움을 준다.
      ② 작은 진폭의 신연이나 활주 운동은 관절연골의 무혈관성 부위에 영양분을 공급하는 윤활액의 이동을 일으킨다.
      ③ 관절에 부종, 통증, 가동범위의 제한이 있을 때는 울혈(stasis)의 예방을 돕는다.
2) 가역적 관절 저가동성(reversible joint hypomobility) : 지속적 신장(sustained stretch)이나 진동신장(oscillatory stretch)을 이용하여 단축된 조직을 역학적으로 신장한다.
3) 위치 이탈, 아탈구(positional faults, subluxations)
   (1) 뼈의 부정렬(malposition)은 가동범위 제한이나 통증을 유발할 수 있다.
   (2) 유동술 운동(MWM) 적용 : 뼈의 재정렬을 위해 환자가 능동적인 관절가동범위로 움직인다.

(3) 도수교정(manipulation) 적용 : 팔꿉관절 아탈구(pulled elbow), 콩알뼈－반달뼈 아탈구 등 뚜렷한 탈구의 재정렬을 얻는다.

4) 점진적 제한(progressive limitation)

움직임을 점진적으로 제한하는 질환들은 가동범위를 유지하거나 역학적 제한을 지연시키도록 조인트플레이 기법으로 치료한다.

5) 기능적 고정(functional immobility)

고정으로 인한 퇴행과 제한을 예방할 수 있는 비신장성(non-stretching) 활주 기법이나 신연 기법을 통해 관절을 치료한다.

2. 관절 유동술의 한계점 및 금기증

1) 한계점(limitations of joint mobilization techniques)

(1) 류마티스성 관절염을 근본적으로 치료하거나 손상의 염증 단계를 감소시킬 수 없다.

(2) 치료사의 도수치료 숙련도에 따라 치료의 결과가 달라질 수 있다.

(3) 적절한 평가 없이 환자에게 무차별로 적용되거나 환자의 상태보다 너무 강하게 적용되면 관절 손상이나 과가동성을 초래할 수도 있다.

2) 금기증

(1) **과가동성(hypermobility)**

① 괴사 될 위험이 있는 인대나 관절주머니에는 신장기법을 적용하지 않는다.

② 통증이 있는 과가동성 관절의 경우, 부드러운 조인트플레이는 가동범위 내에서 어느 정도 효과가 있으나 신장기법을 적용해서는 안 된다.

(2) **관절삼출물(joint effusion)**

① 외상이나 질환에 의해 관절에 부종이 발생할 수 있다.

② 관절주머니가 이미 체액을 수용하기 위해 팽창되어 있는 상태이므로 관절유동술이나 수동 신장 기법을 적용하지 않는다.

③ 부드러운 진동운동은 관절주머니를 신장하지 않은 채 통증의 전달을 막을 수 있다.

④ 조인트플레이의 가능 범위를 유지하고 체액의 흐름을 향상시킬 수 있다.

(3) **염증(inflammation)**

① 부드러운 진동 운동이나 신연 운동은 통증 반응을 일시적으로 억제할 수 있다.

② 염증 시 신장을 적용하면 통증과 근방호(muscle guarding)가 증가하고 더 심한 조직 손상을 일으킬 수 있다.

(4) 특별한 주의사항이 필요한 상태

① 악성종양

② X선 필름으로 확인되는 뼈 질환

③ 아직 치유되지 않은 골절

④ 과도한 통증

⑤ 관련한 관절들의 과가동성

⑥ 자가 한계점(self-limiting)을 가진 관절전치환술
⑦ 코르티코스테로이드와 같은 약물을 복용하는 환자
⑧ 류마티스성 관절염과 같은 체계성 결합조직 질환
⑨ 약화된 결합조직과 혈액 순환이 좋지 못한 고령층 환자

EXPLANATION

적용절차

1. 검사와 평가(examination and evaluation)

- 어떤 조직이 기능 제한과 병적 상태에 영향을 주는지 검사하고 판단한다.
- 통증을 완화하거나 관절과 연부조직의 제한을 신장하기 위해 적용해야 할 치료를 결정한다.

1) 관절가동범위를 검사할 때 나타나는 통증을 통해, 회복단계와 치료에 이용되는 기법의 용량을 알 수 있다.
2) 관절주머니가 운동을 제한하며, 관절유동술에 의해 좋아질 수 있는 징후
   (1) 관절주머니 패턴(capsular pattern)으로 수동 가동범위의 제한 양상 발생
   (2) 제한된 조직의 끝지점에서 과압박 적용 시 단단한 관절주머니 끝느낌(firm end-feel)
   (3) 가동성 검사를 실시할 때 관절의 움직임(joint play movement) 감소
3) 인대에 스트레스를 가했을 때 관절의 움직임이 감소하고 통증이 발생하면 인대가 유착 혹은 구축되어 운동을 제한하는 것이다.
4) 정상 운동을 방해하는 관절 내 구조물, 아탈구나 탈구의 경우는 순간밀기(trust) 기법도 가능하다.

2. 운동등급(grades or dosages of movement)

1) 등급화된 진동기법

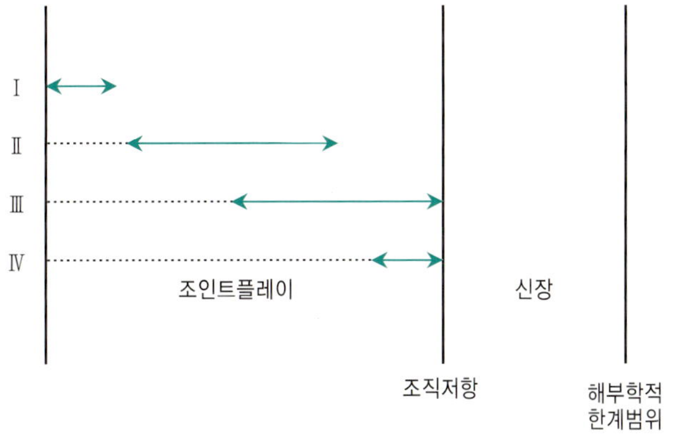

등급화된 진동 기법

운동치료 중재

(1) **운동등급**

① 등급 Ⅰ : 작은 진폭의 율동적인 진동기법, 가동범위의 시작지점에서 수행된다.

② 등급 Ⅱ : 큰 진폭의 율동적인 진동기법, 한계점까지 가지 않는 가동범위의 중간범위까지 수행된다.

③ 등급 Ⅲ : 큰 진폭의 율동적인 진동기법, 가동범위의 제한까지 이르도록 수행하며, 조직 저항에 스트레스를 가한다.

④ 등급 Ⅳ : 작은 진폭의 율동적인 진동기법, 가동범위의 제한까지 이르도록 수행하며, 조직 저항에 스트레스를 가한다.

⑤ 등급 Ⅴ : 작은 진폭과 빠른 속도의 순간밀기기법, 가동범위 제한 지점에서 수행되며 유착을 깨뜨리기 위해 사용된다.

(2) 사용용도

① 등급 Ⅰ, Ⅱ는 주로 통증에 의해 제한된 관절을 치료하는 데 이용된다.

② 등급 Ⅲ, Ⅳ는 주로 신장기법으로 사용된다.

2) 지속적인 활주 조인트플레이 기법(sustained translatory joint play techniques)

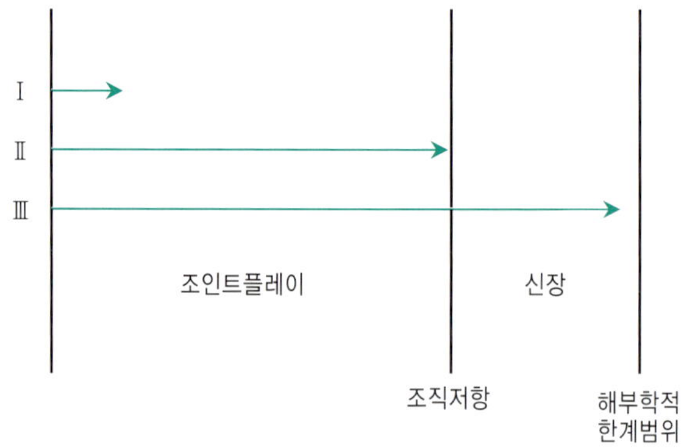

지속적인 병진 관절놀기 기법

(1) **운동등급**

① 등급 Ⅰ(느슨함, loosen)

- 작은 진폭의 신연
- 관절주머니에 스트레스를 주지 않고 적용된다.
- 응집력(cohesive force)이 근 긴장 및 관절에 작용하는 대기압과 같다.

② 등급 Ⅱ(팽팽함, tight)

- 관절주위조직을 팽팽하게 만들 수 있을 정도의 신연과 활주이다.
- 칼텐본(Kaltenborn)의 taking up the slack : 원래 조직 길이만큼 잡아당긴다.

③ 등급 Ⅲ(신장, stretch)

관절주머니와 관절 주위조직을 충분히 신장시킬 수 있을 정도의 큰 진폭을 가진 신연, 활주

(2) 사용용도

① 등급 Ⅰ의 신연은 모든 활주 운동과 함께 일어나고 통증을 감소시키는 데 이용된다.

② 등급 Ⅱ의 신연은 관절의 민감도를 알아보기 위해 초기 치료에 이용된다.
③ 부드러운 등급Ⅱ의 신연은 통증을 억제하기 위해 간헐적으로 적용한다.
④ 등급 Ⅱ의 활주는 관절가동범위의 제한이 있을 때 조인트플레이를 유지하기 위해 사용한다.
⑤ 등급 Ⅲ의 신연이나 활주는 관절 구조물을 신장시키기 위해 사용되고 조인트플레이를 증가시키는 데 쓰인다.

3) 두 등급의 비교
(1) 등급 Ⅰ, Ⅱ는 낮은 강도로 이루어지며 관절주머니가나 주위조직에 신장력을 가하지 않는다.
(2) 지속적 활주 기법의 등급Ⅱ가 진동기법의 등급Ⅱ와는 다르게 조직의 원래 길이만큼 신장하지만, 조직에 신장 스트레스를 가하지 않는다.
(3) 진동기법의 등급 Ⅲ, Ⅳ와 지속적인 활주 기법의 등급Ⅲ 모두 가동범위의 한계 지점에서 신장력을 제공하며 비슷한 강도로 이루어진다.
(4) 이들 기법의 차이점은 신장력을 제공하는 리듬이나 속도에 있다.
(5) 진동기법을 사용할 것인지, 지속적 활주 기법을 사용할 것인지는 환자의 반응으로 결정한다.
(6) 통증 관리 시에는 진동기법의 등급 Ⅰ, Ⅱ와 지속적 활주 기법의 등급 Ⅰ, Ⅱ를 느리고 간헐적으로 적용한다.
(7) 진동기법의 등급 Ⅱ, 지속적 활주 기법의 등급 Ⅱ를 이용해 가능한 가동범위를 유지한다.

3. 위치와 고정

1) 팔다리가 이완되는 자세로 환자를 배치한다.
관절을 지나는 근육을 이완하기 위해 관절유동술을 사용한다.

2) 이완자세(resting position)를 만든다.
(1) 조인트플레이의 검사와 첫 번째 치료는 관절주머니가 가장 느슨하게 되는 위치에서 한다.
(2) 치료가 진행됨에 따라 가동력을 적용하기 전에 관절의 위치를 적용 가능한 가동범위의 끝지점에 배치한다.
(3) 신장력을 국소적으로 적용하기 위해 제한된 조직을 가장 길게 늘어뜨린 위치에 배치한다.

3) 관절을 고정한다.
(1) 견고하고 편안하게 하나의 관절(대개 몸쪽관절)을 고정한다.
(2) 벨트, 치료사의 한 손, 보조자의 도움 등으로 고정한다.
(3) 적절한 고정은 관절, 주위 조직에 원치 않는 스트레스를 방지한다.
(4) 고정은 신장력을 보다 효율적이고 국소적으로 적용할 수 있도록 해준다.

4. 치료의 힘과 운동의 방향

1) 치료의 힘
(1) 부드럽거나 강한 힘은 가능한 상대 관절면 가까이에 적용되어야 한다.
(2) 접촉면이 클수록 더 편하게 치료할 수 있다(엄지보다 손바닥 전체를 사용한다).

2) 운동의 방향

(1) 치료하는 동안 운동의 방향은 치료면과 평행하거나 수직되게 적용된다.

(2) 치료면 : 돌림축에서 오목한 관절면의 중앙에 이르는 직선에 수직되는 평면(Kaltenborn)

(3) 치료면이 오목한 관절에 위치하므로, 오목한 뼈의 위치에 의해 결정된다.

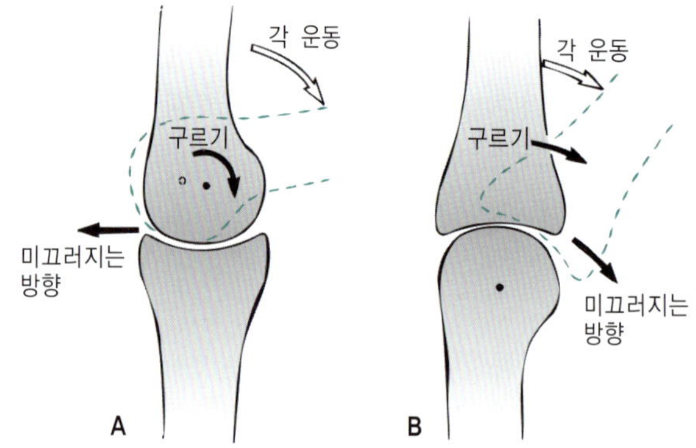

A. 움직이는 뼈의 면이 볼록이면 미끄러짐은 뼈의 각운동 방향과 반대 방향이다.
B. 움직이는 뼈의 면이 오목이면 미끄러짐은 뼈의 각운동 방향과 동일하다.

(4) 관절견인기법은 치료면과 수직되게 적용되고 관절면이 분리되도록 뼈 전체를 움직인다.

(5) 활주기법은 치료면과 평행하게 적용되어야 한다.

(6) 원하는 운동은 활주가 정상적으로 일어나는 방향이다.

(7) 오목-볼록 법칙 : 볼록한 뼈가 움직이면 활주는 반대방향, 오목한 뼈가 움직이면 같은 방향

(8) 한 관절면이 상대 관절면 위에 활주하도록 뼈 전체가 움직여야 한다.

5. 치료의 시작과 진전

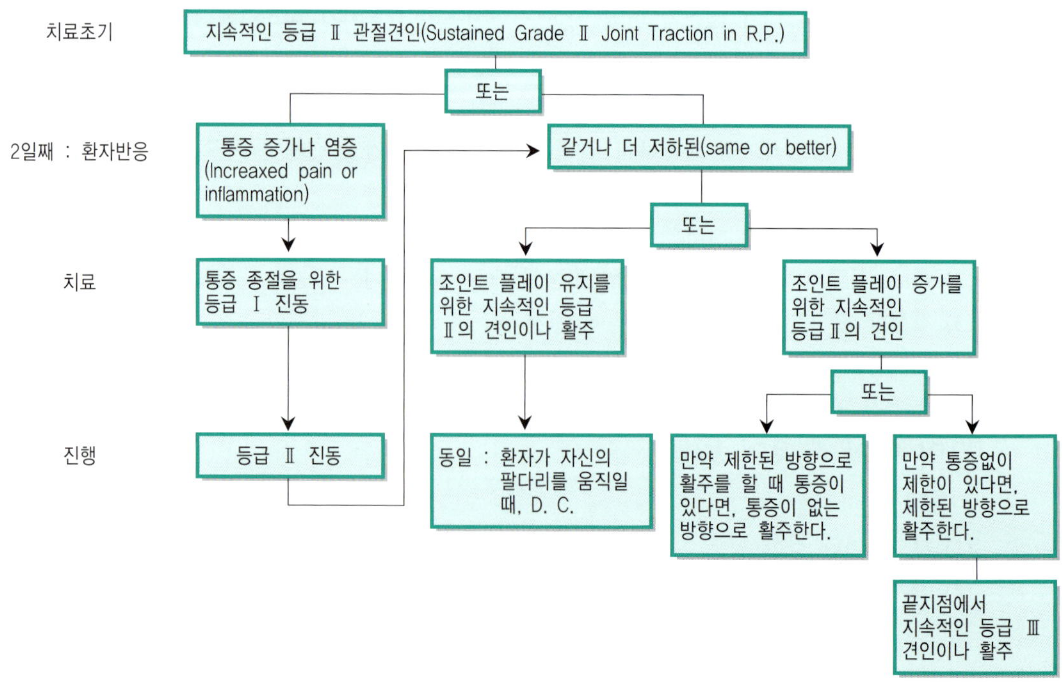

1) 초기 치료
   (1) 목적은 치료를 시행하기 전에 관절 반응을 알아내는 데에 있다.
   (2) 통증 감소를 위해서나 관절 움직임의 증진을 위해서나 동일하게 적용한다.
   (3) 환자를 이완자세로 취하고 등급 Ⅱ의 지속적인 신연을 관절면에 적용한다.
2) 관절 반응의 평가
   (1) 다음 치료 시에 환자의 관절 반응을 평가하거나 환자에게 듣는다.
   (2) 통증이 증가하거나 예민해지면 진폭을 등급 Ⅰ의 진동으로 감소시킨다.
   (3) 관절반응이 똑같거나 더 좋아졌다면 같은 방법을 반복하거나 등급 Ⅲ의 지속적 견인, 혹은 활주로 치료를 진전시킨다.
3) 신장기법의 진전
   (1) 뼈를 관절가동범위의 끝 지점까지 움직임인 후 등급 Ⅲ의 지속적 신연이나 활주 기법을 적용한다.
   (2) 더욱 진전된 신장기법 : 등급 Ⅲ의 기법을 적용하기 전에 뼈를 가동범위의 끝지점으로 이동시킨 후 돌림시킨다.

6. 운동의 속도, 리듬 및 기간

1) 진동 운동
   (1) 등급 Ⅰ, Ⅳ : 대개 도수 진동처럼 빠르게 진동이 일어난다.
   (2) 등급 Ⅱ, Ⅲ : 1~2분 동안 1초당 2~3회로 부드럽고 일정하게 이루어지는 진동이다.
   (3) 통증을 억제하기 위한 작은 진폭의 빠른 속도 진동, 근방호를 이완하기 위한 느린 속도의 진동과 같이 효과에 따라 진동 속도를 바꾼다.
2) 지속적 활주 운동
   (1) 통증이 있는 관절을 위해 7~10초 동안 간헐적 신연을 적용하고 몇 초 휴식을 취하는 방법으로 여러 번 적용한다.
   (2) 환자의 반응을 확인하여 계속 중단할 것인지 중단할 것인지 결정한다.
   (3) 관절 제한을 위해 최소 6초 이상 신장력을 적용한 후 부분적인 이완(등급 Ⅰ, 혹은 Ⅱ)이 나타나면 3~4초 간격을 두고 간헐적인 느린 신장을 반복한다.

7. 환자의 반응

1) 신장기법은 대개 근육통(soreness)을 유발시키므로 감소를 위해 격일로 수행한다.
2) 24시간 이후에 통증이 증가되었다면, 완화될 때까지 치료용량과 치료시간을 감소시킨다.
3) 치료 후에 환자의 관절과 관절가동범위를 재평가하고, 다음 치료 전에 다시 평가한다.

EXPLANATION

말초관절의 관절가동기법

1. 복합 팔이음뼈 (기출)

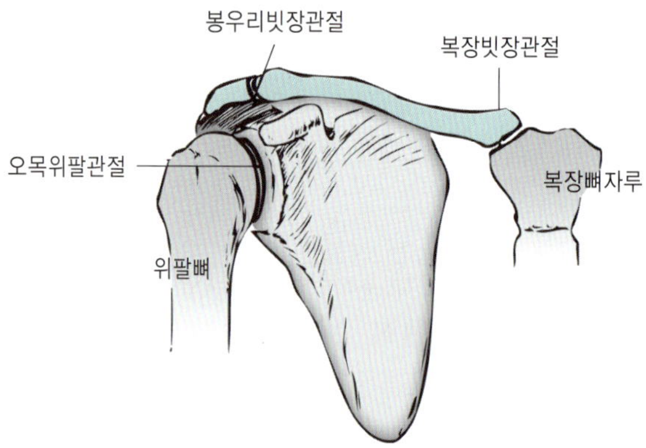

1) 위팔어깨관절(Glenohumeral joint)

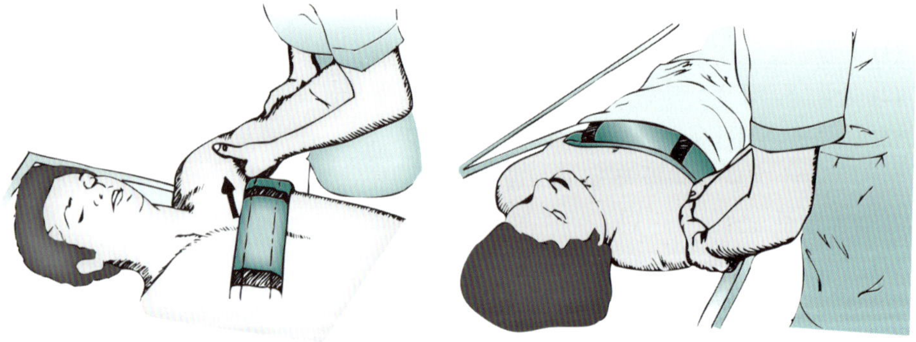

어깨관절의 견인

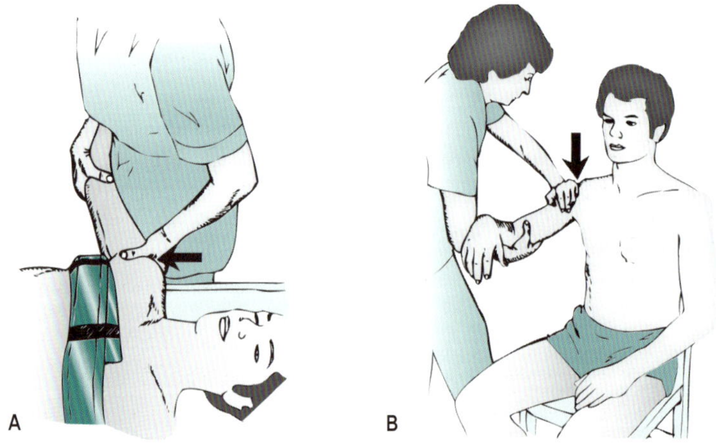

똑바로 누운 자세(A)와 앉은 자세(B)에서 어깨관절을 90° 벌림하고 꼬리쪽 활주

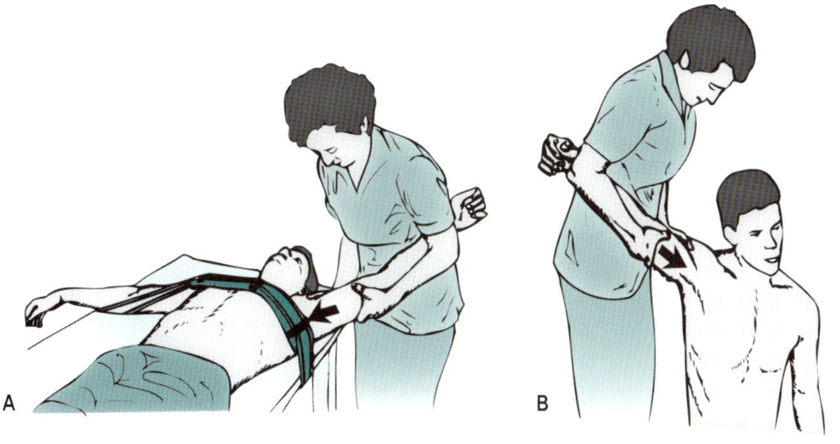

똑바로 누운 자세(A)와 앉은 자세(B)에서 올림 과정

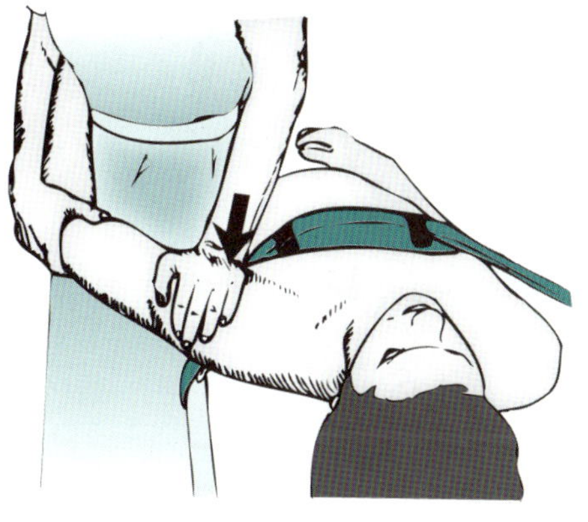

어깨관절의 뒤쪽 활주

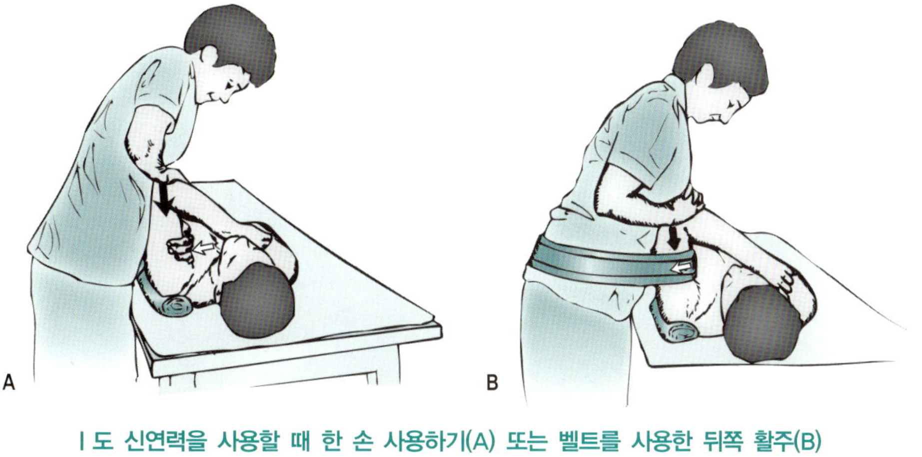

Ⅰ도 신연력을 사용할 때 한 손 사용하기(A) 또는 벨트를 사용한 뒤쪽 활주(B)

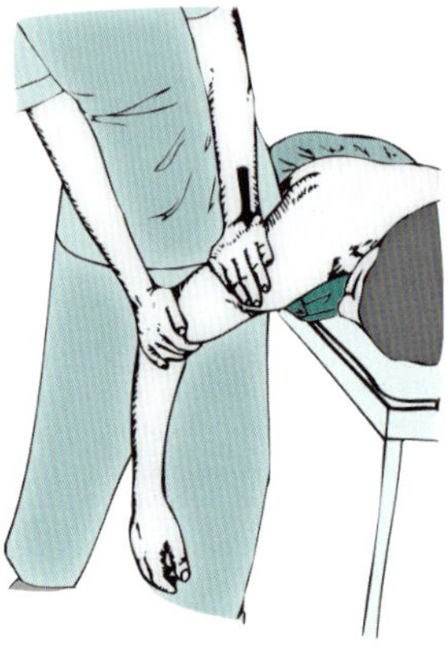

어깨관절의 앞쪽활주

2) **봉우리빗장관절(Acromioclavicular joint)**

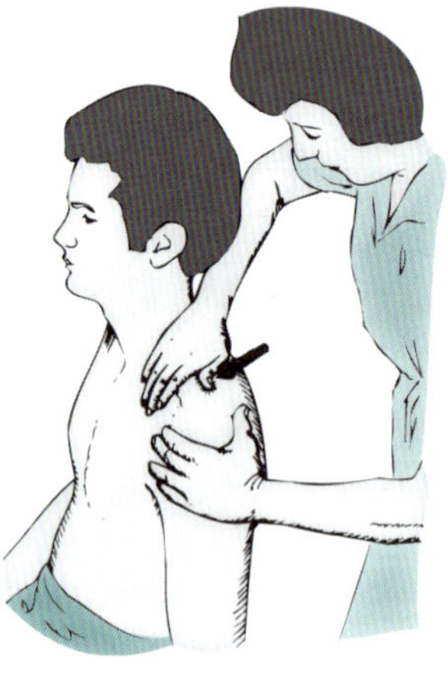

봉우리빗장관절의 앞쪽 활주

3) **복장빗장관절(Sternolavicular joint)**

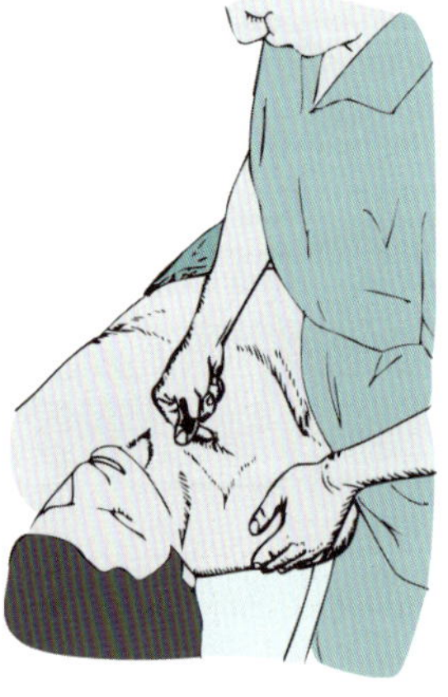

A

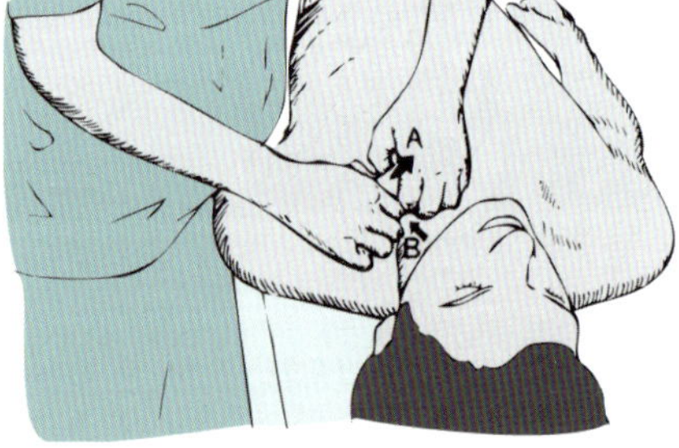

B

복장빗장관절의 뒤쪽 활주, 위쪽 활주 때도 같은 손 위치로 한다.

A, 복장빗장관절의 앞쪽 활주
B, 아래쪽 활주도 손 위치는 동일

4) **어깨가슴관절(Scapulothoracic articulation)**

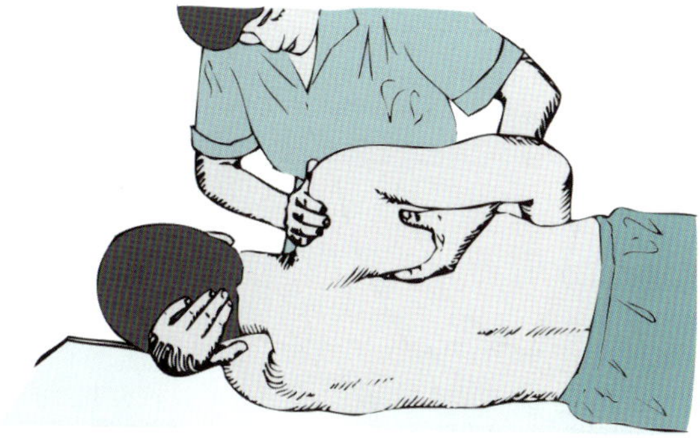

어깨가슴관절 가동기법

2. 팔꿉관절과 아래팔

1) **위팔자 관절(Humeroulnar articulation)**

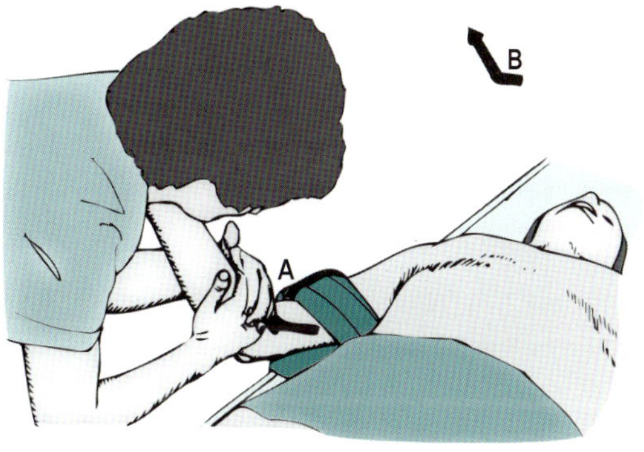

관절견인

A, 위팔자 관절견인, B, 관절견인 후 화살표 방향으로 먼쪽활주

2) **위팔노 관절(Humeradial articulation)**

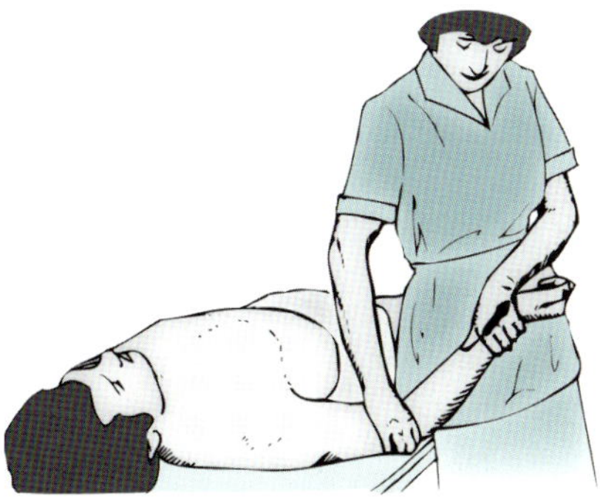

위팔노관절의 견인

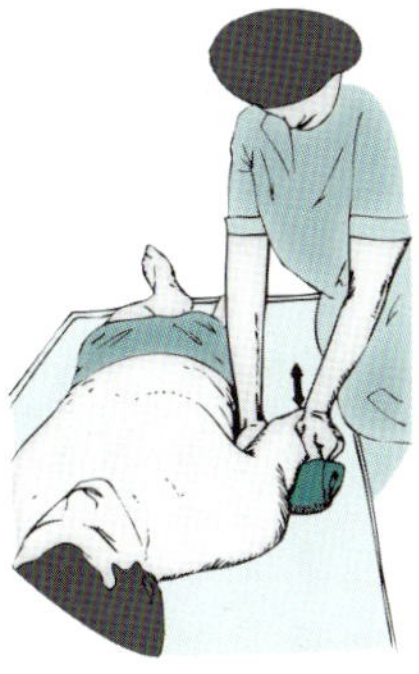

노뼈의 등쪽, 배쪽 활주

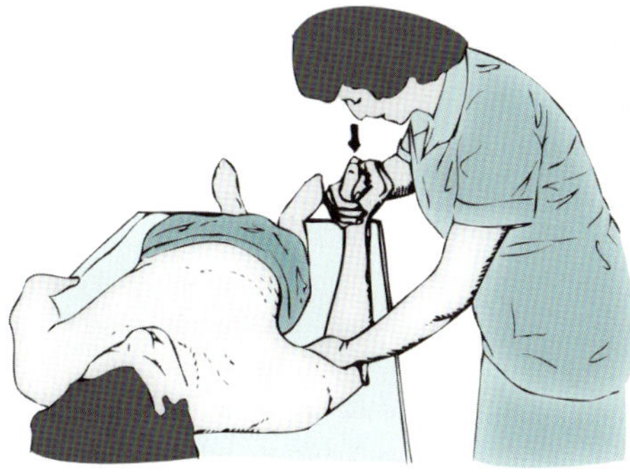

위팔노관절의 압축

3) 노자관절(Radioulnar articulation)

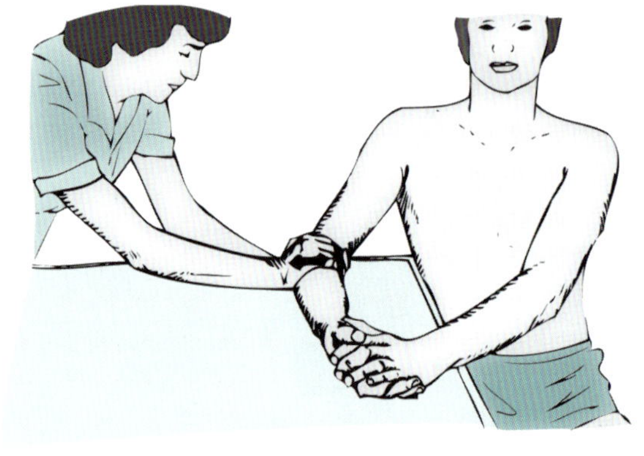

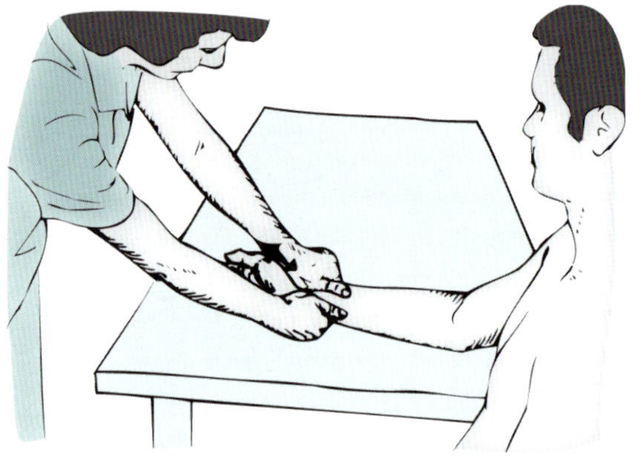

먼쪽노자 관절의 등쪽, 배쪽 활주

3. 손목관절

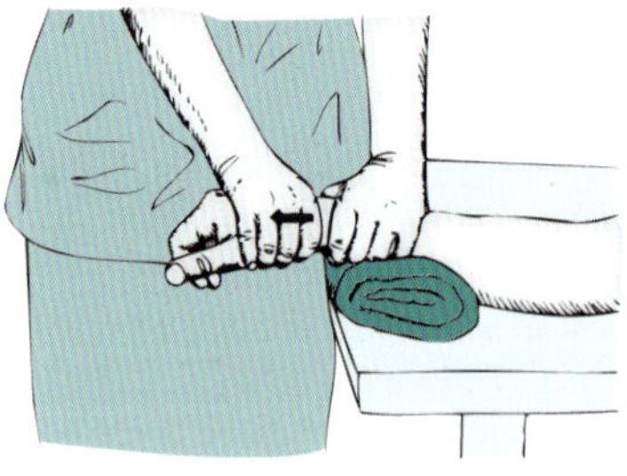

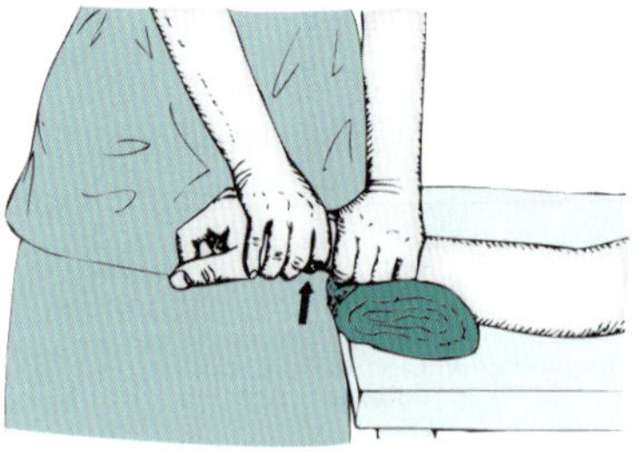

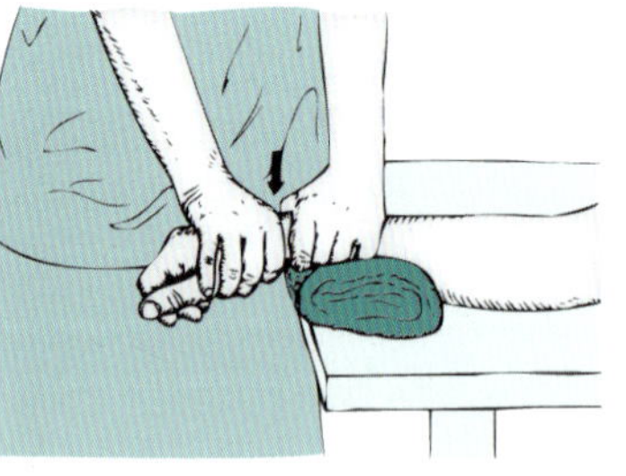

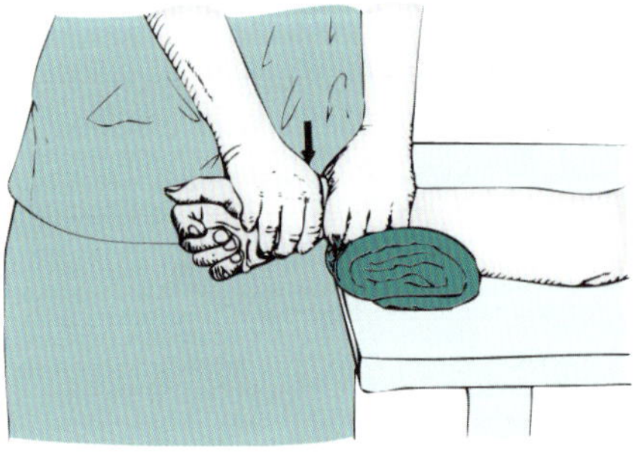

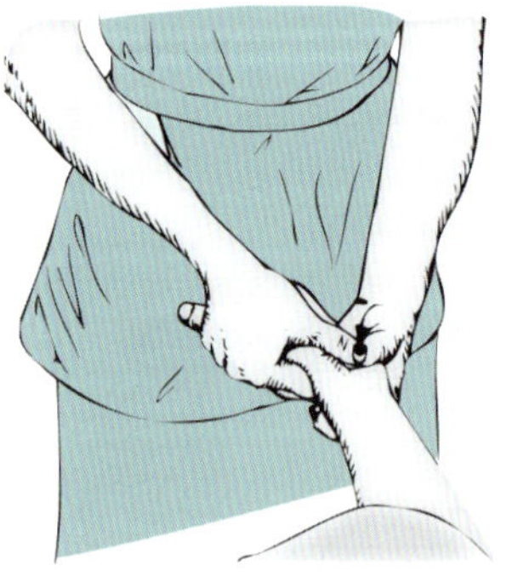

먼쪽뼈의 고정, 몸쪽뼈의 활주, 노뼈의 배쪽 활주를 할 때 손배뼈와 반달뼈의 고정을 나타낸 것이다.

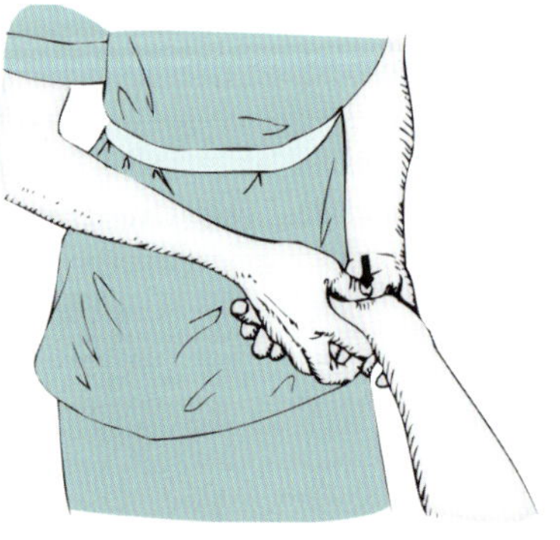

몸쪽뼈의 고정, 먼쪽뼈의 배쪽 활주, 반달뼈와 손배뼈의 배쪽 활주와 함께 노뼈의 고정을 나타낸 것이다.

4. 손과 손가락 관절

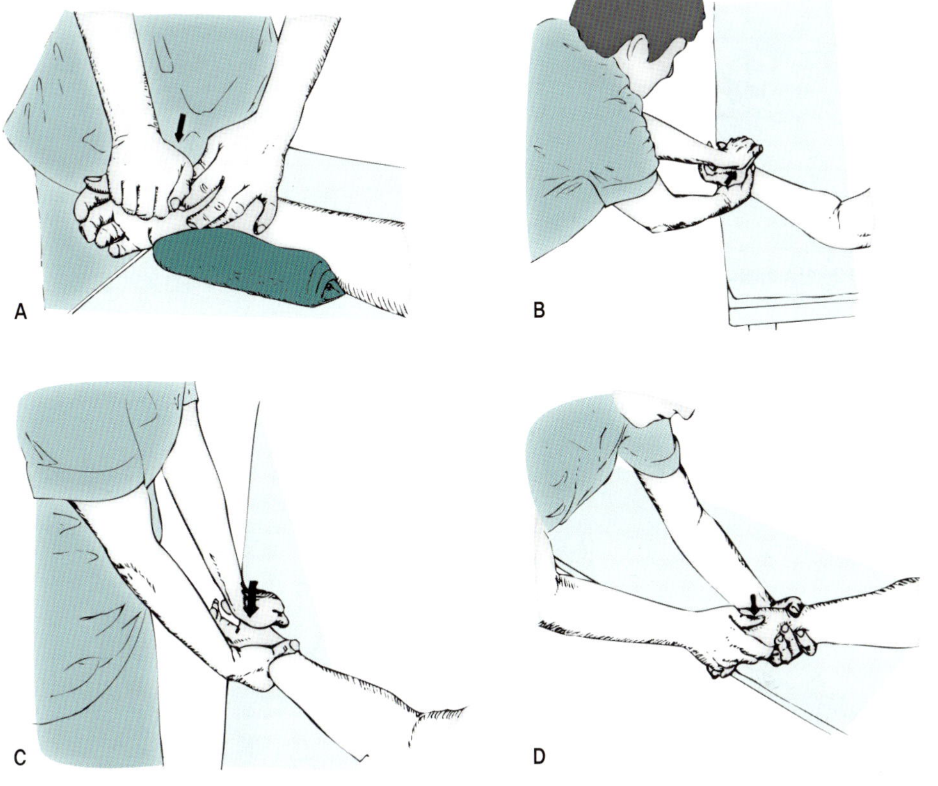

엄지의 손목손허리관절

A, 굽힘을 증가시키기 위해 자쪽으로 활주
B, 폄을 증가시키기 위해 노쪽으로 활주
C, 벌림 증가를 위해 등쪽 활주
D, 모음 증가를 위해 배쪽 활주
배쪽 활주를 하기 위해 치료사의 엄지를 환자의 엄지와 집게손가락 사이(web)에 둔다.

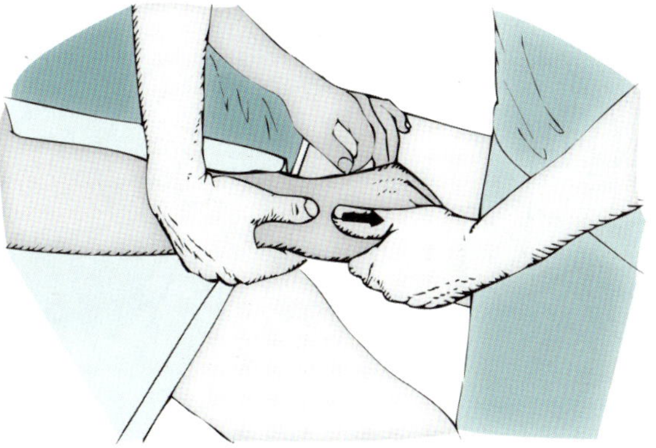

손목손허리관절의 견인

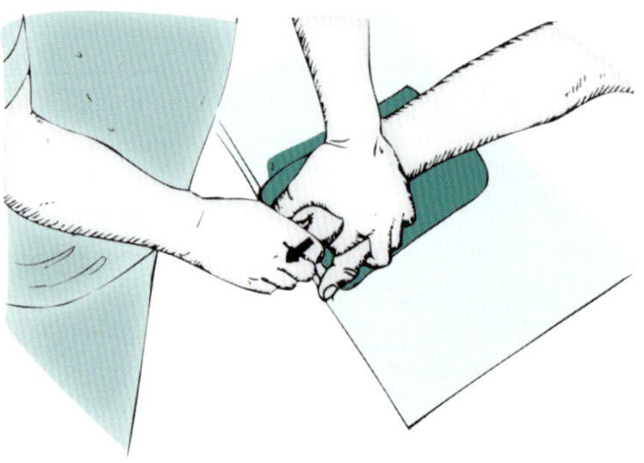

손허리손가락관절의 견인

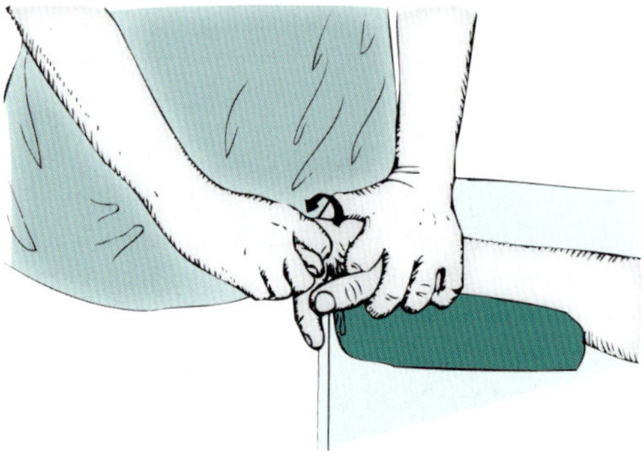

손허리손가락관절의 돌림

5. 엉덩관절

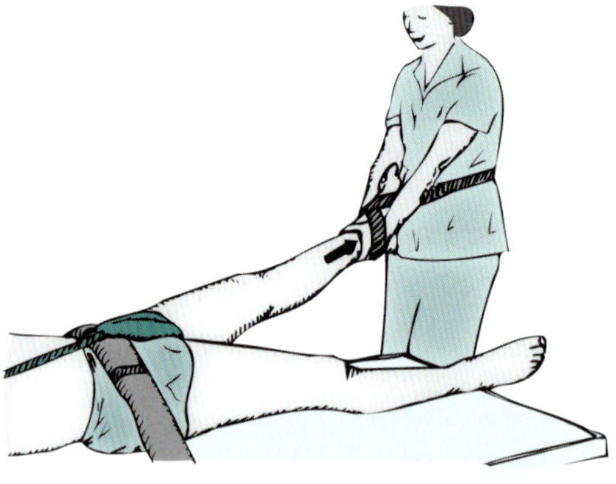

엉덩관절 체중 지지면의 신연, 꼬리쪽 활주

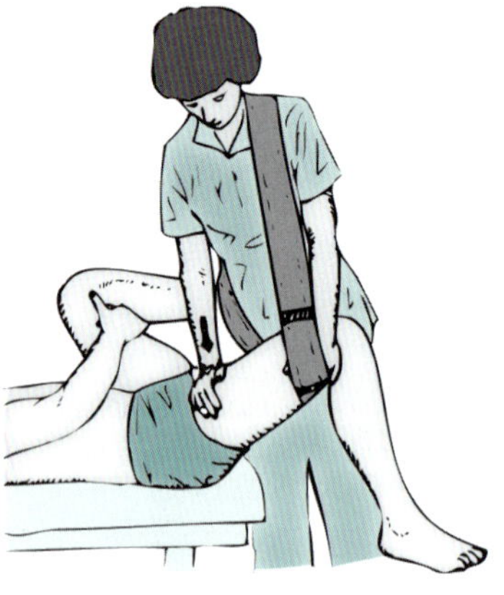

엉덩관절의 뒤쪽 활주

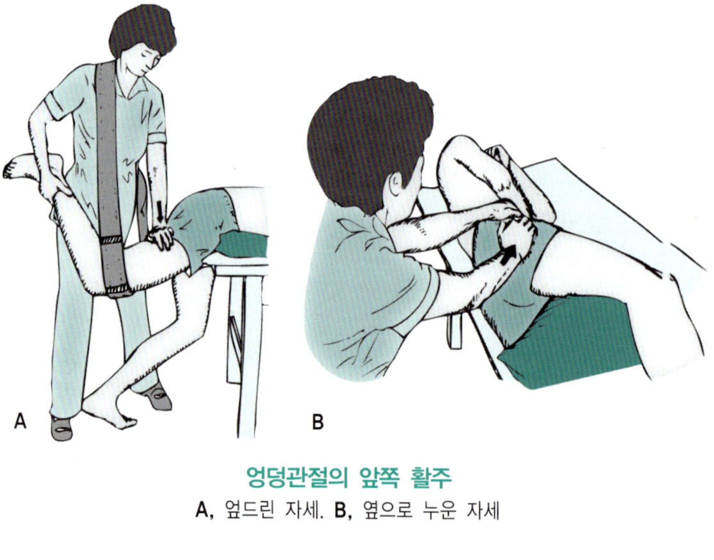

엉덩관절의 앞쪽 활주

A, 엎드린 자세. **B**, 옆으로 누운 자세

6. 무릎관절과 종아리 (기출)

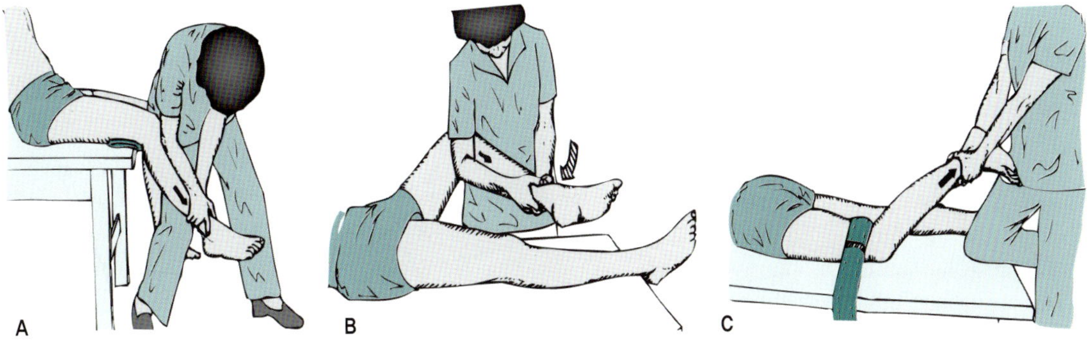

무릎관절의 견인

A, 앉은 자세, **B**, 똑바로 누운 자세, **C**, 엎드린 자세

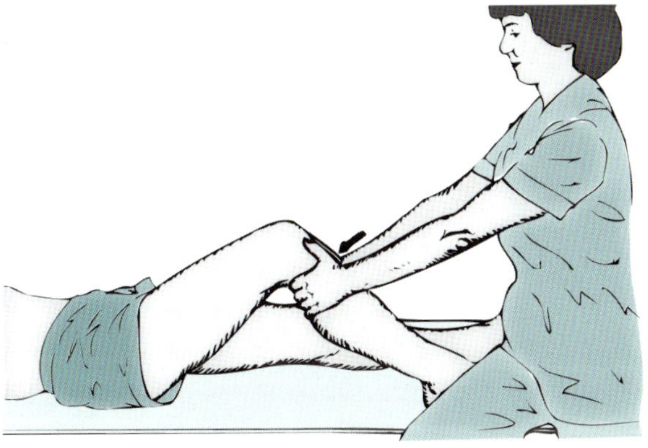

무릎관절의 뼈와 관절

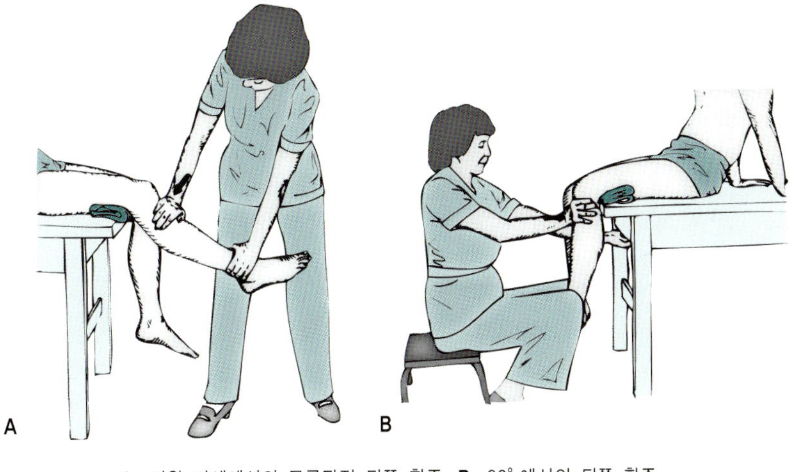

A, 이완 자세에서의 무릎관절 뒤쪽 활주. **B**, 90° 에서의 뒤쪽 활주

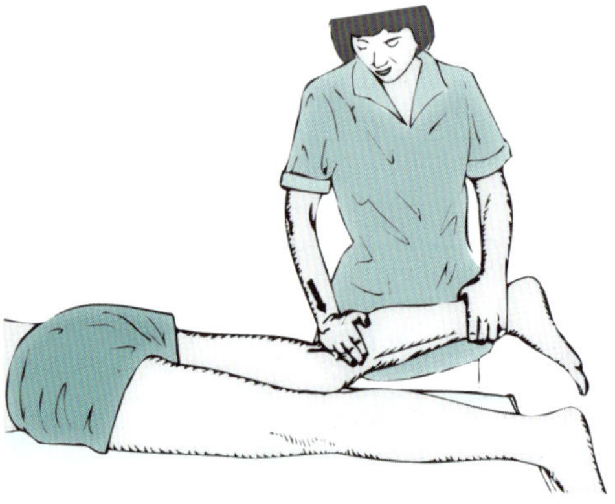

무릎관절의 앞쪽 활주

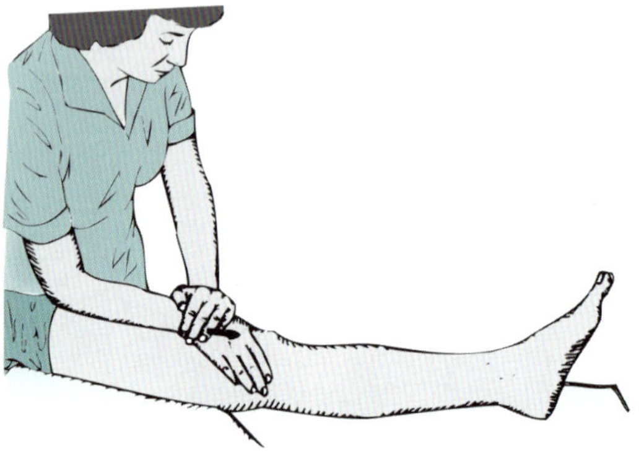

무릎넙다리관절의 먼쪽 활주

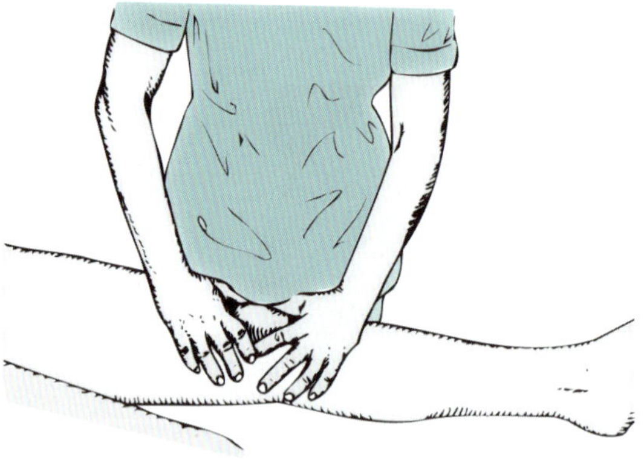

무릎뼈의 안·가쪽 활주

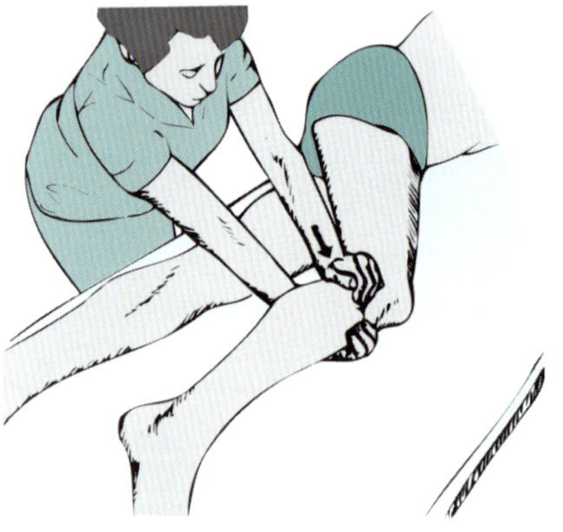

종아리뼈머리의 앞쪽 활주

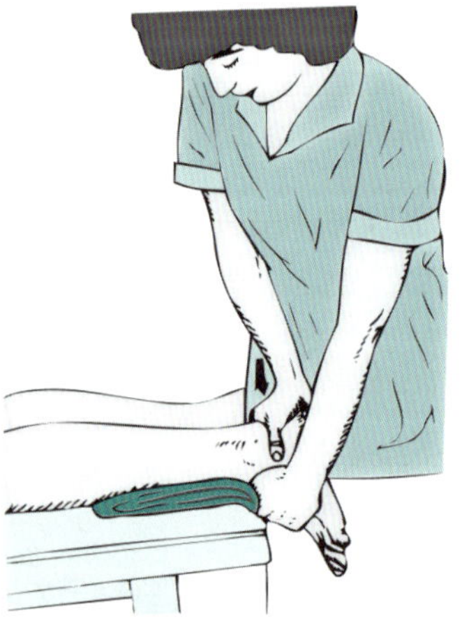

먼쪽종아리정강관절의 뒤쪽 활주

7. 발과 발목관절

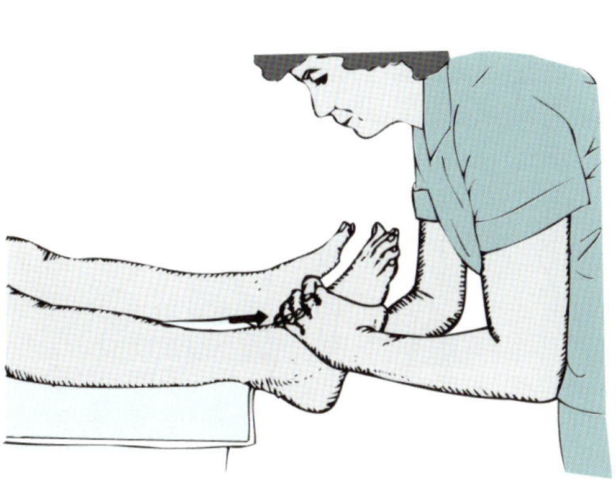

발목관절의 견인

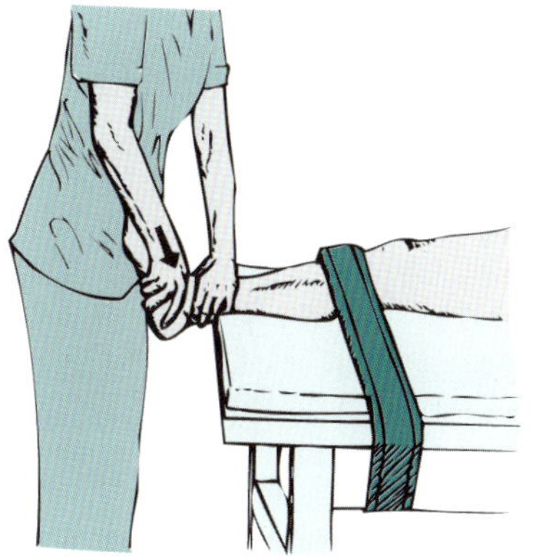

발목관절의 뒤쪽 활주

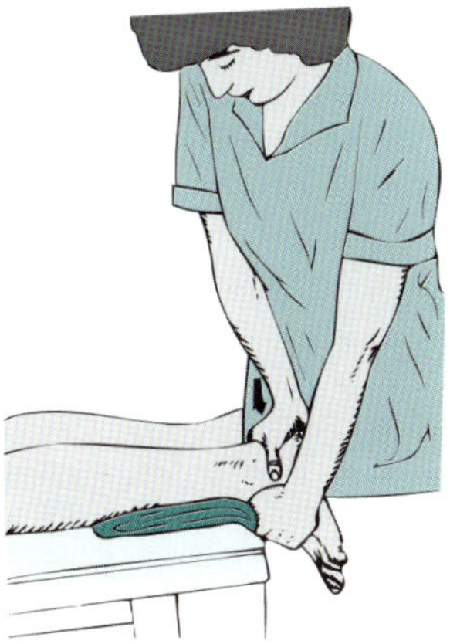

발목관절의 앞쪽 활주

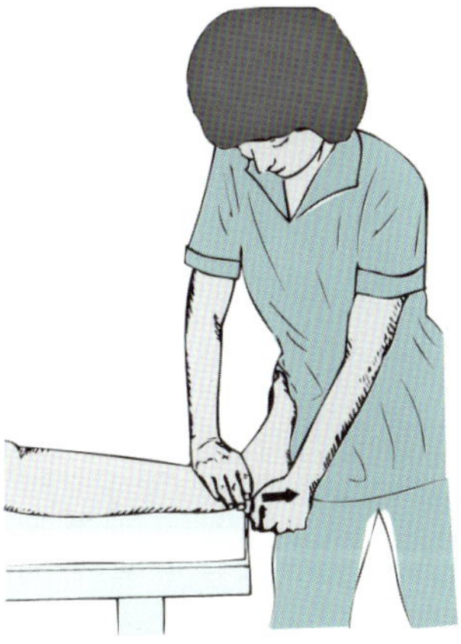

목말밑관절의 견인

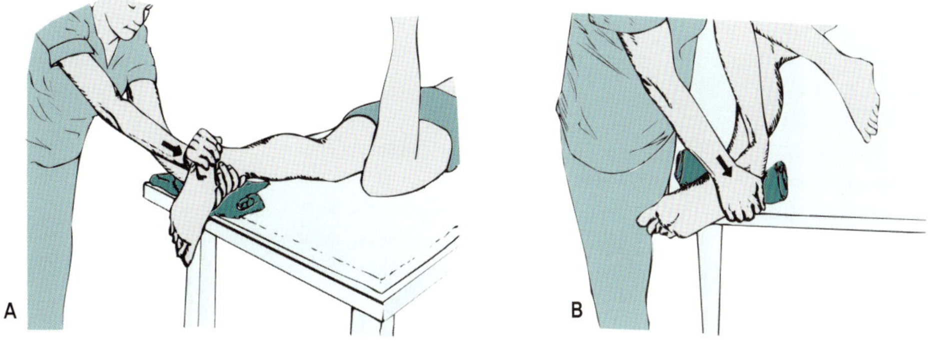

A, 환자가 엎드린 자세에서 목말밑관절의 가쪽번짐을 증가하기 위해 안쪽 활주
B, 옆으로 누운 자세에서 안쪽번짐을 증가하기 위해 가쪽 활주

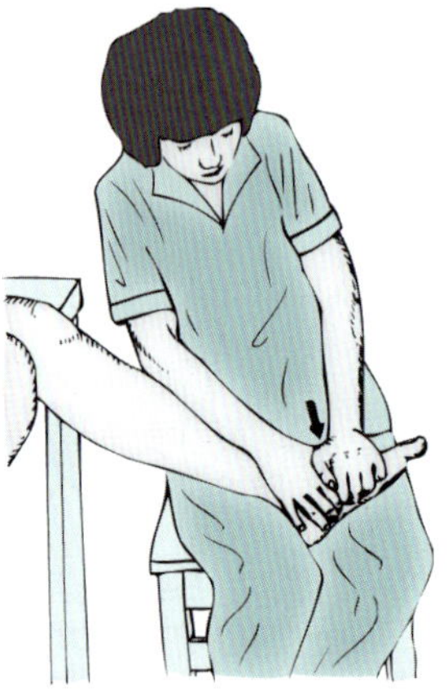

몸쪽뼈를 고정하고 먼쪽발목뼈의 바닥쪽 활주, 손배뼈에 대한 쐐기뼈의 활주를 보여 준다.

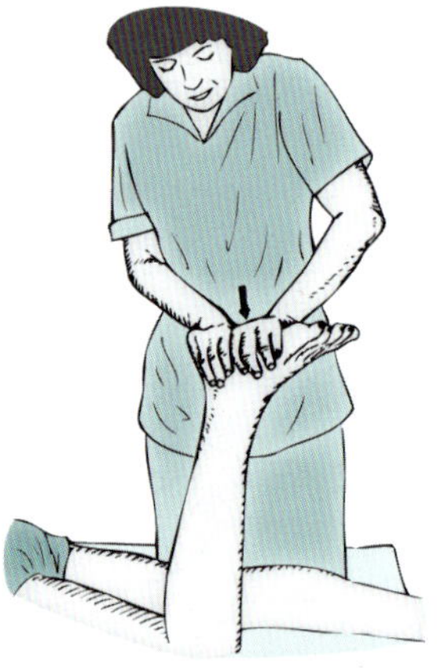

몸쪽발목뼈에 대한 먼쪽발목뼈의 등쪽 활주, 발꿈치뼈에 대한 입방뼈의 활주를 보여준다.

REFERENCE

- 강응식, (알기 쉬운)정형외과학=Orthopaedics, 의학문화사, 2002.
- 강화정, 인체생리학, KMS, 2007.
- 고병문, (간추린)인체해부학, 정문각, 2008.
- 구봉오, 물리치료학개론, 대학서림, 2002.
- 구희서, 정형물리치료학, 대학서림, 2006.
- 권혁철, 근육 검진학, 정문각, 1996.
- 길미아춘, 운동치료학 각론 : 물리치료학 전문분야, 영문출판사, 2005.
- 길미아춘, 운동치료학 총론 : 물리치료학 전문분야, 영문출판사, 2006.
- 김경, 광선치료학=Photo therapeutics, 현문사, 2002.
- 김동대, 측정 및 평가, 현문사, 2005.
- 김순희, 광선치료학=Phototherapy, 하늘뜨락, 2005.
- 김양호, 인체생리학=Human physiology, 현문사, 2007.
- 김영규, 인체생리학, 고문사, 2008.
- 김용천, 노인물리치료학=Geriatric physical therapy, 현문사, 2002.
- 김장환, 상지보조기학=Upper extremity orthosis, 탑메디오피아, 2006.
- 김장환, 의지·보조기학=Prosthetics & orthotics, 탑메디오피아, 2006.
- 김종만, 신경계물리치료학=Neurological physical therapy, 정담, 2001.
- 김진호, 보조기학과 의지학=Orthotics & prosthetics, 대학서림, 2001.
- 김태호, 소아물리치료=Pediatric physical therapy, 탑메디오피아, 2006.
- 김택훈, 신경계 질환별 물리치료, 현문사, 2003.
- 내산, 운동기능 평가학 : 물리치료 전문분야, 영문출판사, 2005.
- 대학서림, 물리치료학개론, 대학서림, 1999.
- 대한정형외과학회, 정형외과학, 최신의학사, 2005.
- 맥키넌, 파멜라, 옥스포드 기능해부학, E*Public, 2007.
- 민경옥, (근골격계 및 호흡기계)운동치료학, 하늘뜨락, 2005.
- 민경옥, (신경계)운동치료학, 하늘뜨락, 2006.
- 민경옥, 電氣治療學=Electrotheraphy, 현문사, 2001.
- 민경옥, 정형도수치료학=Orthopedic manipulative therapy, 하늘뜨락, 2005.
- 박래준, 광선치료학, 대학서림, 2005.
- 박래준, 전기치료학 : 근거중심실무 : evidence based practice=Electrotherapy, 현문사, 2008.
- 박윤기, 근골격계 질환별 물리치료, 현문사, 2003.

REFERENCE

- 박정태, 임상 정형외과학 개론=Manual of clinical orthopedics, 현문사, 2002.
- 박종철, 수 치료학=Hydrotherapy, 현문사, 1994.
- 박지환, 근골격계 질환별 물리치료=Musculoskeletal disease physical therapy, 현문사, 2007.
- 박찬의, 광선치료, 대학서림, 1996.
- 박찬의, 근골격질환물리치료, 대학서림, 2006.
- 신홍철, 보장구학과 의지학=Orthotics & prosthetics, 현문사, 2005.
- 안의수, (알기 쉬운)인체해부학=Essential Human Anatomy, 대한나래출판사, 2008.
- 오정희, 임상운동학 : 인체역학. 기능해부. 임상운동, 도서출판 대학서림, 1990.
- 오정희, 임상운동학, 대학서림, 1986.
- 이재형, 임상전기치료학, 대학서림, 1998.
- 이창현, 해부생리학=The human body : concepts of anatomy & physiology, 메디컬코리아, 2007.
- 이충휘, 전기치료학=Electrotherapy, 탑메디오피아, 2005.
- 이한기, (새용어) 인체해부학=Systematic human anatomy, KMS, 2008.
- 임한수, 임상운동학, 賢文社, 1990.
- 전세일, 재활치료학=Rehabilitation therapeutics, 계축문화사, 1998.
- 정영길, 인체해부학=Human anatomy, 고문사, 2008.
- 정영태, 인체생리학, 청구문화사, 2007.
- 정진우, 보조기·의지학, 대학서림, 2007.
- 조광필, 생리학, 퍼시픽, 2007.
- 최경임, 해부생리학개론, 서원각, 2007.
- 함용운, 광선치료학, 현문사, 1991.
- Bandy, William D, Therapeutic exercise : techniques for intervention, Lippincott Williams & Wilkins, 2001.
- Basmajian, John V., Therapeutic exercise : student edition, Williams & Wilkins, 1980.
- Bates, Andrea, 수중 운동치료, 대학서림, 2003.
- Bottomley, Jennifer M, 노인재활, 군자출판사, 2005.
- Brotzman, S. Brent, 근골격계 질환의 진단 및 재활치료, 한미의학, 2005.
- Clayton, E. Bellis, Clayton's electrotherapy 10th ed., Saunders, 1996.
- Costanzo, Linda S., 생리학, E*Public, 2007.
- Davies, Patricia M, 운동치료학, 영문출판사, 2001.
- Edwards, Brian C, 복합운동 정형물리치료, 영문, 2002.
- Gosling, J. A, 인체해부학, 대한나래, 2008.

REFERENCE

- Hall, Carrie M, Therapeutic exercise : moving toward function, Lippincott Williams & Wilk-ins, 1999.
- Hall, Carrie M, (기능증진을 위한)운동치료학, 영문출판사, 2003.
- Hislop, Helen J, Daniels and Worthingham's muscle testing : techniques of manual examination, Saunders / Elsevier, 2007.
- Hoppenfeld, Stanley, 척추와 사지의 검진, 대학서림, 2000.
- Kahn, Joseph, Principles and practice of electrotherapy, Churchill Livingstone, 1994.
- Katsuhiko Tachino, 정형외과학, 영문출판사, 2003.
- Kawamura Jiro, 보장구의지학=Orthotics prosthetics, 고문사, 2004.
- Kawamura, Hiroyuki, (여기가 포인트)정형외과적 물리치료, 영문출판, 2008.
- Kitchen, Sheila, Electrotherapy : evidence-based practice, Churchill Livingstone, 2002.
- Konin, Jeff G, 정형물리치료 정형 검사, 영문출판사, 1998.
- Kovcs, Richard, Electrotherapy and light therapy : with the essentials of hydrotherapy and mechanotherapy 4th ed., H. Kimpton, 1942.
- Lesh, Steven G, (물리치료사를 위한)임상정형외과학, 영문, 2004.
- Levangie, Pamela K, 임상운동학 : 관절의 구조와 기능 : 종합적 분석, 영문, 2004.
- Lippert, Lynn, Clinical kinesiology for physical therapist assistants, F.A. Davis Company, 2000.
- Low, John, Electrotherapy explained : principles and practice, Butterworth-Heinemann, 2000.
- Mader, Sylvia S, 해부생리학, 東和技術, 2006.
- Malone, Terry R, 정형 스포츠 물리치료, 영문출판사, 2002.
- Marieb, Elaine Nicpon, Human anatomy & physiology, Benjamin Cummings, 2001.
- Martini, Frederic H, (Martini)핵심 해부생리학, 바이오사이언스, 2008.
- Martini, Frederic, Fundamentals of anatomy & physiology, Benjamin Cummings, 2004.
- McKee, Pat, (재활의학에서 필요한)보조기학, 영문출판사, 2002.
- Meadows, James T. S, 질환별 감별진단학, 계축문화사, 2002.
- Michlovitz, Susan L, (냉·온을 이용한)물리치료학, 영문출판사, 2002.
- Moore, Keith L, (무어)임상 해부학, 신흥메드싸이언스, 2007.
- Moore, Keith L, Clinically oriented anatomy, Lippincott Williams & Wilkins, 1999.
- Moore, Keith L, Moore 핵심임상해부학, E*Public, 2008.
- Myers, Rose Sgarlat, (질환별 물리치료)사운더스의 물리치료실무 매뉴얼, 대학서림, 2006.
- Nosek, Thomas M, Essentials of human physiology : a breakthrough in human physiology education[computer file], Gold Standard Multimedia, Inc., 1998.

REFERENCE

- O'Sullivan, Susan B, (오'설리반 & 슈미츠)질환별 물리치료, 영문출판사, 2007.
- Oatis, Carol A, 임상운동학 : 인체 운동의 역학과 병태역학 중심으로, 영문출판사, 2008.
- Ombregt, Ludwig, 말초관절의 정형의학적 검사, 범문사, 2003.
- Porter, Stuart B, 타이디 질환별 물리치료, 군자출판사, 2005.
- Prentice, William E, 근골격 재활, 군자출판사, 2005.
- Rasch, Philip J, Kinesiology and applied anatomy : the science of human movement, Lea & Febiger, 1978.
- Reider, Brude, (사진으로 보는)척추와 사지의 검진, 군자, 2006.
- Rizzo, Donald C, 해부생리학, KMS, 2008.
- Rizzo, Donald C, Delmar's fundamentals of anatomy & physiology, Delmar, 2001.
- Ruoti, Richard G, 수치료학, 현문사, 2005.
- Scanlon, Valerie, C, (필수)해부생리학, 영문출판사, 2008.
- Shier, David, Hole's human anatomy & physiology, McGraw-Hill, 2004.
- Shier, David, Hole's human anatomy & physiology, WCB/McGraw-Hill, 1999.
- Shriber, William J, A manual of electrotherapy, Lea & Febiger, 1975.
- Smith, Laura K, (Brunnstrorm's)임상운동학, 영문, 1999.
- Snell, Richard S, (스넬)임상신경해부학, 신흥메드싸이언스, 2007.
- Snell, Richard S, Gross anatomy dissector : a companion for atlas of clinical anatomy, Little, Brown, 1978.
- Thibodeau, Gary A., Anthony's textbook of anatomy & physiology, Mosby, 1999.
- Thompson, Clem W, Manual of structural kinesiology, Mosby, 1977.
- Van De Graaff, Kent M, 인체해부학, 정문각, 2007.
- Van De Graaff, Kent M, Concepts of human anatomy & physiology, W.C. Brown, 1995.
- Widmaier, Eric P, 인체생리학, 지코사이언스, 2008.
- Widmaier, Eric P, Vander, Sherman, & Luciano's human physiology : the mechanisms of body function, McGraw-Hill Higher Education, 2004.
- Winkel, Dos, 상지의 정형물리치료, 영문, 2002.
- Winkel, Dos, 하지의 정형물리치료, 영문출판사, 2003.

자

차

P H Y S I C A L　T H E R A P Y

04

V·O·L·U·M·E

2021

퍼시픽 물리치료학 개념서

물리치료 중재

2021년 4월 30일 발행

저 자　퍼시픽북스 학술편찬국
발행인　이 웅 현
발행처　**퍼시픽북스**
서울시 중구 충무로 29 아시아미디어타워 501호
TEL. 02-2272-7766(代) / FAX. 02-2272-7166
E-mail : papu77@daum.net

ISBN　979-11-6375-245-5
set ISBN　979-11-6375-246-2

정가　Volume 4 **21,000원**